15 minutes par jour pour votre santé

15 minutes par jour pour votre santé

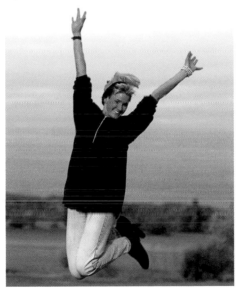

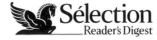
Sélection
Reader's Digest

MONTRÉAL

15 minutes par jour pour votre santé

publié par Sélection du Reader's Digest
est l'adaptation française pour le Canada de
Täglich 15 Minuten für Meine Gesundheit
et de **15 minutes par jour pour votre santé**

© 2003 Sélection du Reader's Digest, SA,
5 à 7, avenue Louis-Pasteur, 92220 Bagneux

Équipe de Sélection
du Reader's Digest (Canada) Ltée

VICE-PRÉSIDENCE LIVRES **Robert Goyette**

DIRECTION ARTISTIQUE **Andrée Payette**

RÉDACTION **Agnès Saint-Laurent**

LECTURE-CORRECTION **Gilles Humbert**

FABRICATION **Gordon Howlett**

Nous remercions tous ceux
qui ont collaboré à cet ouvrage:

CONSEILLERS DE LA RÉDACTION

Dr Françoise Fraisse, médecin du sport
(exercices et relaxation)
Marie-France Six, diététicienne-nutritionniste,
journaliste spécialisée (alimentation)
Élisa Vergne (recettes de cuisine)

INDEX **Marie-Thérèse Ménager**

TRADUCTION **Pascale Hervieux, Florence Raffy,
Annick de Scriba, Laurence Seguin,
Marie-Thérèse Simoutre**

Pour obtenir notre catalogue ou des renseignements
sur d'autres produits de Sélection du Reader's Digest
(24 heures sur 24), composez le 1 800 465-0780.
Vous pouvez également nous rendre visite sur notre site Web:
www.selection.ca

PREMIÈRE ÉDITION

ISBN 0-88850-788-7

Imprimé aux États-Unis

06 07 08 09 / 5 4 3 2

PRÉFACE

Rester en bonne santé et profiter de la vie le plus longtemps possible : un vœu pieux ? Certainement pas. La santé, le bien-être et la forme intellectuelle et physique ne sont pas le fruit du hasard. C'est une question d'investissement personnel, mais un investissement qui peut et doit rester dans des limites raisonnables.
Cet ouvrage en témoigne. En collaboration étroite avec des médecins, des physiothérapeutes et des nutritionnistes, Sélection du Reader's Digest a mis au point un programme de santé très complet, aussi simple qu'efficace, qui n'exige pas des heures d'effort. Tenant compte des trois piliers de la santé – exercice physique, relaxation et alimentation –, il aide à atteindre l'indispensable équilibre entre le corps et l'esprit.
Vous avez cet ouvrage en main : mettez-vous à l'œuvre et consacrez 15 minutes par jour à votre santé.
En suivant ces programmes avec discernement, vous obtiendrez rapidement des résultats visibles, sensibles et mesurables. Composez votre programme personnel et restez en forme toute votre vie.

L'éditeur

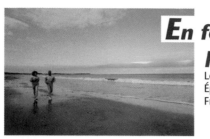
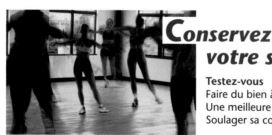
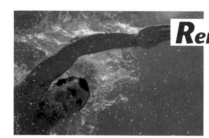
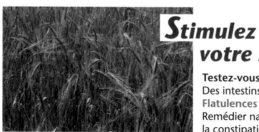
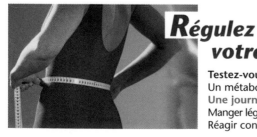

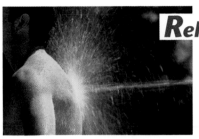

Relancez
votre système immunitaire 228

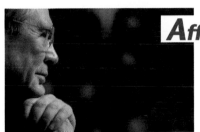

Affûtez
votre psychisme et vos sens............ 260

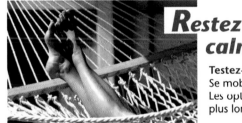

Restez
calme et serein 294

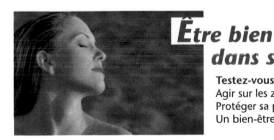

Être bien
dans sa peau 322

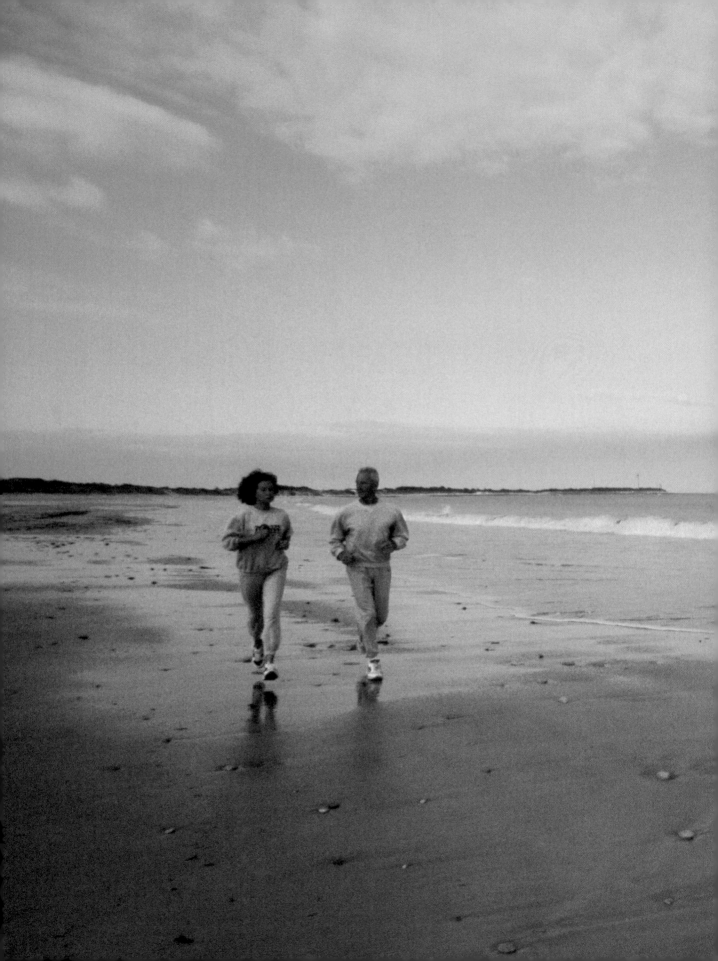

En forme pour la vie

LES TROIS PILIERS DE LA SANTÉ

Faire de l'exercice est bon pour la santé, vous le savez déjà. Une alimentation saine est essentielle, vous le savez également. Être détendu est bon pour le moral, on ne vous apprend rien. Exercice physique, alimentation et relaxation, tels sont les trois piliers de la santé. Vous voulez être actif et prendre soin de votre santé avant qu'il ne soit trop tard mais ne savez par où commencer, quel type de sport choisir, à quelle fréquence vous entraîner ? Que signifie exactement une alimentation saine ? De quelle façon peut-on chasser le stress et se détendre ? Et, finalement, en quoi est-ce si important ?

Les librairies regorgent d'ouvrages thématiques qui fournissent une somme d'informations déconcertante. C'est ici qu'intervient ce livre, dont les programmes, qui réunissent les meilleurs conseils sur chaque thème et tiennent compte de la condition physique initiale de chaque individu, ne demandent que quinze minutes d'effort par jour.

Permettre à tous de rester en bonne santé de la tête aux pieds et de pouvoir profiter de la vie sans difficultés majeures, tel est l'objectif que nous nous sommes fixé ici. Il ne s'agit pas seulement de maintenir le cœur, la circulation sanguine, le système immunitaire ou la colonne vertébrale en bon état, mais aussi de faire travailler son esprit et ses sens. Dans notre société d'abondance, les mauvaises habitudes alimentaires et le manque d'exercice entraînent bien souvent des problèmes de digestion et de métabolisme. Soigner son apparence physique et tendre à la sérénité intérieure est essentiel pour mener une vie pleine de vitalité et d'harmonie. On retrouvera tous ces aspects dans les huit chapitres de cet ouvrage, chaque chapitre et chaque programme proposant des exercices, des conseils alimentaires et des moyens de se détendre.

UN ENTRAÎNEMENT SUR MESURE

Pratiquer un sport et mener une vie active, c'est poser les premiers jalons de la santé et du bien-être. Une activité corporelle qui fait transpirer stimule le métabolisme et améliore l'activité cardiaque et la circulation sanguine. Tous les médecins vous le diront : un sport d'endurance régulier comme le jogging, la natation ou le vélo est une véritable fontaine de Jouvence, car il accroît l'irrigation des cellules, réduit ou prévient les risques de calcification des vaisseaux et augmente les performances.

Cet ouvrage renferme également des conseils pour améliorer votre souplesse et renforcer l'élasticité de vos ligaments et de vos tendons. C'est ce que l'on appelle la

▶ Un exercice d'endurance régulier – 2 ou 3 fois par semaine – porte ses fruits au bout de 3 à 4 mois. C'est ainsi qu'un sexagénaire actif pourra acquérir la même condition physique qu'un quadragénaire qui ne fait aucun exercice. De plus, l'endurance est une faculté que l'on peut améliorer constamment.

EXERCICES D'ENDURANCE : MESURES À RESPECTER

Pour se maintenir en bonne santé, il convient de pratiquer une activité physique qui stimule le fonctionnement du corps, mais sans excès, et de lui faire atteindre ses limites, mais sans les dépasser. Le tout est d'évaluer sa capacité d'entraînement. Le premier critère est la mesure de la fréquence cardiaque avant, pendant et après l'effort. Il s'agit de relever le nombre de battements cardiaques au niveau du poignet, opération facilitée par l'emploi d'un pulsomètre. Les trois paramètres intéressants sont la fréquence cardiaque au repos, la fréquence cardiaque à l'effort et le temps qu'il faut au rythme cardiaque pour retrouver sa fréquence initiale après l'entraînement.

◆ **Fréquence cardiaque au repos** C'est la mesure exacte du flux sanguin. Un pouls normal est de 60 à 80 pulsations par minute, le matin au réveil. Plus la condition physique est bonne, plus les pulsations diminuent : le pouls devient plus fort et régulier puisque la capacité de pompage du cœur augmente.

◆ **Fréquence cardiaque à l'effort** Elle se situe idéalement entre 120 et 140 pulsations par minute. Selon une règle physiologique, elle doit s'élever à 180 moins l'âge de l'individu, la limite maximale étant de 160. Si vous dépassez cette valeur, ralentissez l'effort jusqu'à ce que votre pouls se retrouve dans la fourchette normale.

◆ **Phase de récupération** Plus le cœur retrouve rapidement sa fréquence au repos, meilleure est sa condition. Après 3 à 4 semaines d'entraînement, le pouls doit retrouver sa valeur initiale au bout de 3 minutes de récupération.

◆ **Tension artérielle** Elle se modifie pendant l'effort. Chez un individu en bonne santé, sa valeur maximale est comprise entre 120 et 140 mmHg et sa valeur minimale entre 60 et 80 mmHg. Si ces valeurs dépassent respectivement 160 et 100 mmHg, la tension est trop élevée et il faut consulter un médecin. La valeur maximale augmente pendant l'effort et, comme le pouls, doit retrouver rapidement sa valeur initiale.

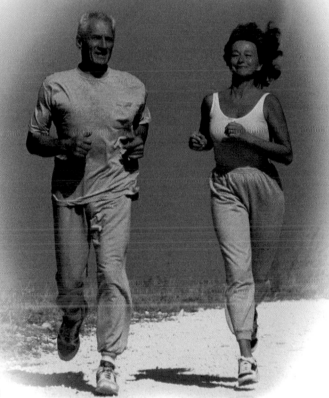

gymnastique isotonique, qui allie effort musculaire et mouvement. Ainsi, la danse (la valse, par exemple) est un excellent exercice isotonique.

Nombre des exercices proposés peuvent s'inscrire sans peine dans le quotidien, que ce soit le matin en allant au travail (marcher au lieu de prendre la voiture), après le déjeuner (les étirements évitent les baisses de performance) ou le soir, avec des amis (en allant jouer aux quilles ou en disputant une partie de pétanque...). Notez enfin que toute activité régulière abaisse le taux de graisses (lipidémie) et de sucres (glycémie) dans le sang.

ÉTIREMENTS POUR S'ASSOUPLIR

Les étirements (stretching) consistent à allonger les muscles afin d'éviter qu'ils ne se raccourcissent après un effort unilatéral prolongé. Les étirer leur rend leur souplesse. Sauf indication contraire, pratiquez les exercices de base avant et après toute séance d'entraînement de façon à éviter les courbatures et éliminer les tensions. Dans tous les cas, étirez chaque région musculaire jusqu'à ce que vous ressentiez une légère traction. Maintenez l'étirement pendant 7 à 10 secondes, puis relâchez. Répétez ensuite l'exercice pour l'autre jambe ou l'autre bras.

◆ **Étirement de l'avant de la cuisse et du fléchisseur de la hanche**
Tenez-vous debout, pliez la jambe droite, prenez votre cheville avec la main droite et tirez le talon vers la fesse. La jambe gauche peut être légèrement pliée et les genoux doivent se toucher. Le dos doit être droit, non cambré, et le talon ne doit pas toucher la fesse.

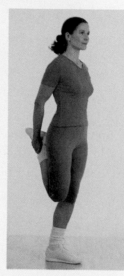

◆ **Étirement de la face interne de la cuisse**
Écartez la jambe droite et pliez la jambe gauche. Faites porter le poids du corps sur la jambe gauche. La jambe droite est tendue et le pied gauche repose bien sur le sol. Commencez les jambes très écartées, le genou et les pointes de pied dans la même direction.

◆ **Étirement des pectoraux**
Tendez le bras droit sur le côté, à l'horizontale, et appuyez la paume de votre main droite contre un mur, par exemple. Tournez doucement le buste vers la gauche. Attention à garder le dos droit et les épaules basses.

◆ **Étirement du mollet**
Tendez la jambe gauche en avant, pointe de pied vers le haut. Pliez la jambe droite sans décoller le talon. Le poids du corps repose sur la jambe droite, et la jambe gauche doit rester tendue. Veillez à coller le talon droit au sol et à garder le buste bien droit.

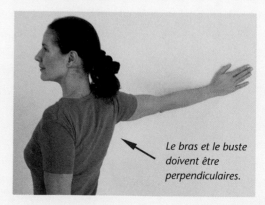

Le bras et le buste doivent être perpendiculaires.

Les exercices des programmes ont été mis au point par des spécialistes et sont expliqués pas à pas.

Équipement

Pour se sentir à l'aise pendant les exercices, il faut des vêtements confortables, qui n'entravent pas les mouvements. Un T-shirt en coton et un pantalon ample ou un caleçon sont parfaits pour la maison. À l'extérieur, de bonnes chaussures de sport et un coupe-vent imperméable s'imposent.

Les textiles qui régulent la transpiration et permettent à l'air de circuler sont indispensables quel que soit le temps. L'été, couvrez-vous la tête et protégez votre visage contre les agressions de l'air et les coups de soleil avec une crème solaire offrant un indice de protection de 12 au minimum.

La plupart des exercices ne nécessitent aucun matériel compliqué. Un matelas de gymnastique ou une épaisse couverture, une chaise, une corde à sauter ou un ballon de gymnastique suffiront le plus souvent.

Enfin, lorsque qu'il se dépense, l'organisme a besoin d'un apport énergétique et d'une grande quantité de liquide. Les besoins en minéraux et glucides augmentant pendant l'effort, veillez à prendre avec vous une boisson et une barre de muesli (p. 110).

Commencer doucement

Dans l'euphorie des débuts, vous aurez probalement tendance à en faire trop et à sursolliciter vos muscles; cela peut perturber votre bien-être et provoquer des courbatures douloureuses qui risquent de vous décourager. On peut se prémunir contre cet inconvénient en étirant ses muscles avec précaution après l'effort. Dans le cas d'un sport d'endurance, il importe d'atteindre progressivement la «température de service». Pour cela, on pratique d'abord des exercices d'échauffement – à ne jamais négliger – qui permettent de bien irriguer les muscles avant de les faire travailler. Cela renforce l'élasticité et la capacité d'extension des tissus et réduit les risques d'élongation et de crampes.

Pour que l'échauffement soit suffisant et efficace, il convient de marcher sur place pendant au moins deux à trois minutes, coudes fléchis et poings fermés, en balançant les bras en rythme.

Terminer progressivement

Pendant l'entraînement, la circulation sanguine s'accélère, les vaisseaux se dilatent et alimentent toutes les parties du corps en sang riche en oxygène. Si l'on s'interrompt brutalement, en revanche, le sang reflue vers les parties inférieures du corps selon la loi de la gravité. Cela peut provoquer des troubles de la circulation, un manque d'oxygénation provisoire du cerveau et, par conséquent, des vertiges. Il faut donc toujours arrêter un exercice progressivement. Inspirez et expirez profondément, marchez tranquillement jusqu'à ce que votre pouls ait retrouvé son niveau normal, puis faites des étirements. Vous pouvez dépasser la durée d'échauffement et de récupération indiquée, ce qui renforce les effets de l'exercice et prévient les blessures. Les durées données pour chaque exercice sont indicatives et peuvent être raccourcies ou allongées selon les besoins de

> ▶ Si votre objectif est de perdre du poids, vos séances d'entraînement doivent durer au moins 30 minutes. En effet, il faut 20 minutes d'exercice pour que le corps commence à métaboliser les sucres et les graisses et que le tissu adipeux se mette à fondre.

chacun. Pour les sports comme le jogging, la natation et le vélo, vous connaîtrez rapidement vos limites et parviendrez à déterminer la durée de vos propres entraînements.

S'entraîner sans contrainte

La bonne humeur est un facteur stimulant pour tout exercice physique et, en retour, un entraînement d'endurance libère des hormones qui conduisent à un état d'euphorie. Fixez-vous des objectifs réalistes que vous pourrez atteindre rapidement et que vous relèverez par la suite. Lorsque le courage vous manque, demandez à quelqu'un de s'entraîner avec vous et profitez-en pour pratiquer les exercices à deux. Lorsque l'on est plusieurs, il est plus facile de progresser.

La diversité des exercices et les premiers résultats obtenus renforcent le plaisir de faire bouger son corps et encouragent à persévérer, même si c'est parfois un peu difficile. Voilà pourquoi il importe de varier les exercices : nombre des programmes hebdomadaires proposés en tiennent compte. Vérifiez régulièrement vos progrès. Une fois par semaine, par exemple, pesez-vous, relevez votre fréquence cardiaque au repos ou votre tension artérielle, ou montrez à votre entourage la souplesse que vous avez acquise en vous entraînant. Et n'oubliez pas de vous récompenser par des petits plaisirs : offrez-vous une soirée au théâtre, achetez-vous un beau vêtement ou organisez une sortie au restaurant avec des amis.

▶ C'est une certitude : le régime alimentaire méditerranéen est bon pour la santé. Les habitants du pourtour méditerranéen savent depuis longtemps qu'une alimentation riche en légumes, en poisson, en pâtes et en huile d'olive, accompagnée d'une consommation modérée de vin rouge, allonge l'espérance de vie.

MANGER SAIN ET LÉGER

Manger sain, c'est tout simplement s'alimenter de façon équilibrée. Cela signifie avant tout avoir un régime alimentaire varié : consommer régulièrement des produits à base de céréales ou de viande, mais sans en abuser, et ne pas se priver totalement de sucre, de sel ou de plats contenant des matières grasses. Tout est une question de dosage. Une alimentation variée permet de couvrir les besoins de l'organisme en protéines, en glucides et en lipides, mais également en vitamines, minéraux et oligoéléments, des nutriments vitaux. Consultez la pyramide alimentaire de la page 192 pour composer vos menus. Tous les programmes des chapitres qui suivent se

Règles de base d'une alimentation équilibrée

Un bon régime alimentaire doit inclure :
◆ beaucoup de fruits et de légumes, si possible au moins 5 portions par jour ;
◆ beaucoup d'herbes aromatiques et d'épices ;
◆ des céréales comme le pain et le riz complets, le muesli, pour leurs fibres alimentaires et leur richesse en minéraux ;
◆ des pâtes, qui libèrent de l'énergie progressivement ;
◆ du poisson souvent, de la viande 2 ou 3 fois par semaine, et des produits laitiers chaque jour, car ils fournissent des nutriments précieux (protéines animales, fer, calcium) ;
◆ des huiles insaturées comme l'huile d'olive vierge, à la fois pour la cuisson et la vinaigrette ;
◆ de temps à autre, un dessert, important pour les hormones du bonheur et le plaisir ;
◆ chaque jour au moins 2 litres d'eau, de jus de fruits dilué ou d'infusion.

POIDS IDÉAL : QUELQUES MESURES

Jusqu'à récemment, différentes formules permettaient de calculer le poids normal ou «idéal», qui indiquait s'il fallait perdre ou prendre du poids. Aujourd'hui, on recourt à l'indice de masse corporelle (IMC), qui fournit une fourchette de valeurs dans laquelle chaque individu peut trouver son poids de confort. L'IMC s'obtient en divisant le poids corporel par la taille au carré.

$$IMC = \frac{poids\ (en\ kilos)}{taille \times taille\ (en\ mètres)}$$

◆ Exemple

Une femme pesant 64 kilos et mesurant 1,70 m doit-elle perdre du poids ?
Son IMC est de 64 divisé par 1,7 x 1,7 (soit 2,89) = 22,1. Cet indice la place dans l'échelle de poids normal (19-24), elle n'a donc aucun souci à se faire.
Si son IMC était supérieur à 24, cette femme serait en surcharge pondérale.

Valeurs d'IMC

Poids	Hommes	Femmes
Poids inférieur à la normale	< 20	< 19
Poids normal	20-25	19-24
Surcharge pondérale	25-30	24-30
Obésité	30	30

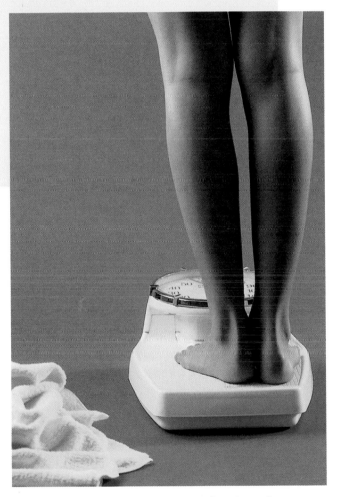

terminent par des recettes de plats aussi délicieux que légers, ainsi que par des conseils diététiques élaborés par des spécialistes. Ces recettes sont des suggestions et non des menus fixes : libre à chacun de les panacher. Tous les plats sont pauvres en matières grasses et riches en nutriments utiles. Et tous sont rapides et le plus souvent faciles à préparer.

Les pages « alimentation » des programmes proposent, outre des recettes, de nombreux conseils pour éviter les problèmes de santé ou y remédier grâce à certains types d'aliments. Par exemple, vous apprendrez comment soulager le métabolisme au moyen de plats végétariens, stimuler la digestion par le biais d'oligoéléments et renforcer les os et le système immunitaire, mais aussi quelle alimentation choisir pour mieux gérer le stress et augmenter votre capacité de mémorisation. Enfin, quelques pages sont consa-crées à la détoxication, ou purification, de l'organisme et au jeûne thérapeutique qui, au même titre que la réduction des graisses pour perdre du poids, font tous deux partie d'un régime alimentaire sain et équilibré.

TECHNIQUES DE RELAXATION

Pratiquer régulièrement des exercices de relaxation mentale et corporelle est le meilleur moyen pour prévenir voire éliminer le stress. L'objectif est de supprimer les tensions musculaires et les blocages physiques et psychiques de façon à accéder au bien-être général et à l'équilibre intérieur.

Respiration
Se concentrer sur sa respiration en comptant et en contrôlant ses inspirations et ses expirations libère l'esprit. Par ailleurs, améliorer l'apport d'oxygène détend les muscles.

Entraînement autogène
Des formules d'autosuggestion influent sur les organes par le biais du système neurovégétatif et contribuent à la relaxation.

Méditation
Se concentrer sur son être intérieur, ses sensations, certaines images et sa respiration aide à se détacher du monde extérieur et de toutes pensées perturbantes et, de ce fait, à gérer le stress.

Relaxation musculaire progressive selon Jacobson
Le principe de base est de contracter puis relâcher les différents groupes musculaires. Cela a pour effet de réguler les fonctions corporelles et d'apaiser le système nerveux.

Tai-chi-chuan
Des mouvements lents et rythmés activent la circulation du flux énergétique dans le corps et apportent repos et concentration.

Yoga
Un ensemble de postures et d'étirements allié à une technique respiratoire spécifique permet d'atteindre un état de relaxation. Le yoga renforce la mobilité du corps et fortifie la musculature.

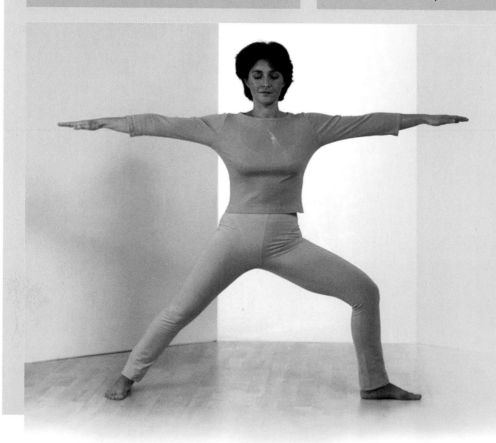

TROUVER LA SÉRÉNITÉ

Outre la forme physique et une alimentation équilibrée, il faut, pour jouir d'un organisme en parfaite santé, être capable de se déconnecter du monde extérieur, d'être à l'écoute de ses propres besoins et, grâce à d'agréables moments de détente, de reconstituer ses forces et faire du même coup obstacle au stress.

Les moyens de se détendre sont nombreux. L'un se distraira en joyeuse compagnie tandis que l'autre ira chercher la paix au plus profond de la nature afin de se détacher des tracas du quotidien ; pour un troisième, un bon bain et une lecture intéressante suffiront ; d'autres enfin choisiront des méthodes qui amènent à la sérénité intérieure par des moyens plus physiques. Il peut s'agir du tai-chi-chuan ou de la danse, activités parfaites pour s'abstraire du monde extérieur.

Dans toutes les méthodes de relaxation orientales, qui trouvent d'ailleurs de plus en plus d'adeptes sous nos latitudes, la santé est une question d'équilibre entre l'énergie du corps, celle de l'esprit et celle de l'âme. L'objectif est de réussir à faire l'unité en soi et de se connaître à fond. Un autre moyen de se relaxer et d'atteindre un état de bien-être est de s'occuper de son corps. Si les frictions et les cataplasmes sont recommandés en cas de douleurs physiques, l'hydrothérapie et des séances de sauna régulières procurent une sensation de détente et, de plus, renforcent le système immunitaire.

Les massages sont eux aussi une formidable source de bien-être. Ils assouplissent les muscles, libèrent l'esprit et suppriment les blocages tant physiques que psychologiques. Considérez donc les programmes de relaxation proposés dans cet ouvrage comme une oasis de paix au milieu de l'agitation fébrile de votre quotidien et apprenez à prendre soin de votre santé.

EN BONNE SANTÉ TOUTE L'ANNÉE

Les trois piliers dont nous avons parlé – exercice, alimentation et relaxation – se complètent et se renforcent mutuellement et permettent ainsi d'éviter bien des maux. Sachant cela, il est possible de développer un programme complet et personnalisé pour chacun de ses organes et de ses zones corporelles.

La nature est un exemple permanent d'équilibre : elle suscite certains états d'âme, génère des besoins physiques et offre des produits alimentaires saisonniers. Printemps, été, automne, hiver : nous vivons au rythme de la nature. Mais le corps humain n'est pas un moteur qui tourne toute l'année à plein régime. Les programmes saisonniers proposés à partir de la page 18 indiquent comment bien utiliser son biorythme tout au long de l'année.

Cet ouvrage se veut un manuel pratique qui vous permettra d'améliorer votre mode de vie. En répondant au questionnaire figurant au début de chaque chapitre, vous pourrez définir votre condition physique et psychologique initiale et déterminer ce que vous devez entreprendre pour améliorer votre bien-être. Enfin, vous trouverez dans les deux dernières pages de cette introduction tout ce qu'il faut savoir pour vous orienter au sein de chaque chapitre.

▶ Le stress bloque l'esprit et empêche de résoudre les problèmes. Il faut être détendu pour que les deux hémisphères cérébraux fonctionnent en même temps, et non le seul hémisphère gauche, siège de la logique et de l'analyse. Dans le cas contraire, pas de grands changements ni d'impulsions créatrices.

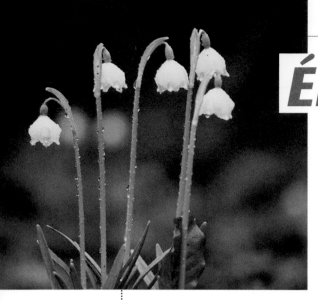

ÉPANOUI AU PRINTEMPS

À partir de mars, la nature n'est pas la seule à s'éveiller. Le corps humain ressent lui aussi une énergie nouvelle, qu'il faut canaliser dans la bonne direction. Purifier son organisme et son esprit, absorber des aliments riches en vitamines et faire de l'exercice en plein air aident à sortir de l'hiver.

Après la froidure des mois sombres, les jours s'allongent petit à petit et le corps se réveille. La plus grande intensité de la lumière du jour stimule l'activité du métabolisme. Mais la circulation sanguine a souvent du mal à suivre. L'organisme réagit aux changements constants de température et de pression atmosphérique, stimuli instables qui agissent directement sur le système neurovégétatif. Les vaisseaux sanguins ne cessent de se dilater et se rétracter alternativement, ce qui stresse l'organisme et engendre ce que l'on appelle la fatigue de printemps. Le corps connaît donc des difficultés d'adaptation qui peuvent se traduire par une baisse de concentration, des maux de tête, du découragement, une perte d'entrain et, comme toujours quand il est sursollicité, une grande vulnérabilité aux infections.

Faire le plein d'oxygène

Pour combattre ces symptômes, prenez de l'exercice au grand air. Le jogging, le vélo et les longues marches stimulent la circulation, éliminent les hormones du stress, provoquent une saine fatigue physique et rééquilibrent le rythme du sommeil.

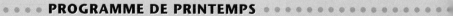

PROGRAMME DE PRINTEMPS

Adieu les bourrelets!
◆ Retrouvez votre silhouette en éliminant les bourrelets de graisse accumulés pendant l'hiver.
Voir p. 326-331.

Marche
◆ Marchez pour éliminer la fatigue de printemps. Commencez par une séance de 10 min, puis allongez-la progressivement. Ultérieurement, vous pourrez passer au jogging et en faire une habitude.
◆ Tout ce que vous devez savoir sur la marche et le jogging figure **p. 92-93 et 236-237.**

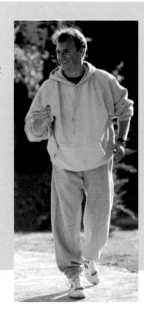

Une cure détoxiquante pour le corps

Votre corps est prêt pour le grand nettoyage de printemps. En cette saison, l'accroissement des stimuli externes accélère la division cellulaire, et les vieilles cellules sont remplacées par de nouvelles. Vous pouvez renforcer cette phase de régénération naturelle en buvant beaucoup, en détoxiquant votre organisme ou en pratiquant un jeûne thérapeutique. Si le jeûne de carême, avant Pâques, est une pratique religieuse, il était déjà d'usage en Chine il y a six mille ans : les Chinois savent depuis longtemps que réduire leur alimentation au printemps produit des effets bénéfiques sur leur santé. Moins manger nettoie donc l'organisme, mais permet aussi, par la même occasion, d'éliminer une partie de la graisse superflue accumulée tout au long de l'hiver.

Éliminer la fatigue de printemps

▶ Faites de l'exercice au moins 1 h par jour au grand air. Cela stimule la circulation et augmente la production de vitamine D.

▶ Les douches alternées sont des stimulants naturels : douchez-vous pendant une trentaine de secondes sous une eau à la température du corps, puis 3 s à l'eau froide. À faire 3 fois en terminant par une douche froide.

▶ Baissez le chauffage à 18 °C. Les vaisseaux sanguins vont se rétracter et la pression sanguine va augmenter.

▶ Lorsque vous êtes très fatigué, buvez du lait à la menthe : versez 250 ml (1 tasse) de lait bouillant sur 1 c. à thé de feuilles de menthe séchée, laissez infuser 5 min et filtrez.

▶ Pour un coup de fouet durable, une douche froide sur les bras est souveraine : faites couler de l'eau froide pendant 15 à 25 s sur chacun de vos bras, puis laissez-les sécher à l'air.

▶ Bâillez de bon cœur aussi souvent que possible. Les bâillements oxygènent presque instantanément le cerveau.

Régime de printemps

S'il est essentiel de faire de l'exercice pour renforcer sa puissance musculaire, il faut aussi surveiller son alimentation. Pour cela, il est plus judicieux d'adopter un régime équilibré qu'un régime draconien qui priverait l'organisme des vitamines, oligoéléments et fibres alimentaires dont il a besoin. Au printemps, la nature offre quantité de légumes nouveaux riches en vitamines et en oligoéléments. Les fruits et les légumes augmentent la résistance du corps, soulagent les états dépressifs et fortifient le système immunitaire.

Les légumes de printemps comme les carottes, les asperges, les petits pois, les épinards et les pommes de terre

Profitez de cette période de régénération pour faire un bilan de santé complet avec votre médecin. Prenez aussi rendez-vous chez votre dentiste.

Condition physique

◆ Après les longs mois d'hiver, il est temps de s'occuper de sa condition physique. Profitez des premiers rayons chauds du printemps pour enfourcher votre vélo. Pour débuter, choisissez un itinéraire relativement plat et octroyez-vous des pauses. Essayez toujours de maintenir un rythme régulier sur les trois premiers kilomètres.

◆ S'il pleut, entretenez votre forme à la maison.

Voir p. 88-89 et 106-107.

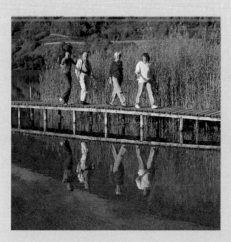

Jeûner et se désintoxiquer

◆ Essayez les promenades à jeun. S'activer dans la nature en s'alimentant sous forme liquide soulage l'organisme et libère l'esprit (p. 134-135). Si vous ne voulez ou ne pouvez jeûner, observez de temps à autre une journée de détoxication.

Voir p. 174-175.

nouvelles, mais également les produits aux céréales complètes, l'agneau et le veau couvrent les besoins accrus de l'organisme en vitamines B et C et en minéraux comme le fer et le magnésium.

Riches en vitamines, les herbes aromatiques et les plantes comme la ciboulette, le cresson et l'oseille, préparées en soupe, en salade ou ciselées sur une tartine de fromage blanc, activent le métabolisme. En vous promenant, cueillez de jeunes feuilles de pissenlit, par exemple, et préparez-les en salade. Le pissenlit est connu depuis longtemps pour stimuler l'activité du foie et des reins et purifier le sang.

Mais n'oubliez pas l'art de relever les saveurs : les herbes et épices telles que le gingembre, la coriandre et la cardamome ajoutent aux plats une note de fraîcheur, mettent de bonne humeur et donnent envie de s'activer. Enfin, n'hésitez pas à utiliser le jus de citron dans les assaisonnements de vos salades : il constitue une source naturelle et très efficace de vitamine C.

Renaître

Le printemps est la saison du renouveau non seulement pour les parfums et les couleurs, mais aussi pour l'être humain, son énergie vitale et ses projets. Prenez l'air le plus souvent possible et laissez libre cours à vos sensations. Profitez de cette lumineuse période de renaissance pour mettre vos sens à l'écoute et respirer profondément.

Avec l'aide du programme de printemps, vous allez pouvoir entrer sereinement dans la nouvelle saison.

PROGRAMME DE PRINTEMPS

Bien commencer la journée
◆ Pour sortir de l'hiver, étirez-vous et saluez chaque matin avec enthousiasme. Laissez l'air pénétrer chez vous, respirez profondément, puis lancez-vous dans vos occupations matinales : en 5 min, votre circulation sera au maximum de ses capacités. **Voir p. 100.**

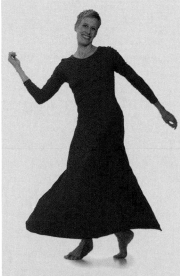

Régénérer sa peau en manque de soleil
◆ Le froid extérieur et le chauffage laissent des traces : la peau est fatiguée et terne, présente rougeurs et sécheresse et desquame par endroits. Un peeling la débarrassera de ses cellules mortes et un masque hydratant la régénérera avec un effet lissant. **Voir p. 221 et 335.**

Danser au printemps
◆ La danse rend dynamique, délie les membres et met de bonne humeur. En harmonie avec la musique, laissez parler vos sens, sortez de la torpeur de l'hiver et libérez-vous pour entrer dans la nouvelle saison. **Voir p. 46 et 275.**

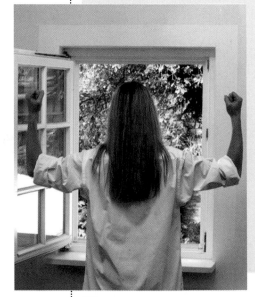

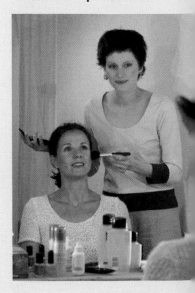

Prévenir le rhume des foins

Au printemps, lorsque l'air se charge de pollen – graminées, aulne, bouleau, chêne, érable et orme, essentiellement –, le système immunitaire réagit souvent violemment.

▶ Éternuements, paupières gonflées, yeux qui piquent et brûlent et nez qui coule sont les symptômes du rhume des foins. Le pollen provoque parfois des crises d'asthme qui doivent être traitées médicalement.

▶ Étant donné qu'il n'existe aucun remède naturel agissant contre le rhume des foins, il est préférable d'éviter tout contact avec les substances allergisantes. Au niveau de la région, on peut obtenir des prévisions de pollen par la radio ou sur Internet. Sur ce dernier, on trouve également des calendriers polliniques.

▶ En cas de pic pollinique, restez si possible chez vous et fermez portes et fenêtres.

▶ Chaque soir, avant de vous coucher, lavez-vous les cheveux pour en éliminer le pollen.

▶ Pour décongestionner vos yeux gonflés et supprimer durablement les picotements, appliquez sur vos paupières un tampon d'ouate imbibé d'acide borique dilué.

▶ Changez le filtre de votre système de chauffage central.

▶ Si possible, prenez vos congés pendant la période de pollinisation et passez-les au bord de la mer ou en montagne (à plus de 1 500 m), régions où les pollens sont plus rares.

Se mettre en jambes

◆ La corde à sauter est idéale pour s'échauffer avant un entraînement, mais aussi de façon générale : cet exercice fortifie les muscles des jambes et stimule le système cardio-vasculaire. Commencez par une séance de 5 min, puis augmentez chaque jour le nombre de sauts. Alternez les sauts sur un pied et sur deux et faites une pause de 30 s toutes les minutes. Pour ménager vos articulations, portez des chaussures de sport. Pour devenir un virtuose de la corde à sauter, allez voir **p. 91.**

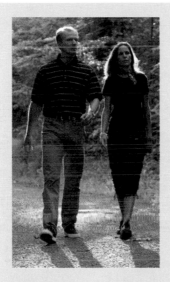

Sortir en forêt

◆ Accueillez le printemps avec tous vos sens. Écoutez le chant des oiseaux, découvrez les premiers rameaux et humez le frais parfum de l'herbe naissante et l'odeur entêtante de la terre humide. Cela vous mettra de bonne humeur et favorisera l'irrigation de votre cerveau.

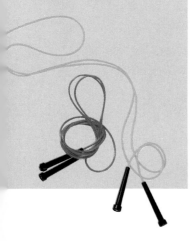

Menu de printemps

◆ Le moment est venu de remplacer les plats d'hiver consistants par des mets plus légers et riches en vitamines. Autrefois plante médicinale, aujourd'hui très prisée des gourmets, l'asperge est le légume printanier par excellence. Elle contient des vitamines B, C et E, beaucoup de potassium, de magnésium et de calcium et possède un effet diurétique marqué.

Pour un délicieux repas de printemps, préparez un éventail d'asperges et sauce cocktail **(p. 172)**, suivi d'une crème de carotte aux noix **(p. 293)** et d'une mousse au chocolat **(p. 311)**.

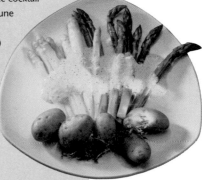

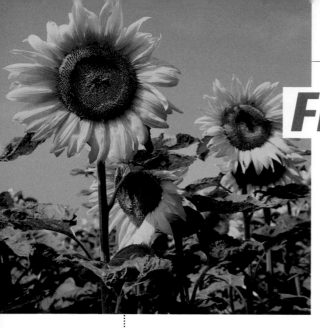

FRAIS ET DISPOS EN ÉTÉ

De juin à septembre, c'est la saison du soleil, des baignades et des agréables soirées d'été. Mais la chaleur peut émousser la joie de vivre et le dynamisme. Faiblesse circulatoire et coups de soleil sont les inconvénients de cette saison et nécessitent des mesures de protection.

L'exercice exécuté en plein air et, a fortiori, au soleil ranime la joie de vivre. Cependant, la température extérieure peut élever de 1 ou 2 °C la température corporelle, qui est normalement de 37 °C. Cet état semblable à de la fièvre affecte l'organisme : le corps transpire et les vaisseaux se dilatent pour rafraîchir l'ensemble de l'organisme et éliminer le plus de chaleur possible. Visage rougi, perles de sueur sur la peau et jambes gonflées sont les symptômes visibles d'un excès de chaleur. Pour éviter tout risque d'insolation ou de syncope, restez alors au frais à l'intérieur ou installez-vous dans un environnement ombragé.

Se protéger de la chaleur

Les jours de grande chaleur, il faut réguler la teneur en eau de l'organisme en absorbant de grandes quantités de liquide. Les boissons idéales sont l'eau minérale riche en sodium et en potassium et les jus de fruits. Et, pour éviter les troubles veineux, il est bon de surélever ses pieds : l'été, les

PROGRAMME D'ÉTÉ

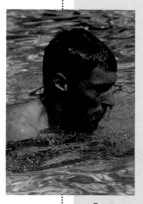

Nager

◆ C'est la saison des baignades. La natation fortifie les muscles, le cœur et la circulation sanguine et soulage la colonne vertébrale et les articulations. De plus, l'écart de température entre l'eau et le corps active le métabolisme.

Comme pour tout sport d'endurance, l'effort doit être régulier pour produire des résultats. Plongez-vous au moins deux fois par semaine dans les ondes fraîches. **Voir p. 44-45.**

Exercices contre les jambes lourdes

◆ Lorsqu'il fait très chaud, les jambes gonflent et provoquent une sensation de lourdeur et des picotements : le sang ne peut plus circuler. Un exercice permet de combattre ces désagréments : en position debout, marchez lentement sur place en levant les genoux. Accélérez progressivement le rythme jusqu'à piétiner très rapidement au bout de 2 min. Ces mouvements musculaires activent la circulation veineuse en pompant le sang des jambes vers le cœur. Vous trouverez d'autres exercices **p. 114 et 347.**

Jogging

◆ Le jogging est tout à fait recommandé l'été, sauf aux heures les plus chaudes, entre midi et 15 h. Sur un sentier forestier, à l'abri du feuillage, ou en début de soirée, courir active le système cardio-vasculaire. **Voir p. 236.**

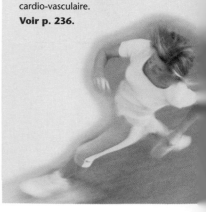

jambes sont extrêmement sollicitées. Une station debout ou assise prolongée les fait gonfler à mesure que la journée avance : le sang stagne dans les veines, qui, se dilatant de plus en plus, provoquent des picotements désagréables. Les crampes (p. 226-227) dans les mollets sont également fréquentes. L'alternance de douches froides et chaudes, l'exercice physique et la surélévation des pieds contrent efficacement ces désagréments.

Se protéger contre les insectes

En fin d'après-midi, lorsque la température redevient supportable, ce sont les insectes qui prennent le relais. Si vous ne souhaitez pas employer de produits chimiques, des moyens biologiques sont à votre disposition, notamment des huiles essentielles d'arbre à thé, de citron, de bois de cèdre, de lavande et de clou de girofle. Appliquées sur la peau, ces substances éloignent les moustiques. Par ailleurs, l'absorption de vitamine B immunise contre les piqûres d'insectes. Mais le moyen le plus sûr reste de couvrir les parties du corps les plus exposées.

Choisir son alimentation

L'été, les marchés regorgent de produits frais aux couleurs éclatantes. L'abondance de fruits et de légumes permet de composer des menus colorés et équilibrés. Une alimentation légère avec un plat principal à base de poisson ou de viande froide, accompagné d'une salade croquante à l'huile d'olive vierge ou de légumes frais cuits à la vapeur, ne surcharge pas le système digestif et permet de rester en grande forme. Quant aux épices, elles aident à garder l'appétit malgré la chaleur.

L'eau minérale hautement minéralisée aide à compenser les pertes d'électrolytes dues en été à la transpiration.

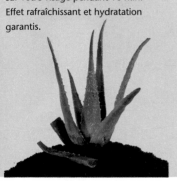

Aloe vera
◆ Lorsque la chaleur est particulièrement insupportable, rafraîchissez-vous avec du gel d'aloe vera (en pharmacie) conservé dans votre réfrigérateur. Imprégnez de gel un linge en coton et appliquez-le sur votre visage pendant 10 min. Effet rafraîchissant et hydratation garantis.

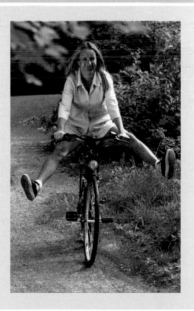

À bicyclette
◆ Faites le plein d'air frais et soignez votre forme en pédalant vigoureusement. Le vélo fortifie la musculature des jambes tout en ménageant les articulations, et stimule le cœur et la circulation sanguine. Il entretient le sens de l'équilibre et, de plus, c'est un moyen idéal pour combattre le stress. Enfin, la bicyclette est parfaite pour ceux qui ne veulent pas pratiquer le jogging, ou ne le peuvent pas en raison de troubles articulaires.
Voir p. 105-107.

En cas de coups de soleil sévères accompagnés de cloques et de lésions cutanées, humidifiez-vous la peau et consultez un médecin.

Les Méditerranéens, qui s'y connaissent en matière de chaleur, s'y entendent en cuisine estivale (p. 117).

Rafraîchir le corps et l'esprit

Pour se mettre en forme dès le matin, rien de tel qu'une douche tiède et un gel douche parfumé aux agrumes, à la menthe ou à l'eucalyptus.

Pour un effet rafraîchissant durant la journée, prenez un bain d'eau froide salée : c'est excellent pour se rafraîchir, pour retenir l'eau à l'intérieur des cellules et pour réhydrater la peau desséchée. La peau du visage a tout particulièrement besoin d'être hydratée. Un masque à l'aloe vera, des rondelles de concombre ou encore un masque à l'avocat lui rendront l'humidité absorbée par le soleil. Pour le masque à l'avocat, écrasez un avocat mûr et étalez-le sur votre visage après une toilette sérieuse. Au bout de quinze minutes, ôtez le masque avec un coton à démaquiller. Enfin, si la chaleur vous est insupportable, vous pouvez toujours entreprendre un voyage de méditation dans l'Arctique : vous serez ravi de retrouver la chaleur à votre retour...

Les méfaits du soleil

La lumière solaire est indispensable à l'organisme. Elle stimule la circulation et le système immunitaire, élève le taux d'oxygène dans le sang et met de bonne humeur. Mais un excès de soleil est nocif pour la santé, principalement pour la peau.

Le coup de soleil est non seulement un avertissement, mais

PROGRAMME D'ÉTÉ

Pieds frais

◆ Chaque fois que c'est possible, marchez pieds nus. Il n'y a rien de plus sain pour les pieds et le bien-être général que de sentir la surface du sol. Les pieds s'en trouvent mieux irrigués et l'ensemble du corps et des organes bénéficie de ce massage naturel des zones réflexes.

Le support est indifférent : sable sec ou mouillé, herbe, chaume, gravier, etc.

Voir p. 119.

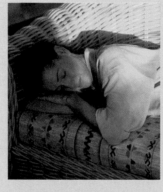

Sieste

◆ Lorsqu'il fait très chaud, rien ne vaut une petite sieste. Si à la baisse de performance provoquée par le biorythme et le travail de la digestion s'ajoutent des températures élevées, la circulation sanguine se bloque. Si vous vous sentez fatigué, n'ignorez pas ce besoin naturel et sain. Accordez-vous environ 30 min de repos, comme les Méditerranéens qui, s'ils ne pratiquaient pas leur sieste quotidienne, paraîtraient sans doute 10 ans plus vieux.

Voir p. 132.

Douche froide

◆ L'eau froide rafraîchit et dynamise. Dans la salle de bains, démontez le pommeau de la douche et arrosez votre peau directement au jet. Ne vous séchez pas, éliminez l'eau simplement avec la main.

Voir p. 108.

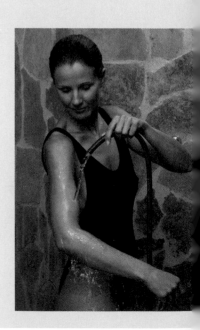

également le premier signe d'une lésion cutanée, qui peut se manifester de différentes autres façons.

Depuis 1950, le risque de cancer de la peau lié à l'exposition au soleil s'est multiplié par six. Les scientifiques expliquent la recrudescence du mélanome malin par la diminution de la couche d'ozone de l'atmosphère terrestre qui, de ce fait, laisse passer les UV. Les rayons UVA, de grande longueur d'onde, provoquent un vieillissement cutané précoce et sont de même intensité toute l'année. Les UVB, de petite longueur d'onde, sont responsables du bronzage : leur action sur les pigments de la peau provoque une sécrétion de mélanine brune.

Si l'on s'expose au soleil trop longtemps et sans protection, les rayons endommagent l'épiderme et risquent de provoquer un cancer de la peau. Une bonne crème solaire doit donc absolument contenir un filtre anti-UVA et anti-UVB. Ainsi protégé, rien ne vous empêchera plus d'apprécier vos activités de plein air.

Coup de soleil

► En cas de coup de soleil léger, rafraîchissez les zones atteintes à l'aide d'un tampon humide.

► Pour soulager les brûlures, le babeurre est idéal car il contient du calcium, de la lécithine, des minéraux et des oligoéléments. Ajoutez environ 2 litres (8 tasses) de babeurre dans une baignoire d'eau tiède et baignez-vous 15 min.

► Utilisez un gel ou une pommade antiallergiques.

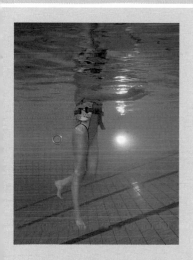

Gymnastique aquatique
◆ Ces exercices, à effectuer pendant 5 min avant et après avoir nagé, permettent de garder la forme malgré la chaleur. Dans l'eau, la circulation sanguine, les articulations et les tendons ne sont pas trop sollicités, tandis que la résistance du milieu aqueux stimule l'ensemble du corps. **Voir p. 44-45.**

Vitamines et minéraux
◆ Lorsque la température augmente, le corps a besoin de fruits. Les minéraux qu'ils contiennent sont parfaits pour les muscles après une activité sportive. Vous trouverez de délicieuses recettes multivitaminées et superminéralisées aux **p. 74, 117 et 136.**

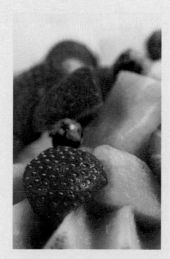

Trouver son équilibre intérieur
◆ S'ajoutant au stress quotidien, la chaleur met le corps à rude épreuve en cette saison. Le yoga, technique indienne séculaire, apporte repos, détente et concentration. Les exercices étirent les muscles, détendent l'esprit et permettent à l'énergie d'atteindre le centre du corps. **Voir p. 213 et 303.**

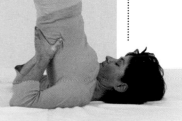

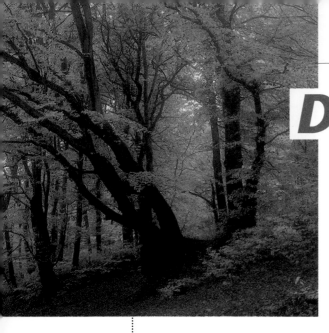

DE BONNE HUMEUR EN AUTOMNE

Peu de soleil, du brouillard, de la bruine et les premières vagues de froid : de quoi fatiguer le corps et le psychisme, qui ne sont plus en harmonie. Mais le manque d'entrain peut être corrigé par une activité sportive et un programme de soins comprenant des tisanes et des bains à l'huile parfumée.

Lorsque les jours raccourcissent et que l'ensoleillement diminue, la nature commence à se mettre en retrait. Elle offre sa dernière récolte avant de prendre ses quartiers d'hiver. L'être humain ressent ce changement et se prépare lui aussi aux rigueurs de la mauvaise saison. Les sensations de faim sont plus fortes, l'envie de plats plus consistants et de sucré domine et l'organisme, de plus en plus fatigué, perd son tonus.

Combattre la déprime

Souvent, l'humeur cède à la grisaille et la mélancolie prend le pas sur la joie de vivre. On croit même que 2 à 10 % de la population du Québec souffrent d'une dépression saisonnière, appelée aussi dépression d'automne. La cause en est la carence en rayons UV, qui empêche la dégradation de l'hormone du sommeil, la mélatonine. On se sent fatigué et dépourvu d'énergie. Inutile de compter sur la sérotonine, car sa production dépend elle aussi de la lumière. Lorsque ce neurotransmetteur est déficitaire, petits creux et moments d'abattement apparaissent. À court terme, les sucreries peuvent relever le taux de sérotonine et sont donc autorisées

PROGRAMME D'AUTOMNE

Déconnecter et se sentir bien
◆ Après une dure journée de travail, rien n'est plus reposant que de rester 15 min les jambes surélevées. Cela soulage la colonne vertébrale et les muscles peuvent se détendre agréablement. **Voir p. 68.**

Trampoline
◆ Le système digestif doit s'adapter au régime d'hiver. Un petit exercice permet de préparer l'intestin. Essayez de sauter à la corde ou sur un trampoline 10 min par jour **(voir p. 91 et 146).** Vous trouverez **p. 138-139** un exercice abdominal qui produit des effets bénéfiques sur l'intestin.

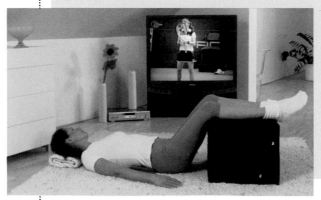

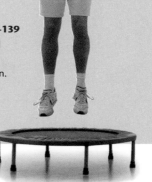

pendant cette période. En cas de grave dépression, on peut recourir à la luminothérapie, mais il faut s'exposer au moins une heure par jour.

Certaines plantes peuvent aider à retrouver sa vitalité : le millepertuis combat les idées noires, la passiflore, une plante originaire d'Amérique du Sud, soulage l'anxiété, et le ginseng, une racine médicinale indigène du nord-est du continent, atténue les effets du stress et renforce la résistance physique.

Se remuer

Les activités de plein air sont plus saines que la consommation de chocolat ou la luminothérapie. Elles produisent un effet équivalent mais plus durable. Les écarts de température entre les journées douces et les nuits froides activent la circulation et le corps réclame de l'exercice. Il est donc très utile de pratiquer une activité prolongée telle que la randonnée. Les sports d'endurance comme le jogging, le vélo et la marche libèrent des endorphines qui entraînent un sentiment de bonheur et d'euphorie.

La nature : une corne d'abondance

L'exercice en plein air (p. 232-235) renforce le système immunitaire, qui, à l'approche des premières vagues de froid, doit s'armer. La nature, pourvoyeuse de fruits riches en vitamines, se prépare elle aussi. L'argousier, l'églantier (vitamine C), les noisettes et les noix (vitamine E), la courge et les carottes (provitamine A) nous fournissent tout ce dont nous avons besoin pour affronter l'automne. Une pomme contient environ 300 substances différentes, dont des phytostérols, des vitamines et de nombreux minéraux utiles.

La grippe

▶ C'est le moment de se faire vacciner contre la grippe pour permettre au système immunitaire de produire des anticorps avant l'assaut des premiers froids. Il faut compter un délai de 2 semaines pour que le vaccin agisse.

▶ Sont concernées en priorité les personnes qui sont en contact avec beaucoup de monde, ont plus de 60 ans ou souffrent d'une maladie chronique (bronchite, troubles rénaux, cardiaques ou métaboliques comme le diabète).

Le gibier et les champignons approvisionnent notre organisme de la façon la plus délicieuse en oligoéléments comme le zinc, le sélénium et le fer. Lorsque ces minéraux viennent à manquer, on commence à souffrir du froid.

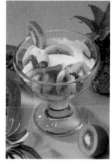

Une salade de fruits avec de l'ananas, du kiwi, de la goyave et de la papaye fournit une grande quantité de vitamine C et arme contre les premiers froids.

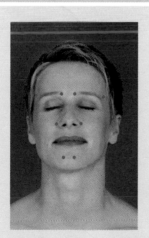

Stimuler le flux d'énergie
◆ Pendant cette période, ressentez-vous des maux de tête ou des tensions musculaires ? Supprimez les douleurs par des massages. Selon la médecine chinoise, ces douleurs proviennent d'une perturbation des énergies corporelles. L'acupression, pression des doigts sur des points précis, permet à l'énergie de circuler à nouveau. Appuyez sur ces points avec l'index et le majeur pendant 1 à 2 min. Pour les exercices, **voir p. 71.**

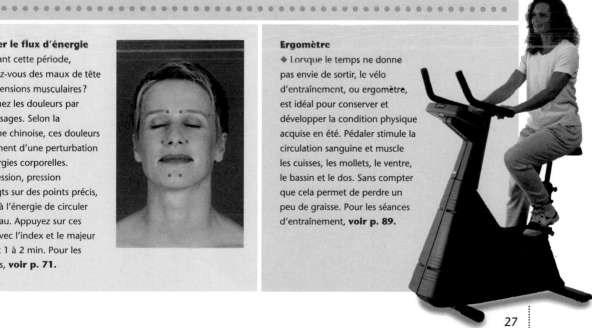

Ergomètre
◆ Lorsque le temps ne donne pas envie de sortir, le vélo d'entraînement, ou ergomètre, est idéal pour conserver et développer la condition physique acquise en été. Pédaler stimule la circulation sanguine et muscle les cuisses, les mollets, le ventre, le bassin et le dos. Sans compter que cela permet de perdre un peu de graisse. Pour les séances d'entraînement, **voir p. 89.**

Randonnées d'automne

La randonnée pédestre fait partie des sports d'endurance. Elle améliore sensiblement les défenses immunitaires et stabilise le cœur, la circulation, les muscles, le squelette, la respiration et le métabolisme. Il est toutefois indispensable d'observer certaines règles.

► Commencez par 15 min de marche lente, et même 30 min s'il fait froid.

► Faites une pause toutes les 2 h.

► En cours de route, buvez de l'eau minérale, du jus de pomme coupé d'eau gazeuse ou du thé. Pour une randonnée de 6 à 8 h, il vous faut de 2 à 4 litres de boisson.

► Pour vous approvisionner en glucides, emportez différents types d'aliments glucidiques : chocolat noir, biscuits secs, fruits secs (sucres simples), barres aux céréales, pain complet et muesli (glucides complexes).

► Votre sac à dos doit être ergonomique et fabriqué dans une matière aérée qui permette l'évacuation de la transpiration, surtout au niveau du dos.

► Pour les randonnées en montagne, adoptez un rythme de marche mesuré et régulier. Adaptez-le au relief et, après une ascension prolongée, reposez-vous en ralentissant le pas, mais sans vous arrêter.

► Prévoyez des pansements pour soigner les ampoules !

PROGRAMME D'AUTOMNE

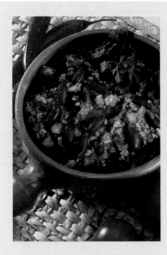

Chili con carne

◆ Un ragoût bien relevé est idéal en novembre, par un temps humide et froid, lorsque l'on rentre un peu frissonnant d'une longue promenade : le piment réchauffe de l'intérieur et favorise l'irrigation sanguine. Vous trouverez une recette de chili con carne **p. 311.**

Rester actif

◆ On peut entretenir ses articulations, ses ligaments et ses tendons sans sortir de la maison. Pour cela, des exercices d'assouplissement et d'étirement avec ou sans ballon de gymnastique vous attendent **p. 42, 125 et 146.**

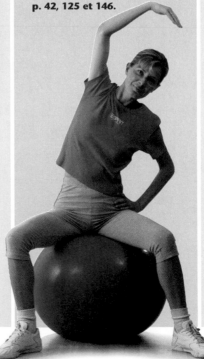

Stimuler ses cellules grises

◆ Conservez votre forme intellectuelle. Même si vous êtes d'humeur morose : écrivez un poème, jouez aux devinettes, faites un casse-tête ou une partie d'échecs. La créativité et la concentration renforcent la capacité de réflexion, l'irrigation du cerveau s'en trouve stimulée et la bonne humeur revient. **Voir p. 270-279.**

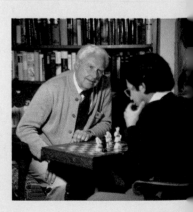

Du baume au cœur

Un temps gris et triste, peu de soleil, une lumière rare, et la morosité s'installe. Comment résister et surmonter la situation ? Aménagez chez vous une oasis lumineuse et douillette. Les parfums, les couleurs et les sons agissent positivement sur le psychisme et produisent un effet relaxant. Si l'on en croit les chromothérapeutes, certaines couleurs comme le jaune, le rouge et l'orange favorisent l'irrigation sanguine et combattent la mélancolie et l'apathie. Serait-ce pour cela qu'on les appelle les couleurs chaudes ? À vous de vérifier en vous habillant de tons lumineux ou, pourquoi pas, en repeignant la cuisine ou la chambre à coucher...

Boire une tisane à la lueur des bougies réchauffe le corps et l'esprit. La lumière jaune de la flamme déclenche des processus biologiques dans l'épiderme et le cerveau : cette couleur stimule le métabolisme, apaise et incite à la réflexion. La couleur rouge dynamise, réchauffe et augmente la pression sanguine, qui a tendance à stagner au froid. Les huiles parfumées agissent sur le système neurovégétatif, entretiennent la sensibilité (rose, musc) et la créativité (jasmin, patchouli) tout en renforçant l'impression de confort lorsqu'il fait mauvais à l'extérieur. Parmi les dix propositions figurant au programme d'automne, recherchez et adoptez celles qui vous conviennent le mieux : vous vous sentirez plus fort pour affronter l'automne.

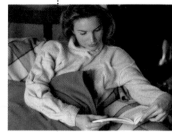

Le temps de lire
À l'automne, on a de nouveau le temps de bouquiner. Un livre intéressant permet d'oublier le quotidien et stimule l'esprit et les facultés visuelles.

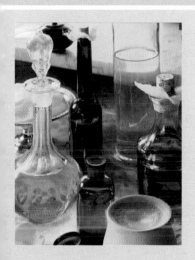

Bien dans sa peau
◆ Échappez pendant 15 min au mauvais temps en vous plongeant dans un agréable bain aromatisé, à 38 °C. Relaxez-vous, relâchez vos muscles et détendez vos nerfs. La camomille et la lavande sont idéales. Si vous recherchez un peu de fraîcheur, préférez le citron ou la menthe. Et si vous sentez le rhume arriver, choisissez l'eucalyptus. Pour les bains, **voir p. 96 et 340.**

Déconnecter
◆ Après le stress du travail et des tâches quotidiennes, accordez à votre esprit et à votre corps un repos bien mérité grâce à l'entraînement autogène. Cela accroît l'irrigation sanguine, décontracte les muscles et stabilise la respiration. En vous concentrant et en pratiquant des exercices réguliers, influez sur vos troubles physiques et psychiques. La sérénité combat efficacement les perturbations – atmosphériques et autres. **Voir p. 68.**
◆ Contre les baisses d'énergie en automne, le rire est souverain. Il revitalise la cage thoracique, ouvre le diaphragme, contracte les poumons et permet de faire le plein d'oxygène. Et non seulement il est garant de la bonne humeur, mais il stimule les défenses immunitaires. Alors, riez de bon cœur !

La nature pour partenaire
◆ Cédez à votre envie de vous activer et profitez des derniers rayons de soleil. La nature offre tout le matériel nécessaire pour de l'hébertisme bienfaisant : courez à travers champs, sautez par-dessus les branches tombées au sol et utilisez un tronc d'arbre comme support pour vous étirer. **Voir p. 61 et 139.**

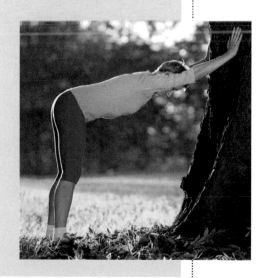

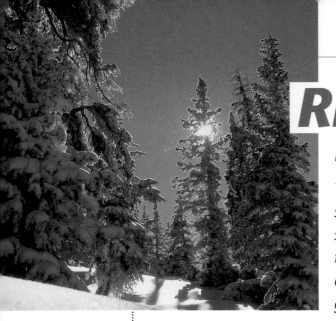

RÉSISTANT EN HIVER

Températures glaciales, neige et air sec: l'hiver se présente toujours ainsi sous nos latitudes. De plus, souvent, il se caractérise par de brusques écarts de température qui nous déstabilisent. Mais il existe des moyens pour ne pas s'enrhumer ni avoir les pieds gelés ou se sentir d'humeur morose.

Lorsque la lumière fait défaut, l'hiver, pendant seize heures d'affilée, le cerveau produit une grande quantité de mélatonine, l'hormone du sommeil. Et une fois que l'on s'est allongé sur son canapé sous le coup d'une grosse fatigue, on a du mal à le quitter. Même à partir de janvier, quand les jours rallongent, la température extérieure demeure très froide ou le temps très humide. Cela met à rude épreuve des parties du corps moins protégées, comme le visage et les extrémités.

Garder la forme

Pendant cette période de lassitude chronique, il faut dormir au moins huit heures par nuit mais éviter de s'enfermer chez soi, bien au chaud. Le corps doit rester actif même l'hiver, de façon à ne pas risquer un réveil brutal au printemps. Il faut s'entraîner pour activer sa circulation mais également stimuler son système immunitaire pour qu'il soit bien résistant. Les exercices physiques doivent être moins intenses qu'à la saison chaude, mais très réguliers. La gymnastique et le vélo d'appartement, ainsi que tout entraînement que l'on peut pratiquer à l'intérieur, aident

• • • • • • • • • • • • • • • PROGRAMME D'HIVER • • • • • • • • • • • • • • •

Avant de se lancer sur les pistes

◆ 60 % des accidents de ski sont dus à un manque de préparation physique. La gymnastique « spécial ski » active la circulation sanguine, étire et fortifie la musculation, surtout celle des jambes, et renforce l'endurance. Et, même si vous ne skiez pas, elle constitue un excellent entraînement pendant l'hiver.

Voir p. 333.

Transpirer

◆ Les séances de sauna régulières renforcent les défenses immunitaires, la circulation sanguine et les muscles. L'alternance de températures chaudes et froides favorise l'élasticité des vaisseaux et les prépare à se contracter de façon optimale lorsque la température extérieure tombe en dessous de 0 °C. Ainsi, le corps conserve mieux sa chaleur et se refroidit moins vite.

Voir p. 244-245.

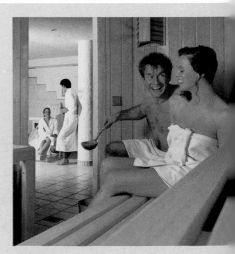

à garder la forme. Mais rien ne vaut une activité sportive au grand air : dès que l'occasion se présente, faites le plein d'oxygène. Que vous glissiez sur les pistes enneigées, exécutiez des pirouettes sur des patins ou jouiez au curling avec une bande de copains, votre organisme emmagasine de la lumière et de l'oxygène. La fatigue disparaît, les pensées se font plus légères... et l'intestin supporte mieux les ragoûts roboratifs et les pâtisseries !

Nourrir ses défenses immunitaires

Les produits laitiers ne doivent surtout pas être négligés en cette froide saison : ils sont particulièrement importants pour couvrir les besoins de l'organisme en calcium, en protéines et en vitamines B, importantes pour l'équilibre nerveux. Le yogourt et les laits fermentés, très digestes, fournissent par

ailleurs des ferments vivants, importants pour le bon fonctionnement des défenses immunitaires.
Ne négligez pas les légumes de saison comme les choux de Bruxelles, le chou vert ou blanc et le chou-fleur : ils regorgent de vitamines, dont l'indispensable vitamine C, et aident l'organisme à se protéger des agressions de toutes sortes.

Épices et aromates de l'hiver

S'ils embaument agréablement la cuisine pendant l'hiver, ils sont aussi excellents pour la santé.
► L'anis contient de l'anéthol, une huile essentielle réputée non seulement faciliter la digestion mais également protéger contre le rhume et faciliter l'expectoration en cas de toux.
► Le gingembre ouvre l'appétit et facilite la digestion. Cette racine remplace avantageusement le digestif alcoolisé après un repas consistant.

► La cardamome, surtout si elle est fraîchement pilée au mortier, agit contre les flatulences gastro-intestinales et supprime fatigue et affaiblissement.
► Le clou de girofle contient une huile essentielle désinfectante et analgésique. En mastiquer un de temps à autre aide à combattre le rhume et, de plus, apaise les douleurs dentaires.
► La cannelle stimule les sucs gastriques et déleste l'estomac lorsque l'on a trop mangé. Comme le gingembre, elle apaise les aigreurs d'estomac.

Chaud et froid

L'une des meilleures méthodes pour s'endurcir contre les affections virales et bactériennes est de fréquenter régulièrement le sauna. En transpirant beaucoup, on élimine quantité de toxines et on allège le travail du système immunitaire. De la même façon, les bains de vapeur, l'hydrothérapie et les douches chaudes

Massages
♦ Le massage supprime les tensions, décrispe les muscles et réduit le stress. Que peut-on souhaiter de mieux ? Sans compter que, l'hiver, c'est l'occasion de graisser et d'hydrater la peau, qui en a particulièrement besoin.
Voir p. 169 et 313.

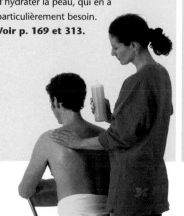

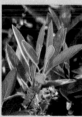

Décoction contre la toux
♦ Si vous toussez, préparez-vous une potion maison.
Mettez 1 c. à soupe de feuilles de sauge séchée, 1 c. de feuilles de thym séché, 1 c. d'oignon haché et un peu de miel dans 500 ml d'eau. Laissez frémir 10 min, filtrez et laissez refroidir. Buvez 3 à 5 c. à soupe de cette décoction au cours de la journée.

Programme bien-être
♦ Le stress favorise les infections. Créez-vous un petit havre de paix où vous pourrez vous détendre un quart d'heure par jour.
Voir p. 183.

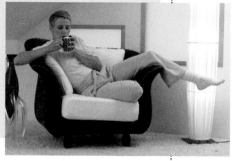

stimulent les vaisseaux par la température, favorisent l'irrigation sanguine et rendent moins sensible aux températures très basses. Après une longue promenade, un bain de pieds ou un bain chaud délasse et réconforte le corps et l'esprit et peut couper court à un début de rhume.

Soigner sa peau l'hiver

L'hiver, le froid extérieur et l'air sec du chauffage mettent la peau à rude épreuve. Lorsqu'il fait froid, les glandes sébacées fonctionnent au ralenti et la couche cutanée isolante, composée d'humidité et de graisse, est si fine qu'il est nécessaire de la renforcer. La peau du visage, en particulier, a besoin d'une crème grasse contenant des huiles naturelles et des vitamines qui protègent les cellules. Lorsque vous vous mouillez le visage, veillez à ce qu'il ne se dessèche pas davantage. Renoncez au savon classique et employez une émulsion reconstituante.

Dans les pièces chauffées, la peau et les muqueuses souffrent beaucoup. Si vous n'aimez pas les humidificateurs d'air en raison des risques bactériologiques qu'ils présentent, vous pouvez poser un simple linge humide sur les radiateurs. Une petite fontaine d'intérieur dispense également de l'humidité.

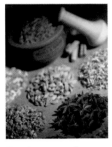

La tisane yogi, que l'on se procure dans les magasins d'aliments naturels, est un mélange de cannelle, de poivre noir, de gingembre et de cardamome. Elle a un effet stimulant et équilibrant et réchauffe de l'intérieur. Et tout cela sans caféine !

PROGRAMME D'HIVER

Ski de fond

◆ S'élancer sur une piste fraîchement tracée à travers la forêt est un excellent sport d'endurance. Il renforce le cœur et la circulation et entretient les facultés de coordination. Le corps libère alors des « hormones du bonheur », sensation renforcée par la beauté du paysage neigeux.

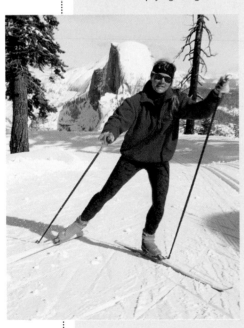

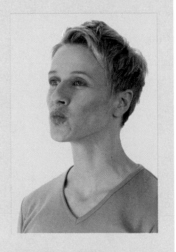

Gymnastique faciale

◆ Profitez de cette période de mauvais temps pour vous occuper de votre visage. Vous bâillez sans doute souvent – c'est la saison. Faites-le aussi de façon consciente et forcée. Cela fait travailler tous les muscles faciaux, qui s'en trouvent mieux irrigués, et donne aux joues un teint frais et rose. Souriez également, et vous verrez votre morosité fondre comme neige au soleil. **Voir p. 344-345.**

Les cinq Tibétains

◆ Association de relaxation, de mouvements et d'exercices respiratoires, les cinq Tibétains sont le secret du bien-être et de l'éternelle jeunesse dans la médecine tibétaine. Ces exercices traitent les zones à problèmes du corps et raffermissent le tissu conjonctif. Du fait qu'ils sont toujours pratiqués dans le même ordre, ils stimulent par ailleurs les organes internes de façon systématique. Ce qui permet aux moines de l'Himalaya de rester en bonne santé peut vous être utile en hiver. **Voir p. 338-339.**

Halte au froid !

Lorsque le froid s'installe, il faut veiller à porter des vêtements qui régulent la température. En effet, plus on se couvre, plus l'excès d'humidité et de chaleur doit être éliminé. La nature du textile joue ici un rôle : la laine et la soie réchauffent mieux que les fibres synthétiques, tandis que les vêtements de coton sont peu appropriés pour l'hiver car ils conduisent la chaleur au lieu de la retenir. Par une température négative, superposez des couches de vêtements : une couche d'air isolante va se former entre les habits, elle vous tiendra chaud et vous vous sentirez plus à l'aise pour bouger et respirer que si vous portiez un seul gros pull. De même, si vos chaussures sont trop serrées, elles empêcheront la formation de cette précieuse couche d'air. Quand vous portez des bottes, celles-ci doivent être imperméables : rester les pieds mouillés entraîne une diminution de l'irrigation sanguine des muqueuses des voies respiratoires, ce qui affaiblit le système immunitaire.

Enfin, lorsque la température extérieure se maintient en dessous de 0 °C, couvrez-vous bien la tête, car les oreilles sont l'une des parties du corps qui se refroidissent le plus vite — ce qui peut être très douloureux par grand froid.

Rester mobile et souple
◆ Pendant la saison froide, on a plutôt tendance à rester bien au chaud chez soi et à ne pas penser à sa forme physique. C'est pourtant le moment d'entraîner régulièrement ses muscles pour modeler sa silhouette, raffermir les tissus et empêcher les bourrelets de graisse de s'installer. Environ 10 min d'entraînement par jour sont nécessaires. À partir des exercices proposés, composez-vous un programme individualisé. **Voir p. 42-43, 77-79 et 328-329.**

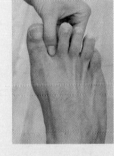

Pieds froids : premiers secours
◆ La gymnastique ou le massage des pieds **(p. 257)** sont le meilleur moyen d'affronter sereinement la froidure. Cela dit, après une longue promenade par une température négative, un bain de pieds chaud est parfois nécessaire. Le bain de pieds à la moutarde est très efficace mais déconseillé aux peaux sensibles. Délayez 2 c. à thé de moutarde en poudre dans 2 à 3 litres d'eau chaude et plongez-y les pieds 10 min pour activer votre circulation sanguine.

Exercices circulatoires
◆ Sauter à la corde, danser sur un rythme effréné, courir sur place en levant les genoux le plus haut possible, sauter sur une marche d'escalier : ces exercices d'aérobic stimulent la circulation sanguine. Un vélo d'appartement fait également l'affaire pour cet entraînement qui combat la mauvaise humeur et les états dépressifs, et renforce le système immunitaire. **Voir p. 88-91.**

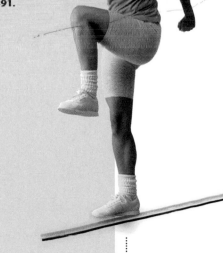

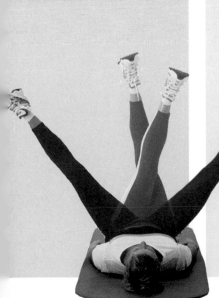

COMMENT S'ORIENTER DANS LES PROGRAMMES

Pour que vous vous y retrouviez rapidement dans les différents programmes, nous leur avons attribué des couleurs et des icônes que nous vous expliquons ci-après. Une fois que vous aurez choisi l'un des programmes des huit chapitres, vous pourrez composer votre propre séance quotidienne ou hebdomadaire.

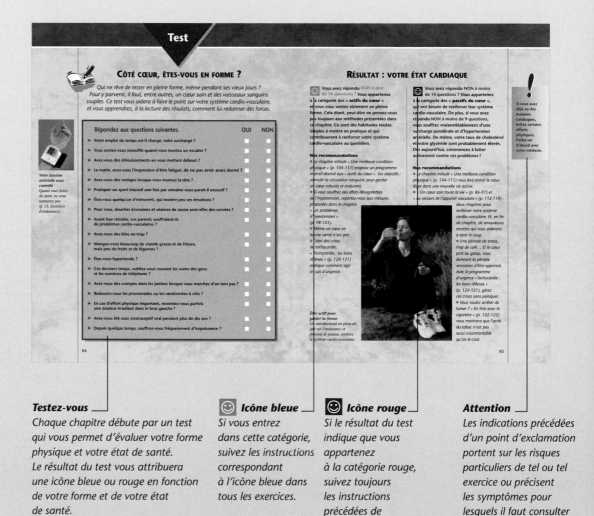

Testez-vous

Chaque chapitre débute par un test qui vous permet d'évaluer votre forme physique et votre état de santé. Le résultat du test vous attribuera une icône bleue ou rouge en fonction de votre forme et de votre état de santé.

☺ **Icône bleue**

Si vous entrez dans cette catégorie, suivez les instructions correspondant à l'icône bleue dans tous les exercices.

☻ **Icône rouge**

Si le résultat du test indique que vous appartenez à la catégorie rouge, suivez toujours les instructions précédées de l'icône rouge.

Attention

Les indications précédées d'un point d'exclamation portent sur les risques particuliers de tel ou tel exercice ou précisent les symptômes pour lesquels il faut consulter un médecin.

Horloge

Divisée en sections de
5 min, elle indique
la durée de l'exercice,
qui peut durer entre
5 et 30 min.
Ces durées sont
des recommandations :
selon votre niveau,
vous pouvez
les augmenter.

Icônes

Selon votre catégorie,
vous saurez combien
de fois de suite
doit être effectué
chaque exercice
et combien de fois
par jour ou
par semaine
il faut le faire.

Trois couleurs

Les trois piliers
de chaque programme :
Exercice = vert
Relaxation = bleu
Alimentation = jaune
Chaque programme
débute par son élément
principal.

À savoir

Dans ces encadrés,
vous trouverez
des informations médicales
ou nutritionnelles
supplémentaires.

TRAVAILLER EN SOUPLESSE .... RELAXATION : JOURNÉES 1 À 5 .... ALIMENTATION : JOURNÉES 1 À 5

ABANDONNER LES TENSIONS DE LA JOURNÉE

Après une longue journée de travail, vous rentrez enfin chez vous. C'est souvent lorsque la tension tombe que les douleurs dans la zone des épaules et de la nuque se réveillent. Occultées pendant les activités de la journée, elles vous rappellent que vous êtes, une fois de plus, resté assis trop longtemps dans une mauvaise position et que vous n'avez pas suffisamment bougé. Consacrez chaque soir un peu de temps à la relaxation pour dénouer vos muscles et mieux profiter des heures qui vont suivre.

Les formules de l'entraînement autogène doivent être mentales, ne les articulez jamais, même à voix basse !

Chaleur douce

La chaleur peut vous soulager en cas de tensions douloureuses.
► Posez un enveloppement chaud, une bouillotte ou tout simplement la main, sur les endroits douloureux et noués. La chaleur favorise la relaxation et la circulation sanguine, ce qui a pour effet de détendre la musculature.
► Certaines personnes réagissent mieux au froid qu'à la chaleur. Dans ce cas, utilisez des sachets de glaçons ou des compresses de gel glacées.

SURÉLEVER LES JAMBES

Exercice
◆ Allongez-vous sur le dos, sur le tapis du salon ou un tapis de gymnastique. Pliez une serviette et glissez-la sous votre nuque pour plus de confort. Soutenez la courbure naturelle de vos lombaires à l'aide d'un petit coussin.
◆ Soulagez votre colonne vertébrale en posant vos jambes sur un tabouret ou un carton d'emballage. L'angle formé par les genoux doit être légèrement supérieur à 90°.
◆ Respirez profondément et régulièrement avec le ventre en posant une main sur ce dernier pour vous aider à contrôler votre respiration.

Conseil
◆ Écoutez un peu de musique douce ou regardez la télévision.

Tous les soirs

ENTRAÎNEMENT AUTOGÈNE

◆ Allongez-vous sur le dos, décontractez-vous et fermez les yeux. Respirez profondément plusieurs fois et commencez à vous réciter les formules suivantes :
◆ « Je suis détendu » (3 fois)
◆ « Les bruits et les pensées n'ont aucune importance » (3 fois).
◆ Mon bras droit est lourd, mon bras gauche est lourd, mes deux bras sont lourds. Ma jambe droite... – Je suis détendu et reposé, la décontraction et le bien-être restent » (3 fois).
◆ Ensuite, tendez brusquement et énergiquement les bras et fermez vos poings : « Mes bras sont forts. »
◆ Inspirez et expirez plusieurs fois : « J'inspire profondément. Ouvrez les yeux : « J'ouvre les yeux. »

Conseil
◆ L'entraînement autogène requiert une pièce tranquille où vous ne serez pas dérangé.

2 ou 3 fois par semaine

UN QUOTIDIEN PLUS SAVOUREUX AU TRAVAIL

Même si la pause du déjeuner ne dure que trente minutes, cela ne vous empêche pas de recharger vos batteries à l'aide d'aliments appropriés. Profitez de cette interruption pour décompresser et vous libérer l'esprit en prévision de la seconde partie de la journée et évitez de manger à votre bureau, les dossiers non traités ne contribuant pas à vous détendre ni à soulager les tensions. N'hésitez pas à prévoir des collations en plus des repas, qui doivent rester légers et digestes pour le sédentaire que vous êtes. Choisissez chaque jour de nouveaux en-cas énergétiques à emporter. (Voir aussi p. 176-182.)

ALIMENTS POUR UN TRAVAIL SÉDENTAIRE

Les dépenses caloriques qu'entraîne un travail intellectuel sont inférieures à celles d'un travail physique. Les femmes ont besoin d'à peu près 2 000 kcal (8 400 kJ) par jour et les hommes de 2 400 kcal (10 000 kJ).

Légers, digestes et pauvres en calories
◆ Blanc de volaille, poisson poché nature, viande maigre ◆ Salade, crudités, légumes frais, potage de légumes ◆ Riz, pommes de terre nature, pain complet grillé ◆ Fruits frais, salades de fruits, jus de fruits, eau minérale, thé.

Lourds, peu digestes ou excitants
◆ Plats en sauce riches en graisse, charcuteries, frites, fritures ◆ Légumes secs, choux, navets ◆ Crème, gâteaux, pâtisseries, tartes à la crème, chocolat ◆ Café, boissons au cola, boissons alcoolisées

Petits en-cas à emporter
Variez les combinaisons selon vos envies. L'en-cas idéal renferme un élément de chacun des catégories suivantes :
◆ Petit pain complet, ou 2 à 3 tranches de pain complet.
◆ 1 à 2 cuill. à café de beurre ou de margarine allégés ou de mayonnaise allégée.
◆ 1 ou 2 tranches de blanc de volaille maigre, de jambon blanc sans gras ou de fromage allégé (maximum 30 % de matières grasses).
◆ quelques crudités pour la fraîcheur – tranches de tomate, 1 à 2 carottes, quelques rondelles de concombre... 1/3 de poivron, 2 feuilles de salade (laitue ou scarole).
◆ 1 fruit frais de saison : pomme, orange, poire, etc., ou 200 g de fraises, ou 100 g de raisin, ou encore une barquette de mini-tomates.
◆ 1 yaourt aux fruits ou nature, que l'on peut sucrer avec 1 cuill. à café de miel

SALADE DE CHOU BLANC À LA POMME

100 g de chou blanc
2 côtes de céleri
1 petit oignon
1 petite pomme
1 cuill. à soupe de jus de citron ou de vinaigre
2 cuill. à café d'huile de colza
1 pincée de sucre de canne roux

◆ Faites bouillir de l'eau et salez-la. Râpez finement le chou, versez-le dans une passoire et ébouillantez-le avec l'eau salée. Coupez le céleri en lamelles et râpez l'oignon. Pelez la pomme et taillez-la en fines lamelles.
◆ Versez les légumes et la pomme dans un saladier, ajoutez-le jus de citron ou le vinaigre, l'huile et le sucre. Mélangez, couvrez et laissez reposer au réfrigérateur pendant 1 h au moins avant de déguster.

◆ Ôtez le trognon du morceau de chou. Effilez les côtes de céleri en enlevant les fils, épluchez l'oignon.

Conseil
◆ Cette salade est encore meilleure préparée la veille, mais il ne faut ajouter la pomme que peu de temps avant de servir. Enfin, si vous utilisez du vinaigre, optez pour du vinaigre de vin blanc.

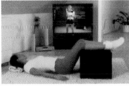

68   69

Mallette d'urgence

Nombre de blessures
nécessitent des soins
immédiats.
Vous trouverez
des conseils utiles
dans cet encadré.

Éphéméride

Ce type
d'encadré contient
des idées pratiques
à intégrer facilement
dans votre quotidien.

En musique

La musique
égayant la vie,
vous trouverez
dans ces encadrés
des conseils pour
donner de l'élan
à vos exercices.

Recettes choisies

Toutes les recettes sont pour
1 personne, sauf mention contraire.
Il s'agit de plats légers et non de
recettes diététiques strictes.

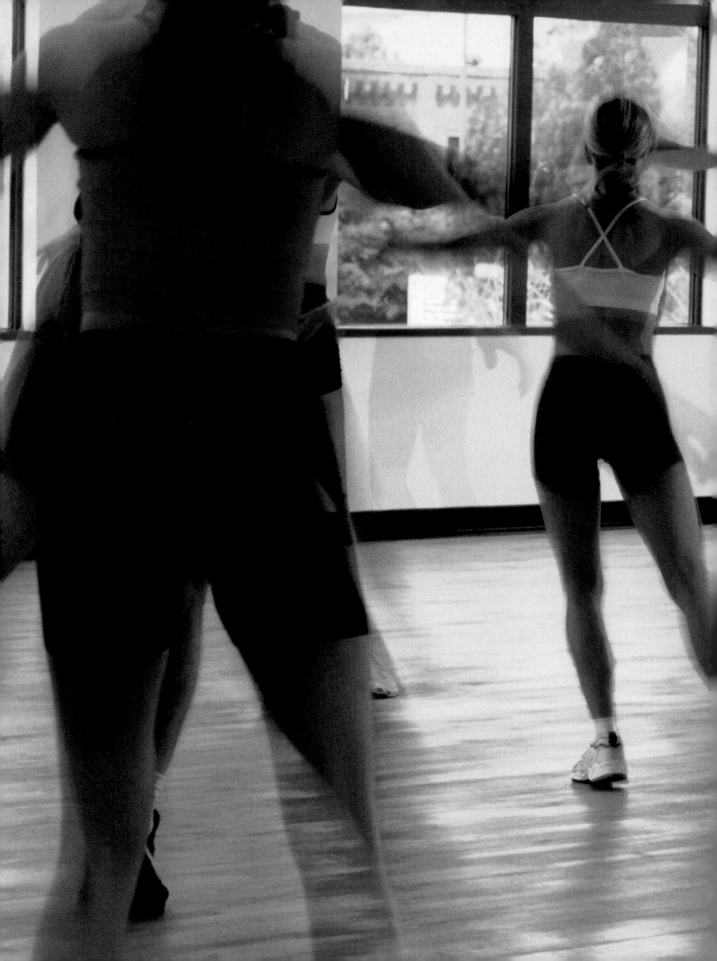

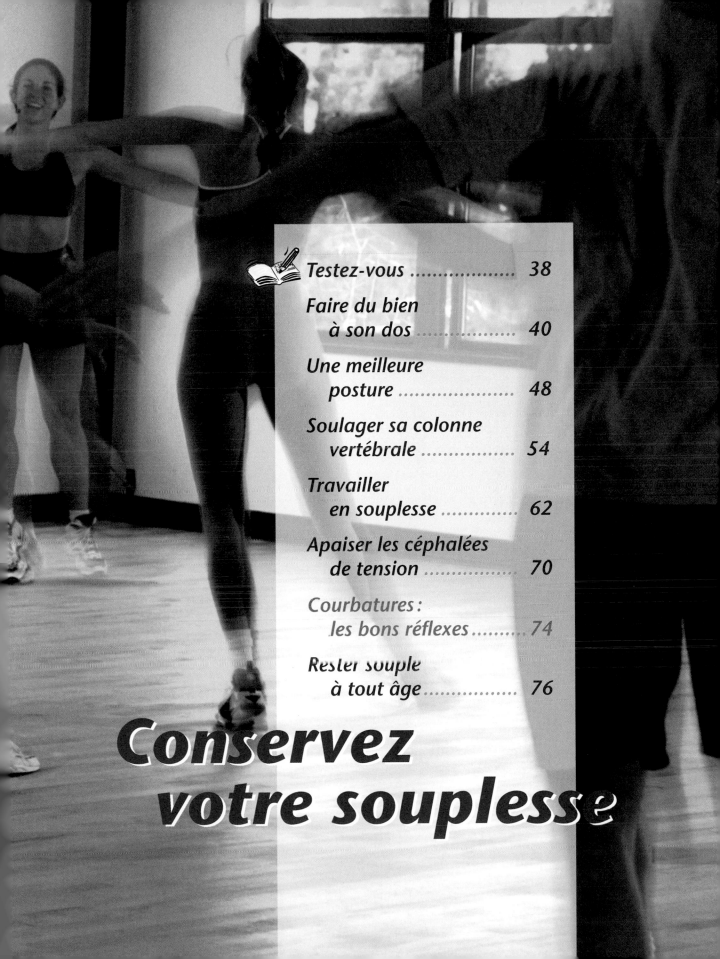

Conservez votre souplesse

ÊTES-VOUS SUFFISAMMENT SOUPLE ?

Conserver une certaine souplesse est un facteur important de qualité de la vie. De plus, l'activité physique n'est pas seulement bénéfique pour les muscles et les articulations, elle améliore également le bien-être psychique. Ce test vous dévoilera vos points faibles et vous indiquera comment les corriger.

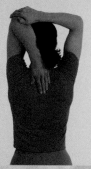

Une plus grande mobilité articulaire et une masse musculaire accrue sont une source de satisfaction ainsi qu'une assurance contre les baisses de performances.

Répondez aux questions suivantes.	OUI	NON
▶ Vos journées vous semblent-elles trop courtes, faites-vous plusieurs choses en même temps ?	☐	☐
▶ Passez-vous plus de deux heures par jour devant la télévision ?	☐	☐
▶ Portez-vous souvent des chaussures à talons hauts ?	☐	☐
▶ Avez-vous récemment constaté une diminution de votre force physique ?	☐	☐
▶ Êtes-vous sujet aux torticolis, en cas de courant d'air par exemple ?	☐	☐
▶ Votre matelas a-t-il plus de 10 ans ?	☐	☐
▶ Faites-vous en voiture des trajets que vous pourriez effectuer à pied ?	☐	☐
▶ Souffrez-vous de surcharge pondérale (p. 15) ?	☐	☐
▶ Debout, vous tenez-vous mollement : dos arrondi, bassin en avant ?	☐	☐
▶ Au travail, restez-vous souvent assis sans changer de position ?	☐	☐
▶ Faites-vous rarement du sport (jogging, natation, gymnastique) ?	☐	☐
▶ Exercez-vous un métier fatigant et à grandes responsabilités ?	☐	☐
▶ Cela fait-il longtemps que vous n'avez plus dansé jusqu'à l'aube ?	☐	☐
▶ Préférez-vous le café et le coca à la tisane et à l'eau minérale ?	☐	☐
▶ Lorsque, jambes tendues, vous vous penchez pour dénouer les lacets de vos chaussures, est-ce douloureux ?	☐	☐
▶ Le stress provoque-t-il rapidement chez vous des maux de tête ?	☐	☐
▶ Êtes-vous sujet au lumbago ou à la sciatique ?	☐	☐
▶ Vous faut-il plus de quinze secondes pour effectuer dix flexions des genoux ?	☐	☐
▶ Pour vous, les patins à roues alignées sont-ils réservés aux moins de 30 ans ?	☐	☐
▶ Votre mobilité est-elle réduite, par exemple à la suite d'un accident ?	☐	☐

Résultat : votre niveau de souplesse réel

Vous avez répondu NON à plus de 15 questions ? Vous êtes en excellente condition physique et n'avez aucune raison de changer quoi que ce soit à votre style de vie. En tant qu'**actif**, vous trouverez dans ce chapitre de précieux conseils pour éviter, à l'avenir, les efforts inutiles.

Nos recommandations

- *Soulagez chaque jour votre colonne vertébrale par des mouvements adaptés. Vous éviterez ainsi d'adopter de mauvaises postures (p. 50-51).*
- *Si vous êtes sportif, vous apprécierez notre programme pour apaiser rapidement les courbatures (p. 74-75).*
- *Décontractez-vous à l'aide d'exercices respiratoires. Les tensions musculaires et le surmenage se corrigent par des exercices selon la méthode Feldenkrais (p. 52) et de yoga (p. 80).*

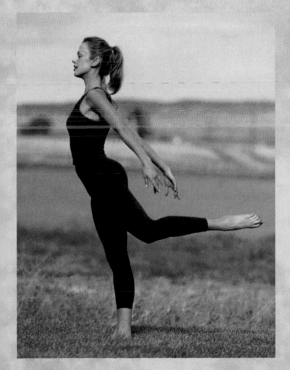

Vous avez répondu OUI à 6 à 9 questions et vous vous sentez relativement en forme ? Il vous faut néanmoins vous occuper un peu plus de votre corps afin de préserver votre souplesse. **Vous avez répondu OUI à plus de 10 questions**, et vous savez, même sans test, que votre paresse l'emporte souvent sur votre envie de bouger ? Vos muscles, vos articulations, bref votre appareil locomoteur tout entier ont besoin d'un peu d'exercice.

Si vous avez répondu OUI à plus de 15 questions, vous faites partie des passifs. Il est temps d'agir avant que vos tendons et vos ligaments ne commencent à s'atrophier.

Nos recommandations

- *Commencez par le programme d'exercices des pages 77 à 79, qui mobilisera toutes vos articulations et tous vos muscles.*
- *Une gymnastique vertébrale (p. 40-42) et des exercices pour le dos (p. 50-51) vous aideront ensuite à mieux prendre conscience de votre corps.*
- *Les contractures musculaires se traduisant souvent par des maux de tête, le programme contre les céphalées de tension (p. 70-73) et les postures figées au travail (p. 62-67) s'adresse à ceux dont les problèmes se situent au niveau de la ceinture scapulaire (épaules, omoplates).*
- *Des exercices spécifiques de décontraction (p. 60 et 64) favoriseront l'irrigation sanguine des muscles.*
- *Des produits naturels (p. 81) et une alimentation favorisant la formation osseuse et musculaire (p. 47, 53 et 59) seront les meilleurs alliés de votre entraînement physique.*

Attention, en cas de hernie discale, ne faites pas ces programmes. Après avis médical, confiez votre dos à un physio-thérapeute, lui seul pourra vous soulager.

Améliorer sa posture
C'est possible avec des exercices ciblés qui renforcent également la colonne vertébrale.

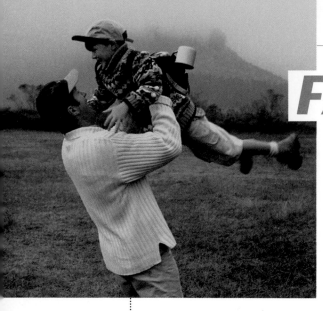

FAIRE DU BIEN À SON DOS

La colonne vertébrale est l'un des piliers du corps, et l'on est en droit d'en attendre un fonctionnement irréprochable. Pourtant, nous sommes de plus en plus nombreux à souffrir du dos alors que quelques mesures suffisent pour éviter d'être atteints de cette « maladie » si répandue et garder notre souplesse.

La colonne vertébrale a de multiples fonctions. Elle soutient la tête, maintient le tronc et nous rend mobiles. Outre notre propre poids, elle supporte également les charges que nous avons à porter chaque jour. Enfin, elle abrite le canal médullaire, qui protège les cellules nerveuses et les tissus de la moelle épinière. Ces fonctions sont assurées par sept vertèbres cervicales, douze vertèbres dorsales et cinq vertèbres lombaires, reliées par des articulations permettant des mouvements pluridirectionnels. Des disques intervertébraux élastiques, semblables à de la gélatine, les séparent et amortissent les chocs.

La colonne vertébrale présente une courbure caractéristique en forme de S. C'est cette courbure qui permet à l'être humain de marcher en se tenant debout, de garder son équilibre et d'absorber les vibrations. La structure et la disposition spécifiques des vertèbres confèrent à la colonne sa stabilité et sa mobilité, mais aussi son élasticité et sa résistance aux influences extérieures.

Le programme qui suit est destiné à renforcer et à préserver l'ensemble de ces fonctions. Il vous permettra de combattre, en une semaine seulement, des douleurs installées depuis longtemps. Et, en prévention, ces exercices soulageront votre dos et vous éviteront lumbagos et problèmes discaux.

!

Si vous éprouvez une sensation de gêne dans le mollet ou si, pieds au sol, vous n'êtes plus capable de relever les orteils, il est indispensable de consulter votre médecin.

PROGRAMME DE 7 JOURS

EXERCICE

Une semaine pour remettre votre colonne en forme. L'objectif :
▶ préserver la mobilité de la colonne vertébrale, l'améliorer lentement **en sollicitant chaque vertèbre l'une après l'autre;**
▶ découvrir les bienfaits de la **nage sur le dos.**

RELAXATION

Les contractures musculaires peuvent altérer le fonctionnement de la colonne vertébrale. Débloquez-la :
▶ par des **étirements sur le sol;**
▶ en laissant votre corps se détendre par **la danse;**
▶ grâce aux vertus de **la sieste.**

ALIMENTATION

Ces exercices sont complétés par un programme alimentaire qui maintiendra au mieux votre forme :
▶ apprenez à **fortifier votre ossature** grâce à une alimentation légère et équilibrée qui renforce la colonne vertébrale de façon durable.

S'ÉCHAUFFER AVANT D'ATTAQUER LA JOURNÉE

À partir d'aujourd'hui, faites donc sonner votre réveil un peu plus tôt que d'habitude. Sans quitter le lit, en émergeant de vos rêves, commencez chaque jour de cette semaine par les exercices figurant ci-contre. Vous constaterez vite que vos journées se passent mieux.

Ces deux exercices d'étirement ont pour but d'améliorer la souplesse de l'ensemble de la colonne. Dans les cas les plus sérieux, les cervicales, les dorsales et les lombaires seront traitées séparément. N'oubliez pas toutefois que, dans la colonne vertébrale, tout est lié. Les exercices que nous préconisons ciblant les trois parties, ce programme matinal profite à l'ensemble de la colonne et vous aidera en outre à adopter une meilleure posture.

Enfin, un bon truc pour démarrer rapidement vos exercices : enlevez votre oreiller et repoussez votre couverture dès que vous êtes réveillé.

 ÉTIREMENTS MATINAUX

Exercice
◆ Étirez-vous au maximum dans votre lit, les bras vers le haut contre les oreilles, les jambes vers le bas, orteils pointés.
◆ Étirez ensuite le bras droit et la jambe gauche, puis le bras gauche et la jambe droite, tout en respirant régulièrement. Expirez pendant l'étirement.

 6 fois – Pause
À faire 6 fois

 6 fois – Pause
À faire 4 fois

 TORSION EN DIAGONALE

Exercice
◆ Allongez-vous par terre sur le dos. Pliez les jambes, pieds au sol, et posez alternativement les genoux à droite puis à gauche.
◆ Faites également travailler les bras en alternance avec les jambes : bras vers la droite, genoux vers la gauche et inversement. Ne dépassez pas un angle de 45° pour les bras.

 *8 fois – Pause*
À faire 10 fois

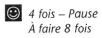 *4 fois – Pause*
À faire 8 fois

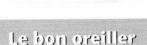

Le bon oreiller

Un oreiller adapté peut déjà faire beaucoup pour ménager vos cervicales.
▶ L'oreiller idéal est de forme rectangulaire : cela garantit que seule la tête se trouve sur l'oreiller et que les épaules reposent sur le matelas. Nous recommandons les oreillers munis d'une fermeture à glissière qui permet, de temps à autre, d'aérer le rembourrage à la main.
▶ Le rembourrage peut être en duvet, en plumes, en laine, en fibre de polyester ou en latex. Vous le sélectionnerez en fonction de votre tendance à la transpiration. Parlez-en avec un spécialiste. Même démarche si vous êtes allergique. Il existe en effet des rembourrages et des taies spécifiques, ainsi que des oreillers lavables en machine jusqu'à 90 °C.
▶ D'une manière générale, n'utilisez surtout pas de coussin pour caler votre nuque. Loin de vous détendre, il entraîne un étirement exagéré des vertèbres cervicales et peut provoquer des douleurs.

DROIT COMME UN I, UNE VERTÈBRE APRÈS L'AUTRE

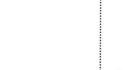

Commencez la journée en toute décontraction avec ces cinq exercices.

I l vous est sûrement déjà arrivé d'admirer un chat en train de s'étirer langoureusement après avoir mangé : il fait preuve d'une telle souplesse qu'on le croirait dépourvu de colonne vertébrale. Faites comme ce félin. Les exercices quotidiens proposés ci-après solliciteront chacune de vos vertèbres, de la nuque jusqu'aux reins, et sont à pratiquer à la suite. Ils vous feront passer de la position allongée à la position assise, puis debout.

DOS ROND – DOS CREUX

Exercice

◆ À quatre pattes, posez les mains sur le sol dans le prolongement des épaules. Inspirez en faisant le dos rond et en rentrant la tête jusqu'à vous retrouver en appui sur le bout des doigts. Expirez en creusant légèrement les reins. Poussez la poitrine en avant et relevez la tête pour regarder devant vous.

◆ Revenez dans la position de départ. Projetez légèrement la tête et le torse vers l'avant en pliant les bras, étirez-vous vers l'avant et remontez en basculant le bassin vers l'avant.

 2 fois – Pause
À faire 8 fois

 2 fois – Pause
À faire 6 fois

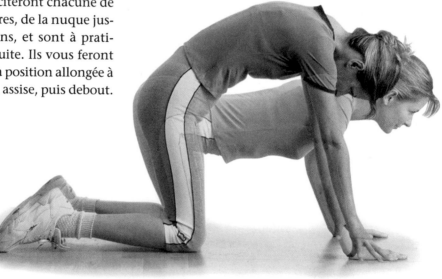

FAIRE LE PONT POUR S'ASSOUPLIR

Exercice

◆ Allongez-vous sur le dos, genoux remontés, pieds au sol, les bras tendus de part et d'autre du corps.

◆ Contractez les fessiers et décollez-les du sol, jusqu'à ce que la poitrine, les hanches et les genoux soient alignés. Maintenez la position pendant 5 à 7 s. Veillez à garder le dos droit en contractant

vos abdominaux pour éviter de creuser les reins. La tête, les épaules et les bras restent au sol pendant cet exercice.

◆ Procédez lentement, décollez chaque vertèbre du sol l'une après l'autre et redescendez de la même manière.

 8 fois – Pause
À faire 4 fois

 8 fois – Pause
À faire 3 fois

BALANÇOIRE DORSALE POUR ÉTIREMENT MUSCULAIRE

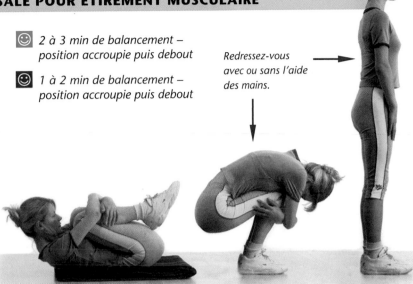

Exercice

◆ Allongez-vous par terre sur le dos. Ramenez les genoux sur la poitrine.
◆ Entourez vos jambes de vos bras et relevez la tête comme si vous cherchiez à toucher vos genoux avec le nez.
◆ Balancez-vous doucement d'avant en arrière aussi longtemps que vous le pouvez.
◆ Amplifiez votre balancement pour prendre de l'élan et passez sans à-coups en position accroupie, puis relevez-vous.

☺ 2 à 3 min de balancement – position accroupie puis debout

☺ 1 à 2 min de balancement – position accroupie puis debout

Redressez-vous avec ou sans l'aide des mains.

 ## LATÉRALEMENT

Exercice

◆ Debout, les bras levés au-dessus de la tête, inclinez le torse vers la droite puis vers la gauche, sans bouger les hanches.
◆ Maintenez la position pendant 5 à 7 s de chaque côté, puis redressez-vous. Pendant l'étirement, veillez à respirer régulièrement : inspirez pendant l'inclinaison, expirez en revenant au milieu.

Conseil

◆ Roulez une serviette de toilette, tendez-la au-dessus de votre tête et recommencez l'exercice.

 8 fois – Pause
À faire 4 fois

 8 fois – Pause
À faire 3 fois

 ## HULA HOOP SANS CERCEAU

Exercice

◆ Cet exercice consiste à faire tournoyer un hula hoop imaginaire autour de sa taille.
◆ Debout, mains sur les hanches ou croisées derrière la tête, faites rouler votre bassin de gauche à droite et inversement.

 2 min – 1 min de pause
À faire 4 fois

 1 min – 1 min de pause
À faire 4 fois

 ## Comment traiter un lumbago

La crise survient le plus souvent sans prévenir.
► Un bain de fleurs de graminées peut vous soulager en cas de forte douleur : versez-en 500 g dans 1 litre d'eau bouillante, attendez quelques secondes après la reprise de l'ébullition, filtrez et versez le liquide dans un bain tiède (38 °C maximum). Allongez-vous 15 min dans la baignoire. Renouvelez l'opération tous les jours si nécessaire.
► Si la douleur est moins forte, appliquez des cataplasmes chauds de plantes fourragères ou des coussins de noyaux de cerise (dans certains magasins d'aliments naturels) sur les endroits douloureux.
► Frottez les zones douloureuses avec de l'huile essentielle de menthe poivrée ou de la teinture d'arnica.
► Roulez très serré une serviette de toilette et versez de l'eau chaude dessus : la chaleur favorise l'élimination de la douleur tandis que l'association humidité/chaleur décontracte. Appliquez fermement le rouleau sur les endroits douloureux du dos et laissez refroidir.

SE LAISSER GLISSER DANS L'EAU

Aucun autre sport n'est aussi globalement bénéfique pour la santé que la natation. Dès que vous êtes dans l'eau, la fameuse poussée verticale d'Archimède vous prend en charge et vous vous retrouvez presque en apesanteur. Le poids qui pèse habituellement sur la colonne vertébrale et les disques, les articulations et les ligaments se trouve alors réduit au minimum. La nage sur le dos (lorsqu'elle est correctement exécutée !) fortifie les muscles dorsaux sans les raidir et sans entraver la respiration. Nager est également un excellent facteur de récupération. À long terme, envisagez de faire vos longueurs, sans forcer, une ou deux fois par semaine.

UN SOULAGEMENT POUR LE DOS

Échauffement

◆ Exécutez une ou deux longueurs à la brasse avant de passer sur le dos.
Important: veillez à ne pas provoquer de tensions musculaires. Poussez les fessiers vers le haut et rentrez le ventre afin que le dos reste droit. Évitez de creuser le dos. Pour ne pas vous cogner à d'autres nageurs, jetez régulièrement un coup d'œil par-dessus votre épaule.

Exercice

◆ Faites la planche. Écartez ensuite lentement les bras et les jambes puis ramenez-les le long du corps.
◆ Faites des mouvements alternés des bras : tendez-les successivement hors de l'eau, au-dessus de la tête, puis ramenez-les parallèlement au corps. Important: gardez la paume tournée vers l'extérieur.
◆ Bras le long du corps, poussez tour à tour une main vers le bas

en fléchissant le coude. Allongez le bras le long du corps en tournant la paume vers le haut, puis tendez le bras verticalement hors de l'eau.

☺ *10 longueurs ou 15 min de natation sans interruption – pause libre*

☺ *6 longueurs ou 10 min de natation sans interruption – pause libre*

Après la natation

◆ En raison de la résistance de l'eau, la gymnastique aquatique est particulièrement indiquée pour l'ensemble de la musculature. Effectuez vos mouvements dans la partie peu profonde du bassin ou munissez-vous d'une ceinture de sécurité – le moniteur sauveteur pourra vous en prêter une.

▶ *Amélioration de la circulation sanguine*

Les mouvements réguliers des jambes stimulent la circulation et améliorent le retour veineux.

Une séance de natation profitable

▶ **Avant de nager** À la fin de votre douche chaude, restez une dizaine de secondes sous l'eau froide afin d'habituer votre corps à la température plus fraîche du bassin.
▶ **En nageant la brasse** Plongez le visage dans l'eau. La colonne vertébrale, la nuque et la tête forment alors une ligne droite. Laissez-vous glisser le plus longtemps possible entre deux mouvements amples des bras et des jambes. N'oubliez pas d'inspirer et d'expirer profondément.

▶ **Le pouls** La pression de l'eau entraîne un réflexe physiologique ayant pour résultat une diminution des pulsations cardiaques. Pendant l'effort, votre pouls ne devrait donc jamais dépasser **170 battements** à la minute, quel que soit votre âge.
▶ **Nageurs manquant d'entraînement** Ne tentez pas de nager plus de 15 min au début, même si vous ne ressentez pas de réelle fatigue.
▶ **Nageurs entraînés** Vous pouvez prolonger l'effort jusqu'à 60 min.

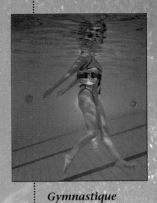

▶ *Décontraction musculaire*

Grâce à l'apesanteur,
la musculature se détend.
Dans le même temps,
elle se renforce en raison
de la résistance de l'eau.

▶ *Plus d'oxygène*

Faire participer l'ensemble
du corps au mouvement en
respirant librement permet
de mieux oxygéner le sang
et le cerveau.

**Gymnastique
aquatique**
Debout dans l'eau,
amenez l'un après
l'autre vos bras
tendus à la surface,
devant, puis
derrière vous, paumes
tournées vers le haut.
Tendez ensuite les
bras latéralement
juste sous la surface
de l'eau et ramenez-
les devant vous,
paumes dessous.

▶ *Amélioration du système
cardio-vasculaire*

Le froid de l'eau favorise
la circulation sanguine
et stimule le système
cardio-vasculaire tout entier.

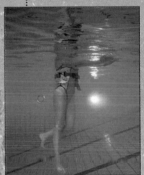

▶ *Activation du métabolisme*

Le froid active le métabolisme.
En raison de la pression et
de la résistance de l'eau,
la consommation d'énergie est
environ 2 à 4 fois supérieure
à une simple marche à pied.

POUR UNE LIBERTÉ DE MOUVEMENT ACCRUE

Les exercices précédents aident à renforcer et à assouplir la colonne, qui devient moins contractée et moins douloureuse. Ainsi soulagés, les disques intervertébraux reprennent leur volume et assurent mieux leur fonction d'amortisseurs.

Réservez chaque jour un peu de temps pour décontracter votre colonne vertébrale. Les effets d'une sieste de quinze minutes après le déjeuner ou en fin de journée, après le travail, seront complétés par les exercices qui suivent. Intégrez l'étirement au sol à votre gymnastique quotidienne du soir. La danse du ventre, enfin, est une façon tout aussi agréable, et différente, de se détendre.

ÉTIREMENTS SUR LE SOL

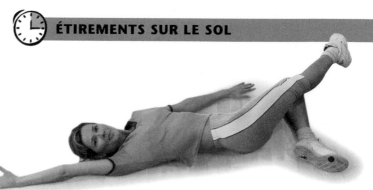

Exercice

◆ Allongez-vous sur le dos. Repliez la jambe gauche sans décoller le genou du sol. Placez la jambe droite tendue sur la jambe gauche. Le bras gauche reste allongé le long du corps, le bras droit est tendu vers l'arrière.

◆ Tournez le bassin vers la gauche en gardant la tête droite et les bras en contact avec le sol. Maintenez cette position le temps de quelques respirations. Essayez d'accentuer l'étirement à chaque inspiration, relâchez-vous à chaque expiration.

◆ Répétez l'exercice de l'autre côté.

Conseil

◆ Renforcez l'action de cet étirement en appliquant une bouillotte sur vos contractures musculaires.

 3 fois – 30 s de pause
À faire 6 fois

 3 fois – 1 min de pause
À faire 3 fois

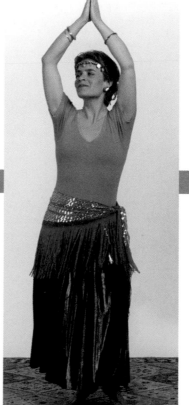

LA DANSE

◆ Choisissez des vêtements larges et confortables et dansez librement, avec ou sans musique. Laissez vos mouvements exprimer ce que vous ressentez.

◆ Lorsque vous avez trouvé votre rythme, effectuez des mouvements de plus en plus amples avec tout votre corps.

DU VENTRE

◆ Créez vos propres règles de la danse du ventre : les mouvements doivent vous apporter autant de satisfaction que possible. Votre seule obligation est de veiller à respirer profondément et régulièrement.

UN RENFORT INTÉRIEUR

L'équilibre du squelette repose sur la pratique d'exercices adaptés aux muscles et aux articulations, mais il dépend également de l'ossature elle-même. Seules des vertèbres et des articulations fortes, d'une densité osseuse satisfaisante, peuvent supporter le poids du corps sans risque de lésions.

L'ossification et la préservation de la santé osseuse passent avant tout par une alimentation équilibrée. En la matière, le calcium et la vitamine D sont parmi vos meilleurs alliés. Il est donc primordial d'en absorber régulièrement. Une semaine de régime adapté suffit pour augmenter le taux de calcium de votre organisme et aider vos os à le fixer.

LAIT FRAPPÉ RECONSTITUANT

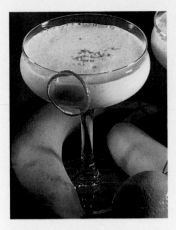

1 lime non traitée, lavée
1 c. à soupe de noisettes
1 banane mûre

1 c. à thé de miel d'acacia
250 ml de lait 2 %
Feuilles de menthe hachées

◆ Prélevez la moitié du zeste de la lime en le taillant en fines lanières et pressez la moitié de la lime. Réduisez les noisettes en poudre dans un robot.

◆ Pelez la banane et coupez-la en morceaux. Ajoutez-la dans le robot avec le miel et le jus de lime. Faites fonctionner l'appareil pour obtenir un mélange onctueux. Ajoutez le lait et mixez de nouveau. Versez dans un verre, décorez avec la menthe et le zeste de lime.

Pour mieux soulager votre colonne

◆ **Réduisez votre surcharge pondérale.** Allégez-vous, vos os vous remercieront. Notre programme « À bas les kilos superflus » (p. 190) vous y aidera.

◆ **Exposez-vous à la lumière.** La vitamine D améliore la fixation du calcium dans les os. Sous l'action de la lumière, la peau produit cette vitamine, même par temps gris et triste. 10 min de plein air par jour suffisent.

◆ **Nourrissez vos os** Vous trouverez plus loin dans ce chapitre d'autres recettes savoureuses, élaborées dans le souci de fortifier le squelette.

Quatre minéraux au secours des os

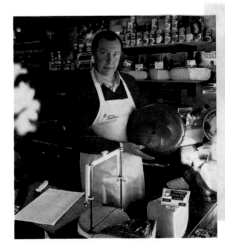

▶ **Calcium** Cet élément se fixe directement sur les os et renforce leur structure. Un apport insuffisant de calcium entraîne l'ostéoporose et la fragilité osseuse. Le calcium est surtout apporté par le lait et les produits laitiers, les agrumes, les choux et les noix.

▶ **Phosphore** L'apport de cette substance minérale, importante pour la formation et la solidité osseuses, est assuré par une alimentation équilibrée.

▶ **Magnésium** Il est essentiel pour la croissance osseuse. On le trouve dans les céréales, le pain complet, les légumes verts, les légumes secs, les noix, ainsi que dans les germes de blé, de soja, etc.

▶ **Bore** Cet oligoélément est indispensable à la bonne utilisation du calcium et à la préservation de la substance osseuse. Une carence en bore empêche la fixation du calcium, du phosphore et du magnésium. On le trouve dans les fruits et les légumes, la salade verte, les noix et les légumes secs.

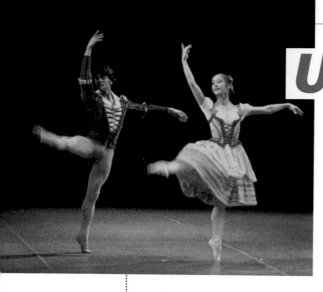

UNE MEILLEURE POSTURE

À partir d'aujourd'hui, décidez de vous tenir droit en toute circonstance. C'est un premier pas vers un dos en bonne santé. Avec un renforcement ciblé de la musculature du cou, des épaules et du dos, une détente quotidienne et une alimentation équilibrée, deux semaines suffiront pour améliorer votre maintien.

Vous prenez toujours appui sur la même jambe ? À l'avenir, cherchez à vous appuyer plus souvent sur l'autre jambe.

Combien de fois, dans notre enfance et notre adolescence, nous a-t-on rabâché ce type de phrases : «Redresse la tête, tiens-toi droit »... Ce genre de recommandation tend à mettre en évidence le lien étroit qui existe entre l'attitude corporelle et l'état d'esprit d'un individu : la joie de vivre et la bonne humeur ne sont que rarement associées à des épaules tombantes et à une tête baissée...

À l'inverse, un bon maintien corporel peut aussi influer sur le bien-être psychologique. En effet, comment voir les bons côtés de la vie si l'on marche toujours les yeux fixés sur le bitume ? Faites l'essai, vous verrez ! Arpentez votre rue le dos courbé et la tête baissée. Recommencez en vous tenant droit, la tête haute. C'est ainsi que l'on voit le monde différemment et que le monde, lui aussi, nous perçoit autrement.

Le dos, baromètre du stress
Nul n'est capable de se soustraire entièrement à l'agitation environnante et aux contraintes engendrées par la vie en société. Quelles qu'en soient les raisons, chacun de nous est amené, un jour ou l'autre, à subir une pression plus forte que la normale. Médecins et psychologues savent depuis longtemps que les personnes soumises à une forte tension psychique se contractent, et plus particuliè-

PROGRAMME DE 2 SEMAINES

EXERCICE

Pour trouver une posture corporelle correcte, il faut :
▶ renforcer la fonction de maintien de la colonne en faisant travailler **les muscles du cou, de la poitrine, du ventre et du dos;**
▶ améliorer la fonction de soutien de la colonne en faisant travailler **les muscles des épaules.**

RELAXATION

Ne laissez plus la position de votre corps refléter vos états d'âme :
▶ **l'entraînement autogène** libère les flux d'énergie, chauds et agréables, qui circulent dans votre corps;
▶ les exercices de la **méthode Feldenkrais** permettent de redresser la colonne une vertèbre après l'autre.

ALIMENTATION

Soutenez votre activité musculaire avec :
▶ **des apports suffisants** de tous les aliments nécessaires à la santé musculaire et osseuse (produits laitiers, viande, poisson, céréales, légumes...);
▶ **du magnésium** – sans lui, les muscles ne peuvent pas interagir correctement.

rement au niveau du dos. Lorsque la tension dure longtemps, les contractures finissent par s'installer, engendrant de mauvaises postures, ce qui fatigue les ligaments, les tendons, les articulations et les disques intervertébraux. C'est pourquoi les individus surmenés, dépressifs ou incapables de résoudre des conflits internes se plaignent plus souvent que les autres de souffrir du dos.

Une mauvaise position peut également jouer sur le fonctionnement des organes. Ainsi, si la cage thoracique ne se trouve pas dans la bonne position, des problèmes respiratoires ou cardiaques peuvent se déclarer à long terme. Pour beaucoup, la nécessité de corriger leur posture ne devient évidente qu'à l'apparition des douleurs. Jusque-là, il est vrai, personne n'a besoin de réfléchir à sa façon de marcher ou de se tenir.

Nul n'est parfait

De nombreuses erreurs posturales apparaissent souvent dans les jeunes années. Elles ne semblent pas avoir de conséquences dans un premier temps, car le corps, en pleine croissance, est encore très souple. Les mauvaises postures les plus fréquentes sont le dos rond (cyphose), une cambrure excessive (lordose) et la diminution des courbures physiologiques naturelles de la colonne. Dans le premier cas, les vertèbres dorsales s'incurvent trop fortement vers l'arrière ; dans le deuxième, les lombaires s'incurvent trop fortement vers l'avant ; dans le dernier cas, la colonne vertébrale perd sa forme en S caractéristique. Une torsion des épaules et du bassin, enfin, se rencontre aussi souvent. Néanmoins, toute divergence n'est pas nécessairement nuisible à la santé.

Inutile de se bercer d'illusions : chez l'adulte, il n'est plus guère possible d'agir sur la forme de la colonne vertébrale. Toutefois, les défauts peuvent être atténués par une rééducation posturale. Commencez par examiner votre posture devant un miroir ou en vous observant sur des photos, par exemple, afin de pouvoir la corriger. Les exercices de ce programme vous y aideront. Même si cela vous semble étrange au début, vous adopterez naturellement, et ce au bout de deux semaines, le maintien qui vous correspond.

Bien se tenir en toute circonstance

Tête droite, ventre rentré, poitrine en avant ! Les disques intervertébraux ne souffrent pas trop en position debout si l'on adopte la posture adaptée.
▶ **Le bassin** bascule légèrement vers l'avant, les vertèbres dorsales forment une ligne droite, le cou est tendu. Attention, toutefois, à ne pas vous cambrer.
▶ **Debout**, écartez les jambes de la largeur du bassin, les pieds légèrement tournés vers l'extérieur, les genoux à peine fléchis. Le poids du corps se répartit ainsi sur les deux jambes. Il est important de ne jamais garder trop longtemps la même position. Placez tour à tour l'une ou l'autre jambe vers l'avant en déplaçant votre poids. Ou faites quelques pas de temps à autre. Veillez à marcher en évitant les déséquilibres vers l'avant ou vers l'arrière. Posez d'abord le talon, puis déroulez le pied vers l'avant.
▶ **Contrôle individuel** Pour vérifier si votre position est bonne, contrôlez-la devant un miroir.

LA POSTURE IDÉALE

Se tenir droit ne dépend pas seulement de la souplesse de la colonne vertébrale, mais nécessite aussi que le cou, les épaules et le dos soient suffisamment musclés. Correctement développées, ces parties assureront mieux leur fonction de maintien.

La première semaine, commencez par effectuer quotidiennement l'exercice avec les bras en U. Les plus entraînés peuvent y ajouter des fléchissements des genoux. Entraînez-vous également chaque jour à l'exercice du saut de ski. Dès la deuxième semaine, il vous paraîtra plus facile. Remplacez alors les bras en U de la première semaine par un exercice aux haltères.

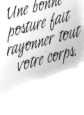
Une bonne posture fait rayonner tout votre corps.

 ## BRAS EN U POUR LES OMOPLATES

Exercice

◆ Debout, jambes écartées de la largeur des hanches, genoux légèrement fléchis, maintenez à l'horizontale une serviette roulée au-dessus de votre tête. Vos bras doivent dessiner un U, bras et avant-bras formant un angle à 90°. Contractez les bras, les fessiers et les abdominaux.
◆ Abaissez lentement la serviette tendue derrière votre tête jusqu'à la nuque, en gardant le dos bien droit.

◆ Maintenez la position pendant 5 à 7 s, puis revenez lentement dans la position initiale.

😊 *8 fois – 30 s de pause*
À faire 4 fois
Option : serviette abaissée, fléchissez 10 fois les genoux.
À faire 5 fois

😊 *8 fois – 1 min de pause*
À faire 3 fois

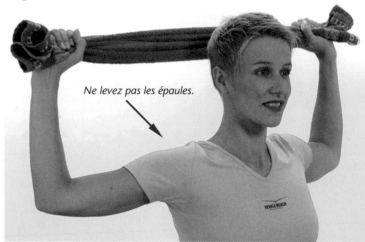

Ne levez pas les épaules.

 ## SAUT DE SKI POUR MUSCLER LE COU, LES ÉPAULES ET LA POITRINE

Exercice

◆ Allongez-vous à plat ventre, le visage tourné vers le sol en appui sur le front. Pour soutenir la colonne vertébrale, glissez un coussin plat ou une serviette pliée sous votre ventre. Les mains reposent sur les fessiers, les jambes sont tendues.
◆ Contractez tous vos muscles et tendez les bras vers l'arrière.
◆ Soulevez les talons jusqu'à ce que seuls les orteils reposent sur le sol. Soulevez la tête,

le haut du torse et les mains, visage tourné vers le bas. Attention à ne pas creuser le dos ! Maintenez la position pendant 5 à 7 s et relâchez.

Variante

◆ Placez les bras en U de part et d'autre de la tête et soulevez

le torse. Les bras suivent automatiquement le mouvement. Contractez les omoplates et tirez les épaules vers le bas.

😊 *8 fois – 30 s de pause*
À faire 4 fois

😊 *8 fois – 1 min de pause*
À faire 3 fois

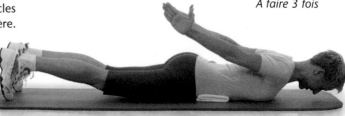

HALTÈRES POUR LES ÉPAULES ET LE HAUT DU DOS

Exercice

◆ Asseyez-vous bien droit sur le bord d'une chaise sans vous adosser, ou sur un ballon de gymnastique. Les jambes sont écartées de la largeur des hanches, les pieds légèrement tournés vers l'extérieur. Le dos et la nuque sont droits.

◆ Prenez une haltère de 1 kg dans chaque main. (Vous pouvez remplacer les haltères par des bouteilles en plastique de 1 litre.) Les moins entraînés commenceront sans haltères et se contenteront de serrer les poings.

◆ Tendez les bras latéralement : les épaules et les bras forment une ligne droite. Levez les avant-bras à la verticale.

◆ Dans cette position, ramenez lentement les bras devant vous, jusqu'à ce que les avant-bras se touchent. Maintenez la position 2 à 3 s, puis revenez dans la position initiale.

☺ *8 fois – 30 s de pause*
À faire 4 fois

☺ *8 fois – 30 s de pause*
À faire 3 fois

Conseil

◆ Tendez les bras horizontalement devant vous et faites rouler 20 fois le bassin d'avant en arrière.

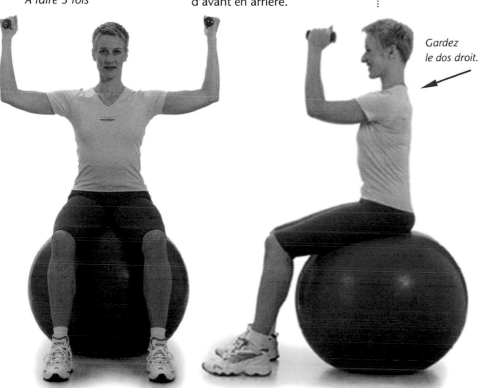

Gardez le dos droit.

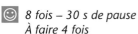

Savoir bien se chausser

Chaque jour, nous enfermons nos pieds dans des chaussures qui ne sont pas toujours bien adaptées.

▶ **Les mauvaises chaussures** entraînent une mauvaise position. Celle-ci peut restreindre les fonctions vitales que sont la respiration et la circulation sanguine.

▶ **La bonne taille** Les chaussures ne doivent être ni trop petites, ni trop étroites, ni trop grandes. Achetez-les l'après-midi car vos pieds sont alors légèrement gonflés.

▶ **La mauvaise hauteur** Évitez les talons de plus de 5 cm, surtout s'il s'agit de talons aiguilles. Non seulement ils déforment les orteils, mais ils tassent aussi les vertèbres à chaque pas, déplacent le centre de gravité du corps et sollicitent trop fortement les disques intervertébraux.

▶ **Les bonnes semelles** Les semelles souples et élastiques amortissent chaque pas et favorisent le mouvement du pied. Les semelles orthopédiques s'imposent en cas d'anomalie de la voûte plantaire.

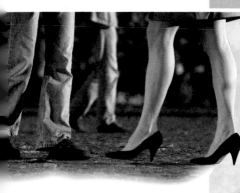

ÉLIMINER LES CONTRACTIONS INCONSCIENTES

Observez-vous plus attentivement pendant une journée et vous remarquerez que votre état d'esprit transparaît dans votre manière de vous tenir. Le stress et le surmenage de la vie professionnelle entraînent des contractions inconscientes qui peuvent finir par s'installer… et donner naissance à une mauvaise posture.

L'entraînement autogène – une méthode de relaxation basée sur une série d'exercices mentaux simples – peut vous aider à éliminer ces contractions. Et, en étirant chaque jour votre colonne, une vertèbre après l'autre, vous ne tarderez pas à vous rapprocher de la posture idéale.

 ENTRAÎNEMENT AUTOGÈNE

Exercice

◆ Choisissez des vêtements confortables et allongez-vous sur le dos, les bras le long du corps, détendus, paumes vers le sol, les jambes légèrement écartées. Laissez tomber les pieds vers l'extérieur. Respirez profondément et régulièrement pendant 1 à 2 min. Ensuite, répétez-vous mentalement les formules suivantes.

◆ **Formule de détente:** Je suis calme.

◆ **Formule de lourdeur:** Mes bras sont agréablement lourds. Ma nuque et mes épaules sont agréablement lourds. Mes jambes sont agréablement lourdes. Mon visage est agréablement lourd. Mon corps est agréablement lourd.

◆ Répétez la formule de détente.

◆ **Formule de chaleur:** Mes bras sont agréablement chauds. Ma nuque et mes épaules… (poursuivez comme dans la formule de lourdeur).

◆ Répétez la formule de détente.

◆ **Retour à soi:** tendez les bras, inspirez et expirez profondément, puis ouvrez les yeux.

  15 min

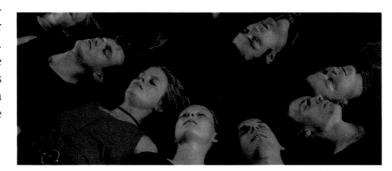

 LA MÉTHODE FELDENKRAIS OU L'HORLOGE PELVIENNE

Cette série de rotations exploite la mobilité du bassin.

Exercice

◆ Imaginez un cadran d'horloge fixé au dos de votre ceinture pelvienne: 6 h marquent le point le plus bas (le coccyx), 12 h le point le plus haut (où la colonne vertébrale rencontre la ceinture pelvienne), 3 h l'articulation de la hanche droite, 9 h celle de la hanche gauche.

◆ Allongez-vous sur le dos. Inspirez et expirez profondément pendant 1 min, puis remontez légèrement les genoux, pieds bien à plat sur le sol.

◆ Portez d'abord la pression de votre bassin sur 6 h en arquant le dos le plus possible, puis portez le poids sur 12 h: l'arc disparaît et le coccyx se soulève. Passez plusieurs fois d'une position à l'autre en basculant lentement et en suivant le mouvement avec la tête.

◆ Portez maintenant la pression sur 3 h, puis déplacez-la vers 9 h. Répétez plusieurs fois ce mouvement de bascule sur les côtés.

◆ Faites ensuite effectuer un demi tour de cadran à votre bassin en partant de 12 h vers 1 h et retour, puis sur 2 h et retour, et ainsi de suite jusqu'à 6 h. Répétez le même mouvement du côté gauche. Refaites ce tour de cadran en sens contraire.

Conseil

◆ Pratiquez régulièrement cet exercice pour vous détendre et redresser votre colonne.

NOURRITURE ET TONUS MUSCULAIRE

Peut-on, grâce à une alimentation équilibrée, agir sur son maintien en même temps que sur sa santé ? Sans aucun doute. Si une ossature solide est importante (p. 47), les muscles jouent aussi un rôle déterminant, car ce sont eux qui soutiennent la colonne vertébrale. Pour la constitution des cellules des os et des muscles, l'organisme a besoin de protéines, abondantes dans la viande et la volaille, les œufs, le poisson, les produits laitiers et le soja.

Le magnésium, nécessaire pour la contraction musculaire et la transmission de l'influx nerveux, est fourni par les céréales complètes, les noix et les fruits secs oléagineux, les légumes frais et les légumineuses. Enfin, un apport journalier de vitamine C est nécessaire car non seulement cette vitamine renforce le système immunitaire, mais en plus elle favorise la formation du collagène, essentiel à l'élasticité des ligaments et des tendons ainsi qu'à la bonne santé des cartilages.

SOUFFLÉ AU TOFU ET AUX GADELLES

1 œuf
70 g (⅓ tasse) de tofu ou de fromage blanc égoutté
2 c. à soupe de crème à 15%
Le jus et le zeste de ½ citron non traité
70 g (½ tasse) de gadelles (groseilles à grappes ou groseilles rouges) égrappées
1 c. à soupe de sirop d'érable
1 pincée de sel
50 g (⅓ tasse) d'orge germée
20 g (2 c. à soupe) de semoule de blé complet
Huile pour le moule

◆ Huilez un petit moule à soufflé. Préchauffez le four à 200 °C (400 °F). Cassez l'œuf en séparant le blanc du jaune. Mixez le tofu avec la crème, le jus de citron et les gadelles. Ajoutez le jaune d'œuf, le sirop d'érable et le zeste de citron. Versez le mélange dans un bol.
◆ Ajoutez le sel au blanc d'œuf et battez-le en neige. Incorporez l'orge et la semoule au contenu du bol, puis le blanc en neige. Versez dans le moule et faites cuire 45 min au four.

CREVETTES AUX TROIS POIVRONS

150 g de crevettes décortiquées
½ blanc d'œuf
1 c. à thé de fécule
½ poivron rouge, ½ poivron vert, ½ poivron jaune
½ piment
1 petite gousse d'ail
0,5 cm de gingembre frais
10 cm de blanc de poireau
2 c. à soupe d'huile de soja
2 c. à soupe de bouillon de volaille
1 c. à soupe de sauce de soja
1 c. à thé de vinaigre de cidre
Sel

◆ Rincez les crevettes. Battez légèrement le blanc d'œuf pour qu'il mousse, incorporez-y la moitié de la fécule et ajoutez les crevettes.

◆ Rincez les poivrons et le piment. Coupez les poivrons en carrés et le piment en lanières fines. Pelez et hachez finement l'ail et le gingembre. Nettoyez le poireau et coupez-le en rondelles très fines.
◆ Faites chauffer l'huile dans un wok ou une poêle à revêtement antiadhésif. Faites-y blanchir rapidement les crevettes, puis retirez-les avec une écumoire. Éliminez un peu d'huile, puis saisissez rapidement les poivrons, le piment, l'ail, le gingembre et le poireau. Ajoutez le bouillon de volaille et faites cuire à feu vif pendant 1 min sans cesser de remuer.
◆ Mélangez le reste de la fécule avec la sauce de soja, versez dans le wok et laissez cuire jusqu'à ébullition. Rectifiez l'assaisonnement avec le vinaigre et un peu de sel. Incorporez les crevettes au mélange pour les réchauffer.

Conseil
◆ Servez avec du riz basmati.

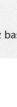

L'acide gras **oméga-3** *est présent dans les poissons tels que le hareng ou le saumon, mais il se trouve aussi dans l'huile de colza et les noisettes. Il favorise la constitution des cellules osseuses et musculaires.*

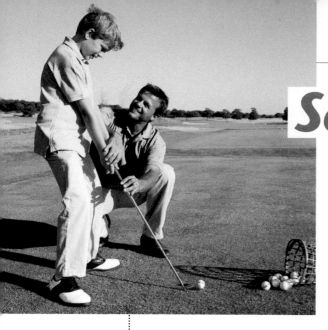

SOULAGER SA COLONNE VERTÉBRALE

Pour garder un dos en bonne santé, il faut se surveiller régulièrement. L'adoption de mauvaises postures, jour après jour, entraîne plus de problèmes dorsaux que les maladies ou les accidents.
Il est pourtant facile de redresser la barre, que ce soit en faisant le ménage, en conduisant ou en jardinant.

On peut parfaitement éviter, ou tout au moins diminuer, les douleurs dorsales les plus fréquentes en faisant régulièrement une gymnastique adaptée et en surveillant la manière dont on se tient et dont on bouge. Que ce soit aux fourneaux ou au volant d'une voiture, bien se mouvoir ménage le dos.

Ce sont les muscles du dos, de la ceinture abdominale et de la ceinture scapulaire qui maintiennent la colonne vertébrale. Une bonne mise en œuvre de ces muscles apporte un soutien optimal au dos. En revanche, une sollicitation musculaire unilatérale entraîne un déséquilibre. Le corps envoie alors un signal d'alarme : le mal de dos. C'est au plus tard à ce moment-là qu'il faut adopter de nouvelles postures et, peut-être aussi, faire une courte pause. Pour les disques intervertébraux, l'alternance régulière entre sollicitation et repos est extrêmement importante. C'est le seul moyen de rester souple et opérationnel. Ce programme de deux semaines a pour but de vous inculquer un changement de postures que vous intégrerez par la suite dans votre vie quotidienne. Quoi que vous fassiez, tâchez de minimiser la pression sur vos disques et de solliciter vos muscles de manière équilibrée.

PROGRAMME DE 2 SEMAINES

EXERCICE

Pour donner toutes les chances à votre dos, apprenez à :
► effectuer des mouvements aussi simples que **s'accroupir, soulever quelque chose, effectuer des tâches domestiques** sans vous faire mal au dos;
► adopter une **posture correcte** au volant, en faisant les courses, les travaux manuels ou du jardinage...

ALIMENTATION

Aidez votre colonne vertébrale de l'intérieur :
► avec des **plats riches en vitamines** (et rapides à préparer);
► avec un **apport supplémentaire de minéraux,** qui favorisent le métabolisme osseux.

RELAXATION

Le soir et pendant vos loisirs, détendez-vous :
► **en vous appuyant dos au mur** pour soulager votre colonne;
► en vous **massant avec une balle à picots** pour décontracter les muscles du dos;
► en vous **suspendant à un arbre.**

LE QUOTIDIEN COMME TERRAIN D'ENTRAÎNEMENT

Les tâches domestiques et le jardinage sont autant d'occasions d'apprendre à enchaîner correctement ses mouvements. Même les travaux que vous n'appréciez guère peuvent se transformer en exercices efficaces pour peu qu'ils soient effectués consciemment et dans le respect des contraintes physiologiques. Il vous faut intégrer les bonnes postures pour vous accroupir, vous redresser ou soulever quelque chose, car ces actions, que l'on effectue souvent sans y penser, sollicitent énormément la colonne vertébrale.

Procédez par étapes. Choisissez plusieurs mouvements – vous asseoir et soulever quelque chose, ou vous accroupir et descendre de la voiture, par exemple – et entraînez-vous à les faire correctement plusieurs fois par jour pendant une semaine. Naturellement, les durées conseillées sont des durées minimales. Lorsque vous aurez acquis une parfaite maîtrise de ces exercices et que vous aurez si bien intégré les enchaînements corrects que vous serez capable de les accomplir automatiquement, choisissez-en d'autres pour la seconde semaine. Vos tâches quotidiennes vous sembleront bien plus faciles !

SE BAISSER EN PLIANT LES GENOUX

Exercice
◆ Debout, campez-vous solidement sur vos jambes en les écartant. Les pieds et les genoux sont légèrement tournés vers l'extérieur.
◆ Basculez le bassin en arrière en inclinant le torse bien droit vers l'avant. N'arrondissez surtout pas le dos ; au début, essayez au contraire de vous cambrer.
◆ Accroupissez-vous, talons bien au sol.

Important
◆ Ne vous accroupissez jamais en effectuant une rotation du torse en même temps.
◆ Redressez-vous en inversant l'enchaînement des mouvements.

  3 fois 1 min par jour

SOULEVER LES OBJETS LOURDS

Position de départ
◆ Entraînez-vous à soulever une caisse de bouteilles ou un panier à linge plein.
◆ Debout, le dos droit, écartez les jambes de la largeur des hanches. Contractez les fessiers et les abdominaux en expirant.

Exercice
◆ Penchez le torse en avant en pliant les genoux. Les talons restent au sol.
◆ Rapprochez la caisse ou le panier de vous, éventuellement en le plaçant entre vos pieds.
◆ Soulevez l'objet en redressant le torse et en tendant les jambes. Ces deux actions doivent être bien synchronisées pour que la colonne reste stable. Pendant le mouvement, contractez les abdominaux, les fessiers et les muscles des jambes. Expirez pendant la contraction.

Important
◆ Ne soulevez ou ne posez jamais d'objet avec le torse en rotation.

Conseil
◆ Faites-vous aider par quelqu'un pour soulever les objets les plus lourds, répartissez le linge dans deux paniers et achetez des caisses à compartiments qui ne contiennent que six bouteilles chacune.

  3 fois 1 min par jour

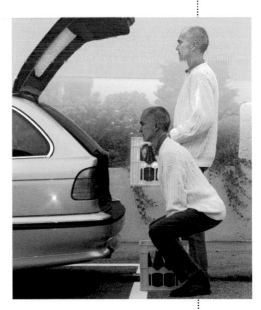

UNE ASSISE CORRECTE

La position correcte

◆ La hauteur du siège doit vous permettre de poser les pieds sur le sol. Écartez les pieds de la largeur des hanches et posez-les à plat. Les cuisses forment un écartement en V.

◆ L'angle du genou dépend de la hauteur du siège. Il ne devrait pas faire moins de 90°.

◆ Basculez légèrement le bassin vers l'avant et cambrez imperceptiblement les reins.

◆ La tête droite, tirez légèrement le menton vers le cou.

◆ Pour la posture à adopter assis à votre bureau, reportez-vous à la page 63.

Exercice

◆ Tout en évitant de rester trop longtemps dans la même posture, optimisez votre position assise.

◆ Asseyez-vous bien droit sur un fauteuil ou un canapé pendant 2 min sans vous adosser. Penchez-vous en avant en appuyant les avant-bras sur les cuisses. Le dos doit rester droit ! Maintenez cette position pendant 2 min.

◆ Adossez-vous pendant 5 min pour vous décontracter, sans oublier de glisser un petit coussin sous vos reins pour soulager vos lombaires. Tendez les jambes et alternez pieds au sol, talons au sol. Croisez les mains derrière la tête ou laissez reposer vos bras le long du corps.

◆ Finissez l'exercice en vous laissant aller pendant 5 min, votre colonne appréciera.

JARDINAGE

Exercice

Le jardinage, qui se situe à mi-chemin entre le loisir et le travail, peut être l'occasion de corriger de mauvaises postures.

Se baisser quelques secondes

◆ Lorsque, pour ramasser des fruits ou des feuilles mortes, par exemple, vous devez vous baisser souvent mais pendant un court instant, gardez le dos bien droit, puis avancez et pliez une jambe en fente devant vous.

Arracher les mauvaises herbes

◆ Si vous devez arracher des mauvaises herbes et que vous en avez pour longtemps, agenouillez-vous sur un support souple ou prenez appui sur une jambe.

Pousser la brouette

◆ Lorsque vous poussez une brouette, gardez le dos droit et les épaules baissées. Au départ, pliez les genoux pour pouvoir saisir les poignées, redressez le torse et tendez doucement les jambes en contractant les fessiers et les abdominaux.

Choisir des outils à la bonne longueur

◆ Les râteaux et les pelles ont souvent des manches beaucoup trop courts. Choisissez des outils adaptés à votre taille (le haut du manche doit vous arriver à l'épaule) pour éviter de travailler penché en avant.

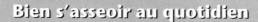

Bien s'asseoir au quotidien

▶ **Le fauteuil capitonné** donne envie de s'étirer de tous ses membres. Pour ce faire, il doit se composer d'une assise horizontale et d'un dossier inclinable vers l'arrière. Vous pouvez soutenir vos lombaires en glissant un petit coussin derrière votre dos.

▶ Quel que soit votre poids, asseyez-vous le plus souvent possible sur **un ballon de gymnastique** : il soulage votre position assise et l'absence de dossier améliore votre sens de l'équilibre.

▶ **Un coussin triangulaire** posé sur une chaise de table ou de bureau favorise une meilleure assise, car le bassin bascule automatiquement dans la bonne position.

▶ **Le siège assis à genoux** n'est pas une solution à long terme, mais il peut aider à trouver la bonne position et à soulager le dos et la colonne vertébrale. Asseyez-vous en appuyant les tibias sur la partie inférieure, mais n'oubliez pas de poser de temps en temps les pieds sur le sol comme avec une chaise normale. Utilisez ce siège ergonomique 2 fois 30 min par jour.

RÉPARTIR LE POIDS DES OBJETS QUE L'ON PORTE

Position de départ

◆ Contractez les abdominaux et les muscles du dos, et portez les objets le plus près possible du corps.

Courses et bagages

◆ Répartissez le poids des sacs ou des valises entre vos mains de façon équilibrée.

◆ Si vous n'avez qu'un objet à porter, préférez le sac à dos. Vous pouvez également porter l'objet sur l'épaule. Dans ce cas, gardez le torse droit.

◆ Que vous transportiez votre ravitaillement en randonnée ou rapportiez vos courses à la maison dans un sac à dos, le poids doit être également réparti sur les deux épaules. Ne penchez que légèrement le torse vers l'avant.

Le sac à dos doit être pourvu de lanières rembourrées et d'une ceinture.

Casseroles et plateaux

◆ Si vous devez porter une grosse marmite pleine ou un plateau chargé, entourez l'objet de vos bras et portez-le à la hauteur du ventre.

Exercice

◆ Après avoir déposé votre charge, pour soulager vos épaules, effectuez 10 rotations de l'épaule droite, puis de la gauche. Faites ensuite 10 rotations des deux épaules vers l'avant et 10 rotations vers l'arrière.

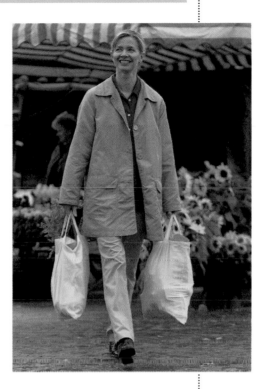

TÂCHES DOMESTIQUES ET TRAVAUX MANUELS

Passer l'aspirateur et balayer

◆ Le manche du balai ou de l'aspirateur doit être assez long pour vous permettre de travailler sans vous pencher en avant. Gardez le corps bien droit pendant ces activités.

Travailler au niveau du sol

◆ Si, par exemple, vous devez éliminer les taches d'un tapis ou essuyer de l'eau tombée sur le sol, agenouillez-vous sur une seule jambe et appuyez l'avant-bras sur la cuisse de l'autre jambe.

Faire un lit

◆ Prenez appui sur le bord du lit avec le genou ou la main pour

ne pas avoir à vous pencher trop loin en avant.

Repasser

◆ Alternez aussi souvent que possible les positions assise et debout. Idéalement, la planche à repasser arrive à la hauteur des hanches. Ne vous penchez pas en avant, adaptez plutôt la surface de repassage à votre position. Les épaules doivent être détendues et non levées.

Travaux manuels

◆ Tricoter, coudre et broder sont des activités qui sollicitent fortement la colonne vertébrale. Recherchez la position assise qui vous convient le mieux (p. 56).

Bricolage

◆ Lorsque vous bricolez debout devant votre établi, appliquez les mêmes règles que pour le repassage.

Conseil

◆ Quelle que soit votre activité, ne restez jamais plus de 15 min d'affilée dans la même position. Effectuez régulièrement des mouvements de détente et, si vous le pouvez, faites quelques pas, même s'ils doivent vous paraître parfaitement inutiles...

Pendant vos travaux domestiques ou au jardin, pensez toujours à garder la tête droite et les épaules détendues.

EN VOITURE: MONTER ET DESCENDRE CORRECTEMENT

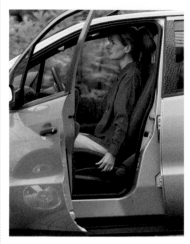
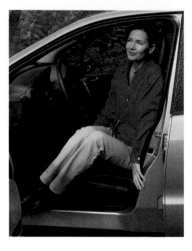
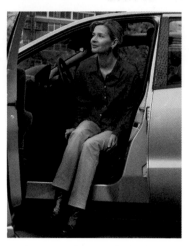

Le siège
◆ Réglez votre siège afin que vos hanches forment un angle d'environ 110° avec vos genoux pliés.
◆ Les bourrelets latéraux du siège et du dossier permettent d'atténuer la fatigue des muscles porteurs.
◆ Le tissu de revêtement doit adhérer à vos habits pour vous éviter de glisser dans votre siège pendant la conduite.
◆ L'appuie-tête devrait toujours être réglé à hauteur de l'occiput.

La position pour conduire
◆ Redressez le dos et basculez légèrement le bassin vers l'avant. Les fessiers et les épaules doivent rester en contact avec le dossier.
◆ Pour les longs trajets, glissez un petit coussin dans votre dos au niveau des lombaires.
◆ Il ne vous reste plus qu'à attacher votre ceinture et à démarrer.

Descendre de voiture
◆ Contractez les dorsaux et les abdominaux avant de descendre. Tournez les jambes fléchies vers la portière ouverte et posez les pieds serrés sur le sol, à l'extérieur de la voiture. Glissez jusqu'au bord du siège. Pour vous lever, appuyez une main sur votre jambe de soutien.

Les pauses au cours des longs trajets
◆ Profitez des aires de repos pour effectuer quelques mouvements de décontraction.
◆ Une fois descendu de voiture, secouez vos bras et vos jambes, cela décontracte les muscles. Faites quelques pas sur la pointe des pieds en tendant les bras vers le ciel. Le regard suit les mains. Croisez les mains et étirez les bras horizontalement vers la gauche, puis vers la droite. Laissez revenir les bras le long du corps.
◆ Jambes écartées et tendues, laissez tomber le haut du corps vers l'avant puis effectuez plusieurs balancements d'avant en arrière. Redressez le dos une vertèbre après l'autre.

S'entraîner à bien se tenir

Les quelques exercices qui suivent sont faciles à effectuer et vous apprendront à prendre conscience de la manière dont vous vous tenez.
▶ Posez un livre sur votre tête: quand vous parviendrez à le faire tenir en équilibre, c'est que vous aurez trouvé la posture correcte. Le menton est rentré vers le cou, le regard est dirigé droit devant vous.
▶ Debout, haussez les épaules jusqu'aux oreilles puis descendez-les le plus bas possible. Prenez bien conscience du mouvement, vous vous sentirez grandi.
▶ Assis, puis debout, basculez alternativement le bassin vers l'avant et vers l'arrière. Prenez conscience de l'effet de ces mouvements sur la colonne vertébrale, qui s'arrondit puis se creuse.
▶ Posez une main sur votre ventre, l'autre à la même hauteur, dans le dos. En arrondissant la colonne, vous pouvez sentir les apophyses épineuses des vertèbres. En inversant le mouvement, vous devez sentir un creux.

RAPIDES ET SAINS

Combien d'heures passez-vous chaque jour dans la cuisine ? Vous arrive-t-il de penser à votre dos ? Lui accordez-vous des pauses régulières ou passez-vous votre temps penché sur le plan de travail et le dos courbé au-dessus de l'évier ou des casseroles ? Ces questions, il est désormais grand temps de vous les poser. Nous vous proposons ici deux recettes aussi délicieuses que rapides à préparer pour vous éviter de rester trop longtemps debout devant vos fourneaux. Avantage non négligeable, ces plats sont riches en vitamines A, B, C et E, ainsi qu'en minéraux tels que le potassium, le calcium, le phosphore et le bore, qui jouent un rôle important dans le métabolisme osseux et dont l'absorption garantit, jour après jour, des os plus solides.

MUESLI AUX MÛRES ET AU BLÉ

150 g (⅔ tasse) de fromage cottage
2 c. à soupe de blé concassé
150 g (1 tasse) de mûres
1 c. à thé de miel

◆ Laissez tremper le blé dans un bol d'eau toute la nuit. Le lendemain, égouttez-le et jetez l'eau. Rincez les mûres soigneusement et épongez-les.

◆ Versez le fromage dans une assiette creuse et ajoutez le miel. Incorporez les mûres et le blé, et dégustez sans attendre.

Conseil
◆ Vous pouvez remplacer les mûres par 1 banane, 1 pomme, 2 tranches d'ananas ou des canneberges. Préférez les fruits frais aux fruits en conserve.

Le dos et la cuisine
◆ Lorsque vous faites quelque chose sur le **plan de travail ou dans l'évier**, gardez toujours le dos droit, ne vous penchez pas en avant. De temps en temps, poursuivez vos travaux assis, en gardant toujours le dos droit.

◆ **Lave-vaisselle** Pour vider ou remplir la partie basse, n'hésitez pas à vous accroupir.
◆ **Placards** Étirez-vous, mettez-vous sur la pointe des pieds pour atteindre les étagères les plus hautes. Pour les étagères du bas, accroupissez-vous.

CURRY DE POULET À LA BANANE

1 beau blanc de poulet
250 ml (1 tasse) de bouillon de poulet
1 c. à soupe + 1 c. à thé d'huile d'olive
15 à 20 g (2 c. à soupe) de farine
2 tranches d'ananas frais
1 à 2 c. à thé de curry en poudre
1 c. à thé de jus de citron, sel
2 c. à soupe de crème à 15%
1 banane

◆ Faites blondir le blanc de poulet des deux côtés dans une poêle à revêtement antiadhésif et laissez cuire 5 min.
◆ Faites chauffer 1 c. à soupe d'huile à feu doux dans une casserole, ajoutez la farine et mélangez 30 s. Versez le bouillon de poulet, remuez, portez à ébullition et laissez mijoter 5 min.
◆ Coupez le blanc de poulet et l'ananas en petits morceaux. Ajoutez le curry et le jus de citron dans la sauce, puis le poulet, l'ananas et la crème. Goûtez avant de saler. Faites réchauffer rapidement le tout sans bouillir. Pelez la banane, coupez-la en deux dans la longueur et faites-la dorer dans la poêle légèrement huilée.

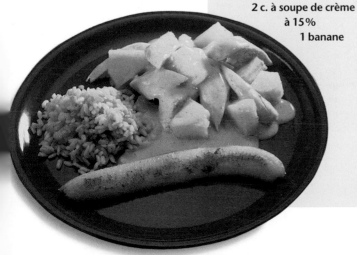

DU REPOS POUR LE DOS

La balle ne doit pas rouler sur les apophyses épineuses des vertèbres. Il s'agit des éminences que vous sentez à intervalles réguliers lorsque vous passez la main sur la colonne vertébrale.

Même si vous avez un emploi du temps de ministre, pensez à vous accorder quelques pauses dans le courant de la journée, non seulement pour mettre de l'ordre dans vos pensées, mais aussi pour écouter les messages que vous lance votre corps. Vos articulations ont-elles été beaucoup sollicitées aujourd'hui ? Depuis combien de temps faites-vous le dos rond à votre table de travail ? Mettez le doigt sur vos points faibles et pratiquez, seul ou à deux, les exercices qui suivent pour lutter contre votre tendance naturelle. La balle à picots est une assistante parfaite qui vous aidera chaque jour à décontracter votre dos. Si vous avez un partenaire, n'oubliez pas d'inclure le massage du soir dans votre programme. Et pourquoi ne pas vous suspendre à un arbre (p. 61) deux ou trois fois par semaine ?

LES PICOTS QUI DÉCONTRACTENT

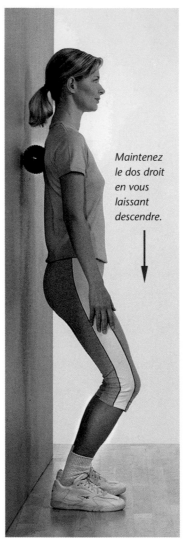

Maintenez le dos droit en vous laissant descendre.

Exercice
◆ Mettez-vous debout, dos au mur.
◆ Maintenez une balle à picots contre le mur avec votre dos. Au départ, la balle se situe juste au-dessus des hanches.
◆ Pliez lentement les jambes en glissant le long du mur. Le dos reste en contact avec la balle, les bras pendent le long du corps. Maintenez la position jambes fléchies pendant quelques secondes.
◆ Remettez-vous lentement en position debout. Gardez le dos aussi droit que possible et concentrez-vous sur la balle.
◆ Veillez à ce que l'angle des genoux ne soit jamais inférieur à 90°.

Conseil
◆ Lorsque vous vous remettez debout, vous pouvez appuyer les mains sur les cuisses pour vous aider.

 4 fois – Maintenir la position de 3 à 5 s À faire 4 fois

 3 fois – maintenir la position de 3 à 5 s À faire 4 fois

LES PICOTS QUI MASSENT LE DOS

Exercice
◆ Torse nu, allongez-vous sur le ventre.
◆ Votre partenaire s'agenouille à côté de vous et masse les muscles de votre dos, du bas vers le haut, à l'aide de la balle à picots.

◆ Le travail s'effectue toujours du bas vers le haut. Il faut commencer au-dessus du sacrum par de petits mouvements circulaires de part et d'autre de la colonne, et remonter jusqu'aux omoplates.

◆ Prenez votre temps. Concentrez-vous sur le contact de la balle et détendez-vous complètement.

  15 min

TOUCHER PROGRESSIVEMENT LE SOL

Exercice

◆ Choisissez des vêtements confortables et allongez-vous sur le dos, sur un support ferme (un tapis de gymnastique, par exemple).

◆ Levez les jambes et pliez les genoux sur la poitrine, à angle droit, sans creuser le dos. Si l'exercice vous semble difficile, contentez-vous d'écarter les jambes et de les surélever. Les épaules, les bras et la tête restent au sol.

◆ Respirez profondément par le ventre pendant 1 à 2 min. Ensuite, concentrez-vous sur les points de contact de votre corps avec le sol et essayez d'en visualiser chaque partie.

◆ Pressez tour à tour le dos, les épaules, la tête et les mains sur le sol, puis relâchez dans l'ordre inverse (mains, tête, épaules, dos). Augmentez le nombre de points en contact avec le sol chaque fois que vous reprenez l'exercice.

Conseil

◆ Pour surélever vos jambes, utilisez un panier à linge ou une caisse à bouteilles retournés. Pour votre confort, posez une couverture pliée par-dessus.

  6 fois

S'ÉTIRER ET SE SUSPENDRE À UN ARBRE

Exercices

◆ Dans un parc ou dans votre jardin, cherchez un arbre aux branches solides et au tronc épais.

◆ Placez-vous debout devant le tronc. Penchez-vous en avant comme un chat qui se ferait les griffes, et remontez vos mains le long du tronc en vous étirant au maximum. Tirez tour à tour le bras droit, puis le gauche vers le haut. Le dos reste bien droit.

◆ Choisissez ensuite une branche solide que vous devez pouvoir atteindre en levant les bras et en vous mettant sur la pointe des pieds. Testez sa solidité.

◆ Suspendez-vous quelques secondes en pliant les genoux.

Conseil

◆ Vous pouvez fixer une barre dans votre jardin ou dans votre appartement pour cet exercice. La plupart des parcours de santé proposent des appareils permettant de se suspendre.

  6 fois

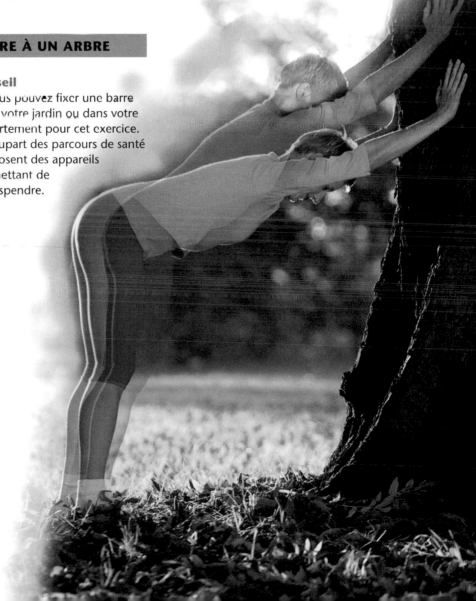

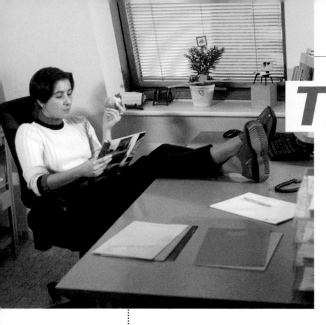

TRAVAILLER EN SOUPLESSE

Nous sommes de plus en plus nombreux à passer le plus clair de notre temps de travail assis derrière un bureau, et cette sollicitation permanente du dos entraîne parfois de fortes contractures.
Si vous êtes concerné, cinq jours suffisent pour éliminer les douleurs liées à vos conditions de travail.

Peu importe que vous écriviez à la main, que vous dessiniez ou que vous tapiez sur un clavier, les activités effectuées en position assise conduisent souvent à des contractures. Les muscles les plus touchés sont alors ceux de la nuque et des épaules. Les professions qui s'exercent assis sollicitent autant le dos que celles qui impliquent de se baisser souvent ou de porter des charges. La concentration, le stress et une mauvaise position assise contribuent à la fatigue musculaire – et vous empêchent par ailleurs de prendre conscience des premiers signaux d'alarme que vous envoie votre corps.

Il n'est pas facile de modifier ses conditions de travail. Ménagez-vous des périodes de pause en faisant des exercices d'étirement dans la journée et, pendant vos loisirs, compensez par de longues promenades, par exemple. Pour éviter les contractures musculaires au bureau, il faut adopter une position confortable et facile à maintenir.

Apprendre à s'asseoir correctement

Commencez par contrôler votre position assise : les fessiers doivent être bien en contact avec le siège et le creux des genoux doit se trouver à une largeur de main du bord du siège. Le bassin est légèrement basculé vers l'avant et les vertèbres dorsales restent

PROGRAMME DE 5 JOURS

EXERCICE

En cinq jours, apprenez :
▶ à commencer la journée de travail **par des mouvements appropriés** ;
▶ à éviter la sollicitation excessive **des muscles de la nuque et des épaules** ;
▶ à **soulager** immédiatement **vos contractures** par quelques mesures appropriées.

RELAXATION

À la fin de la journée :
▶ adoptez une **position de détente** pour vous soulager d'être resté assis longtemps et prévenir les problèmes veineux ;
▶ ayez recours aux **applications chaudes ou froides**, qui accélèrent le processus de décontraction.

ALIMENTATION

Pour éviter les passages à vide et garder la forme toute la journée au bureau :
▶ prenez un **petit déjeuner énergétique** le matin ;
▶ autorisez-vous des **en-cas équilibrés** ;
▶ dynamisez-vous avec des **cocktails super-vitaminés** faciles à préparer.

droites. C'est aussi simple que cela ! Passez maintenant à la vérification de la surface de votre table de travail.

Le bureau idéal

Il est en principe possible d'adopter une position assise correcte partout, mais un mobilier adapté facilite les choses. Vos meubles de bureau doivent avoir tous les atouts pour préserver votre colonne vertébrale. La largeur et la longueur de la table ont une grande importance, mais pas autant que la profondeur, qui détermine à la fois la distance et l'orientation de l'écran de l'inévitable ordinateur.

Pour votre assise, privilégiez une chaise dotée de 5 roulettes autobloquantes et d'un système de suspension pneumatique, capable d'amortir la charge même en position basse. Le dossier doit être mobile, l'assise réglable en hauteur et le bord du siège arrondi. La présence d'accoudoirs permet de soulager les épaules. Le siège pivotant sera indispensable à tous ceux qui changent souvent de position en travaillant.

Des soirées sans contractures

Il ne vous reste plus qu'une chose à faire : commencer dès aujourd'hui l'apprentissage de la bonne position assise en démarrant notre programme. Entraînez-vous pendant cinq jours, à la maison et au bureau, et vous verrez que vos fins de journée seront beaucoup plus décontractées.

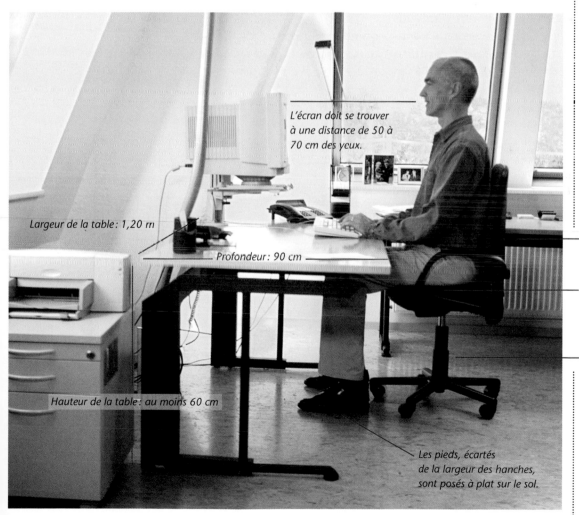

L'écran doit se trouver à une distance de 50 à 70 cm des yeux.

Largeur de la table : 1,20 m

Profondeur : 90 cm

Hauteur de la table : au moins 60 cm

Coudes et genoux forment un angle à 90°.

Inclinaison de l'assise vers l'avant : 15°

Hauteur de la chaise : entre 45 et 54 cm

Les pieds, écartés de la largeur des hanches, sont posés à plat sur le sol.

BRISER LE CERCLE VICIEUX

Toujours la même routine, du lundi au vendredi. Nombreux sont ceux qui souffrent de leur quotidien au bureau parce qu'ils le paient chaque soir de douleurs insupportables. Outre les tensions parfois inévitables avec les collègues, il faut encore gérer les douleurs de son propre corps.

Si vous vous levez le matin en pensant déjà aux maux de tête et de dos qui vous attendent, ne vous étonnez pas d'en souffrir effectivement le soir venu. Les longues colonnes de chiffres, les contrats, les factures, la correspondance, autant de raisons de rester assis à son bureau, dans la même position, pendant des heures. C'est justement là qu'il faut commencer l'offensive.

Nos exercices spécifiques d'assouplissement ne prennent que quelques minutes par jour. Vous commencerez au lever et continuerez facilement sur votre lieu de travail. Dès la semaine prochaine, intégrez votre programme personnel d'assouplissement à votre emploi du temps professionnel. Débutez chaque journée de travail par les exercices ci-contre.

Lorsque la situation devient tendue, baissez les épaules. On a trop souvent tendance à les hausser inconsciemment.

COMMENCER LA JOURNÉE EN SOUPLESSE

Exercices

◆ Après la sonnerie du réveil, étirez-vous dans votre lit. Sur le dos, tendez les bras au-dessus de votre tête et écartez légèrement les jambes. Étirez les bras et les jambes en diagonale, aussi loin que possible.

◆ Ramenez les bras détendus le long du corps. Fléchissez les pieds en enfonçant les jambes dans le matelas et en contractant les abdominaux et les fessiers. Les vertèbres lombaires sont en contact avec le matelas. Haussez et baissez les épaules en enfonçant la tête et les bras dans le matelas.

Veillez à ne pas trop relever le menton. Maintenez la tension pendant environ 10 s.

◆ En vous brossant les dents, écartez les jambes de la largeur des hanches et pliez légèrement les genoux. Montez 10 fois les épaules vers les oreilles puis laissez-les retomber. Commencez par les deux épaules en même temps, puis alternez.

  Chaque exercice est à faire lentement et consciencieusement 1 fois tous les matins

LES PREMIÈRES MINUTES AU TRAVAIL

Exercice

◆ Commencez chaque journée de travail ou chaque activité nécessitant une position assise prolongée en vous entraînant à vous asseoir correctement.

Reportez-vous encore une fois à la page 63.

◆ Asseyez-vous bien droit sur votre chaise, sans vous adosser. Croisez les mains devant la poitrine, fermez les doigts et tirez fortement vers l'extérieur dans le sens des flèches rouges.

◆ Maintenez la pression pendant quelques secondes, puis relâchez. Veillez à respirer de façon régulière.

 10 s – Relâcher À faire 6 fois

10 s – Relâcher À faire 10 fois

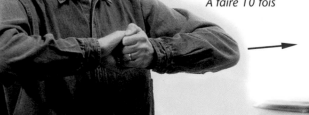

Tirez fortement les coudes vers l'extérieur

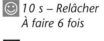

PRÊT POUR DE NOUVEAUX EXPLOITS

Intégrez une fois pour toutes les exercices qui suivent dans votre journée de travail. Commencez chaque jour par les assouplissements déjà évoqués et complétez votre programme par deux ou trois exercices que vous choisirez dans les pages suivantes. Effectuez-les à chaque fois que votre corps vous réclame une pause et que vous sentez venir les contractures. Ce regain d'énergie vous donnera l'élan nécessaire pour vous remettre au travail. Vous sentirez un net recul des contractures au bout de cinq jours.

 ## ÉTIRER LES MUSCLES DU COU

Exercice 1
◆ Asseyez-vous le dos droit. La main gauche repose sur la cuisse ou sur le bord de la chaise, afin de tirer l'épaule gauche vers le bas.
◆ Inclinez la tête vers la droite. Posez la main droite sur la tempe gauche pour augmenter la pression. Maintenez la pose pendant 5 à 7 s en respirant régulièrement.
◆ Enlevez la main droite et redressez lentement la tête. Refaites l'exercice du côté gauche.

Exercice 2
◆ Asseyez-vous bien droit sans vous adosser, et croisez les mains derrière la tête. Pressez fortement votre occiput contre vos mains. Attention à ne pas rentrer la tête dans le cou et à ne pas ramener les coudes vers l'avant. Maintenez la pression puis relâchez.

 5 à 7 s – Relâcher
À faire 7 fois

 5 à 7 s – Relâcher
À faire 9 fois

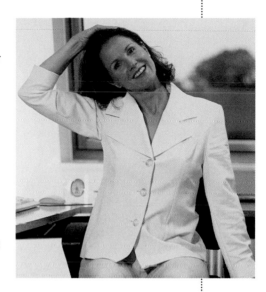

  5 à 7 s – Relâcher
À faire 5 fois

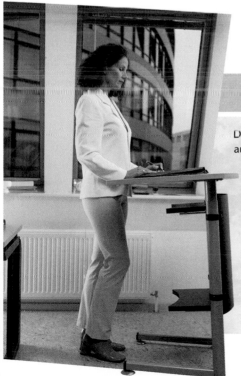

Rester tonique en étant assis

De la table du petit déjeuner au bureau en passant par la voiture, nous restons trop longtemps assis, et souvent mal assis. Au cours de la journée, essayez de modifier votre posture selon vos changements d'activité.

► **Lire** Renversez-vous en arrière de temps à autre pendant votre lecture.

► **Écrire** Penchez-vous en avant en gardant le dos droit.

► **Travailler à l'ordinateur** Lorsque vous êtes devant l'écran, adossez-vous et veillez à garder la colonne vertébrale bien droite.

► **Téléphoner** Si la conversation s'éternise, alternez les positions assise et debout.

► Demandez-vous quelles activités vous pouvez effectuer debout derrière un **pupitre**. Travailler debout de temps à autre soulage le dos et active la circulation sanguine dans les jambes.

TOURNER, SECOUER ET ÉTIRER LES ÉPAULES

Exercice 1
◆ Asseyez-vous droit, sans vous adosser. Tendez les bras sur les côtés et repliez-les pour toucher vos épaules de la pointe des doigts.
◆ Effectuez de petits mouvements de rotation avec les coudes, puis amplifiez progressivement le mouvement en gardant les mains sur les épaules. Veillez à conserver le dos et la tête droits. Tournez d'abord les coudes vers l'avant, puis vers l'arrière.
◆ Relâchez la position. Secouez vos bras et vos mains.

 30 s – Pause
À faire 3 fois

 30 s – Pause
À faire 4 fois

Exercice 2
◆ Assis, placez vos mains devant vous comme si vous portiez un plateau. Écartez les doigts et faites pivoter les avant-bras sur les côtés tandis que les bras restent collés au corps. Poussez le sternum vers l'avant.
◆ Appuyez-vous sur les talons en tirant les orteils vers le haut et en tournant les pieds vers l'extérieur.

◆ Répétez cet enchaînement en commençant cette fois par les pieds et en finissant par les bras.
◆ Pour vous détendre, refaites l'exercice 1.

 6 fois   *8 fois*

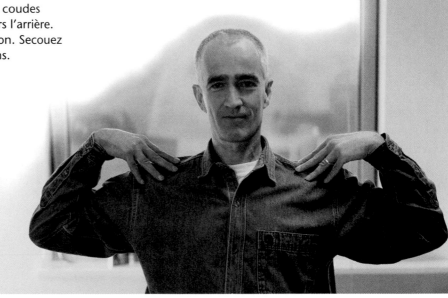

Si vous passez beaucoup de temps devant l'ordinateur, changez d'activité pendant 10 minutes toutes les heures ou faites une pause.

 LES LOMBAIRES AU PIED DU MUR

Exercice
◆ Debout, collez-vous contre un mur. Écartez les jambes et tournez légèrement les pieds vers l'extérieur. Placez vos pieds à environ 15 cm du mur pour un meilleur équilibre.
◆ Poussez de tout votre poids contre le mur en mobilisant l'ensemble de vos muscles comme dans l'étirement à faire le matin au lit (p. 64). Fléchissez légèrement les genoux et poussez les lombaires contre le mur. Maintenez la position pendant quelques secondes, puis éloignez-vous du mur. Secouez les bras et les jambes pour vous décontracter. Effectuez l'exercice en gardant les bras le long du corps, puis en les plaçant de part et d'autre de la tête pour former un U.

Conseil
◆ Les plus entraînés peuvent corser l'exercice en s'accroupissant 10 fois de suite.

 Pousser contre le mur 5 à 7 s – Relâcher À faire 9 fois

SUPPRIMER LES TENSIONS DANS LE COU ET LA NUQUE

Préparation
◆ Asseyez-vous, le dos bien droit. Posez une main sur votre sternum et inspirez profondément. Vous devez le sentir se soulever. Cette respiration permet de redresser les vertèbres dorsales.
◆ Haussez et baissez les épaules.
◆ Suivez bien le rythme de votre respiration.

Exercice
◆ Restez assis, adossé ou non, comme vous préférez. Posez la paume de la main gauche sur votre tempe gauche.

Poussez avec la tête contre la main, qui résiste. Pendant cet exercice, le coude forme un angle d'environ 45° avec l'épaule. Attention à ne pas monter l'autre épaule.
◆ Maintenez la position pendant quelques secondes. Relâchez et répétez l'exercice du côté droit.

 Maintenir la position de 5 à 7 s – Relâcher À faire 6 fois

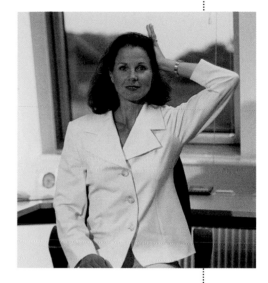

DES POMPES DEBOUT POUR LES ÉPAULES ET LES PECTORAUX

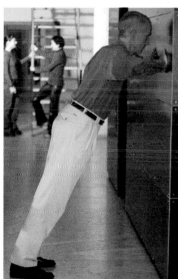

Conseil
◆ Les plus entraînés peuvent effectuer cet exercice d'une seule main. 2 fois de chaque côté.

 Maintenir la position de 5 à 7 s – Relâcher À faire 7 fois

Exercice
◆ Placez-vous debout face à un mur, à une distance de 60 à 70 cm.
◆ Posez les mains à plat sur le mur, à hauteur de la poitrine. Inclinez le corps vers le mur, maintenez la position et redressez-vous.

◆ Pendant que vous vous inclinez vers le mur, pensez à contracter l'ensemble de votre musculature (surtout les abdominaux et les fessiers) et veillez à ce que votre corps forme une ligne droite.

Bouger davantage au bureau

Bousculez la routine quotidienne au bureau en bougeant le plus possible. Pensez à changer souvent de position et efforcez-vous de mémoriser ce programme et ses exercices jusqu'à les connaître par cœur.
▶ Chaque fois que vous vous déplacez – pour aller à la cafétéria, aux toilettes ou à la comptabilité, par exemple –, marchez d'un bon pas et adoptez une démarche tonique, c'est-à-dire en vous efforçant de contracter tous vos muscles.

▶ Marchez en redressant bien le dos, épaules basses et décontractées, et regardez droit devant vous.
▶ Ne manquez aucune occasion de bouger : descendez ou montez les étages à pied plutôt que d'emprunter l'ascenseur, allez voir votre voisin de bureau plutôt que de lui téléphoner...
▶ Lorsque vous marchez, étirez-vous et bâillez régulièrement, cela favorise la circulation sanguine, alimente le cerveau en oxygène et prévient les baisses de concentration.

ABANDONNER LES TENSIONS DE LA JOURNÉE

Après une longue journée de travail, vous rentrez enfin chez vous. C'est souvent lorsque la tension tombe que les douleurs dans la zone des épaules et de la nuque se réveillent. Occultées pendant les activités de la journée, elles vous rappellent que vous êtes, une fois de plus, resté assis trop longtemps dans une mauvaise position et que vous n'avez pas suffisamment bougé. Consacrez chaque soir un peu de temps à la relaxation pour dénouer vos muscles et mieux profiter des heures qui vont suivre.

Les formules de l'entraînement autogène doivent être mentales, ne les articulez jamais, même à voix basse!

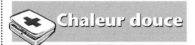

Chaleur douce

La chaleur peut vous soulager en cas de tensions douloureuses.
► Posez un enveloppement chaud, une bouillotte ou tout simplement la main, sur les endroits douloureux et noués. La chaleur favorise la relaxation et la circulation sanguine, ce qui a pour effet de détendre la musculature.
► Certaines personnes réagissent mieux au froid qu'à la chaleur. Dans ce cas, utilisez des sachets de glaçons ou des compresses de gel glacées.

 SURÉLEVER LES JAMBES

Exercice
◆ Allongez-vous sur le dos, sur le tapis du salon ou un tapis de gymnastique. Pliez une serviette et glissez-la sous votre nuque pour plus de confort. Soutenez la courbure naturelle de vos lombaires à l'aide d'un petit coussin.
◆ Soulagez votre colonne vertébrale en posant vos jambes sur un tabouret ou un carton d'emballage. L'angle formé par les genoux doit être légèrement supérieur à 90°.
◆ Respirez profondément et régulièrement avec le ventre en posant une main sur ce dernier pour vous aider à contrôler votre respiration.

Conseil
◆ Écoutez un peu de musique douce ou regardez la télévision.

☺ ☺ *Tous les soirs*

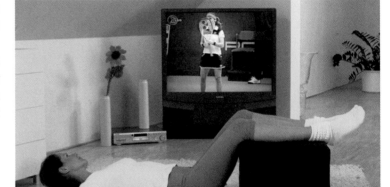

 ENTRAÎNEMENT AUTOGÈNE

◆ Allongez-vous sur le dos, décontractez-vous et fermez les yeux. Respirez profondément plusieurs fois et commencez à vous réciter les formules suivantes.
◆ «Je suis détendu» (3 fois) – «Les bruits et les pensées n'ont aucune importance» (3 fois) – «Mon bras droit est lourd, mon bras gauche est lourd, mes deux bras sont lourds – Ma jambe droite... – Je suis détendu et reposé, la décontraction et le bien-être restent» (3 fois).
◆ Ensuite, tendez brusquement et énergiquement les bras et fermez vos poings: «Mes bras sont forts.»
◆ Inspirez et expirez plusieurs fois: «J'inspire profondément.» Ouvrez les yeux: «J'ouvre les yeux.»

Conseil
◆ L'entraînement autogène requiert une pièce tranquille où vous ne serez pas dérangé.

  2 ou 3 fois par semaine

UN QUOTIDIEN PLUS SAVOUREUX AU TRAVAIL

Même si la pause du dîner ne dure que trente minutes, cela ne vous empêche pas de recharger vos batteries à l'aide d'aliments appropriés. Profitez de cette interruption pour décompresser et vous libérer l'esprit en prévision de la seconde partie de la journée et évitez de manger à votre bureau, les dossiers non traités ne contribuant pas à vous détendre ni à soulager les tensions. N'hésitez pas à prévoir des collations en plus des repas, qui doivent rester légers et digestes pour le sédentaire que vous êtes. Choisissez chaque jour de nouveaux en-cas énergétiques à emporter. (Voir aussi p. 176-182.)

ALIMENTS POUR UN TRAVAIL SÉDENTAIRE

Les dépenses caloriques qu'entraîne un travail intellectuel sont inférieures à celles d'un travail physique. Les femmes ont besoin d'à peu près 2 000 kcal (8 400 kJ) par jour et les hommes de 2 400 kcal (10 000 kJ).

Légers, digestes et pauvres en calories
◆ Blanc de volaille, poisson poché nature, viande maigre ◆ Salade, crudités, légumes frais, potage de légumes ◆ Riz, pommes de terre nature, pain complet grillé ◆ Fruits frais, salades de fruits, jus de fruits, eau minérale, thé.

Lourds, peu digestes ou excitants
◆ Plats en sauce riches en graisse, charcuteries, frites, fritures ◆ Légumineuses, choux, navets ◆ Crèmes glacées, gâteaux, pâtisseries, tartes à la crème, chocolat ◆ Café, boissons au cola, boissons alcoolisées

Petits en-cas à emporter
Variez les combinaisons selon vos envies. L'en-cas idéal renferme un élément de chacune des catégories suivantes :
◆ Petit pain complet, ou 2 à 3 tranches de pain complet.
◆ 1 à 2 c. à thé de beurre ou de margarine allégés ou de mayonnaise allégée.
◆ 1 ou 2 tranches de blanc de volaille maigre, de jambon blanc sans gras ou de fromage allégé (maximum 30 % de matières grasses).

◆ quelques crudités pour la fraîcheur – tranches de tomate, 1 à 2 carottes, quelques rondelles de concombre ou ½ poivron, 2 feuilles de salade (laitue ou scarole).
◆ 1 fruit frais de saison : pomme, orange, poire, etc., ou 200 g de fraises, ou 100 g de raisin, ou encore une barquette de tomates-cerises.
◆ 1 yogourt aux fruits ou nature, que l'on peut sucrer avec 1 c. à thé de miel.

SALADE DE CHOU BLANC À LA POMME

¼ (100 g) de chou blanc
1 côte de céleri
1 petit oignon
1 petite pomme
1 c. à soupe de jus de citron ou de vinaigre
2 c. à thé d'huile de colza
1 pincée de sucre de canne roux

◆ Ôtez le trognon du morceau de chou. Effilez la côte de céleri et rincez-la. Épluchez l'oignon.

◆ Faites bouillir de l'eau et salez-la. Râpez finement le chou, versez-le dans une passoire et ébouillantez-le avec l'eau salée. Coupez le céleri en lamelles et râpez l'oignon. Pelez la pomme et taillez-la en fines lamelles.
◆ Versez les légumes et la pomme dans un saladier, ajoutez le jus de citron ou le vinaigre, l'huile et le sucre. Mélangez, couvrez et laissez reposer au réfrigérateur pendant 1 h au moins avant de déguster.

Conseil
◆ Cette salade est encore meilleure préparée la veille, mais il ne faut ajouter la pomme que peu de temps avant de servir. Enfin, si vous utilisez du vinaigre, optez pour du vinaigre de vin blanc.

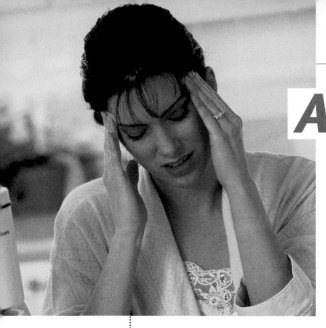

APAISER LES CÉPHALÉES DE TENSION

La céphalée de tension frappe le plus souvent sans prévenir. La victime n'a alors plus qu'une idée en tête: s'en débarrasser au plus vite. Il existe des moyens simples et des méthodes efficaces pour combattre ces crises si douloureuses sans recourir aux comprimés.

Avez-vous parfois l'impression d'avoir la tête dans un étau? Le plus souvent, la douleur prend aux tempes, des deux côtés, et descend parfois dans la nuque. Avec un peu de chance, elle passe dans la demi-heure, mais elle peut malheureusement durer sept jours. Dans ce cas, vous faites sans doute partie des nombreuses victimes de céphalées de tension épisodiques. La bonne nouvelle, c'est que, contrairement à la migraine, par exemple, la cause de cette céphalée peut être combattue efficacement.

Contrôlez tout d'abord vos habitudes alimentaires, votre façon de vous tenir au travail et ce qui se passe pendant votre sommeil. Existe-t-il des aliments que vous ne supportez pas? Les muscles de votre nuque sont-ils noués en raison d'une mauvaise position assise au bureau? Sachez enfin qu'une mauvaise vue et des grincements de dents nocturnes peuvent également déclencher des maux de tête. Étudiez une par une toutes les possibilités avant de les éliminer. En attendant, le programme qui suit vous aidera à combattre les douleurs et vous permettra de trouver la solution pour desserrer l'étau.

PROGRAMME DE 7 JOURS

RELAXATION

▶ Stimulez la **circulation sanguine** par une **gymnastique faciale** efficace. L'alternance contraction/décontraction permet de dénouer les muscles de la tête et d'éliminer les toxines accumulées dans les tissus.

▶ **L'acupression** vous aide à **atténuer les douleurs**.

EXERCICE

▶ Une **douche faciale** à l'eau froide favorise la vasoconstriction. La tension dans les méninges diminue en même temps que les maux de tête.

▶ Les exercices de **décontraction des muscles de la nuque** améliorent la circulation sanguine et rétablissent les influx nerveux.

ALIMENTATION

▶ **Vérifier ses habitudes alimentaires** est la première chose à faire en cas de céphalées de tension.

▶ Dans les **cas extrêmes**, augmentez votre taux de sucre dans le sang en prenant un **dessert aux fruits sucrés** et détendez-vous en vous préparant une **infusion calmante de plantes mélangées**.

LUTTER CONTRE LA DOULEUR

C eux qui ne s'arrêtent jamais et passent leur vie sous tension en demandant beaucoup trop à leur organisme. Ce dernier réagit alors bien souvent par des maux de tête et des douleurs dans la nuque. Ces signaux qu'il vous lance signifient que c'est précisément à ce moment-là que vous devez apprendre à vous décontracter. Effectuez l'exercice ci-contre chaque fois que les douleurs s'annoncent, car il soulage efficacement les muscles tendus. Dans les cas extrêmes, masser lentement certaines zones spécifiques peut avoir pour effet de dénouer les tensions et permettre aux énergies de circuler librement à nouveau.

 AGIR SUR LES MUSCLES DU VISAGE

Exercice
◆ Contractez vos muscles faciaux aussi fort que possible en plissant les yeux et en pinçant les lèvres. Le visage tout entier doit être concerné.
◆ Maintenez la contraction pendant quelques secondes, puis relâchez.

Conseil
◆ N'oubliez pas de relâcher aussi les muscles maxillaires.

 Maintenir la contraction pendant 5 à 7 s – Relâcher À faire 4 fois

 Maintenir la contraction pendant 5 à 7 s – Relâcher À faire 6 fois

 D'autres remèdes

▶ **Compresses de gel** Vous trouverez en pharmacie des masques spéciaux pour les yeux, qui s'utilisent chauds ou froids. Pour ce soin, restez allongé pendant 15 min.
▶ **Aromathérapie** Massez-vous légèrement les tempes et la nuque avec quelques gouttes d'huile essentielle de menthe poivrée.
▶ **Chaleur sur la nuque** Roulez une petite serviette et plongez-la dans l'eau très chaude. Essorez-la et appliquez-la contre votre nuque, puis faites-la rouler du haut vers le bas avec une légère pression. Ôtez la serviette dès que la sensation de chaleur disparaît.
▶ **Bains de bras** Plongez vos bras jusqu'aux coudes dans de l'eau chaude pendant 10 min. Faites passer peu à peu la température du bain de 35 à 39 °C.
▶ **Gouttière dentaire** Sur prescription du dentiste. Les grincements de dents nocturnes, dont beaucoup de personnes souffrent sans le savoir, entraînent de fortes contractions des muscles de la nuque et des céphalées de tension.

 LA DOULEUR SOUS PRESSION

Exercice
◆ Asseyez-vous à une table, en appui sur les coudes.
◆ Appliquez l'index et le majeur de chaque main sur vos tempes. Exercez une légère pression pendant 1 à 2 min en effectuant de petits mouvements de rotation. Relâchez et recommencez jusqu'à ce que la sensation désagréable disparaisse.
◆ Appuyez ensuite avec vos index sur les points situés juste au-dessus de la racine du nez.

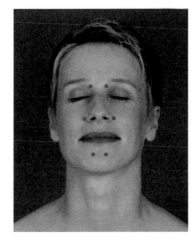

Gardez les yeux fermés pendant cette manipulation.
◆ Les points situés de part et d'autre des ailes du nez se pressent à l'aide de l'index ou de l'annulaire. Terminez par les points situés sur le menton.

Conseil
◆ Les points d'acupression peuvent être stimulés pendant plusieurs minutes, en fonction de votre confort personnel. Veillez cependant à ne jamais appuyer trop fort.

RÉAGIR CONTRE LES TENSIONS

*E*n cas de maux de tête, on aimerait bouger le moins possible, le moindre mouvement nous rappelant l'état d'extrême tension de notre corps. L'immobilité n'est pourtant pas toujours la bonne solution. En effectuant des mouvements adaptés, vous pouvez parvenir à dénouer et à décontracter les muscles tendus et douloureux.

Le cycle de trois exercices individuels proposé ci-contre vise à décontracter les muscles supérieurs de la tête et de la nuque. Recourez-y dès que les maux de tête se font sentir ou en prévention, deux ou trois fois par jour.

Quant à la douche faciale, elle est efficace aussi bien en prévention que lorsque la douleur s'est installée. L'effet vaso-constricteur de l'eau froide relance la circulation sanguine et agit à long terme sur les contractures musculaires.

Prenez chaque jour le temps nécessaire pour effectuer ces différents exercices et vous verrez que, rapidement, vous maîtriserez vos douleurs au point de parvenir à les faire disparaître de plus en plus facilement.

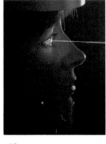

Chez l'ophtalmologiste
Si vous travaillez devant un écran et souffrez souvent de céphalées de tension, faites contrôler vos yeux. Essayez également notre programme pour renforcer la vue (p. 286-293).

 ## DOUCHE FACIALE À L'EAU FROIDE

Exercice
◆ Remplissez un lavabo d'eau froide (10 à 15 °C).
◆ À l'aide d'un petit récipient, versez de l'eau sur votre front et sur votre visage en tournant dans le sens des aiguilles d'une montre. Tapotez légèrement pour vous sécher.

Conseil
◆ Si le froid ne vous apporte aucun soulagement, essayez la douche faciale avec de l'eau à 32-35 °C. Beaucoup d'individus réagissent mieux à l'effet vasodilatateur de la chaleur.

 Jusqu'à 3 fois par jour

 ## DÉCONTRACTER LES MUSCLES DE LA NUQUE
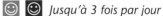

Échauffement
◆ Pour ce cycle d'exercices, asseyez-vous bien droit, sans vous adosser. Les épaules sont basses, la tête droite, le regard dirigé devant vous. Inspirez et expirez lentement, plusieurs fois de suite.
◆ Avant de débuter les exercices, balancez lentement la tête de droite à gauche, sans mouvements brusques.

Exercices
◆ **La tortue qui attrape la salade** Dans un premier temps, allongez la tête vers l'avant à

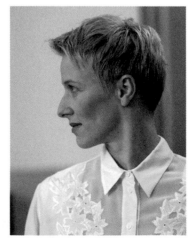

chaque expiration et ramenez-la en arrière à chaque inspiration, sans bouger les épaules. Ensuite, allongez la tête vers l'avant sur 3 respirations, puis ramenez-la en arrière sur 3 autres respirations. Maintenez la pose en bout de mouvement le temps d'une respiration.
◆ **Non, c'est non** Laissez tomber la tête vers le bas. Effectuez de petits mouvements de balancier, de la gauche vers la droite.
◆ **Le salut royal** Inspirez en tournant lentement la tête vers la gauche. Le regard suit le mouvement. Rentrez le menton vers l'épaule. Expirez et ramenez lentement la tête au centre. Faites l'exercice de l'autre côté.

Conseil
◆ Vous pouvez effectuer ces exercices en restant debout. Dans ce cas, écartez les jambes de la largeur des hanches.

 6 fois chaque exercice

 8 fois chaque exercice

SE PENCHER SUR SON ALIMENTATION

Un repas dans un restaurant asiatique, des plats exotiques et, le lendemain, c'est le mal de tête assuré. Ce phénomène est connu sous le nom de « syndrome du restaurant chinois ». En effet, certains aliments provoquent des céphalées chez de nombreuses personnes, souvent inconscientes de l'origine de leurs douleurs. Dans le cas de la cuisine asiatique, c'est le glutamate, utilisé comme exhausteur de goût, qui est fautif. Si vos maux de tête se déclenchent après la consommation d'aliments et de boissons spécifiques, éliminez les fauteurs de troubles de votre alimentation. En cas de fortes douleurs, mangez d'urgence un dessert aux fruits sucrés pour rétablir votre glycémie, et buvez une infusion.

INFUSION

20 g de feuilles de mélisse
20 g de fleurs de lavande
10 g de cônes de houblon
10 g d'aiguilles de romarin
10 g de feuilles de menthe
10 g de graines de fenouil

◆ Mélangez toutes les plantes. Prélevez 1 c. à soupe de ce mélange et versez 250 ml d'eau bouillante dessus. Laissez infuser 10 min et filtrez.
◆ 2 ou 3 tasses par jour en cas de douleurs importantes.

ATTENTION, RISQUE DE MAUX DE TÊTE !

Il n'existe pas d'indication alimentaire spécifique pour les céphalées de tension. Néanmoins, certains aliments sont à consommer avec prudence car ils sont connus pour leur rôle dans les maux de tête, les migraines notamment.

Déclencheurs possibles
◆ Vin rouge ◆ Fromages (en particulier roquefort, gruyère, parmesan) ◆ Plats asiatiques ◆ Choucroute ◆ Chocolat ◆ Poisson ou jambon fumés ◆ Bouillon concentré à base de viande ◆ Banane ◆ Lait ◆ Café, thé noir, alcool, boissons au cola ◆ Tabac

Habituellement sans risque
◆ Légumes frais cuits ◆ Fruits frais (cuits) ◆ Riz et crème de riz ◆ Yogourt et lait fermenté ◆ Blanc de volaille ◆ Jus de légumes ◆ Eau minérale ◆ Infusions

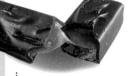

Le chocolat
Le chocolat ainsi que les confiseries à base de chocolat peuvent entraîner une sécrétion d'histamine, responsable de réactions d'allergie se traduisant éventuellement par de la migraine.

DESSERT EXPRESS À LA NECTARINE

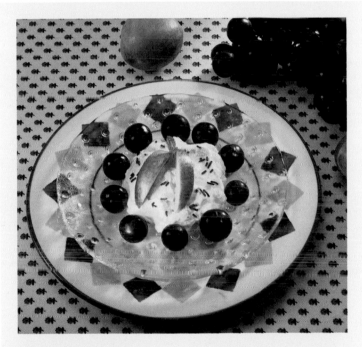

1 nectarine bien mûre
125 g (½ tasse) de fromage blanc (ricotta, quark)
2 c. à thé de sucre
Quelques gouttes d'extrait de vanille
2 c. à thé de céréales enrichies en fibres (All bran)
Une dizaine de grains de raisin noir lavés

◆ Lavez la nectarine, prélevez-en 2 tranches fines et coupez le reste en petits morceaux.
◆ Fouettez le fromage blanc avec le sucre et l'extrait de vanille, jusqu'à ce qu'il mousse. Incorporez les morceaux de nectarine. Parsemez de céréales et décorez avec le raisin et les tranches de nectarine.

PREMIERS SOINS POUR MUSCLES STRESSÉS

Vous vous êtes enfin décidé à faire quelque chose pour améliorer votre condition physique et vous vous êtes lancé avec entrain et conviction dans les séances de jogging, le vélo ou le sport en salle. Pourtant, votre motivation s'effondre au bout de deux jours, lorsque le lever se transforme en un événement douloureux, que vos jambes semblent de plomb et que le moindre éclat de rire devient une torture. Les courbatures sont là.

Elles sont dues à de minuscules déchirements dans les cellules et les tissus musculaires, provoqués par le surmenage ou un échauffement insuffisant. Contrairement aux idées reçues, elles ne sont pas liées à une présence trop élevée d'acide lactique dans les muscles.

Un certain nombre de mesures appropriées peuvent vous aider à réduire les courbatures, le premier geste, tant en prévention qu'en traitement, consistant à stimuler la circulation sanguine dans la zone concernée. Pour que les courbatures ne soient plus qu'un mauvais souvenir, suivez les conseils dispensés ici : votre corps vous en remerciera.

Les courbatures sont toujours le signe d'un mauvais échauffement et peuvent être évitées. Ne dépassez jamais vos limites physiques.

BOISSON TONIQUE

1 ou 2 oranges
½ citron ou ½ lime
1 pamplemousse
1 kiwi
Eau minérale (facultatif)

◆ Pressez les agrumes, versez le jus dans le bol d'un mélangeur. Pelez le kiwi, coupez-le en morceaux, ajoutez-les au jus d'agrumes et mixez le tout. Si le mélange est trop épais, allongez-le avec un peu d'eau minérale.

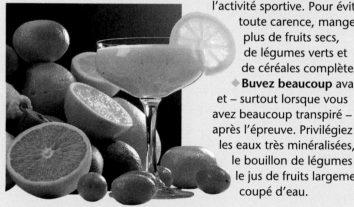

La bonne alimentation pour vos muscles

◆ La **vitamine E** est importante pour le métabolisme musculaire car, grâce à son action antioxydante, elle protège l'organisme des dégâts produits par les radicaux libres lors de l'exercice physique. Les huiles végétales, les germes de céréales, les amandes et les noisettes sont de bonnes sources de vitamine E.

◆ Le **magnésium**, nécessaire au bon fonctionnement neuromusculaire, est éliminé avec la transpiration au cours de l'activité sportive. Pour éviter toute carence, mangez plus de fruits secs, de légumes verts et de céréales complètes.

◆ **Buvez beaucoup** avant et – surtout lorsque vous avez beaucoup transpiré – après l'épreuve. Privilégiez les eaux très minéralisées, le bouillon de légumes et le jus de fruits largement coupé d'eau.

 ## APRÈS LE SPORT, LA DÉCONTRACTION

Exercices

◆ Secouez fortement les mains et les pieds.
◆ Montez et baissez les épaules 5 fois de suite, sans bouger le reste du torse.
◆ Balancez les bras d'avant en arrière, d'abord en bougeant le reste du corps, puis sans le bouger.
◆ Tendez alternativement les bras vers le haut.
◆ Torse droit, balancez la jambe gauche d'avant en arrière, puis de gauche à droite. Faites le mouvement avec l'autre jambe.

◆ Jambes légèrement écartées, effectuez de petits mouvements de rotation du torse en balançant légèrement les bras.
◆ Si vous pouvez vous faire assister dans vos exercices de relaxation, allongez-vous sur le dos et laissez votre partenaire secouer doucement, l'un après l'autre, vos bras et vos jambes.

  Après un effort physique, effectuer chacun de ces exercices pendant 1 à 2 min

DES FRICTIONS POUR DÉCONTRACTER

Frictionner les muscles douloureux est un excellent moyen de décontraction.

◆ L'alcool camphré est toujours aussi efficace que du temps de nos grands-mères. Pensez également aux teintures à base d'arnica et aux baumes qui stimulent la circulation sanguine superficielle et favorisent l'apport d'oxygène et de nutriments dans les tissus.

◆ N'oubliez pas la lotion pour le corps après la douche. Encore une fois, le massage stimule la circulation sanguine.

Baume du tigre

◆ Le baume du tigre, venu d'Extrême-Orient, est souverain contre les courbatures : mélangez à parts égales (environ 20 gouttes) des huiles essentielles de girofle, de menthe, de cannelle, de menthe poivrée et de camphre.

◆ Versez quelques gouttes de ce mélange sur le bout de vos doigts et frictionnez-vous la peau à l'endroit douloureux, en dessinant de petits cercles. N'exercez pas de pression : il ne s'agit pas d'un massage au sens thérapeutique du terme, qui risquerait d'aggraver vos douleurs.

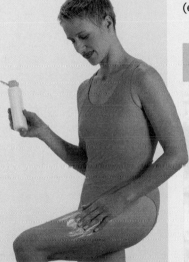

Comment éviter les courbatures

► Augmentez progressivement l'intensité de vos efforts physiques ; si vous débutez une nouvelle activité, commencez en douceur.

► Avant l'exercice, frictionnez-vous les muscles avec de l'huile essentielle de lavande ou de la crème au propolis : c'est un bon moyen de prévenir les courbatures.

► Veillez à respirer profondément tout au long de l'exercice, cela améliore l'apport en oxygène, ce qui profite aux muscles.

► Prévoyez une séance de décontraction à la fin de votre activité : les mouvements décrits ci-contre détendent lentement les muscles.

► Après le sport, faites des exercices d'étirement (p. 12) pendant une dizaine de minutes afin d'augmenter la température des tissus musculaires et d'améliorer leur élasticité.

► Prenez systématiquement un bain régénérant et stimulant avant le refroidissement complet des muscles.

EN CAS DE COURBATURES

Exercices

◆ Ne pratiquez aucun sport intensif pendant 3 à 5 jours. Néanmoins, une activité physique légère, telle que la marche ou la natation, est recommandée car elle aide les tissus à se régénérer.

◆ Les douches écossaises, alternant, par exemple, 3 min d'eau chaude et 20 s d'eau froide, stimulent la circulation sanguine. Les toxines s'éliminent mieux et la régénération s'accélère.

◆ Certaines personnes réagissent positivement à un traitement par le froid. Placez quelques glaçons dans un sachet en plastique que vous enveloppez dans un torchon. Appliquez plusieurs fois par jour sur les zones douloureuses pendant 10 à 15 min.

◆ Des extraits de romarin et de pin, de mélisse ou d'arnica additionnés de 8 à 10 gouttes d'huile essentielle d'arbre à thé dans l'eau chaude du bain détendent les muscles et apaisent les douleurs.

◆ La chaleur, qu'elle vienne d'une lampe à infrarouges, d'une couverture chauffante ou du sauna, soulage efficacement les courbatures.

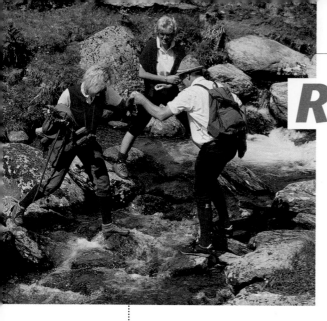

RESTER SOUPLE À TOUT ÂGE

Votre gâteau d'anniversaire disparaît sous les bougies et vous vous sentez pourtant encore bien jeune. Félicitations! Pour garder cette belle forme encore longtemps, quelques minutes par jour suffiront. Entraînez-vous de façon modérée et votre prochain anniversaire se passera, lui aussi, en souplesse.

Faire la traversée de Charlevoix en 7 jours, faire de la voile et jouer au tennis ou au volley à 65 ans? Pourquoi pas! Beaucoup de personnes dites du troisième âge gardent toute leur vie une vitalité que nombre de jeunes leur envient. Il n'est jamais trop tôt – et encore moins trop tard – pour commencer ce qui fait leur force : l'exercice physique pratiqué régulièrement et de façon raisonnable.

Au cours d'une vie, l'ensemble du corps se transforme, et avec lui la structure de la colonne vertébrale. Il s'agit là d'un processus naturel dû à la station debout, inhérente à notre condition de bipède, et à la marche. Les disques intervertébraux, qui servent d'amortisseurs à la colonne, s'usent au fil des ans, les os se modifient et deviennent peu à peu plus fragiles. Quant aux articulations, qu'il s'agisse de celles des épaules ou de celles des genoux, elles perdent leur souplesse. D'où l'importance d'une musculature forte qui permet de compenser ces phénomènes d'usure. Il faut bouger pour ne pas rouiller, rester actif pour garder sa mobilité. Le programme qui suit vous apprend comment renforcer à la fois votre ossature et votre musculature, pour conserver – ou retrouver – une entière liberté de mouvement.

PROGRAMME DE 2 SEMAINES

EXERCICE

Restez en forme et souple grâce à:
▶ des **étirements** sollicitant l'ensemble des muscles et des articulations;
▶ des exercices de contraction musculaire à l'aide d'une **bande élastique** qui soutient l'effort physique et **renforce la musculature**.

RELAXATION

Trouvez la sérénité et accumulez des énergies nouvelles par:
▶ **le yoga**, qui agit **sur tout le corps**;
▶ **la danse créative**, qui vous permet de mieux **prendre conscience de votre corps**.

ALIMENTATION

Restez alerte et en forme:
▶ en adoptant une **alimentation légère et équilibrée**, adaptée à votre âge;
▶ **en consommant des plats pas trop riches en calories**, qui vous aident à garder la ligne.

FAIRE TRAVAILLER LES MUSCLES ET LES ARTICULATIONS

Qui n'a pas envie de rester souple et actif toute sa vie? Les trois exercices de cette page vous permettront de vous rapprocher sensiblement de ce but. Écarter, tourner, étirer: les mouvements de la première semaine mobilisent l'ensemble du squelette et sollicitent tous les muscles et les articulations.

Effectuez régulièrement ces exercices et chaque journée qui passe vous paraîtra plus facile à vivre. Vous vous sentirez comme « grandi » et constaterez qu'il vous suffit de réserver quinze minutes par jour pour lutter efficacement contre les effets naturels du vieillissement.

 DES CISEAUX DANS LES JAMBES

Exercice
◆ Allongez-vous sur le dos. La tête repose à plat sur le sol, les bras sont allongés le long du corps, paumes vers le bas.
◆ Pliez les genoux sur la poitrine, puis tendez les jambes à la verticale en formant un angle d'environ 90° avec le torse.
◆ Écartez, puis rapprochez les jambes tendues. Reposez doucement les pieds au sol et secouez plusieurs fois les jambes pour vous décontracter.
◆ Remontez les jambes à la verticale, écartez-les, puis croisez-les. Alternez la jambe droite puis la jambe gauche devant.
◆ En fin d'exercice, secouez de nouveau les jambes pour vous décontracter.

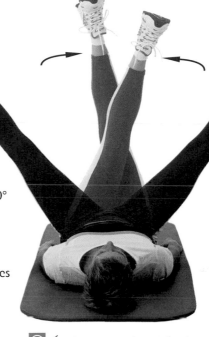

☺ *Écarter, rapprocher et écarter, croiser respectivement 8 fois À faire 4 fois*

☺ *Écarter, rapprocher et écarter, croiser respectivement 8 fois À faire 3 fois*

 JAMBES EN ROTATION

Exercice
◆ Allongez-vous sur le dos. La tête repose à plat sur le sol, les bras sont souples, le long du corps.
◆ Pliez la jambe droite puis tendez-la à la verticale selon un angle de 45 à 60°. La pointe du pied est tendue pendant l'exercice.
◆ Décrivez de petits mouvements de rotation avec la jambe, d'abord dans un sens, puis dans l'autre.
◆ Agrandissez progressivement les cercles. Terminez l'exercice en les diminuant de nouveau. Reposez le pied au sol et secouez la jambe pour la détendre.
◆ Faites l'exercice avec l'autre jambe.

 30 s chaque jambe – 10 s de pause À faire 4 fois

 20 s chaque jambe – 10 s de pause À faire 4 fois

 TOUJOURS PLUS HAUT

Exercice
◆ Après ces deux exercices, asseyez-vous sur le sol, jambes allongées devant vous.
◆ Tendez les bras au-dessus de votre tête et étirez-vous au maximum, comme si vous cherchiez à attraper des fruits haut perchés sur un arbre.
◆ Veillez à ne pas rentrer la tête dans les épaules.
◆ Secouez les bras, relevez-vous lentement. Répétez l'exercice debout en vous tenant sur la pointe des pieds.

 30 s assis – 45 s debout À faire 4 fois

 20 s assis – 30 s debout À faire 4 fois

DÉVELOPPER SA MUSCULATURE ET SA FORCE

Après avoir consacré la première semaine à vous étirer en mobilisant au maximum votre squelette, vous passerez la seconde à renforcer vos muscles. Seule une musculature bien développée peut soutenir efficacement le corps dans tous ses mouvements. Pour tous vos exercices, nous vous proposons d'utiliser ici un accessoire simple mais qui a fait ses preuves : une large bande élastique. Mobilisant fortement vos muscles tout en vous soutenant, elle vous aidera efficacement à devenir en quelques semaines plus fort et plus résistant.

 TRAVAIL POUR LES BRAS

Exercice 1
◆ Asseyez-vous sur la bande élastique, saisissez les extrémités entre vos mains comme si vous teniez un plateau devant vous. Dans cette position, la bande est déjà légèrement tendue.
◆ Écartez vos bras tendus de part et d'autre du corps en inclinant le torse et la tête vers l'avant.
◆ Maintenez la position pendant 5 à 7 s, puis revenez lentement à la position de départ.

Variante
◆ Alternez le bras droit et le bras gauche. Veillez toutefois à garder le torse bien droit.

Exercice 2
◆ Asseyez-vous sur la bande. Saisissez-en les extrémités en la faisant passer à l'extérieur des coudes. Maintenez fermement et poussez les coudes vers l'extérieur.
◆ Inspirez pendant la poussée vers l'extérieur, expirez

en relâchant. Veillez à garder une respiration régulière.

Exercice 3
◆ Debout, jambes écartées, genoux légèrement pliés, saisissez les extrémités de la bande élastique et levez les bras en U. Bras et avant-bras forment un angle de 90°.
◆ Tendez le bras droit sur le côté en gardant le bras gauche fléchi. Maintenez la position pendant 5 à 7 s, puis revenez lentement. Faites le mouvement de l'autre côté. Terminez en tendant les deux bras simultanément.

 8 fois chaque exercice – À faire 4 fois

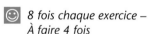 *8 fois chaque exercice – À faire 4 fois*

Légères mais efficaces

Les bandes élastiques permettent d'intensifier les efforts musculaires sans faire intervenir de poids.
▶ Les bandes de 8 à 20 cm de large et de 80 cm à 2,50 m de long offrent différentes résistances. Vous pouvez donc varier l'intensité de vos exercices en fonction de votre forme.
▶ Ces bandes, légères et peu encombrantes, trouvent leur place dans n'importe quel bagage.
▶ Si vous avez besoin d'une bande fermée pour un exercice, les extrémités

peuvent se réunir à l'aide d'une boucle spécifique. C'est plus sûr qu'un nœud et, surtout, plus rapide à défaire. Parmi les accessoires se trouvent également des poignées en caoutchouc et des crochets de fixation aux portes.
▶ Ce type de bandes est disponible dans les magasins de sport. Les codes couleur correspondent aux différentes résistances des bandes.

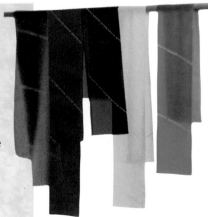

AGIR AVEC LA BANDE SUR TOUTE LA MUSCULATURE

Préparation
◆ Debout, posez les deux pieds sur la bande et saisissez les extrémités dans vos mains. Fléchissez les genoux. Dans cette position, la bande doit déjà être légèrement tendue.

Exercice
◆ Tendez lentement les jambes tout en levant les bras vers le ciel en partant des hanches, paumes tournées vers le haut.
◆ Pendant cet exercice, contractez vos abdominaux et vos fessiers. Gardez le dos bien droit, ne creusez pas les reins.

Variante
◆ Tendez les bras en alternance vers le haut. Ramenez le bras au-dessus de la tête en inclinant légèrement le torse sur le côté. Le bras qui ne travaille pas reste plié et serré contre le flanc.

 *Tendre les bras 8 fois, d'abord ensemble, puis l'un après l'autre*
À faire 4 fois

 Tendre les bras 8 fois, d'abord ensemble, puis l'un après l'autre
À faire 3 fois

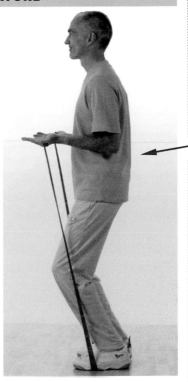

Contractez les fessiers et les abdominaux, ne creusez pas le dos.

UN 8 ÉLASTIQUE POUR LES CUISSES

Préparation
◆ Nouez les deux extrémités d'une bande ou fermez-la à l'aide d'une boucle spéciale. Asseyez-vous droit sur une chaise, sans vous adosser.

Exercice
◆ Enfilez la bande élastique en formant un huit autour de vos cuisses, juste au-dessus des genoux. Les pieds sont écartés dans l'axe des hanches.
◆ Prenez appui sur vos talons en tirant les orteils vers le haut et poussez les genoux vers l'extérieur. Maintenez la position pendant 5 à 7 s, puis relâchez.

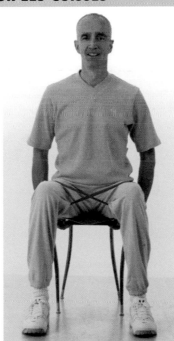

Variante
◆ Enfilez la bande élastique en formant un huit autour de vos pieds.
◆ Prenez appui sur vos talons, tournez lentement la pointe de vos pieds vers l'extérieur et revenez à la position initiale. Veillez à garder le dos droit et à regarder devant vous.

Après une semaine d'entraînement, vous pouvez passer à la bande de résistance supérieure!

☺ *Pousser 12 fois vers l'extérieur*
À faire 4 fois
Variante: 10 fois

☺ *Pousser 8 fois vers l'extérieur*
À faire 4 fois
Variante: 6 fois

79

BIEN UTILISER LES MOMENTS DE PAUSE

Vous ne ferez travailler vos muscles et vos articulations sans conséquences fâcheuses pour votre santé qu'en vous ménageant des pauses, nécessaires quel que soit votre âge. Complétez donc vos exercices quotidiens par un moment de concentration qui vous permettra de trouver la sérénité. Le yoga et la danse créative, deux disciplines qui sollicitent le corps tout entier, peuvent vous y aider. Alternez chaque jour danse et yoga.

 ## LE YOGA POUR LA COLONNE ET LE SOUFFLE

Exercice

◆ Debout, jambes écartées, fléchissez la jambe gauche en formant un angle à 90° avec le tronc, tandis que le creux du genou se trouve à la verticale du talon. Le pied est tourné vers l'extérieur. La jambe droite est tendue, le pied reste droit. Levez les bras tendus sur les côtés sans dépasser le niveau des épaules. Inspirez profondément.

◆ Bras toujours tendus, croisez les mains devant vous, puis tendez-les vers le ciel. Le torse et les bras s'inclinent vers la gauche.

◆ Revenez à votre position de départ et recommencez l'exercice de l'autre côté.

😊 😊 *3 fois*

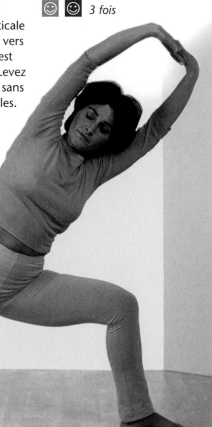

 ## LA DANSE COMME DANS L'EAU

Exercice

◆ Choisissez un morceau de musique instrumentale ni trop rapide ni trop lent. Faites des mouvements légers et fluides au rythme de la musique. Imaginez que vous êtes dans la mer et interprétez les scènes suivantes.

◆ L'eau jaillit rapidement d'une fente étroite, s'apaise dans un grand lac, puis saute au-dessus des rochers: vos mouvements utilisent tout l'espace.

◆ Vous êtes une algue et vous cueillez des plantes au fond de la mer: assis, montez et descendez les bras comme des algues dans le courant tandis que vos mains font le geste de cueillir des plantes aquatiques.

◆ L'eau jaillit d'une fontaine: relevez-vous, faites quelques pas sur la pointe des pieds et terminez par un mouvement descendant. Changez de rythme à chaque mouvement.

◆ Vous explorez un banc de corail: muscles contractés, exécutez des mouvements brusques.

◆ Vous ne faites qu'un avec la mer: effectuez des mouvements de vagues dans la mer.

ALLÉGER SON ALIMENTATION

Ce qui vaut pour les exercices physiques vaut également pour l'alimentation : elle aussi peut aider votre corps à garder sa vitalité et à rester en bonne santé. La silhouette change avec les ans, en particulier au niveau de l'abdomen : la taille s'épaissit, les kilos s'installent sur les hanches et l'on prend du ventre. Des problèmes digestifs et une consommation excessive de boissons alcoolisées peuvent également favoriser cette prise de poids.

Adopter une alimentation basses calories est un premier pas vers la minceur retrouvée. À ce sujet, reportez-vous au programme de la page 190. Facilitez votre digestion en tirant profit des ressources que vous offre la nature. Ainsi, par exemple, les fibres des légumes et des fruits favorisent l'élimination intestinale, et les minéraux qu'ils contiennent leur confèrent des propriétés diurétiques. D'autres remèdes tout aussi naturels vous sont proposés page 144.

Redécouvrez enfin les vertus des herbes aromatiques et des légumes de nos jardins. Si, de plus, vous renoncez au tabac, aux plats trop gras et à l'abus d'alcool, vous êtes sur la bonne voie pour vivre longtemps et en bonne santé.

QUICHE AU CHÈVRE ET AUX FINES HERBES

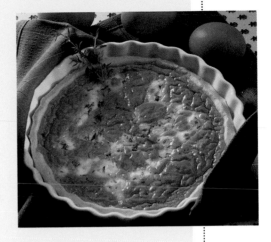

Pour 4 parts :
200 g (1¾ tasse) de farine
100 g (½ tasse) de beurre
1 pincée de sel
3 œufs
250 ml (1 tasse) de crème
   à 15 %
Poivre, noix muscade
3 c. à soupe de fines herbes
   mélangées hachées
150 à 200 g de fromage de
   chèvre frais
Un peu de beurre pour le moule

◆ Mettez la farine dans un bol et creusez un puits au centre. Répartissez le beurre en morceaux sur la farine et salez. Versez 3 à 4 c. à soupe d'eau dans le puits et pétrissez rapidement le tout. Couvrez et laissez reposer 1 h au frais.
◆ Préchauffez le four à 200 °C (400 °F). Beurrez un moule de 26 cm (10 po) de diamètre. Étalez la pâte au rouleau et garnissez-en le moule en formant une bordure. Piquez le fond de pâte avec une fourchette.
◆ Battez les œufs avec la crème, ajoutez du poivre et 2 pincées de noix muscade. Incorporez les herbes hachées et versez le mélange sur la pâte. Répartissez le fromage sur la garniture, en l'émiettant avec les doigts.
◆ Mettez au four et laissez cuire de 30 à 40 min.

Conseil
◆ Une salade de mâche ou de roquette assaisonnée de jus de pamplemousse et d'huile de noix accompagnera agréablement cette quiche.

Changer d'alimentation pour garder la forme

Les besoins nutritionnels de l'organisme évoluent au fil des ans. Le métabolisme se ralentit, et l'assimilation des nutriments ne se fait plus de manière aussi efficace ; alors il faut augmenter certains apports. Veillez donc tout particulièrement aux points suivants.
◆ **Buvez en quantité suffisante,** et de préférence des eaux riches en minéraux, plates ou gazeuses.
◆ **Le régime méditerranéen,** avec beaucoup de fruits et de légumes, du poisson et de l'huile d'olive, et peu de viande, a fait ses preuves dans la lutte contre le vieillissement prématuré. N'hésitez pas à vous en inspirer !
◆ Ne négligez pas les **produits laitiers.** Prévoyez à chaque repas un grand verre de lait, un yogourt, du cottage ou du ricotta ou du fromage, de préférence allégé.
◆ Régalez-vous de **crudités et de fruits frais.** Consommez-en au moins 3 fois par jour : leurs composants sont précieux pour la santé.

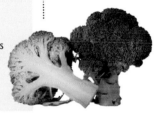

En forme avec le brocoli
Ce légume est remarquablement riche en vitamine C, acide folique, provitamine A, magnésium et potassium, des éléments essentiels qui renforcent la vitalité.

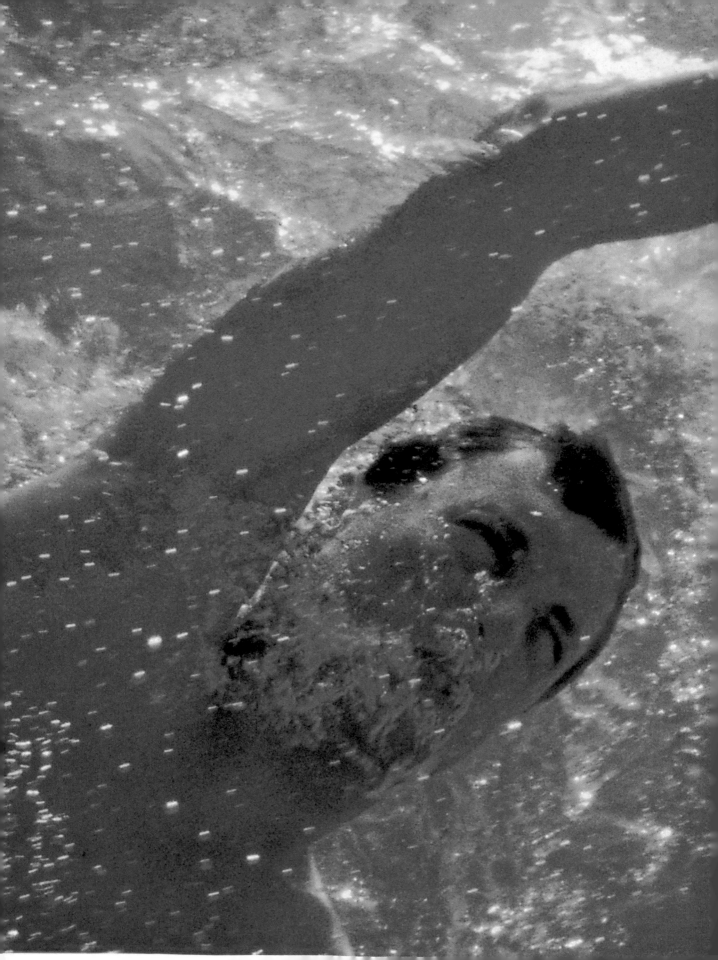

Renforcez votre système cardio-vasculaire

CÔTÉ CŒUR, ÊTES-VOUS EN FORME ?

Qui ne rêve de rester en pleine forme, même pendant ses vieux jours ?
Pour y parvenir, il faut, entre autres, un cœur sain et des vaisseaux sanguins
souples. Ce test vous aidera à faire le point sur votre système cardio-vasculaire,
et vous apprendrez, à la lecture des résulats, comment lui redonner des forces.

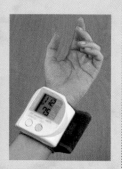

Votre tension artérielle sous contrôle
Quand vous faites du sport, ne vous surmenez pas (p. 11, Exercices d'endurance).

Répondez aux questions suivantes.

	OUI	NON
▶ Votre emploi du temps est-il chargé, voire surchargé ?	☐	☐
▶ Vous sentez-vous essoufflé quand vous montez un escalier ?	☐	☐
▶ Avez-vous des éblouissements en vous mettant debout ?	☐	☐
▶ Le matin, avez-vous l'impression d'être fatigué, de ne pas avoir assez dormi ?	☐	☐
▶ Avez-vous des vertiges lorsque vous tournez la tête ?	☐	☐
▶ Pratiquer un sport intensif une fois par semaine vous paraît-il excessif ?	☐	☐
▶ Êtes-vous quelqu'un d'introverti, qui montre peu ses émotions ?	☐	☐
▶ Pour vous, douches écossaises et séances de sauna sont-elles des corvées ?	☐	☐
▶ Avant leur retraite, vos parents souffraient-ils de problèmes cardio-vasculaires ?	☐	☐
▶ Avez-vous des kilos en trop ?	☐	☐
▶ Mangez-vous beaucoup de viande grasse et de friture, mais peu de fruits et de légumes ?	☐	☐
▶ Êtes-vous hypertendu ?	☐	☐
▶ Ces derniers temps, oubliez-vous souvent les noms des gens et les numéros de téléphone ?	☐	☐
▶ Avez-vous des crampes dans les jambes lorsque vous marchez d'un bon pas ?	☐	☐
▶ Redoutez-vous les promenades ou les randonnées à vélo ?	☐	☐
▶ En cas d'effort physique important, ressentez-vous parfois une douleur irradiant dans le bras gauche ?	☐	☐
▶ Avez-vous été sous contraceptif oral pendant plus de dix ans ?	☐	☐
▶ Depuis quelque temps, souffrez-vous fréquemment d'impuissance ?	☐	☐

RÉSULTAT : VOTRE ÉTAT CARDIAQUE

Vous avez répondu NON à plus de 14 questions ? Vous appartenez à la catégorie des « **actifs du cœur** » et vous vous sentez sûrement en pleine forme. Cela étant, peut-être ne pensez-vous pas toujours aux méthodes présentées dans ce chapitre. Ce sont des habitudes toutes simples à mettre en pratique et qui contribueront à renforcer votre système cardio-vasculaire au quotidien.

Nos recommandations

- *Le chapitre intitulé « Une meilleure condition physique » (p. 104-111) propose un programme intensif destiné aux « actifs du cœur ». Ses objectifs : stimuler la circulation sanguine pour garder un cœur robuste et endurant.*
- *Si vous souffrez des effets désagréables de l'hypotension, reportez-vous aux mesures proposées dans le chapitre « Les problèmes d'hypotension » (p. 98-103).*
- *Même un cœur en bonne santé n'est pas à l'abri des crises de tachycardie. « Tachycardie : les bons réflexes » (p. 120-121) explique comment agir en cas d'urgence.*

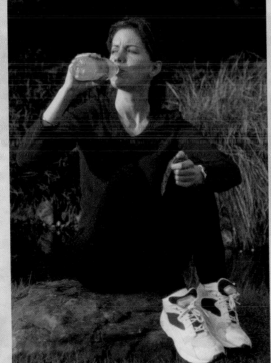

Être actif pour garder la forme
Un entraînement en plein air, axé sur l'endurance et ponctué de pauses, renforce le système cardio-vasculaire.

Vous avez répondu NON à moins de 14 questions ? Vous appartenez à la catégorie des « **passifs du cœur** », qui ont besoin de renforcer leur système cardio-vasculaire. De plus, si vous avez répondu NON à moins de 9 questions, vous souffrez vraisemblablement d'une surcharge pondérale et d'hypertension artérielle. De même, votre taux de cholestérol et votre glycémie sont probablement élevés. Dès aujourd'hui, commencez à lutter activement contre ces problèmes !

Nos recommandations

- *Le chapitre intitulé « Une meilleure condition physique » (p. 104-111) vous fera entrer le cœur léger dans une nouvelle vie active.*
- *« Un cœur sain toute la vie » (p. 86-97) et « Au secours de l'appareil vasculaire » (p. 112-119) : deux chapitres pour renforcer votre système cardio-vasculaire. Et, en fin de chapitre, de savoureuses recettes qui vous aideront à tenir le coup.*
- *Une période de stress, trop de café… Et le cœur part au galop, vous donnant la pénible sensation d'être oppressé. Avec le programme d'urgence « Tachycardie : les bons réflexes » (p. 120-121), gérez ces crises sans paniquer.*
- *Vous voulez arrêter de fumer ? « En finir avec la cigarette » (p. 122-125) vous montrera que l'arrêt du tabac n'est pas aussi insurmontable qu'on le croit.*

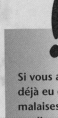

Si vous avez déjà eu des malaises cardiaques, évitez certains efforts physiques. Parlez-en d'abord avec votre médecin.

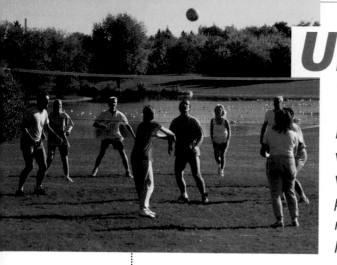

UN CŒUR SAIN TOUTE LA VIE

Pulsation après pulsation, notre cœur diffuse la sève vitale par les artères, nous garantissant ainsi longue vie et dynamisme. Pour que ce moteur tout à fait particulier continue de fonctionner efficacement, nous devons lui accorder chaque jour toute l'attention qu'il mérite.

Au cours d'une vie, le cœur pompe environ 400 millions de litres de sang – il pourrait remplir un petit lac de montagne – et bat, sans discontinuer, en moyenne 70 fois par minute. Sa principale fonction est d'amener le sang et toutes les substances vitales jusque dans la plus petite cellule de notre organisme, s'adaptant à tout moment aux exigences de ce dernier, y compris en cas d'effort – quand on fait du sport, par exemple – et de fièvre, qui entraînent des besoins accrus en oxygène et donc une accélération du rythme cardiaque. Si des vaisseaux sanguins sont obstrués, la tension artérielle augmente afin d'assurer l'acheminement du sang dans les petits vaisseaux (pour en savoir plus sur la tension artérielle, voir p. 98). Votre cœur doit réagir à toutes les variations de rythme. Si vous voulez le garder intact, un certain nombre de précautions s'imposent !

Une tension artérielle et des pulsations stables

Une bonne irrigation du tissu musculaire est tout aussi indispensable qu'un apport optimal d'oxygène. Il est donc primordial d'éviter que les vaisseaux coronaires, qui irriguent les muscles du cœur, ne se sclérosent ou, pire, ne s'obstruent. Sinon, après de longues années, c'est non seulement le redoutable infarctus qui menace, mais aussi l'angine de poitrine. Les deux affections sont caractérisées par les mêmes symptômes : gêne respiratoire, sensation d'oppression et d'angoisse, douleurs dans la poitrine irradiant souvent jusque dans le bras gauche.

Une activité physique adaptée et une alimentation saine et équilibrée permettent de prévenir efficacement ces maladies cardio-vasculaires. Il suffit de quatre semaines pour voir le fonctionnement du cœur s'améliorer nettement. N'attendez pas l'apparition des pre-

Attention, danger ! L'infarctus

En cas d'athérome (dépôt de plaques de cholestérol sur les parois internes des artères), le diamètre des vaisseaux coronaires diminue peu à peu, ce qui entrave la circulation sanguine. Il peut alors se former un caillot sanguin, qui entraîne l'obturation brutale et complète du vaisseau. C'est l'infarctus !

▶ **Facteurs de risque** Antécédents familiaux, hypertension artérielle, surcharge pondérale, diabète, sédentarité, stress, manque de repos, alimentation déséquilibrée, tabagisme.

▶ **Symptômes** Semblables à ceux de l'angine de poitrine, mais beaucoup plus violents au début et ne disparaissant pas malgré la prise de médicaments et une baisse d'activité. Ils sont caractérisés par des douleurs diffuses dans le bras gauche, des sueurs et des nausées, une crainte de la mort et un pouls très rapide et irrégulier pouvant entraîner une syncope.

▶ **Traitement d'urgence** Plus tôt l'infarctus est pris en charge, plus il a de chances de guérir. Appelez les urgences au moindre doute et rassurez le malade.

miers signes caractéristiques, notamment en cas d'effort : commencez dès aujourd'hui.

La chasse aux facteurs de risque

Combattre ou, mieux, éviter l'ensemble des facteurs de risque est indispensable pour conserver un cœur en bon état. Sinon, tôt ou tard, les parois internes des artères finissent par se détériorer et des formations de calcaire et de graisse, les fameuses plaques d'athérome, menacent ensuite de s'y déposer. Au fil des ans, les plaques s'accumulent, contribuant au rétrécissement des vaisseaux et altérant sensiblement leur élasticité.

Bien souvent, on ne les remarque que si la tension artérielle monte brusquement, par exemple lors d'une crise de tachycardie ou d'arythmie, au cours de laquelle le cœur doit pomper plus de sang afin de surmonter la résistance accrue des vaisseaux et d'assurer l'irrigation de l'organisme. Dans un premier temps, le cœur réagit à cette surcharge en augmentant sa masse musculaire : il devient plus gros. Mais si, à chaque pulsation, la quantité de sang envoyée dans l'organisme est insuffisante, celui-ci stagne dans les ventricules. Le tissu cardiaque s'étire alors de plus en plus, le muscle a de plus en plus de difficultés à se contracter, et la puissance de pompage diminue. À ce stade, le médecin prescrit le plus souvent des stimulants cardiaques.

Un essoufflement à l'effort, des jambes enflées, de fréquentes envies d'uriner pendant la nuit et des troubles du rythme cardiaque sont des symptômes indéniables de fatigue du cœur. L'une des causes de cette fatigue est la tension artérielle élevée pouvant résulter d'une mauvaise hygiène de vie. Une déficience congénitale, une infection virale et des troubles du rythme cardiaque ou encore l'abus d'alcool peuvent également entraîner une insuffisance cardiaque.

Un cœur plus performant qu'on ne le croit

Même si le cœur est affaibli, on peut presque toujours améliorer son état. Le programme qui suit vous soutiendra dans vos efforts pour éliminer certains facteurs de risque. Bien sûr, cela ne se fera pas en huit jours. Mais, avec un peu de patience, vous verrez votre résistance et vos capacités s'accroître au fil des semaines. Une activité sportive régulière et adaptée sera accompagnée d'une alimentation saine et d'exercices de détente que vous intégrerez chaque jour dans le programme.

À la fin des quatre semaines, vous connaîtrez parfaitement votre cœur et agirez en conséquence pour le préserver. À l'avenir, les maladies cardiovasculaires ne seront plus pour vous une épée de Damoclès !

Si vous avez plus de 40 ans et n'avez jamais pratiqué aucun sport, faites-vous faire un électrocardiogramme et contrôler la tension artérielle avant de commencer le programme.

PROGRAMME DE 4 SEMAINES

EXERCICE

Chaque semaine, les exercices exigeront plus d'efforts de votre part. L'objectif :
▶ **augmenter votre résistance cardiaque** en tenant compte de votre état de santé ;
▶ **améliorer votre fonction cardiaque** par une augmentation contrôlée des pulsations, **grâce à l'ergomètre et à la natation.**

ALIMENTATION

Des recettes simples pour :
▶ **suivre un régime approprié**, qui prévient les maladies cardio-vasculaires ;
▶ **remplacer le sel** par des épices naturelles et des herbes aromatiques. Le but : faire baisser la tension artérielle.

RELAXATION

Pas d'activité sans détente :
▶ apprenez les **méthodes infaillibles pour faire une pause** et vous libérer du stress ;
▶ ressourcez-vous dans un **bain à la mélisse** qui vous procurera une réelle détente sur le plan cardiaque ;
▶ quelques séances de **tai-chi-chuan** permettront à votre corps de se relaxer.

UN CŒUR DE PLUS EN PLUS RÉSISTANT

Durant les deux premières semaines, le programme augmente graduellement l'endurance de votre cœur. Trois fois par semaine, alternez séances de natation en piscine et entraînement sur l'ergomètre en salle ou à la maison : peu à peu, votre muscle cardiaque s'habituera au surcroît d'activité que vous lui demandez. L'idéal serait que votre pouls à l'effort se situe autour de 120 pulsations par minute. De temps en temps, effectuez ces exercices pendant plus de quinze minutes pour obtenir un effet bénéfique à long terme. Pratiquez les autres exercices tous les jours.

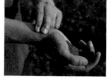

Prenez votre pouls
Pendant une activité sportive, le pouls à l'effort optimal se situe autour de 120 à 130 pulsations par minute. Avant, pendant et après l'effort, évaluez précisément votre pouls en plaçant votre index et votre majeur sur la face interne du poignet et du côté du pouce.

 ## NAGEZ LENTEMENT

Échauffement
◆ Dans l'eau jusqu'aux épaules, sautillez pendant 1 à 2 min. Effectuez des mouvements de brasse avec les bras.

Exercice
◆ Commencez par la brasse. Le dos aussi plat que possible, faites des mouvements amples et cadencés.
◆ Évaluez vous-même le temps de pause nécessaire entre deux longueurs en fonction de vos capacités de récupération.
◆ Pour terminer, faites la planche sur le ventre, les mains sur le rebord du bassin. Faites des battements de jambes pendant environ 2 min.

Conseil
◆ Pour en savoir plus sur les bienfaits de la natation et sur sa pratique, reportez-vous aux pages 44 et 45.

 *50 m – Pause
À faire 6 fois*

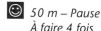 *50 m – Pause
À faire 4 fois*

AUGMENTEZ PROGRESSIVEMENT L'EFFORT

Exercice
◆ Placez-vous derrière une chaise et appuyez les deux mains sur le dossier.
◆ Marchez sur place avec énergie, en sollicitant le maximum de muscles dans votre effort. Accélérez chaque jour le rythme. Les « actifs du cœur » termineront cet exercice par 10 génuflexions, en laissant les mains appuyées au dossier de la chaise.

Conseil
◆ Faites cet exercice de temps en temps, même au bureau. Il vous redonnera du punch !

☺ *3 min – 30 s de pause
À faire 5 fois*

☺ *2 min – 1 min de pause
À faire 6 fois*

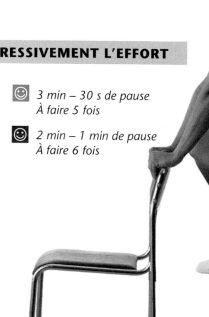

Gardez toujours le dos bien droit.

L'ERGOMÈTRE DÈS LE DÉBUT DU PROGRAMME

Exercice

◆ Dès la première semaine, commencez le programme sur l'ergomètre. C'est une bonne alternative à la piscine si celle-ci est loin de chez vous. Asseyez-vous en gardant le dos droit et pédalez lentement.

◆ Au cours de cette semaine, effectuez 2 séances de 15 min. Si l'effort vous paraît trop intense au début, réduisez la vitesse ou accordez-vous une courte pause. Pensez à prendre votre pouls! Durant la deuxième semaine, accélérez le rythme.

 15 min
3 ou 4 fois par semaine

 2 fois 8 min –
1 min de pause
3 ou 4 fois par semaine

Conseil

◆ N'arrêtez pas brutalement l'exercice mais réduisez la vitesse ou la puissance de l'ergomètre (voir sur le boîtier).

◆ Si le temps le permet, enfourchez un vélo et allez pédaler sur les routes.

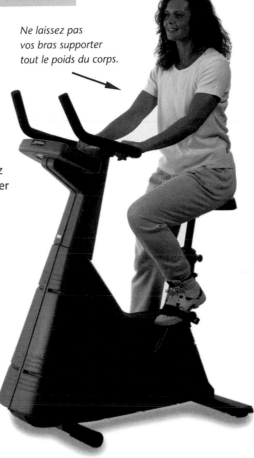

Ne laissez pas vos bras supporter tout le poids du corps.

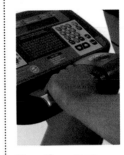

Un œil sur tout
Pouls, distance parcourue, vitesse, temps, calories dépensées, puissance... Vous pourrez lire toutes les informations sur un ergomètre moderne pendant votre entraînement.

NAGEZ UN PEU PLUS VITE

Exercice

◆ Au cours de la deuxième semaine, accordez-vous une pause après chaque longueur, comme la première semaine. Efforcez-vous toutefois d'accélérer vos mouvements.

Conseil

◆ Règle d'or en natation: ne vous crispez pas, vous devez toujours vous sentir en pleine possession de vos moyens.

 50 m – Pause
À faire 10 fois

 50 m – Pause
À faire 8 fois

Les watts calculent vos performances

Les ergomètres (ou vélos d'entraînement) traditionnels vous indiquent à quelle vitesse vous roulez. En revanche, les modèles les plus récents mesurent la puissance, en watts, générée par le mouvement. Bien entendu, la puissance que vous développez dépend à la fois de la vitesse de pédalage et de la force de freinage. Si votre cœur n'est pas en très bonne santé, consultez votre cardiologue avant de commencer l'entraînement, il vous indiquera la puissance que vous pouvez supporter.

▶ **Au début de l'effort** Sélectionnez toujours une faible puissance de manière à échauffer vos muscles en douceur.

▶ **Quelques points de repère** Sachez que 100 W de puissance correspondent à une course rapide ou à une danse effrénée, et 125 W à du cross-country ou à l'ascension d'une montagne escarpée.

▶ **Règle d'or de l'entraînement** Prenez régulièrement votre pouls; pendant l'effort, il peut atteindre jusqu'à 130 pulsations par minute.

UN DÉFI POUR LE CŒUR

Les deux dernières semaines du programme reposent sur les acquis des deux précédentes. Grâce à votre activité sportive, les performances de votre cœur se sont d'ores et déjà nettement améliorées. La preuve, après un effort physique, vous récupérez beaucoup plus rapidement et votre pouls se remet plus vite au repos. Désormais, vous êtes en mesure d'alterner quatre à cinq fois la natation et l'entraînement sur l'ergomètre. À cela s'ajoutent d'autres exercices à effectuer chaque jour.

Votre condition physique s'est déjà améliorée ; alors, courage, ne vous arrêtez pas en si bon chemin.

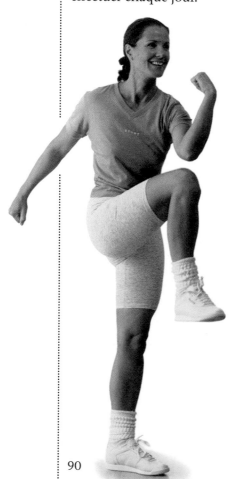

 ## TOUTES LES NAGES SONT PERMISES

Exercice
◆ Durant la troisième semaine, doublez la distance parcourue avant de faire la première pause.
◆ Dès les premiers signes de fatigue, nagez plus lentement ou faites une pause jusqu'à ce que le pouls soit redescendu à 10 à 20 pulsations au-dessus du pouls au repos.

Conseil
◆ Variez les types de natation : dos crawlé et brasse, par exemple.

 100 m – Pause
À faire 6 fois

 100 m – Pause
À faire 4 fois

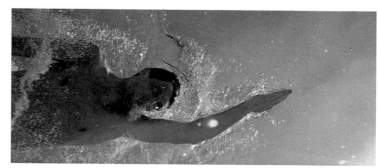

 ## POUR UN CŒUR À TOUTE ÉPREUVE

Exercice 1
◆ Debout, écartez légèrement les jambes. Remontez le genou droit en diagonale vers le coude gauche, et vice versa. Travaillez en dynamique.
◆ Remontez le genou au-dessus des hanches et rapprochez-le du coude au niveau du nombril. Les pieds bien à plat, sautillez doucement d'un pied sur l'autre. Jour après jour, efforcez-vous d'accélérer légèrement la cadence. Les « actifs du cœur » effectueront l'exercice en sautillant ; les « passifs du cœur » feront des pas énergiques.

Exercice 2
◆ Au cours de la troisième semaine, vous vous attacherez à augmenter votre endurance. Comme le premier, l'exercice 2 peut être effectué à la maison ou en plein air.
◆ Avancez un pied et faites des mouvements de pantin, mais, au lieu de relever les bras et les jambes sur le côté, bougez-les d'avant en arrière. Respirez bien. Pour cet exercice, les poings sont un peu serrés et doivent remonter jusqu'à la hauteur de la tête. Jour après jour, accélérez légèrement le rythme.

 1 min – 30 s de pause
À faire 6 fois

 1 min – 30 s de pause
À faire 6 fois

 30 s – 30 s de pause
À faire 6 fois

 1 min – 30 s de pause
À faire 6 fois

LA CORDE À SAUTER

Exercice

◆ Les « actifs du cœur » intégreront le saut à la corde dans leur programme quotidien, en sautant à pieds joints.

◆ Si vous débutez votre entraînement hebdomadaire par le saut à la corde, échauffez-vous 1 min en sautant sans interruption. Assurez-vous que la corde a la bonne longueur.

◆ Les « passifs du cœur » effectueront des pas et non des sauts.

Conseil

◆ Si le temps le permet, exercez-vous en plein air pour mieux vous oxygéner.

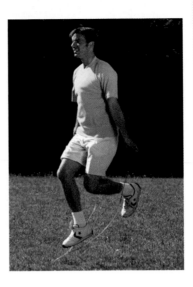

 30 s – 1 min de pause
À faire 8 fois

1 min – 30 s de pause
À faire 6 fois

 ## MILLE MÈTRES

Exercice

◆ À la fin du programme d'entraînement en piscine, vous serez capable de parcourir 1 km ! N'oubliez pas d'effectuer des mouvements réguliers et d'adapter votre rythme aux performances que vous avez atteintes pour continuer à progresser.

◆ À la fin de la séance, tenez-vous sur le rebord du bassin et piétinez pendant 1 à 2 min.

 100 m – Pause
À faire 10 fois

100 m – Pause
À faire 8 fois

 ## MONTER LA PUISSANCE DE L'ERGOMÈTRE

Exercice

◆ L'objectif de la dernière semaine est d'accroître la puissance de l'ergomètre sur une même durée. Faites-le de façon raisonnable ou pédalez plus vite que la semaine précédente. Là encore, augmentez progressivement vos efforts. À la fin de la séance, ne vous arrêtez pas brusquement : ralentissez d'abord. Contrôlez votre pouls : il ne doit pas dépasser 130 pulsations par minute.

 20 min sans pause
4 ou 5 fois par semaine

 15 min sans pause
4 ou 5 fois par semaine

Bien utiliser la corde à sauter

Le saut à la corde était peut-être l'un des jeux préférés de votre enfance. Le voilà qui revient au goût du jour ! Voici quelques conseils pour bien le pratiquer.

▶ **Choisir la bonne longueur** Saisissez dans une main les deux extrémités de la corde et posez un pied au milieu de celle-ci. Pliez l'avant-bras perpendiculairement à votre corps. La corde est à la bonne longueur lorsqu'elle est bien tendue.

▶ **Bien lancer** Tournez les poignets pour lancer la corde au-dessus de votre tête.

▶ **Bien sauter** Ne sautez pas pieds nus, cela fatigue les articulations et tasse les vertèbres. Mettez des chaussures de sport amortissant bien les chocs, vous ménagerez vos chevilles.

▶ **Choisir le bon endroit** Ne sautez pas sur de l'asphalte mais au contraire sur un sol souple (herbe, gravillons...). À la maison, sautez sur un tapis.

▶ **Attention** Si vous avez un problème de poids, le saut à la corde risque de malmener vos articulations et votre colonne vertébrale.

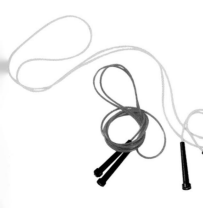

LA MARCHE : UN SPORT À LA MODE ET DOUX POUR LE CŒUR

La marche est un très bon compromis – si ce n'est le meilleur – entre l'inactivité et la course à pied. La méthode à suivre : marcher à un rythme soutenu, en utilisant correctement ses bras. Profitez du paysage sans fatiguer vos articulations et sans faire courir le moindre risque à votre cœur. Même s'il s'agit d'une activité paisible, la marche est un sport d'endurance efficace et excellent pour la santé. Elle contribue à faire baisser le taux de cholestérol sanguin et évite ainsi l'apparition d'athérosclérose. Elle agit également contre l'hypertension et la surcharge pondérale tout en permettant à l'organisme de refaire le plein d'oxygène.

 SUR LA PLAGE

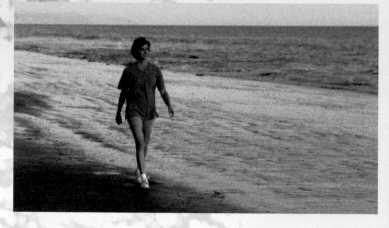

Exercice

◆ Choisissez un parcours peu accidenté. Le sol, pas trop souple, doit offrir une résistance suffisante à votre pied en cas de faux pas. Sont tout indiqués les allées des parcs, en ville, les sentiers en forêt et les plages de sable ferme.

◆ Marchez d'un pas énergique et adoptez un rythme nettement plus rapide que celui d'une promenade. Le critère le plus important n'est pas la distance parcourue mais le temps consacré à la marche.

Marchez 20 min en vous accordant des pauses au cours desquelles vous ralentirez un peu, sans vous arrêter.

◆ L'entraînement optimal pour le système cardio-vasculaire est de marcher 3 fois 20 min par semaine en maintenant son pouls à 120. Commencez par faire 80 pas à la minute, puis augmentez jusqu'à 120. Les « passifs du cœur » débuteront par 70 pas à la minute.

Conseil

◆ La marche peut se pratiquer en toute saison. Inscrivez-la dans votre emploi du temps quotidien.

☺ *10 min – 1 min de pause – À faire 4 fois*

☺ *4 min – 1 min de pause À faire 4 fois*

Bien chaussé, bien vêtu

▶ Portez des chaussures de sport amortissant bien les chocs. Les souliers de course classiques conviennent parfaitement, même s'il existe des modèles spécialement conçus pour la randonnée, dotés d'une semelle plus épaisse et de talons renforcés.

▶ Choisissez-les dans une pointure supérieure à celle de vos chaussures de ville. Les orteils ne doivent pas être comprimés, il faut pouvoir les bouger librement. Prévoyez donc un espace d'un doigt environ entre le bout du pied et celui de la chaussure. Si vous avez des doutes, faites votre achat dans un magasin spécialisé et demandez conseil à un vendeur.

▶ Portez des vêtements en coton adaptés aux caprices de la météo. Les tissus en microfibres sont également recommandés : certains sont imperméables et ne retiennent pas la transpiration.

▶ Pendant les chaudes journées d'été, n'oubliez jamais de vous couvrir la tête. Et ne sortez en aucun cas pendant les grosses chaleurs de midi.

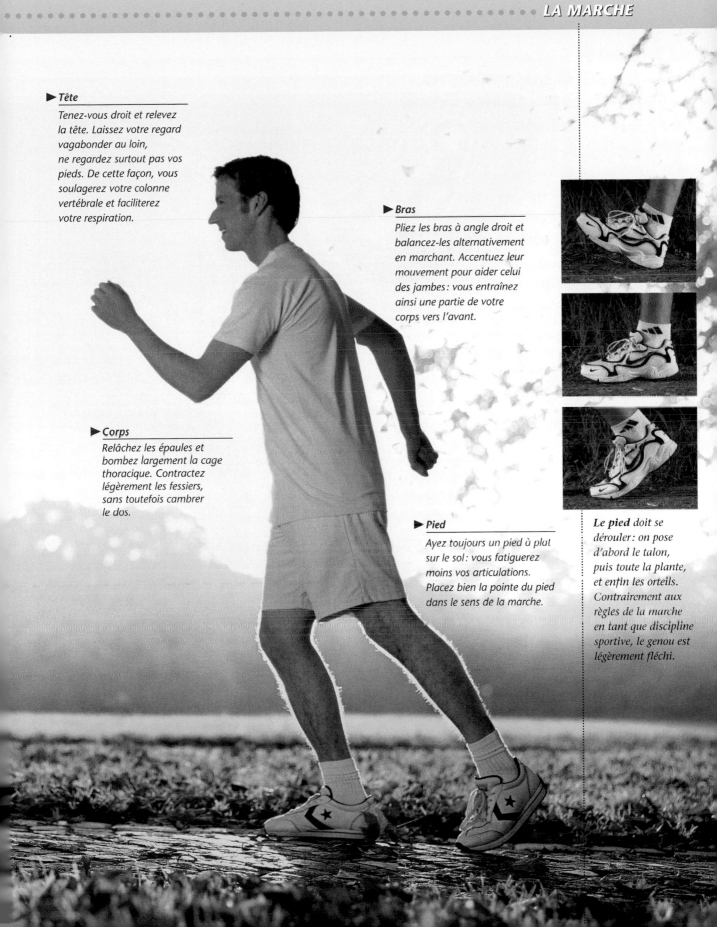

► Tête

Tenez-vous droit et relevez la tête. Laissez votre regard vagabonder au loin, ne regardez surtout pas vos pieds. De cette façon, vous soulagerez votre colonne vertébrale et faciliterez votre respiration.

► Bras

Pliez les bras à angle droit et balancez-les alternativement en marchant. Accentuez leur mouvement pour aider celui des jambes : vous entraînez ainsi une partie de votre corps vers l'avant.

► Corps

Relâchez les épaules et bombez largement la cage thoracique. Contractez légèrement les fessiers, sans toutefois cambrer le dos.

► Pied

Ayez toujours un pied à plat sur le sol : vous fatiguerez moins vos articulations. Placez bien la pointe du pied dans le sens de la marche.

Le pied doit se dérouler : on pose d'abord le talon, puis toute la plante, et enfin les orteils. Contrairement aux règles de la marche en tant que discipline sportive, le genou est légèrement fléchi.

NE PAS NÉGLIGER SON ALIMENTATION

Une mauvaise alimentation est l'une des causes principales de l'hypertension artérielle, et les scientifiques sont maintenant certains qu'il est possible d'éviter bon nombre de maladies cardio-vasculaires en adoptant un régime équilibré.

Le tableau présenté ci-contre indique quels sont les aliments bénéfiques pour le cœur et la tension artérielle, ainsi que leurs principaux constituants et la façon dont ils agissent sur votre organisme.

Pour réaliser les recettes qui suivent, utilisez de l'huile d'olive vierge première pression à froid, des légumes frais ainsi que de la viande maigre. Goûtez ces petits plats que vous avez réalisés et vous verrez combien une cuisine équilibrée peut être savoureuse et riche de saveurs nouvelles.

MANGER ÉQUILIBRÉ

Aliments	Leurs constituants bénéfiques	Leur action
Pommes Agrumes Carottes Oignons	Vitamines, flavonoïdes, fibres	Font baisser le taux de cholestérol sanguin, réduisent le risque cardio-vasculaire.
Tomates Poivrons Brocolis	Vitamines, pigments antioxydants, substances soufrées	Protègent les parois des vaisseaux sanguins, améliorent la circulation.
Huiles végétales Huile d'olive vierge Margarines végétales molles	Acides gras polyinsaturés	Font baisser le taux de cholestérol sanguin, préviennent les dépôts de plaques d'athérome.
Saumon Sardines Maquereau	Acides gras oméga-3	Font baisser le taux de cholestérol sanguin et la tension artérielle, réduisent le risque cardio-vasculaire.

Manger sainement !

◆ Consommez beaucoup de fruits et de légumes frais ; crus, ils sont encore meilleurs pour la santé.
◆ Cuisez vos aliments à l'étouffée, à la vapeur ou faites-les griller.
◆ Manger de la viande deux fois par semaine suffit, de préférence de la volaille ou de la viande maigre (veau, par exemple).
◆ Remplacez les graisses animales par des huiles végétales (tournesol, olive, noix).
◆ Limitez le fromage à une portion par jour (soit 40 à 50 g), en privilégiant les fromages les plus maigres.
◆ Mangez du poisson deux ou trois fois par semaine.
◆ Consommez des produits céréaliers complets (pain, riz, etc.) et des légumes secs.
◆ Évitez les aliments très salés (plats tout prêts, potages déshydratés, biscuits salés...)
◆ Buvez 2 litres d'eau par jour.

Le régime sans sel

Est-il vrai que l'excès de sel dans l'alimentation est néfaste ? Effectivement, pour beaucoup d'entre nous, il fait augmenter la tension artérielle. Pour d'autres, en revanche, le sel n'a aucune conséquence : les médecins parlent de « sujets non sensibles au sel ». Ce sont des personnes qui, grâce à des processus métaboliques spécifiques, peuvent supporter des apports importants de sel sans effet immédiat. Cependant, même pour ces individus « favorisés », rien ne prouve que cela durera toute la vie.

C'est pourquoi il est important de :
▶ respecter la vraie saveur des aliments en limitant au maximum la quantité de sel dans la cuisine ;
▶ ne pas resaler systématiquement les plats à table (surtout avant de les avoir goûtés !) ;
▶ savoir utiliser épices, aromates ou fines herbes pour remplacer partiellement le sel tout en relevant la saveur des plats.

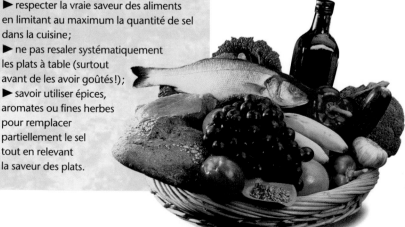

SALADE DE ROQUETTE AU FROMAGE FRAIS

1 œuf dur
50 g (¼ tasse) de fromage
   frais (cottage ou ricotta),
   égoutté
1 c. à soupe de vinaigre de vin
2 c. à thé d'huile d'olive
Le jus de ½ citron
100 g (4 tasses) de roquette
3 ou 4 tomates-cerises
Herbes aromatiques fraîches
Sel, poivre

◆ Mélangez soigneusement
le fromage et le vinaigre. Salez,
poivrez. Préparez une marinade
en mélangeant l'huile, le jus de
citron, du sel et du poivre.
Faites mariner le fromage
dans cette préparation.
◆ Écalez l'œuf, hachez-le
et incorporez-le au fromage.
◆ Lavez les feuilles de roquette.
Essorez-les puis garnissez-les
avec le fromage. Lavez
les tomates-cerises, coupez-les
en deux et disposez-les sur
la salade. Hachez les fines
herbes et garnissez-en le tout.

Conseil
◆ Mangez cette salade avec
du pain complet.

ESCALOPE DE VEAU FARCIE, GRATIN D'OIGNONS

3 oignons
2 c. à thé d'huile d'olive
100 g d'escalope de veau
1 tranche de prosciutto
   dégraissé
1 feuille de sauge
1 pincée de noix muscade
10 g (1½ c. à soupe)
   de cheddar râpé
Sel, poivre

◆ Épluchez les oignons et
coupez-les en fines lamelles.
Mettez-les dans une casserole
avec 1 c. à thé d'huile d'olive.
Ajoutez 1 c. à soupe d'eau,
couvrez et laissez fondre à feu
doux pendant environ 20 min.
Remuez de temps en temps.
◆ Aplatissez l'escalope avec
un rouleau à pâtisserie.
Garnissez-la avec le jambon et
la sauge. Repliez l'escalope et
maintenez-la fermée à l'aide
d'un bâtonnet de bois.
◆ Faites chauffer le reste
de l'huile dans une poêle et
faites-y dorer l'escalope
pendant 4 à 5 min de chaque
côté à feu moyen. Salez et
poivrez.
◆ Assaisonnez les oignons
avec la noix muscade, du sel
et du poivre. Incorporez
la moitié du cheddar râpé.
Versez le tout dans un petit
plat à gratin, parsemez
du reste du cheddar,
glissez sous le gril du four
et laissez dorer
pendant 3 à 4 min.

Conseil
◆ Accompagnez
ce plat de riz,
complet
de préférence.

POMME FONDANTE

1 pomme Granny Smith
2 c. à thé de gelée de
   groseille
1 c. à soupe de groseilles
   à grappes (gadelles)
1 c. à soupe de framboises
1 c. à soupe de cassis

◆ Faites chauffer le four à
200° C (400° F). Évidez la
pomme puis pelez-la.
◆ Mettez 3 c. à soupe d'eau
dans un petit plat, posez la
pomme dans le plat, garnissez celle-ci avec 1 c. à thé de
gelée de groseille. Faites cuire
au four de 25 à 30 min selon
la taille du fruit.
◆ Lavez les gadelles et le
cassis. Égrappez-les. Passez-
les au mixeur ou au tamis,
avec les framboises. Faites
fondre le reste de la gelée
de groseille à feu doux et
incorporez-la au coulis obtenu.
Nappez-en la pomme tiède
au moment de la déguster.

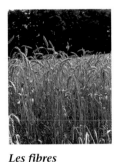

Les fibres
*Les céréales complètes
et leurs dérivés (pain
complet, riz complet,
farine intégrale...)
apportent des
quantités importantes
de fibres, qui
favorisent le transit
intestinal et ont une
action bénéfique sur
le métabolisme
des graisses.*

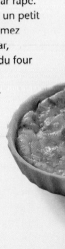

ACCORDER UNE PAUSE À SON CŒUR

Respirez profondément et calmement pour vous détendre de manière efficace.

Respirer profondément est l'un des meilleurs moyens de se détendre et il faudrait apprendre à le faire régulièrement. Lorsque vous ressentez de fortes palpitations, que vous vous mettez à soupirer à tout bout de champ ou que vous vous fatiguez au moindre effort, c'est que votre cœur a besoin de reprendre son souffle. Prenez le temps de vous relaxer dans un bain où vous aurez versé une infusion de plantes médicinales ou consacrez quelques minutes à la pratique apaisante du tai-chi-chuan. Intégrez dans votre emploi du temps des exercices de respiration abdominale : celle-ci contribue à la normalisation de toutes les fonctions cardiaques.

 BAIN RELAXANT À LA MÉLISSE

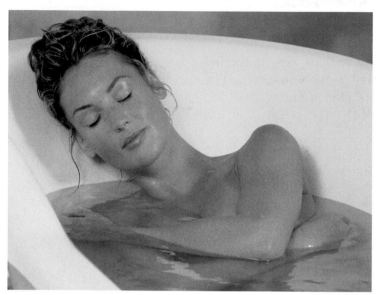

Exercice

◆ La mélisse est une plante originaire du bassin méditerranéen.

Les substances amères et les flavonoïdes qu'elle contient font de cette plante un remède traditionnel fort apprécié. Un bain à la mélisse agit sur les troubles cardiaques d'origine nerveuse, les troubles du sommeil et l'agitation, ce qui ne peut être que bénéfique pour le cœur.

◆ Plongez 50 à 60 g de feuilles de mélisse (en pharmacie ou en magasin de produits naturels) dans 1 litre d'eau. Chauffez jusqu'à ébullition et laissez infuser 10 min. Filtrez et versez le liquide dans l'eau du bain.

◆ Température de l'eau : 32 à 36 °C (90 à 97 °F). Après le bain, reposez-vous 30 min.

☺ ☺ *10-15 min
2 ou 3 bains
par semaine*

Conseil

◆ Détendez-vous en quelques instants en buvant un thé à la mélisse : versez 3 c. à thé de feuilles de mélisse dans 250 ml d'eau bouillante. Laissez infuser pendant 10 min dans une théière couverte.

Les phases de récupération

Le cœur est un muscle comme les autres : pour l'entraîner, il faut le faire travailler. Or tous les muscles ont besoin de phases de récupération. Pour bien vous détendre, lisez attentivement les conseils ci-dessous.

▶ **La détente doit prendre le pas sur l'action**, particulièrement en cas d'infection (un rhume par exemple), lorsque l'organisme est entièrement occupé à combattre les intrus pathogènes.

▶ **Contrôlez régulièrement vos pulsations cardiaques** au cours des exercices de détente.

Vous constaterez vous-même que votre pouls ralentit et retrouve un rythme normal.

▶ **Ne restez pas enfermé toute la journée** car le cœur a besoin d'oxygène : efforcez-vous de prendre l'air aussi souvent que possible.

▶ **Prenez des vacances sur mesure !** Les climats océanique et de moyenne montagne sont excellents pour le système cardio-vasculaire. Évitez les régions au climat torride et les plages surpeuplées, même si ce sont les plus faciles d'accès...

PRÉPARATION AU TAI-CHI-CHUAN

Exercice

◆ Cet exercice offre l'avantage de vous préparer à la pratique du tai-chi-chuan tout en vous détendant.

◆ Placez-vous debout, les pieds à l'aplomb des épaules. Fléchissez un peu les genoux, le corps légèrement penché. Votre bassin doit être bien droit, vos épaules relâchées vers le bas, mais sans être affaissées vers l'avant.

◆ Relevez le menton en imaginant que vous êtes une marionnette attachée par le haut de la tête à une ficelle.

◆ Détendez vos bras et placez-les le long du corps, les majeurs effleurant vos cuisses.

◆ Veillez à bien répartir votre poids sur les deux jambes. Posez les pieds bien à plat sur le sol et conservez cette position quelques instants. Inspirez et expirez calmement.

◆ N'accordez pas trop d'attention à la moitié supérieure de votre corps. Concentrez-vous sur votre centre énergétique, qui se trouve à environ deux doigts sous le nombril. C'est là que l'énergie du corps doit être rassemblée au début des exercices.

◆ Pendant les pauses, bougez pour vous détendre.

Si vous êtes débutant

◆ Le tai-chi-chuan de style Chen regroupe 84 positions, qui s'enchaînent de manière fluide. Si, à travers ce bref aperçu, cette technique de relaxation vous plaît, nous vous conseillons de vous inscrire à un cours. Le tai-chi-chuan est très répandu au Québec et en Amérique du Nord. Par ailleurs, de nombreuses associations sportives l'ont adopté dans leurs programmes d'entraînement.

  1 min – 1 min de pause 3 fois par jour

RESPIRATION ABDOMINALE – RÉGULER SES FONCTIONS CARDIAQUES

Exercice

◆ Mettez des vêtements confortables et allongez-vous sur le dos sur une couverture. Glissez un coussin sous votre tête. Posez les mains de chaque côté de votre ventre.

◆ Concentrez-vous sur votre respiration : inspirez profondément en gonflant le ventre puis expirez lentement. Si vous le faites correctement, votre ventre se soulève à l'inspiration et s'affaisse à l'expiration.

◆ Ne pratiquez jamais cet exercice en sortant de table. Le meilleur moment se situe avant le petit déjeuner ou 2 h après un repas.

Conseil

◆ Écoutez de la musique instrumentale à faible volume, cela vous aidera à réguler le flux d'air.

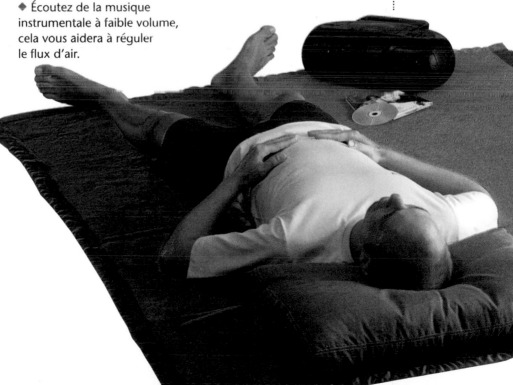

  15 min par jour

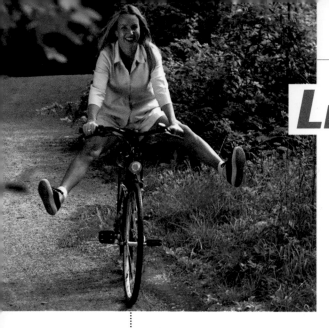

LES PROBLÈMES D'HYPOTENSION

*Réjouissez-vous, les hypotendus vivent longtemps !
Et ne soyez pas fataliste, car vous pouvez facilement
lutter contre les effets de l'hypotension. Stimulez
votre circulation sanguine et vous détiendrez les clefs
de la victoire. Le programme qui suit vous montre
comment faire remonter votre tension artérielle.*

Une réputation de lève-tard, peu flatteuse mais somme toute justifiée, vous colle à la peau ? Chaque matin, trois tasses de café noir bien corsé sont le seul et unique moyen pour vous mettre en train ? Vous souffrez peut-être d'hypotension, c'est-à-dire d'une tension artérielle basse.

Or une chute de tension intervenant plus particulièrement peu après le lever matinal, l'emploi du temps qui vous attend revêt certains jours des allures de montagne quasi impossible à gravir.

Tension basse : désagréable mais sans danger !

Malgré huit heures de sommeil, vous êtes fatigué et pris de vertiges le matin... Vous avez du mal à vous concentrer, vous manquez d'entrain et souffrez de temps en temps de bourdonnements d'oreilles... Vous mettre debout ou changer brusquement de position obscurcit votre vision... Si ces symptômes sont désagréables lorsqu'on les subit quotidiennement, sachez que l'hypotension prolonge votre espérance de vie d'environ dix ans en moyenne. Certes, une tension artérielle inférieure à 110/70 mmHg diminue la résistance, mais elle préserve en même temps les parois des artères et diminue le risque d'artériosclérose et, du même coup, d'angine de poitrine et d'infarctus. Par ailleurs, rassurez-vous car vous n'êtes pas seul à souffrir de chutes de tension : de nombreux compagnons d'infortune vous accompagnent à travers le monde. Au Québec, il est rare que l'on traite l'hypotension par des médicaments, à moins qu'elle ne soit très handicappante. Dans certains pays, elle est classée parmi les maladies psychosomatiques, voire névrotiques. Et pourtant, l'hypotension existe et, à condition de faire preuve d'un peu de patience, peut même être traitée sans

Mesurer la tension artérielle

La tension artérielle fait partie des examens réguliers pratiqués par le médecin. En cas de nécessité, vous pouvez, moyennant une somme modique, faire prendre votre tension à la pharmacie.

▶ **La mesure comprend deux chiffres**
Le premier, le plus haut, indique la pression qui s'exerce sur les parois des artères lorsque le cœur se contracte pour expulser le sang. On parle de pression systolique. Le second, le plus bas, correspond à la pression diastolique, lorsque le cœur se relâche et s'emplit entre deux battements.

▶ **Une tension artérielle normale** est de 120/80 mmHg (abréviation de millimètre de mercure). Les valeurs inférieures à 100/60 pour les femmes et à 110/70 pour les hommes sont le signe d'une hypotension.

▶ **Valeurs limites** Si la valeur mesurée est supérieure à 140/90, on parle d'hypertension. Une mesure de 160/90 est une valeur limite qui risque de créer des dommages irréversibles sur la santé et mérite d'être traitée par des médicaments.

médicaments ni recours à une psychothérapie. Les résultats n'arrivent pas du jour au lendemain, il se peut que vous ressentiez à nouveau de fortes chutes de tension. Ne vous alarmez pas et persévérez.

En rechercher les causes

S'il s'agit d'une prédisposition familiale ou si aucune cause n'a pu être mise en évidence par des examens médicaux, on parle d'hypotension primaire ou essentielle. L'hypotension secondaire, quant à elle, peut être provoquée par un rhume, des varices, de fortes pertes de liquides (après une diarrhée, par exemple), ou encore par de brusques changements de temps ou la prise de certains médicaments.

Enfin, bien que les cas soient plutôt rares, l'hypotension peut être le symptôme d'une affection grave : trouble de l'alimentation, déficience cardiaque, maladie pulmonaire chronique, insuffisance thy-roïdienne, pertes sanguines dues à un ulcère de l'estomac, tumeur ou lésion cérébrales. Seul le médecin est à même de traiter ces maladies.

Faire pression sur les vaisseaux

Quelle que soit la forme de l'hypotension, le phénomène reste le même : le sang n'est pompé ni assez rapidement ni en quantité suffisante dans l'appareil circulatoire. Les organes et le cerveau ne sont donc pas oxygénés comme il le faudrait et ne fonctionnent pas de manière optimale. La vaso-constriction, qui, en temps normal, contribue à maintenir la tension, est dans ce cas diminuée.

Or le manque de stimulation des vaisseaux, dû entre autres à des fluctuations de la température et à la sédentarité, peut aggraver certains troubles, au même titre qu'un trop faible apport de liquides. Les principes de base pour avoir une tension artérielle stable sont les suivants : stimuler les vaisseaux sanguins, boire en grande quantité de manière à accroître le volume sanguin et enfin s'efforcer de donner chaque jour un petit coup de pouce au train-train quotidien. Bref, veiller à faire ce qu'il faut pour augmenter légèrement le taux d'adrénaline.

Pour que votre tension remonte et se stabilise de façon durable, consacrez-lui deux semaines. Dès que vous remarquerez des progrès dans votre état général, profitez de vos acquis pour améliorer votre condition physique et pour renforcer votre système cardio-vasculaire (p. 104-111).

PROGRAMME DE 2 SEMAINES

EXERCICE

Ne laissez plus chuter votre tension artérielle.
▶ **Être actif du matin au soir** maintient les vaisseaux sanguins au mieux de leur fonction.
▶ **Effectuer des exercices avec un partenaire** et avoir **des activités en plein air** vous permettra de stabiliser votre tension.

RELAXATION

Ne rien faire – synonyme de détente pour beaucoup – vous est formellement interdit.
▶ Choisissez comme devise **«la détente en bougeant»**.
▶ Stimulez votre tension artérielle par des **bains de bras** : ils aident à lutter contre les baisses de concentration et le manque d'entrain.

ALIMENTATION

Elle peut avoir d'excellents effets :
▶ **une alimentation** recherchée et **savamment épicée** stimulera votre créativité culinaire ;
▶ **le plaisir gustatif** réveillera votre vivacité ;
▶ **de grandes quantités de liquides** vous donneront un nouvel élan.

Actif du matin au soir

Ne jamais rester sans rien faire, ajouter aux activités quotidiennes (travaux ménagers, par exemple) des astuces toutes simples (voir encadré ci-dessous), voilà les meilleurs remèdes pour combattre l'hypotension. Commencez à agir dès le réveil en effectuant les premiers exercices dans votre lit.

Après cette mise en train, intégrez au fur et à mesure les autres exercices à votre emploi du temps de la journée : ils sont spécialement étudiés pour éviter une nouvelle baisse de tension. Vous constaterez qu'après deux semaines d'entraînement assidu votre tension artérielle se sera visiblement stabilisée : vous ne vous sentirez plus aussi facilement « sur les genoux ».

Au bout de deux semaines de ce programme, vous commencerez la journée plein de vitalité.

 STIMULATION MATINALE

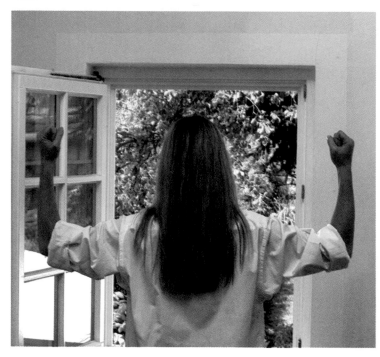

Exercices

◆ Au réveil, serrez les poings plusieurs fois et, en gardant les jambes tendues, ramenez la pointe des pieds vers votre tête. Détendez-vous et tournez-vous sur le côté. Asseyez-vous ensuite sur le bord du lit.

◆ Pliez les bras. Les coudes au niveau des épaules, rapprochez vos omoplates l'une de l'autre tout en inspirant profondément. Ramenez les avant-bras devant vous et expirez à fond.

◆ Tendez les jambes, puis pliez-les. Levez la pointe des pieds vers vos genoux.

◆ Levez-vous lentement. Tenez-vous debout devant une fenêtre ouverte et répétez le deuxième exercice.

Conseil

◆ Avant de vous doucher, massez-vous avec une serviette : partez du mollet et remontez le long de la jambe. Vous activez ainsi l'irrigation de vos jambes.

 10 fois chaque exercice

 8 fois chaque exercice

Les bons trucs pour stabiliser la tension

Premiers réflexes Lorsque vous avez l'impression que votre tension artérielle chute brutalement, mettez-vous debout sur la pointe des pieds et accomplissez des cercles vigoureux avec les bras en ouvrant et en fermant rapidement les mains. Ce « pompage » demande un effort aux muscles ; les vaisseaux sanguins se rétrécissent, ce qui fait monter la pression.

▶ **Mangez moins mais plus souvent** Après un repas copieux, la tension chute, entraînant une baisse des capacités. Divisez vos repas en 4 ou 5 collations par jour.

▶ **Pendant vos activités habituelles,** vous pouvez empêcher votre tension de chuter en ayant recours à des astuces toutes simples : par exemple brossez-vous les dents en vous dressant sur la pointe des pieds. En gardant cette position pendant 1 min les premiers jours, puis un peu plus longtemps ensuite, vous la conserverez pendant 3 min au bout de 2 semaines.

▶ **Pendant les travaux ménagers** Lorsque vous passez l'aspirateur ou que vous faites votre lit, par exemple, gardez un bon maintien du corps.

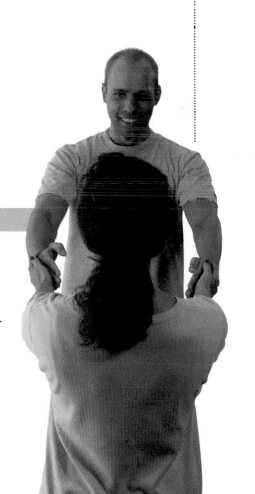

UN TANDEM ORIGINAL

Échauffement
◆ Faites 10 pas sur la pointe des pieds, puis 10 autres sur les talons. Pendant cet exercice, veillez à garder le corps bien droit.

Exercices
◆ Allongez-vous par terre sur le dos face à un partenaire, tous deux tête posée à même le sol, et placez les bras le long du corps.
◆ Posez vos plantes de pied contre celles de votre partenaire. Tendez les bras et appuyez-les sur le sol. Levez tous deux les jambes et pédalez, en gardant vos plantes de pied en contact.
◆ Changez régulièrement de sens afin de bien faire travailler les deux jambes. Augmentez le rythme.

Conseil
◆ Pendant les pauses, restez allongé et battez des jambes de temps en temps.

 1 min – 1 min de pause
À faire 6 fois

 30 s – 1 min de pause
À faire 6 fois

DES AILES AUX PIEDS

Exercice
◆ Choisissez un parcours bien plat, de préférence non goudronné.
◆ La première semaine, commencez par 1 min de marche, puis 1 min de jogging, et ainsi de suite. Terminez l'exercice par la marche afin de normaliser la circulation sanguine après l'effort.

◆ Pour rapprocher les séances d'entraînement et tout savoir sur le jogging, voir p. 236-237.

 1 min de marche – 1 min de jogging
À faire 6 fois

 2 min de marche – 1 min de jogging
À faire 4 fois

JEU DE MAINS

Exercice
◆ Placez-vous face à votre partenaire. Levez les bras à hauteur des épaules et tendez-les vers lui. Relâchez les épaules, tournez les paumes vers l'intérieur et posez-les contre les mains de votre partenaire.
◆ Lorsque celui-ci écarte doucement les bras, essayez de résister.

Conseil
◆ Il ne s'agit pas de lutter l'un contre l'autre mais de créer une tension perceptible. Attention: ne relevez pas les épaules.

 Maintenir la pression pendant 7 à 10 s – Relâcher
À faire 15 fois

 Maintenir la pression pendant 7 à 10 s – Relâcher
À faire 10 fois

ACTIVITÉ ET DÉTENTE, LES ATOUTS MAÎTRES

Lorsqu'il s'agit de donner le coup de grâce à l'hypotension, ni la méditation ni les autres méthodes de relaxation traditionnelles ne figurent au programme. Car celles-ci, qui ont pour objet de détendre l'organisme, font du même coup baisser la tension artérielle, ce qui n'est pas le but recherché par les hypotendus. C'est au contraire en redoublant d'activité, et de préférence en plein air, que vous obtiendrez l'effet souhaité. Et plus intense sera l'activité pratiquée, plus elle favorisera l'élimination des toxines accumulées dans l'organisme, sous l'effet du stress par exemple. Vos fonctions cardiaques vont alors se réguler et vous vous sentirez en harmonie avec votre corps.

L'exercice à deux proposé ci-après est donc entièrement placé sous la devise : « se détendre en bougeant ». Quant aux bains de bras au romarin, ils donneront un bon petit coup de fouet à votre tension artérielle. Oubliés le manque d'entrain et les troubles de la concentration !

 ## JEU DE BALLON

Exercice

◆ Sur une pelouse ou tout autre terrain plat et non asphalté, mettez-vous face à votre partenaire.

◆ Lancez-vous un ballon en alternant les types de lancer : avec un bras ou les deux, par en haut, par en bas, de côté, en arrière, par-dessus la tête ou entre les jambes.

Conseil

◆ Chantez tout en lançant le ballon : cela renforce les muscles intercostaux et stimule la tension artérielle. Votre partenaire entonne un air, par exemple, et vous le reprenez.

◆ Vous pouvez utiliser un Frisbee à la place d'un ballon ou, mieux, organiser une partie de volley-ball avec des amis.

 3 ou 4 fois par semaine

 ## BAIN DE BRAS AU ROMARIN

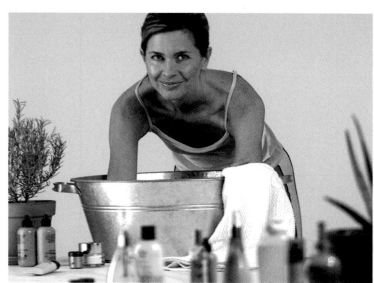

Exercice

◆ Plongez 20 g de feuilles de romarin séchées dans 500 ml d'eau. Portez à ébullition, retirez du feu et laissez infuser pendant 30 min.

◆ Filtrez et divisez le liquide obtenu en deux. Versez-en la moitié dans une grande cuvette remplie d'eau chaude et l'autre dans une cuvette d'eau froide, ou bien dans deux lavabos.

La température de l'eau chaude doit se situer entre 30 et 40 °C (86 et 104 °F).

◆ Plongez les avant-bras jusqu'au coude successivement dans l'eau chaude et dans l'eau froide, en finissant par la froide.

◆ Séchez-vous rapidement les bras puis détendez-vous quelques instants.

  2 ou 3 fois par semaine

DES CONDIMENTS POUR LE TONUS

Si vous souffrez d'hypotension, ne vous privez surtout pas de sel dans le velouté que nous vous proposons. Contrairement aux hypertendus, rien ne vous oblige à vous restreindre, bien au contraire : le sodium contenu dans le sel retient l'eau dans l'organisme, augmentant ainsi le volume sanguin et, par conséquent, la tension artérielle. Vous pouvez également inclure dans vos menus tous les aliments riches en sel, tels que jambon cru, saumon fumé, filets de hareng saur..., ainsi que tous les condiments salés et adjuvants culinaires comme les bouillons de légumes ou de volaille en tablettes.

Néanmoins, buvez chaque jour au moins 2 litres d'eau, du robinet ou minérale, sachant toutefois que les oligo-éléments contenus dans les eaux minérales riches en sodium aident à normaliser la tension.

Le seconde recette contribue à renforcer les parois des vaisseaux sanguins et à améliorer leur tonus grâce aux anthocyanes apportées par les baies rouges. Quant au miel de romarin, la tradition lui prête un effet bénéfique contre l'hypotension.

VELOUTÉ DE CRESSON AUX HERBES

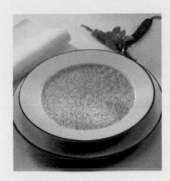

½ botte de cresson
1 échalote
250 ml de lait 2%
½ tablette de bouillon de volaille dégraissé
1 c. à soupe de fécule de maïs
Sel, poivre

1 c. à soupe de cerfeuil et de persil hachés

◆ Ôtez les tiges dures du cresson, lavez-le, puis hachez-le grossièrement. Pelez l'échalote et hachez-la. Mettez le cresson et l'échalote dans une casserole avec 100 ml d'eau, couvrez et laissez fondre doucement.
◆ Versez 200 ml de lait sur le cresson fondu, portez le tout à ébullition, faites-y dissoudre la tablette de bouillon et mixez.
◆ Délayez la fécule avec le reste du lait froid, ajoutez à la soupe et laissez bouillir 2 min en remuant. Incorporez les herbes, salez, poivrez, parsemez éventuellement de croûtons.

SOUPE AUX BAIES ROUGES ET AU MIEL

150 g de bleuets et de cassis mélangés
1 petite c. à soupe de miel de romarin
Jus de citron
50 g de griottes dénoyautées

◆ Lavez les baies. Mettez-en la moitié dans une casserole avec 1 c. à soupe d'eau et

le miel. Faites chauffer jusqu'aux premiers frémissements. Passez le contenu de la casserole au mixeur et ajoutez quelques gouttes de jus de citron.
◆ Mettez le reste des bleuets et du cassis dans un bol avec les griottes. Versez dessus le jus de fruits, mélangez et laissez macérer au moins 1 h au frais.

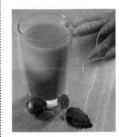

Le punch des carottes
Le jus de carotte fournit beaucoup de provitamine A, garante de la résistance de l'organisme, ainsi que du potassium et du magnésium, minéraux qui interviennent dans le bon fonctionnement du cœur et des muscles.

Bon ou mauvais ?

▶ **Le café** peut améliorer l'état des hypotendus. La caféine agit sur le fonctionnement du cœur, de l'appareil circulatoire et des reins. Cependant, si on en boit régulièrement, l'organisme finit par s'habituer à la caféine et l'action de celle-ci sur l'hypotension ne se fait plus sentir. D'autre part, une consommation supérieure à 4-6 tasses par jour présente plus d'inconvénients que d'avantages.

▶ Cela vaut également pour les **boissons au cola**, qui contiennent de la caféine. Après quelques verres, la tension artérielle monte, mais pour une courte durée, car le stimulant contenu dans la boisson n'agit pas longtemps.
▶ **Le mousseux** aussi fait monter brièvement la tension. Une fois dissipée l'euphorie de la première coupe, l'alcool fait baisser la tension et la fatigue surgit.

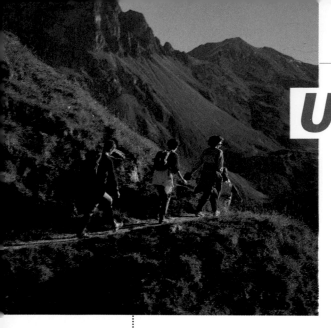

UNE MEILLEURE CONDITION PHYSIQUE

*Vous vous essoufflez en montant un escalier ?
Le moindre effort vous est pénible ? Il est plus
que temps de reprendre votre forme en main.
Ainsi, vos prochaines vacances vous trouveront
débordant de vitalité et d'endurance pour plonger
dans l'océan ou gravir de nouveaux sommets.*

La performance physique est certes liée à la force musculaire, à la vitesse et à l'endurance, mais elle repose avant tout sur les capacités cardiaques de chacun. La quantité d'oxygène transportée jusqu'aux cellules musculaires est directement liée au travail de ce muscle et, par là même, augmente au cours d'une activité sportive. Si l'apport en oxygène dans les muscles est insuffisant, le cœur compense en battant plus vite.

Si vous êtes essoufflé au cours d'un exercice sportif, accordez-vous une pause !

De l'exercice physique pour renforcer le système cardio-vasculaire

Le programme qui suit a pour but d'augmenter raisonnablement le volume du cœur. En stimulant et en renforçant le muscle cardiaque, il va permettre d'accroître le volume sanguin expulsé par le cœur à chaque contraction et, par conséquent, de transporter très rapidement plus d'oxygène vers les cellules. Les effets de l'entraînement vont devenir rapidement perceptibles. Vous vous montrerez de plus en plus efficace et serez pris d'un nouvel enthousiasme à l'idée de vous dépenser tout en prenant soin de votre santé. Au cours des activités d'endurance, vous vous fatiguerez moins vite et votre pouls aura un rythme plus lent lorsque vous serez au repos.

Alors, tenez bon, car vous avez rendez-vous dans trois semaines avec votre nouvelle condition physique.

PROGRAMME DE 3 SEMAINES

EXERCICE

Les exercices de la première partie agissent notamment sur :
▶ **l'augmentation** du volume cardiaque ;
▶ **le développement** de la capacité pulmonaire pour que l'essoufflement diminue ;
▶ **l'accroissement** des performances de l'ensemble du système cardio-vasculaire.

ALIMENTATION

Le programme d'entraînement devient effectif grâce :
▶ **au choix attentif des aliments** que vous mangez avant, pendant et après les exercices ;
▶ **à des en-cas sains** qui vous aident à surmonter les petits creux.

RELAXATION

Faites alterner les exercices sportifs avec :
▶ **des étirements,** qui détendent les muscles ;
▶ **du repos** et la recherche du calme **dans un bois ou dans un parc** après l'effort physique.

LENTEMENT MAIS SÛREMENT

Au cours de la première semaine, recherchez les limites de vos performances actuelles et transgressez-les progressivement. Vous vous apercevrez rapidement que vous pouvez en faire plus que vous ne le pensiez. Prenez seulement le temps de vous écouter : votre organisme vous dira quand il aura atteint ses limites, et c'est votre rythme cardiaque qui servira d'indicateur objectif. Pendant les exercices, il doit se situer entre 100 et 120 pulsations par minute au maximum. En revanche, au repos, il devra varier entre 60 et 80 pulsations. Au cours de cette semaine, les « passifs du cœur » choisiront le vélo ou la course à pied ; quant aux « actifs du cœur », ils pourront alterner les différentes activités. En plus, vous intégrerez chaque jour à votre emploi du temps un exercice pratiqué à la maison.

 ## ROULER EN DOUCEUR

Exercice
◆ Choisissez un parcours aussi plat que possible, le mieux étant une piste cyclable ou un sentier qui ne soit pas emprunté par les voitures.
◆ Pédalez tranquillement pendant 15 min.

 3 ou 4 fois par semaine

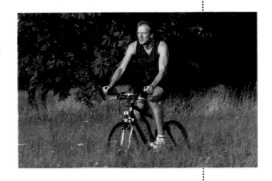

 ## MARCHER D'UN PAS VIF

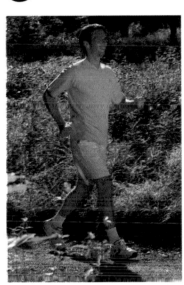

Exercice
◆ Choisissez un parcours d'environ 1 km. Commencez d'un bon pas, jusqu'à ce que vous sentiez votre fréquence cardiaque augmenter. Continuez au même pas jusqu'à ce que votre pouls varie entre 100 et 120 pulsations par minute.
◆ Pensez à bien respirer : le nombre de pas doit être le même pendant les inspirations et pendant les expirations.

  3 ou 4 fois par semaine

 ## DE L'ENDURANCE À LA MAISON

Exercice
◆ Déposez sur le sol une corde qui servira de repère.
À un rythme soutenu, passez alternativement du pied gauche sur le pied droit, de part et d'autre de la corde.
Montez les genoux aussi haut que possible, comme si vous vouliez imiter un échassier.
Le pied au sol doit toujours être posé bien à plat.

◆ Semaine après semaine, efforcez-vous de lever les genoux toujours plus haut. Veillez à effectuer cet exercice de façon dynamique.

Conseil
◆ Plutôt que d'utiliser une corde, vous pouvez coller sur le sol une bande adhésive de 2 m, ou encore utiliser un manche à balai fixé au sol

par du ruban adhésif afin de ne pas perdre l'équilibre si vous marchez dessus par mégarde.

 *2 min – 30 s de pause
À faire 5 fois*

 *1 min – 1 min de pause
À faire 4 fois*

UNE AMÉLIORATION QUOTIDIENNE

L'objectif de la deuxième semaine est de consolider les acquis. Courir sans du tout vous essouffler, par exemple, ne ferait aucun bien à votre système cardio-vasculaire. Aussi, utilisez vos premiers essoufflements comme point de repère pour savoir exactement ce que vous pouvez demander à votre cœur. Entraînez-vous trois ou quatre fois par semaine, et de manière suffisamment intensive pour vraiment mieux respirer. Cette semaine, vous avez le choix entre la marche et le vélo, activités auxquelles s'ajoute un exercice quotidien accélérant la fréquence cardiaque, à accomplir chez soi.

Si vous ressentez un étourdissement ou un malaise à vélo, mettez pied à terre et faites tranquillement quelques pas.

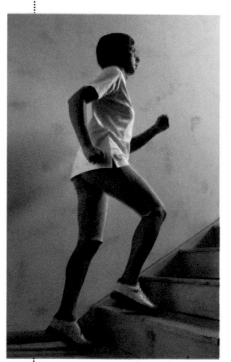

 ## PROFITER DE CHAQUE TOUR DE ROUE

Exercice

◆ Choisissez un parcours sur lequel vous pouvez pédaler tranquillement. Reprenez par exemple le même itinéraire que la semaine précédente, ou allez en forêt à la découverte d'un nouveau sentier.

◆ Accélérez le rythme sans jamais dépasser les limites autorisées par votre pouls.

Commencez par régler votre dérailleur sur le grand braquet, puis augmentez progressivement la difficulté.

◆ Au début, optez pour des chemins plats. Lorsque votre condition physique vous le permettra, lancez-vous sur des chemins légèrement escarpés.

 15 min à un rythme soutenu 3 ou 4 fois par semaine

 15 min à un rythme modéré 3 ou 4 fois par semaine

 ## DE PLUS EN PLUS LOIN

Exercice

◆ Augmentez de moitié la distance parcourue à pied la première semaine, ce qui fait 1,5 km. Reprenez le même chemin ou choisissez-en un nouveau, et marchez d'un bon pas.

◆ Faites attention au rythme de votre respiration. Inspirez et expirez régulièrement, sinon, au bout de quelques mètres, un douloureux point de côté vous rappellera à l'ordre.

 1,5 km à un rythme soutenu 3 ou 4 fois par semaine

 1,5 km au même rythme que la première semaine 3 ou 4 fois par semaine

 ## STIMULER LE CŒUR À LA MAISON

Exercice

◆ Placez-vous au pied d'un escalier. Montez sur la première marche puis redescendez. Recommencez en commençant par le pied gauche.

◆ Aidez-vous énergiquement des bras et veillez à effectuer l'exercice de manière tonique.

Conseil

◆ Pour varier et corser l'exercice, montez et descendez la marche de plus en plus vite.

 2 min – 30 s de pause À faire 6 fois

2 min – 1 minute de pause À faire 5 fois

CONSERVER UNE BONNE CONDITION PHYSIQUE

Au cours de la troisième semaine, les progrès se font nettement sentir. Au repos, votre pouls battra à un rythme plus lent et s'accélérera lorsqu'il sera sollicité par des exercices, et vous vous arrêterez moins souvent et moins longtemps pour reprendre votre souffle.

De quinze minutes, la durée des exercices va passer à vingt puis à trente minutes afin d'atteindre l'objectif souhaité pour votre système cardiovasculaire. Continuez le vélo et la marche, en alternant les deux disciplines. À la fin de la semaine, faites-vous le serment de rester motivé et de ne pas lâcher prise : votre nouvelle condition physique mérite que vous lui consacriez une vingtaine de minutes deux ou trois fois par semaine.

FAIRE TRAVAILLER SES MUSCLES

Exercice
◆ Asseyez-vous à califourchon sur une chaise, face au dossier. Appuyez-vous fermement sur celui-ci en gardant le dos bien droit. Contractez les épaules vers l'arrière et vers le bas, et basculez le bassin vers l'avant.
◆ Relevez-vous en vous appuyant sur la jambe gauche, puis rasseyez-vous. Pensez à respirer régulièrement.
◆ Recommencez l'exercice de l'autre côté.

 2 min – 20 s de pause
À faire 6 fois

 2 min – 1 min de pause
À faire 4 fois

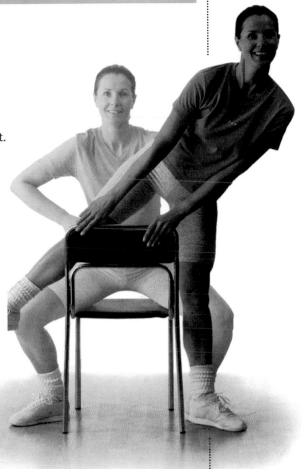

MARCHER SANS EFFORT

Exercice
◆ Au cours de la dernière semaine d'entraînement, les « actifs du cœur » marchent 2 fois plus qu'avant. Pour cela, parcourez 2 fois le même chemin que la deuxième semaine. Sinon, optez pour un nouvel itinéraire de la longueur adéquate. Les « passifs du cœur » augmentent de moitié la distance qu'ils parcouraient jusque-là.

◆ Là encore, pensez à respirer de façon régulière.
◆ Servez-vous de vos bras avec énergie et posez vos pieds correctement sur le sol.

 3 km à un rythme soutenu
3 ou 4 fois par semaine

 2 à 2,5 km à un rythme soutenu
3 ou 4 fois par semaine

ENCORE DU VÉLO

Exercice
◆ Augmentez la durée de votre promenade en faisant un circuit plus long ou en recommençant plusieurs fois le même.

 20 à 30 min à un rythme soutenu, en insérant 2 sprints de 1 min 3 ou 4 fois par semaine

 20 à 30 min à un rythme soutenu, en insérant 3 ou 4 sprints courts 3 ou 4 fois par semaine

Testez votre nouvelle forme et partez en excursion pendant tout un week-end.

107

UN STIMULANT PUISSANT : L'EAU

UNE PETITE CURE AU QUOTIDIEN

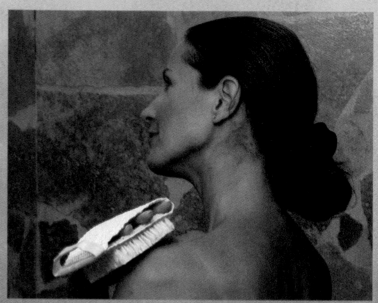

L'eau est le partenaire idéal pour améliorer votre circulation. Les effets stimulants des jets d'eau froide et relaxants des jets d'eau chaude sont les uns comme les autres bénéfiques pour la circulation sanguine. Entre 27 et 34 °C (80 et 93 °F), l'eau provoque la contraction des vaisseaux cutanés. Le sang est alors détourné vers l'intérieur du corps, et les organes et le cœur sont davantage irrigués. À partir de 35 °C (95 °F), les vaisseaux san-guins se dilatent, favori-sant alors l'irrigation vers les membres supérieurs et inférieurs.

Entretenez régulièrement votre condition physique et le fonctionnement de votre système vasculaire : commencez chaque matin par l'exercice décrit ci-contre et aspergez-vous ensuite au jet d'eau.

L'eau thermale *est le fondement de l'hydrothérapie. Les eaux riches en gaz carbonique stimulent l'appétit, celles qui sont riches en sulfates ont un effet bénéfique sur la constipation.*

Exercice

◆ **Le matin** Avant de vous doucher, frottez-vous à sec pendant environ 10 min. Pour cela, utilisez un gant de massage et effectuez de petits mouvements circulaires. Partez des mollets et remontez vers le cœur en respectant l'ordre suivant : pied droit, jambe droite, pied gauche, jambe gauche, bras droit, bras gauche, ventre, dos, nuque et enfin visage. Après votre toilette, enchaînez avec une douche écossaise, c'est-à-dire en alternant eau froide et eau chaude, et terminez par de l'eau froide.

◆ **Dans la matinée** Faites couler un jet d'eau froide pendant environ 10 s sur une de vos mains, puis remontez le long du bras et redescendez jusqu'à la main. Procédez de la même façon avec l'autre main.

◆ **Dans l'après-midi** Prenez un bain de pieds dans une cuvette d'eau chaude pendant 5 à 10 min. Vous pouvez, si vous le souhaitez, mettre 1 à 2 c. à thé de thym dans l'eau.

◆ **Le soir** Pour effacer la fatigue de la journée, plongez-vous pendant 15 min dans un bain additionné de 5 gouttes d'huile essentielle de romarin. Pour une détente parfaite, ajoutez dans l'eau du bain une décoction de mélisse (p. 96).

Bien utiliser le jet d'eau

Pour que l'usage du jet soit bienfaisant, respectez les conditions suivantes.

▶ **Tuyau de douche** Il devrait mesurer 2 m de long et 2 cm de diamètre. Pour la douche écossaise, enlevez le pommeau.

▶ **Pression de l'eau** En relevant le tuyau à la verticale, le jet d'eau devrait jaillir sur une longueur équivalant à environ une main.

▶ **Température** Froide : 12-20 °C (54-68 °F) ; tiède : 30-33 °C (86-91 °F) ; chaude : 36-39 °C (97-102 °F) ; brûlante : 40-42 °C (104-108 °F) ; chaud-froid (pour une douche écossaise) : 38 °C (100 °F) et 10-16 °C (50-60 °F).

▶ **Durée** Restez sous le jet pendant 8 à 30 s, puis faites une petite pause. Répétez aussi souvent que nécessaire, jusqu'à ce que votre peau rougisse légèrement ou que vous ressentiez une sensation de chaleur.

▶ **Méthode** Aspergez-vous en partant de la périphérie du corps, c'est-à-dire loin du cœur, en remontant vers le tronc, et de l'extérieur vers l'intérieur. Arrosez la zone concernée en l'enveloppant d'une pellicule d'eau lisse et homogène.

LES BONS JETS
AUX BONS ENDROITS

▶ Visage

En cas de maux de tête, de douleur ou d'infection dentaires, effectuez lentement des mouvements circulaires sur le visage avec un jet d'eau froide, en partant de la tempe droite.

▶ Nuque

Un jet de plus en plus chaud (de 34 à 42 °C/93-108 °F) permet de relâcher les tensions au niveau des épaules. Dirigez le jet directement sur la nuque. Tournez légèrement la tête.

Si vous souffrez de varices, consultez votre médecin. Celui-ci vous conseillera sur l'opportunité d'asperger vos jambes à l'eau froide.

▶ Poitrine

Pour soulager une bronchite, appliquez un jet d'eau froide de la main droite vers l'épaule, d'abord sur l'extérieur, puis sur l'intérieur du bras. Au deuxième passage, arrosez l'aisselle et la poitrine. Terminez par le bras gauche.

▶ Haut du corps (poitrine, dos)

Le rôle du jet est de stimuler l'activité pulmonaire et cardiaque, ce qui est bénéfique en cas de maladie pulmonaire et de mal de dos. Arrosez-vous en effectuant des cercles et terminez par le dos; si vous le pouvez, faites-vous arroser par quelqu'un d'autre.

Pour que le jet soit efficace, l'eau doit couler sur la peau en formant un film large et homogène.

▶ Ventre et cuisses

En cas de flatulences, de troubles de la vésicule biliaire ou de diabète, appliquez-vous un jet tiède ou chaud sur les jambes et le ventre. Dirigez le jet sur votre ventre au deuxième passage seulement.

▶ Cuisses

En cas de varices (eau froide), de rhumatisme musculaire (eau chaude) ou de douleur dans la hanche (alternez chaud et froid), appliquez un filet d'eau du cou-de-pied jusqu'à la cuisse, puis redescendez.

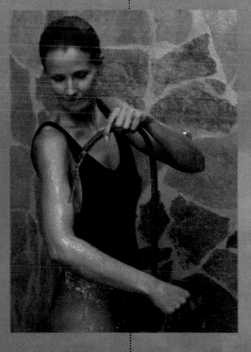

▶ Genou

En cas de maux de tête, de troubles du sommeil (eau chaude ou froide ou chaude puis froide) ou encore de varices (eau froide), arrosez d'abord du cou-de-pied jusqu'au genou, puis redescendez. La pellicule d'eau doit être aussi large que la main. Terminez par la plante des pieds.

BIEN SE NOURRIR POUR GARDER SON ÉNERGIE

Vous vous êtes promis de développer votre endurance? Alors intégrez l'alimentation à votre projet et réfléchissez à la façon dont vous vous nourrissez (voir l'encadré ci-dessous).

Une barre de muesli (à droite) apporte un complément énergétique très utile. Tout sportif accompli sait qu'elle procure un vrai regain d'énergie, avant ou après les exercices. Même si vous n'êtes qu'un sportif amateur, dégustez-en une de temps en temps au cours de vos activités en plein air.

Enfin, n'oubliez pas qu'un excès de poids représente une charge inutile qui pèse sur votre condition physique. Le chapitre «À bas les kilos superflus» (p. 190-205) vous aidera à régler ce problème.

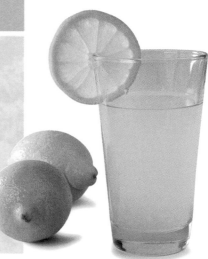

L'en-cas idéal
Les bananes sont énergétiques et faciles à digérer: elles aident à surmonter les petits coups de pompe pendant l'entraînement.

BARRES DE MUESLI

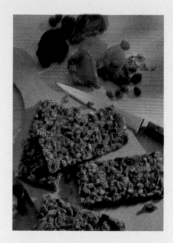

- 50 g (⅓ tasse) d'abricots secs, 50 g de pruneaux, 50 g de raisins secs et 50 g de figues
- 25 g (¼ tasse) de graines de tournesol, 25 g de graines de sésame, 25 g de noisettes et 25 g de noix de Grenoble
- 120 g (1½ tasse) de flocons d'avoine
- 1 ou 2 c. à thé de miel
- 2 c. à thé de sirop d'ananas ou d'abricot
- 3 à 4 c. à thé de jus de citron
- 1 c. à thé d'huile de tournesol

◆ Préchauffez le four à 180 °C (350 °F). Hachez finement les fruits et les graines ou concassez-les dans un robot.

◆ Mélangez-les avec les flocons d'avoine, le miel, le sirop et le jus de citron jusqu'à obtention d'une pâte homogène.

◆ Étalez cette pâte collante sur une plaque à pâtisserie très légèrement badigeonnée d'huile de tournesol et faites cuire de 10 à 15 min au four.

◆ Retirez la plaque du four et découpez la pâte encore chaude en petits rectangles.

Conseil

◆ Les barres de muesli se conservent très bien. La recette permet de découper environ 25 barres. Disposez-les dans une boîte hermétique que vous rangerez dans un endroit frais; elles s'y conserveront 4 semaines.

Manger, oui, mais quoi et quand?

Manger juste avant l'entraînement peut convenir – c'est la méthode norvégienne –, à condition de ne pas trop manger et de commencer l'exercice aussitôt. Si vous attendez, voici quelques conseils pour les sportifs.

▶ **3 h avant l'effort** Faites un vrai repas, en évitant tout ce qui est très gras ou peu digeste.

▶ **Juste avant l'effort** Prenez des sucres rapides, par exemple quelques biscuits, une barre de muesli ou encore une banane bien mûre.

▶ **Pendant l'effort** Prenez une boisson sucrée, des fruits secs, des biscuits...

▶ **Après l'effort** Compensez les pertes en liquides et en minéraux. L'idéal est de boire de l'eau bien minéralisée (Vichy) accompagnée d'un jus de citron fraîchement pressé, d'un verre de jus de pomme ou d'un bol de bouillon de légumes salé.

▶ **Ne fumez pas après avoir fait du sport** Les vaisseaux sanguins dilatés par l'activité physique transportent encore plus de substances nocives.

PENDANT L'EFFORT, DES INSTANTS DE RÉCONFORT

L a marche et le vélo sont deux disciplines très prenantes. Quand vous vous entraînez, ne laissez pas votre corps se relâcher et prenez régulièrement votre pouls. Mais n'oubliez pas pour autant de profiter de la nature environnante dans toute sa beauté et sa diversité, surtout pendant les pauses. Apprenez par exemple à reconnaître les différentes essences forestières ou campagnardes, feuillues ou résineuses, et à distinguer les oiseaux à leur chant, à leur vol... Après l'effort, les muscles ont besoin de se décontracter. Comme la marche et le vélo sollicitent énormément les muscles des cuisses, l'exercice suivant permet de les étirer tout en douceur et d'éviter les courbatures.

 ## ÉTIRER LES MUSCLES DES JAMBES

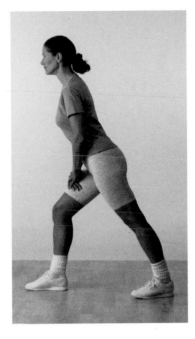

Exercice
◆ Sur un sol bien lisse, placez-vous en position de fente avant, la jambe droite en avant; le genou est fléchi et à l'aplomb du pied. La jambe arrière reste tendue, le talon est posé bien à plat sur le sol.

◆ Appuyez les mains sur la cuisse droite et transférez votre poids vers l'avant, jusqu'à ce que vous sentiez un étirement dans la jambe gauche. Recommencez en changeant de jambe.

◆ Reprenez la même position qu'au début, jambe droite en avant. Transférez maintenant votre poids vers l'arrière sur la jambe gauche. Fléchissez le genou gauche. Tendez la jambe droite en dirigeant les orteils vers vous, jusqu'à ce que vous sentiez un étirement dans cette jambe. Contractez les fessiers en gardant le dos bien droit. Recommencez en changeant de jambe.

 Maintenir la position 10 s – Relâcher
À faire 4 ou 5 fois

 Maintenir la position 10 s – Relâcher
À faire 6 ou 7 fois

 ## SE PROMENER DANS LES BOIS

Pour se détendre
◆ Une fois par semaine, prévoyez une promenade tranquille en guise d'entraînement sur un agréable sentier forestier ou l'allée d'un parc. Marchez lentement, écoutez le gazouillis des oiseaux et observez les arbres et les fleurs de part et d'autre du sentier. Pouvez-vous reconnaître les oiseaux à leur chant? Connaissez-vous le nom des différentes plantes?

◆ Si vous êtes à vélo, emportez une couverture et dénichez un petit coin bien au calme dans la verdure. Allongez-vous sur le dos et détendez-vous. Profitez du calme. Concentrez-vous totalement sur la nature environnante.

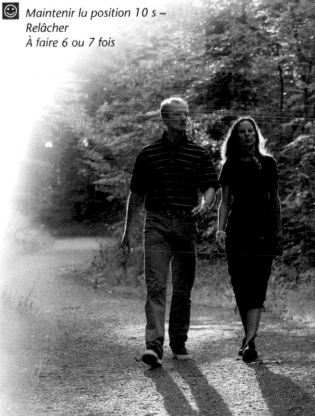

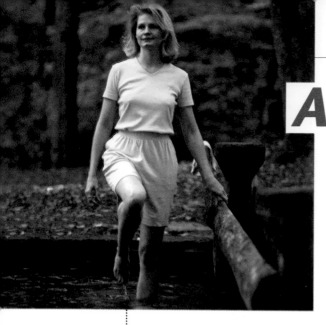

AU SECOURS DE L'APPAREIL VASCULAIRE

L'appareil vasculaire est comparable à un ingénieux système de tuyauterie. Un flux ne peut s'écouler correctement que si les voies de circulation sont bien ouvertes. Le meilleur moyen de contribuer à l'entretien de cet appareil hautement sophistiqué est de le solliciter régulièrement.

Lorsque, il y a plus de 2 000 ans, le philosophe grec Héraclite formula sa célèbre théorie «Tout coule», il ne pensait probablement pas au système artériel et veineux de l'homme, dont la principale fonction est d'amener le sang jusqu'aux extrémités des membres. Ce n'est que lorsque le flux sanguin est régulier que toutes les parties du corps sont suffisamment alimentées et reçoivent assez d'oxygène. L'organisme peut alors fonctionner d'après les lois physiologiques fondamentales.

Quand l'appareil vasculaire est perturbé

Pilier d'un système très élaboré de ramifications allant de la plus grosse à la plus petite, le cœur pompe environ 5 litres de sang par minute dans l'artère principale, la fameuse aorte. À travers de petits vaisseaux, le sang arrive dans des artères plus petites, puis se diffuse dans les artérioles, elles-mêmes reliées aux vaisseaux capillaires. Ceux-ci, bien que ne faisant que quelques micromètres d'épaisseur et moins de 1 mm de longueur, sont souvent à l'origine de troubles de la circulation. En effet, si le sang devient plus épais en raison d'une teneur en lipides élevée (elle-même due, par exemple, à une alimentation riche en graisses et à un taux de cholestérol supérieur à la normale), il a tendance à stagner dans les vaisseaux. Ces stases

PROGRAMME DE 4 SEMAINES

EXERCICE

Renforcez votre système vasculaire :
▶ **marchez régulièrement,** ce qui améliore la circulation sanguine dans les jambes ;
▶ **faites des mouvements de pompe** pour activer la circulation ;
▶ **pédalez en l'air** pour éviter d'avoir les pieds froids.

ALIMENTATION

Entretenez votre forme :
▶ optez pour une **alimentation pauvre en cholestérol,** qui favorise une meilleure circulation et préserve la souplesse des vaisseaux ;
▶ renseignez-vous sur les bienfaits de la savoureuse **cuisine méditerranéenne,** et adoptez-la !

RELAXATION

Accordez-vous une pause de temps à autre :
▶ **marchez pieds nus** pour offrir à vos vaisseaux un entraînement sur mesure ;
▶ **associez détente bienfaisante et hydrothérapie** pour assouplir les tissus et dilater les vaisseaux.

favorisent alors la formation de petits caillots, qui finissent par obstruer les vaisseaux. Conséquence : les capillaires et la région qu'ils irriguent se nécrosent.

Lèche-vitrines forcé

Au cours d'une promenade ou d'une excursion, vous vous sentez vite fatigué, avez souvent froid aux pieds ou ressentez régulièrement des fourmillements dans les jambes... Il s'agit des premiers symptômes d'une mauvaise circulation. En évoluant, ils provoquent de violentes douleurs dans les jambes et les pieds au bout de quelques pas seulement, même en ville – bien souvent, la distance parcourue n'atteint pas 100 m – et vous êtes obligé de vous arrêter jusqu'à ce que la douleur disparaisse. Certains font alors semblant d'être intéressés par une vitrine pour que leur mal passe inaperçu... La douleur, reconnaissable entre mille, apparaît lorsque l'apport sanguin dans les pieds n'est plus suffisant, notamment en cas d'effort. La plupart du temps, les douleurs disparaissent immédiatement avec le repos.

Pour prévenir ou guérir ce genre d'affection, il faut avant tout assurer une bonne circulation du sang dans les quelque 40 millions de capillaires de l'organisme. Or, en cas d'inactivité musculaire ou organique, une partie des capillaires est mal irriguée. En revanche, avec la pratique du sport ou l'exercice physique, les vaisseaux des régions sollicitées s'ouvrent pour amener le sang et l'évacuer : les artérioles et les veinules sont activées. Même si quelques capillaires sont bouchés, l'organisme, stimulé par un entraînement physique régulier et suffisant, crée de nouveaux vaisseaux plus petits, appelés vaisseaux collatéraux. Au bout d'une semaine d'un entraînement assidu à la marche, on constate le plus souvent une nette amélioration de ses performances. C'est l'objectif de notre programme de quatre semaines : augmenter vos capacités cardiaques afin que le sang circule de mieux en mieux.

Et ce qui est vrai pour les plus petits vaisseaux l'est aussi pour les plus gros. Une trop grande sédentarité et une alimentation anarchique, auxquelles vient parfois s'ajouter une prédisposition familiale, contribuent à réduire la vitesse de la circulation sanguine. Si en plus les parois internes des artères sont altérées, notamment par une tension artérielle trop élevée, elles sont prêtes à recevoir des dépôts d'athérome. Le diamètre des vaisseaux rétrécit alors de plus en plus jusqu'à s'obstruer complètement.

Mieux vaut prévenir que guérir

Pour le système cardio-vasculaire, l'adage « mieux vaut prévenir que guérir » est plus que jamais d'actualité. Par conséquent, en commençant dès aujourd'hui à prendre soin de votre appareil vasculaire, vous constaterez semaine après semaine que vos jambes se fatiguent moins vite.

Optez pour une alimentation saine, réduisez vos apports en graisse et, surtout, surveillez votre taux de cholestérol sanguin. Vous pourrez alors entrer dans un bain bouillonnant relaxant et vous réjouir de voir que vos pieds ont retrouvé leur belle couleur rosée.

Au bout de quatre semaines, vous ne ne vous arrêterez plus que devant les vitrines qui vous intéressent...

Les bienfaits de l'aspirine

▶ **Un puissant principe actif**
La substance active de l'aspirine s'appelle l'acide acétylsalicylique (AAS) ; elle est très efficace en cas de maux de tête et de lendemains de fête difficiles !

▶ **Un anticoagulant reconnu**
L'AAS empêche l'agrégation des plaquettes sanguines et améliore la fluidité du sang.

▶ **Après un infarctus du myocarde et un accident vasculaire cérébral (AVC)** Pris régulièrement, l'AAS diminue le risque de récidive jusqu'à 80 %, et nombreux sont les médecins qui le recommandent en prévention. À long terme, à un dosage nettement plus faible que pour combattre la douleur, l'AAS peut réduire de 30 % le risque d'infarctus.

▶ **Effets secondaires** Ils surviennent surtout au niveau du système digestif ; aussi, consultez votre médecin avant de prendre de l'aspirine d'une manière prolongée.

RESSERRER, PUIS DILATER LES VAISSEAUX

Danse, voyages, longues randonnées... En théorie, on peut pratiquer toutes ces activités sans souci jusqu'à un âge avancé.

Malheureusement, nous ne sommes pas tous égaux en matière de circulation sanguine. Le programme d'entraînement qui suit a pour but d'améliorer cette dernière au niveau des jambes et de vous aider dès que vous constaterez les premiers signes de dysfonctionnement. Il s'agit ici de faire alterner la contraction et le relâchement des muscles, car c'est aussi un moyen de resserrer puis de dilater les vaisseaux. Consacrez ces quatre semaines à vos jambes avec, tous les deux jours, une marche énergique assortie de certains exercices. Pratiquez ceux de la page 115 les jours où vous n'avez pas l'occasion de marcher.

!

Consultez votre médecin dans les cas suivants: vertiges, crampes dans les jambes, pâleur, perte de sensibilité dans les mains et les pieds, picotements dans la poitrine et crampes lorsque vous courez.

À VIVE ALLURE

Exercice

◆ Choisissez un terrain plat, de préférence non asphalté. Testez votre résistance lors de votre première marche en notant la distance que vous êtes capable de parcourir sans souffrir. Ne dépassez surtout pas le seuil de la douleur, arrêtez-vous dès que celle-ci survient.

◆ Si vous êtes un «passif du cœur» marchez à un rythme de 80 pas à la minute; si vous êtes un «actif du cœur», faites 120 pas à la minute.

◆ Pour progresser, conservez le même rythme mais augmentez la distance parcourue semaine après semaine. Ainsi, vous vous rapprocherez petit à petit du seuil de la douleur. Au cours de la dernière semaine, marchez sur des sentiers plus accidentés.

Conseil

◆ Si vous souhaitez en savoir plus sur le thème de la marche, reportez-vous aux pages 92-93.

 15 min
3 ou 4 fois par semaine

 10 min (ou jusqu'à l'apparition de la douleur)
2 ou 3 fois par semaine

ACTIVER LE RETOUR VEINEUX

Exercice

◆ Allongez-vous sur votre lit et glissez un coussin sous votre tête.

◆ Soulevez la jambe droite ; maintenez-la tout d'abord aussi tendue que possible, puis pliez-la à angle droit. Faites des mouvements de flexion et d'extension du pied.

◆ Laissez pendre la jambe en dehors du lit, sans la fléchir ni la soumettre à aucune pression par en dessous. Recommencez l'exercice avec la jambe gauche.

Conseil

◆ Pour garder la jambe tendue, posez-la contre un mur.

◆ Si vous ressentez une douleur dans la jambe en faisant vos mouvements, réduisez la durée de l'exercice d'un tiers.

 Jambe en l'air, flexion-extension du pied pendant 2 min – Jambe pendante durant 2 min 4 ou 5 fois par semaine

Levez la jambe et soutenez-la avec une serviette.

LUTTER CONTRE LES PIEDS FROIDS

Exercice
◆ Asseyez-vous sur une chaise, les fesses posées bien à plat sur le siège, le dos droit, les jambes pliées à angle droit. Posez un manche à balai sur le sol devant vos pieds.
◆ Posez les pieds sur le manche. En exerçant une légère pression, faites rouler le manche à balai d'avant en arrière sur toute la plante des pieds.

◆ Inclinez le buste légèrement vers l'avant et posez les mains sur vos cuisses.
◆ Pendant les pauses, pliez et tendez les orteils 20 fois.

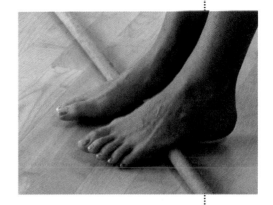

 1 min – 30 s de pause
À faire 4 fois

 30 s – 30 s de pause
À faire 5 fois

 ## GAUCHE, DROITE

 ## PÉDALER EN L'AIR

Exercice
◆ Écartez les jambes. Les pieds bien parallèles, fléchissez légèrement les genoux.
◆ En gardant le corps bien dynamique, transférez tout votre poids sur le pied droit et levez le pied gauche. Étirez au maximum le pied droit en vous dressant sur la pointe du pied. Maintenez la tension, puis reposez les pieds. Étirez les bras vers le bas en serrant les poings.
◆ Répétez l'exercice vers la gauche.

Exercice
◆ Allongez-vous sur le dos. Si vous le souhaitez, glissez un coussin sous votre tête. Relâchez les bras et laissez-les reposer de chaque côté de votre corps ou repliez-les derrière votre tête.
◆ Levez les jambes et faites des mouvements de pédalage en l'air. Votre dos doit rester bien à plat. Important : remuez aussi les chevilles ! Lorsque vous tendez la jambe vers le bas,

tendez aussi la pointe des pieds vers le bas ; lorsque vous la levez, fléchissez aussi la pointe des pieds vers le haut.

Conseil
◆ Pédalez dans les deux sens.

Oubliés les pieds froids...

 1 min 30 – 30 s de pause
À faire 4 fois

 1 min – 30 s de pause
À faire 4 fois

 Maintenir la position
7 à 10 s – Relâcher
À faire 20 fois de chaque côté

 Maintenir la position
7 à 10 s – Relâcher
À faire 15 fois de chaque côté

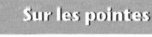 ## Sur les pointes

La vie quotidienne offre de nombreuses occasions d'améliorer la circulation sanguine dans les jambes tout en faisant autre chose, sans dépense d'énergie supplémentaire. Essayez de pratiquer ces exercices pendant vos activités habituelles, et vos jambes retrouveront bientôt leur légèreté.
▶ De temps en temps, chez vous, déplacez-vous en marchant sur la pointe des pieds.
▶ Lors d'une promenade, serrez régulièrement les poings.

▶ Quand vous restez debout longtemps (par exemple en attendant à la caisse d'un supermarché ou en faisant du repassage), dressez-vous sur la pointe des pieds.
▶ Pour lire ou regarder la télévision, surélevez vos jambes.

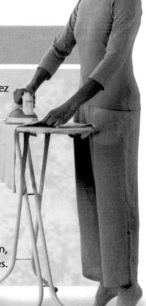

AMÉLIORER SA CIRCULATION SANGUINE

De bons choix nutrition-nels peuvent permettre d'améliorer la circulation san-guine et de préserver la fluidité du sang.

Préférez une alimentation de type méditerranéen, riche en nutriments protecteurs comme les polyphénols ou les flavo-noïdes (abondants dans les baies rouges, le raisin, le thé, les choux, les oignons…), la vita-mine C et le bêta-carotène (fournis par beaucoup de fruits et de légumes frais), la vita-mine E (apportée par les huiles végétales) et les acides gras oméga-3 (provenant des pois-sons gras). Ce type d'alimen-tation favorise le bon état des vaisseaux sanguins, protège les artères des dépôts d'athérome et éloigne le risque de forma-tion de caillots. Alors n'hési-tez pas à l'adopter !

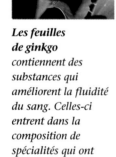

Les feuilles de ginkgo contiennent des substances qui améliorent la fluidité du sang. Celles-ci entrent dans la composition de spécialités qui ont fait leurs preuves dans le traitement des troubles circulatoires.

ATTENTION, CHOLESTÉROL !

Quand le taux de cholestérol est élevé, des dépôts se forment sur les parois des vaisseaux, qui durcissent et ont tendance à se boucher. Agissez efficacement contre ce fléau, mais aussi de façon préventive.

Aliments à privilégier

- Légumes et fruits frais
- Viandes maigres, volaille, poisson, fruits de mer
- Yogourts maigres, fromage cottage à 0 %, fromage allégé (40 g/1⅓ oz par jour au maximum), lait 1 % ou 2 %
- Pain et riz complets, flocons d'avoine, céréales complètes
- Huile d'olive, huiles végétales riches en acides gras polyinsaturés (colza, noix, tournesol…), germes de blé, margarine diététique
- Eau, thé, infusions de plantes, vin (250 ml par jour au maximum)

Aliments à éviter

- Fritures (frites, chips, poisson pané…) et préparations grasses
- Charcuterie (sauf le jambon maigre)
- Viandes grasses (agneau, certains morceaux de bœuf et de porc)
- Fromage, beurre, crème fraîche
- Biscuits salés et sucrés, pâtisseries, desserts riches en crème ou en matières grasses
- Chocolat, crèmes glacées, boissons sucrées
- Boissons alcoolisées (bière, vin, whisky…) en grande quantité

Une aide précieuse

◆ Les composés soufrés que contient l'ail réduisent le risque de formation de caillots sanguins et peuvent même aider à les éliminer. On retrouve ces composés soufrés dans l'oignon, l'échalote, la ciboulette et le poireau, qui appartiennent à la même famille, celle des liliacées. Ces composés sont plus actifs lorsque les légumes sont consommés crus.

◆ Pour que leur efficacité soit maximale, hachez finement ail, ciboulette ou petits oignons et parsemez-en vos salades et vos plats de légumes. Pour les personnes craignant l'odeur de l'ail, il existe des compléments à base d'extraits d'ail en capsules.

◆ Inspirez-vous des recettes ci-contre, empruntées à la cuisine méditerranéenne, pour faire des repas aussi succulents que bons pour la santé !

L'ail, une plante extraordinaire

▶ **Action** L'ail ne se contente pas de prévenir la formation de caillots. Il abaisse aussi le taux de cholestérol, contribue à dilater les vaisseaux et à préserver leur souplesse, et diminue la tension artérielle.

▶ **Composés actifs** L'allicine agit sur le taux de cholestérol et de lipides sanguins. De plus, elle combat les bactéries et agit comme un antibiotique naturel. L'ajoène et les sulfides, des dérivés de l'allicine, ont des propriétés anticoagulantes et favorisent la circulation sanguine ; ils pourraient aussi réduire les risques de certains cancers.

▶ **Dose recommandée** La consommation quotidienne de 1 ou 2 gousses d'ail cru s'avère bénéfique au bout de quelques semaines seulement. Si c'est l'odeur qui vous rebute, sachez que l'ail rose est plus doux. Vous pouvez aussi plonger rapidement la gousse épluchée dans un peu de lait chaud avant de la consommer.

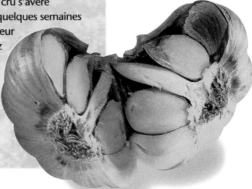

POÊLÉE DE BROCOLI AU BOULGOUR

75 g (½ tasse) de boulgour
½ cube de bouillon de volaille
   dégraissé
1 petit pied de brocoli
1 gousse d'ail
1 c. à thé d'huile d'olive
1 c. à soupe de jus de citron
2 c. à soupe de yogourt
   nature
Sel, poivre

◆ Mesurez le boulgour. Faites bouillir deux fois et demie son volume d'eau, ajoutez le demi-cube de bouillon, puis versez-y le boulgour en pluie. Laissez-le cuire pendant 12 min.
◆ Pendant ce temps, rincez le brocoli sous le robinet d'eau froide, séparez-le en petits bouquets, pelez le pied et coupez-le en rondelles. Faites cuire pendant 6 min

à l'eau bouillante ou, mieux, dans un cuit-vapeur.
◆ Pelez l'ail et passez-le au presse-ail. Égouttez le brocoli.
◆ Faites chauffer l'huile dans une sauteuse à revêtement antiadhésif.
◆ Ajoutez l'ail et le brocoli, mélangez et faites cuire le tout 3 min en remuant. Salez et poivrez.
◆ Égouttez le boulgour. Versez-le dans la sauteuse, mélangez, arrosez de jus de citron.
◆ Déposez la poêlée dans une assiette et nappez-la de yogourt.

Conseils
◇ Vous pouvez remplacer le brocoli par un mini-chou-fleur aux sommités bien blanches.

COUPE FRAÎCHEUR

150 g de pastèque
150 g de melon
150 g de framboises et de
   groseilles à grappes
   (gadelles) mélangées
1 branche de romarin
1 branche de thym
1 c. à soupe de sirop de cassis
2-3 feuilles de menthe

◆ Taillez la chair de la pastèque et celle du melon en petites boules. Lavez les groseilles et égrappez-les. Mettez tous les fruits dans un grand bol, puis le thym et le romarin, et versez le sirop de cassis. Laissez reposer le mélange au frais.
◆ Avant de servir, retirez le thym et le romarin. Décorez de menthe et dégustez frais, avec un yogourt nature (ou du fromage cottage).

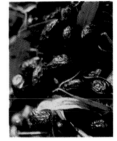

L'huile d'olive
En Crète, l'infarctus du myocarde est presque inconnu. Cette bonne santé cardio-vasculaire est due notamment à une importante consommation d'huile d'olive vierge.

SALADE DE THON AU POIVRON ET AUX OLIVES

½ poivron rouge
1 petit bouquet de ciboulette
100 g de thon au naturel
5 olives aux fines herbes
1 c. à soupe d'huile d'olive
1 c. à soupe de jus de citron
1 petit oignon vert avec
   sa tige
Poivre noir du moulin

◆ Lavez le poivron, épépinez-le puis coupez-le en petits dés.
◆ Lavez la ciboulette, essorez-la en la secouant puis ciselez-la grossièrement avec des ciseaux de cuisine.
◆ Égouttez complètement le thon et divisez-le à la fourchette en gros morceaux.
◆ Dénoyautez les olives et coupez-les en morceaux.

(Vous pouvez aussi ajouter les olives à la salade sans les dénoyauter.)
◆ Mélangez le poivron, la ciboulette et les olives avec le thon. Fouettez l'huile d'olive avec le jus de citron. Poivrez. Versez sur la salade et mélangez.
◆ Hachez le bulbe et la tige de l'oignon vert et parsemez-en la salade.

Conseils
◇ Cette salade est encore meilleure accompagnée de pain complet.
◇ Vous pouvez remplacer le poivron par une tomate.

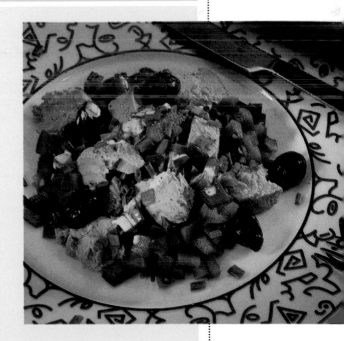

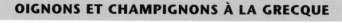

SOUPE DE COURGETTES

1 oignon finement haché
1 gousse d'ail
1 grosse (200 g) courgette
200 ml de lait
2 c. à soupe de germes
    de blé
Sel, poivre, origan

◆ Passez l'ail au presse-ail. Mettez l'oignon et l'ail dans une casserole avec 2 c. à soupe d'eau, couvrez et laissez fondre quelques minutes à feu doux.

◆ Lavez les courgettes et taillez-les en rondelles très fines. Ajoutez-les aux oignons et versez 100 ml d'eau bouillante dessus. Laissez bouillir 3 min, puis mixez.

◆ Versez le lait dans la soupe, salez et poivrez, parsemez d'origan et faites réchauffer le tout. Parsemez l'assiette de germes de blé.

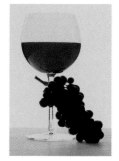

Le vin rouge
Consommé
avec modération,
il améliore la fluidité
du sang. Même
les cardiologues
recommandent
d'en boire environ
250 ml par jour.

OIGNONS ET CHAMPIGNONS À LA GRECQUE

6 petits oignons nouveaux
125 g (2 tasses) de très petits
    champignons de couche
1 petite tomate
1 c. à soupe d'huile d'olive
1 c. à thé de concentré de
    tomate
½ gousse d'ail
1 petite branche de thym
½ feuille de laurier
6 graines de coriandre
2 c. à soupe de jus de citron
Sel, poivre

◆ Pelez les petits oignons et supprimez les tiges vertes. Ôtez le pied sableux des champignons, lavez-les et épongez-les. Pelez la tomate et hachez la pulpe.

◆ Faites chauffer l'huile dans une casserole. Roulez les oignons dedans, ajoutez les champignons, la tomate, le concentré, l'ail passé au presse-ail, le thym, le laurier et les graines de coriandre.

◆ Versez 100 ml d'eau et le jus de citron. Salez et poivrez. Portez à ébullition et laissez cuire de 7 à 8 min à feu vif, sans couvrir.

◆ Laissez le tout dans le jus de cuisson. Servez très frais.

FILET DE MORUE AUX POIVRONS

200 g de filet de morue
Le jus de 1 citron
¼ de poivron vert
¼ de poivron jaune
¼ de poivron rouge
2 c. à thé d'huile de
    tournesol
1 c. à soupe de sauce
    de soja
1 c. à thé de fécule
    de maïs
Sel, poivre

◆ Lavez le poisson, épongez-le et arrosez-le de jus de citron. Laissez-le reposer quelques minutes, puis salez-le des deux côtés. Coupez les poivrons en larges lanières.

◆ Faites chauffer 1 c. à thé d'huile dans une poêle à revêtement antiadhésif. Faites-y cuire le poisson 2 min de chaque côté. Poivrez.

◆ En même temps, faites chauffer le reste de l'huile dans une autre poêle à revêtement antiadhésif. Déposez-y les poivrons, retournez-les dans l'huile, puis couvrez et laissez cuire 4 min à feu doux.

◆ Poudrez les poivrons de fécule de maïs, puis assaisonnez-les avec la sauce de soja. Déposez les poivrons et le poisson sur une assiette et servez sans attendre. Accompagnez ce plat de riz complet relevé de quelques rondelles de piment fort.

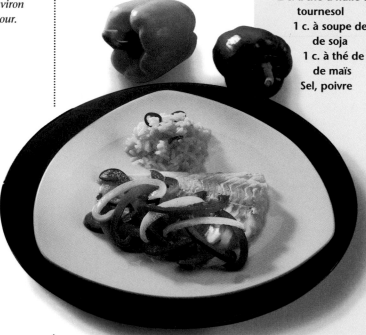

DÉTENTE ET STIMULATION

Quoi de plus agréable et de plus relaxant que de se baigner dans une eau parcourue de remous ? Accordez-vous ce plaisir à l'état pur ! Les mouvements tourbillonnants de l'eau ont un effet stimulant sur le plan mécanique, même si la température, normalement élevée en hydrothérapie, détend les tissus et dilate les vaisseaux sanguins, favorisant par conséquent la relaxation. Mais, à défaut de ce genre d'installations, la nature offre beaucoup d'autres possibilités d'améliorer sa circulation sanguine et de se délasser tout en stimulant ses vaisseaux.

Quelques trucs...

▶ Marchez dans l'eau chez vous comme en cure de thalasso : placez deux cuvettes d'eau dans la baignoire (une d'eau chaude et une d'eau froide), laissez les pieds dans l'eau chaude pendant 5 min, puis dans l'eau froide pendant 5 à 30 s. Recommencez 3 fois en terminant par l'eau froide.
▶ Frictionnez-vous avec de l'alcool à friction ou de l'huile de menthe poivrée.
▶ Massez-vous en partant des pieds et en remontant vers le cœur.
▶ Évitez de croiser les jambes lorsque vous êtes assis, cela gêne la circulation du sang vers le cœur.

 BAIN TOURBILLON

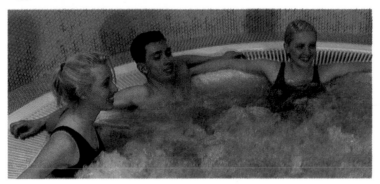

Exercice
◆ Installez-vous dans une baignoire à remous et décontractez-vous. Pour ressentir pleinement les effets du bain, immergez-vous jusqu'au cou.
◆ Remuez lentement les bras et les jambes.
◆ La température maximale du tapis de bulles dans la baignoire doit être de 36 °C (97 °F).

Conseil
◆ Si vous souffrez de crampes, rester longtemps dans l'eau chaude n'est pas recommandé. À l'inverse, évitez également de vous baigner dans une eau à moins de 15 °C (59 °F).

  1 ou 2 fois par semaine Se reposer ensuite pendant 5 à 10 min

 PIEDS NUS DANS LES PRÉS

Exercice
◆ Si vous le pouvez, marchez (mais ne courez pas, par crainte des obstacles) pieds nus aussi souvent que possible sur des sols différents, par exemple sur l'herbe ou en forêt. Cela active les zones réflexes des pieds, entraîne le sens du toucher et stimule la circulation sanguine.
◆ À la maison, déchaussez-vous dès que vous le pouvez.

Conseil
◆ Après une averse, enlevez vos chaussures et pataugez dans l'herbe mouillée en levant très haut les jambes, comme un échassier.

  1 ou 2 fois par semaine

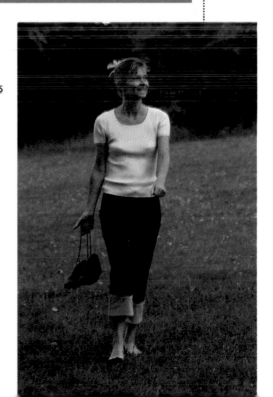

LORSQUE LE CŒUR S'EMBALLE

Un moment de stress, une grosse peur, mais aussi trop de café ou de tabac peuvent faire grimper brutalement le nombre des pulsations cardiaques au-dessus de la normale. Si, au repos, le pouls bat à plus de 100 pulsations par minute (au lieu de 70 environ), on parle de tachycardie. Dans les cas les plus graves, le cœur peut même dépasser 160, voire 200 pulsations par minute. Certaines affections, telles que l'hyperthyroïdie ou l'hypertension, peuvent expliquer cette tachycardie.

En revanche, si les crises de tachycardie n'ont chez vous aucune cause physiologique, rassurez-vous : ce n'est « que » le symptôme d'une réaction excessive de votre système nerveux végétatif, qui, par nature, ne répond à aucune sollicitation volontaire.

Si votre cœur s'emballe sans raison apparente plusieurs fois par semaine, consultez votre médecin, qui cherchera à déterminer si ces crises ne sont pas provoquées par une affection particulière.

INFUSION SÉDATIVE

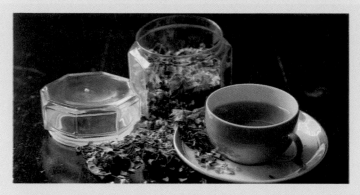

◆ Préparez 20 g d'un mélange à parts égales de fleurs d'aubépine, de fleurs de houblon et de feuilles de gui (disponibles en pharmacie et en herboristerie).

◆ Versez 250 ml d'eau bouillante sur 2 à 3 c. à thé de ce mélange. Laissez infuser 15 min avant de filtrer.

◆ Posologie : 2 ou 3 tasses par jour. Buvez à petites gorgées.

Que faire ?

◆ En cas de crise aiguë, restez calme. Tout mouvement de panique ne ferait qu'aggraver la situation : vous vous mettriez à hyperventiler, c'est-à-dire à respirer trop profondément ou trop rapidement, et donc superficiellement.

◆ Si vous êtes sujet à ce genre de crise, évitez le tabac, l'alcool, le café et autres boissons excitantes de type cola.

◆ Préférez plusieurs petites collations réparties tout au long de la journée à des repas copieux.

◆ Si vous êtes sujet à la constipation, ne la laissez pas s'installer (p. 142).

Secours d'urgence

Les conseils d'urgence qui suivent visent en priorité à stimuler le nerf pneumogastrique, qui innerve la cage thoracique. En effet, en sollicitant ce nerf de manière indirecte, on peut faire diminuer le nombre des pulsations cardiaques par minute. Toutefois, ces gestes ne seront efficaces que si le cœur du sujet en crise est en parfaite santé.

▶ Buvez un verre d'eau glacée.

▶ Buvez une tasse de l'infusion donnée ci-dessus.

▶ Buvez un verre d'eau légèrement sucrée et additionnée de 1 ou 2 c. à thé de jus de citron.

▶ Pincez-vous le nez et essayez d'expirer en gardant la bouche fermée, comme si vous aviez les oreilles bouchées.

▶ Appuyez délicatement sur un œil fermé avec l'index et le majeur.

▶ Posez une débarbouillette fraîche sur votre carotide.

▶ Gonflez un ballon de baudruche jusqu'à ce qu'il menace d'éclater.

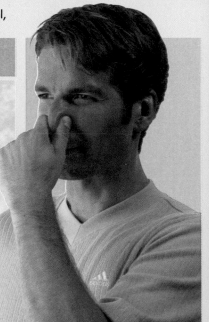

◆ Faites-vous prescrire un bilan sanguin par votre médecin, une carence en minéraux pouvant également être une cause de tachycardie. Mangez des légumes verts à feuilles et des légumineuses ainsi que des céréales et du pain complets en cas de manque de magnésium.

◆ Faites du sport.

◆ Adoptez un rythme de vie régulier pour éviter la pression. Luttez activement contre le stress (chapitre 7).

◆ Efforcez-vous d'adapter votre emploi du temps quotidien à votre biorythme en déterminant à quel moment de la journée vous êtes le plus actif.

◆ Enfin, l'hiver, recourez à l'aromathérapie : déposez quelques gouttes d'huile essentielle de mélisse sur les radiateurs chauds.

CONTRÔLER SA RESPIRATION

Exercice

◆ En cas de crise de tachycardie, gardez votre sang-froid et évitez les gestes brusques.

◆ Asseyez-vous immédiatement en gardant le dos bien droit. Posez les bras bien relâchés sur vos cuisses ; tout le haut du corps est détendu. Pour décontracter les muscles de votre nuque, haussez les épaules puis laissez-les retomber.

◆ Inspirez profondément par le nez. Efforcez-vous de sentir l'air inspiré s'écouler tout d'abord dans votre cage thoracique puis profondément dans votre ventre.

◆ Expirez au même rythme par la bouche, lentement et régulièrement.

Conseil

◆ Respirez à pleins poumons plusieurs fois par jour devant une fenêtre ouverte pour éloigner le risque d'une nouvelle crise.

  5 à 10 min
en prévention
2 ou 3 fois par jour

LA POSTURE DE L'ARBRE

Exercice

◆ Cette posture de yoga stimule la concentration et renforce le sens de l'équilibre. Elle exige toute votre attention et vous apporte une grande énergie physique et psychique. Les exercices de yoga doivent être réalisés lentement et dans le calme.

◆ Mettez-vous debout, les jambes légèrement écartées. Levez la jambe droite ; avec votre main droite, attrapez votre cheville droite et placez la plante du pied à l'intérieur de votre cuisse gauche. Votre main gauche maintient votre jambe droite. Gardez le dos et la tête parfaitement droits.

◆ Regardez droit devant vous et cherchez à garder l'équilibre.

Pour trouver une position stable et ne pas vous balancer d'avant en arrière, imaginez que vous ancrez vos orteils dans le sol. Dès que vous avez trouvé votre équilibre, lâchez votre jambe droite. Appuyez vos mains paume contre paume et maintenez cette pression pendant 5 s.

◆ Étirez maintenant les bras au-dessus de votre tête, les mains toujours paume contre paume. Sentez le flux énergétique partir de vos pieds puis passer dans les jambes, le dos et les bras jusqu'au bout des doigts.

◆ Recommencez l'exercice avec la jambe gauche.

  *5 min*
3 ou 4 fois par semaine

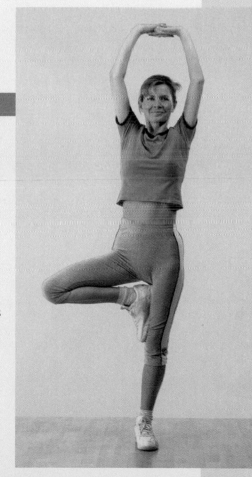

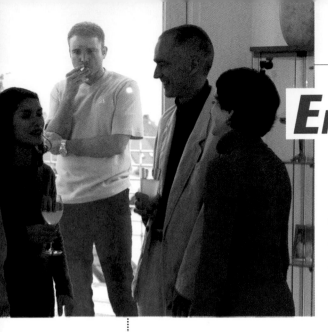

EN FINIR AVEC LA CIGARETTE

« Cette année, j'arrête de fumer ! » Quel est le fumeur qui n'a jamais fait un tel serment...? Le programme qui suit vous aidera à tenir votre promesse et à vaincre cette regrettable dépendance. Renoncer à la cigarette, c'est vivre pleinement et découvrir une nouvelle liberté de l'esprit.

Pour la majorité des fumeurs, arrêter de fumer relève de l'exploit, alors que personne n'ignore les ravages de la cigarette. Les chiffres sont éloquents : 25 à 30 % des cancers mortels sont dus au tabac, avec, en tête de ces statistiques, le cancer des poumons. Mais le tabagisme est également responsable de tumeurs au niveau du larynx, de la cavité buccale, de l'œsophage ou de l'estomac. Sans oublier une plus grande sensibilité à diverses infections, tels les troubles des voies respiratoires et les maladies cardio-vasculaires, qui frappent durement les fumeurs.

La cigarette contient, certes, plusieurs milliers de composants, mais c'est à la nicotine que l'on doit le phénomène de dépendance. Elle possède un effet à la fois stimulant et calmant sur le système nerveux, et c'est à cause d'elle que le fumeur se sent bien quand il fume, tellement bien qu'il ne peut plus s'en passer... Mais avec une grande volonté alliée aux conseils judicieux qui vont suivre, vous pourrez arrêter en l'espace de trois semaines ! Dès lors, les risques encourus par le fumeur que vous étiez s'atténueront progressivement et votre espérance de vie augmentera. Sachez toutefois qu'il faut 5 à 10 ans pour qu'un ancien fumeur retrouve le cœur et les artères d'un non-fumeur.

PROGRAMME DE 3 SEMAINES

RELAXATION

L'envie d'une cigarette commence à vous trotter dans la tête ? Faites appel à :
▶ **l'autosuggestion,** qui vous aidera à modifier délibérément l'importance accordée à la cigarette ;
▶ **la décontraction mentale,** qui vous détournera de l'envie de fumer une cigarette et vous ouvrira de nouvelles perspectives.

ALIMENTATION

Les fumeurs n'ont pas les mêmes habitudes alimentaires que les non-fumeurs.
▶ Consommez davantage d'**aliments riches en vitamines,** afin de satisfaire les besoins de votre organisme.
▶ **Adoptez de bonnes habitudes alimentaires :** vous craindrez moins de prendre du poids après l'arrêt du tabac.

EXERCICE

Pour soutenir le processus de sevrage et améliorer vos capacités respiratoires, faites :
▶ **des exercices spécifiques** qui, en favorisant la toux, accéléreront l'**élimination des substances nocives ;**
▶ **de la gymnastique sur un ballon,** qui vous aidera à étirer et à renforcer la partie supérieure de votre corps.

TOUT COMMENCE DANS LA TÊTE

Il y a deux conditions indispensables pour arrêter définitivement de fumer : le vouloir à tout prix et modifier son point de vue sur la cigarette. Pour atteindre le second objectif, il est indispensable de se créer d'autres « besoins », qui remplaceront celui du tabac, mais il faut également se protéger d'éventuelles tentations. Si toutefois vous ne vous sentez pas capable d'arrêter du jour au lendemain et préférez vous libérer progressivement de l'emprise de la nicotine, n'hésitez pas à utiliser les substituts qui sont à votre disposition.

Vous pouvez avoir recours aux timbres (ou patchs), qui libèrent en permanence de la nicotine dans votre organisme. Ils sont vendus en pharmacie sous trois différents dosages selon votre consommation de tabac. Vous pouvez les acheter sans ordonnance, mais mieux vaut en parler à votre médecin : il vous aidera à déterminer le dosage nécessaire et à le diminuer progressivement jusqu'au sevrage complet.

Il existe des gommes à mâcher à la nicotine qui aident à pallier le manque.

Enfin, le médecin peut vous prescrire du bupropion en comprimés ; ce médicament ne contient pas de nicotine mais il réduit les effets du sevrage.

AVOIR DES PENSÉES POSITIVES

Raisonnement préalable

◆ Remettez en cause votre réel besoin de la cigarette en même temps que vous modifiez vos habitudes. Remplacez le réflexe d'allumer une cigarette par un autre – par exemple respirer à fond, boire un verre d'eau, mâcher une gomme, lire un article de journal, entreprendre une tâche ménagère quelconque, réparer quelque chose...

Exercice

◆ Utilisez votre force mentale pour en finir avec la cigarette. Consacrez au moins 15 min par jour à vous répéter les phrases ci-contre. Vous agirez ainsi sur votre subconscient. Exercez-vous régulièrement : en vous récitant successivement les phrases 1 à 3 sans arrêt, vous poserez dans votre subconscient des jalons indiquant que la cigarette ne joue plus aucun rôle dans votre vie.

Important

◆ Réfléchissez à la récompense que vous allez vous offrir une fois que vous aurez arrêté de fumer !

Étape 1

« Je veux arrêter de fumer. »

Étape 2

« Je veux être en bonne santé et me sentir bien dans ma peau. »

Étape 3

« J'ai besoin d'être en pleine possession de mes moyens pour réussir ma vie professionnelle. Ma famille a besoin de moi. »

Ne mâchez pas de gomme à la nicotine si vous avez des problèmes cardiaques. Dans tous les cas, lisez attentivement la notice.

Zones interdites

Si vous décidez d'arrêter le tabac dans un avenir proche, commencez par vous interdire de fumer à certains endroits : par exemple dans votre voiture, sur votre lieu de travail, dans votre chambre à coucher ou au salon.
► Chaque jour, ajoutez un ou deux endroits (cuisine, palier...), jusqu'à ce que vous ne puissiez plus fumer que dehors.

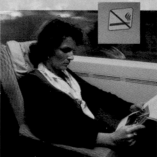

► Privilégiez les occupations ou les lieux où il n'est pas possible de fumer : sport, théâtre, cinéma... Prenez le train ou l'autobus. Évitez les endroits, comme certains restaurants, les bars et les cafés, où les fumeurs sont majoritaires... Tenez-vous-en absolument à votre objectif et n'en démordez pas !

MANGER DES VITAMINES

La plupart des fumeurs n'accordent que peu d'importance à leur façon de s'alimenter. Ils préfèrent une cigarette à un fruit, négligent la salade et les légumes et comblent les petits creux en avalant de grandes goulées de fumée... Conséquence: ils souffrent souvent de certaines carences en substances nutritives essentielles.

Si vous souhaitez vous arrêter de fumer, il faut commencer par corriger les déficits existants, en adoptant une alimentation saine et équilibrée. De plus, en optant durablement pour cette nouvelle façon de vous nourrir, vous aurez moins à craindre de prendre du poids lorsque vous serez sevré de la cigarette.

Pensez à tout ce que vous pourriez acheter avec l'argent consacré au tabac...

BÂTONNETS DE LÉGUMES ET TREMPETTE

2 carottes
1 morceau de concombre
1 branche de céleri
½ poivron rouge
½ poivron vert
1 tomate
1 petit oignon
125 g (½ tasse) de fromage cottage ou ricotta
1 c. à soupe de ciboulette ciselée
Paprika
Sel, poivre

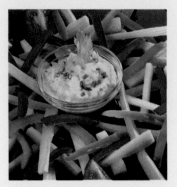

◆ Lavez tous les légumes. Épluchez les carottes et le concombre. Effilez le céleri, mettez les feuilles de côté. Coupez les légumes en bâtonnets de la taille d'un doigt.
◆ Préparez la trempette: épluchez l'oignon et hachez-le très finement. Incorporez-le au fromage cottage en battant. Salez et poivrez largement.
◆ Hachez les feuilles du céleri. Saupoudrez la trempette d'un peu de paprika. Parsemez avec les feuilles de céleri hachées et la ciboulette ciselée. Croquez les bâtonnets de légumes après les avoir plongés dans la trempette.

Quelques repères pour mieux manger

◆ Mangez beaucoup de fruits et de légumes, ainsi que du pain, des céréales et du riz complets.
◆ Buvez au minimum 2 litres par jour, l'eau minérale non gazeuse étant la boisson la plus indiquée.
◆ N'hésitez pas à prendre des compléments vitaminiques spécialement destinés aux fumeurs.
◆ Limitez les graisses, les aliments gras et les œufs.
◆ Évitez les boissons excitantes (alcool, café, colas...), qui donnent envie de fumer.
◆ Quand vous avez envie d'une cigarette, utilisez un dérivatif: sucez une pastille à la réglisse ou grignotez un fruit ou un légume.
◆ Préparez une infusion qui vous aidera à vous désaccoutumer: mélangez 20 g de douce-amère, de pissenlit et d'ortie à parts égales, puis versez 250 ml d'eau bouillante et laissez infuser 10 min. Buvez-en 2 ou 3 tasses par jour.

Un corps tout neuf

Voici ce qui se passe lorsque la dernière cigarette a été éteinte.
▶ **20 min après** La tension artérielle, le pouls et la température des pieds et des mains reviennent à la normale.
▶ **8 h après** La concentration en oxygène dans le sang augmente, tandis que sa teneur en monoxyde de carbone baisse.
▶ **24 h après** Le risque d'infarctus du myocarde diminue.
▶ **48 h après** Les nerfs olfactifs et gustatifs commencent à se régénérer.

▶ **2 à 12 semaines après** La circulation sanguine se stabilise et les fonctions pulmonaires s'améliorent de 30 %.
▶ **1 à 9 mois après** Les quintes de toux s'estompent et l'essoufflement diminue. De nouveaux cils vibratiles apparaissent dans les poumons, évacuant les mucosités et réduisant le risque d'infection.
▶ **1 à 15 ans après** Les risques d'infarctus du myocarde et de cancer du poumon, de la bouche, de la trachée ou de l'œsophage diminuent, pour finalement rejoindre le même niveau que chez les non-fumeurs.

AIDER LES POUMONS FATIGUÉS

Lorsqu'ils font du sport, la plupart des fumeurs manquent d'endurance et sont vite essoufflés. C'est pourquoi beaucoup d'entre eux renoncent purement et simplement à faire de l'exercice. Retrouvez une activité sportive dès aujourd'hui : non seulement cela améliore les fonctions physiologiques – notamment les fonctions pulmonaires –, mais cela permet aussi de s'occuper l'esprit et de se remonter le moral.

Pour les fumeurs, souvent agressifs et de mauvaise humeur en période de sevrage, faire du sport permet de libérer des endorphines, que l'on appelle aussi à juste titre « les hormones du bonheur ». La désintoxication semble alors moins pénible et la privation de tabac, plus légère.

Outre des exercices destinés à renforcer les poumons, pratiquez un sport d'endurance en plein air, par exemple la marche ou le jogging (p. 92-93 et 236-237). Pour connaître vos limites, la distance parcourue et votre pouls à l'effort vous donneront de bonnes indications. Mais ne forcez surtout pas lorsque vous sentez que vos poumons atteignent le seuil de la douleur.

FACILITER LA TOUX

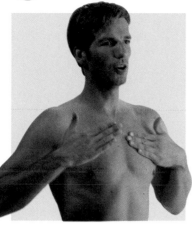

Exercice
◆ Placez-vous debout devant une fenêtre ouverte, en gardant le dos bien droit.
◆ Inspirez profondément par le nez et expirez par la bouche grande ouverte en disant « haaa ». Pendant l'expiration, frappez votre poitrine du plat de la main en alternant main gauche et main droite. Commencez au bas de la cage thoracique, au niveau des côtes, puis remontez vers le sternum jusqu'au niveau des clavicules.
◆ Frappez-vous la poitrine le plus rapidement possible, mais uniquement pendant l'expiration.

Conseil
◆ Demandez à quelqu'un de vous frapper le dos de la même manière.

 10 à 15 expirations 4 fois par jour

ÉTIRER LE HAUT DU CORPS

Exercice
◆ Asseyez-vous sur un ballon de gymnastique, en gardant le dos bien droit. Écartez les jambes et stabilisez bien votre équilibre.
◆ Inspirez. Étirez le bras droit et inclinez-le vers la gauche par-dessus la tête. Penchez le haut de votre corps vers la gauche en inspirant. Votre main gauche est appuyée sur votre hanche. Relâchez les tensions, revenez en position initiale en expirant. Recommencez l'exercice avec le bras gauche en vous étirant vers la droite.
◆ Vous pouvez également effectuer l'exercice assis sur une chaise ou debout.

 10 à 15 étirements de chaque côté

Conseil
◆ Lors d'un sevrage du tabac, il est bon de tousser ; ne cherchez donc pas à vous retenir quand l'envie vous en prend. La toux permet de débarrasser les poumons des mucosités dues à la cigarette.

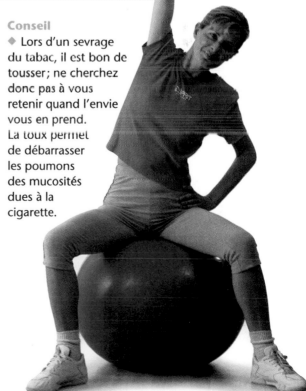

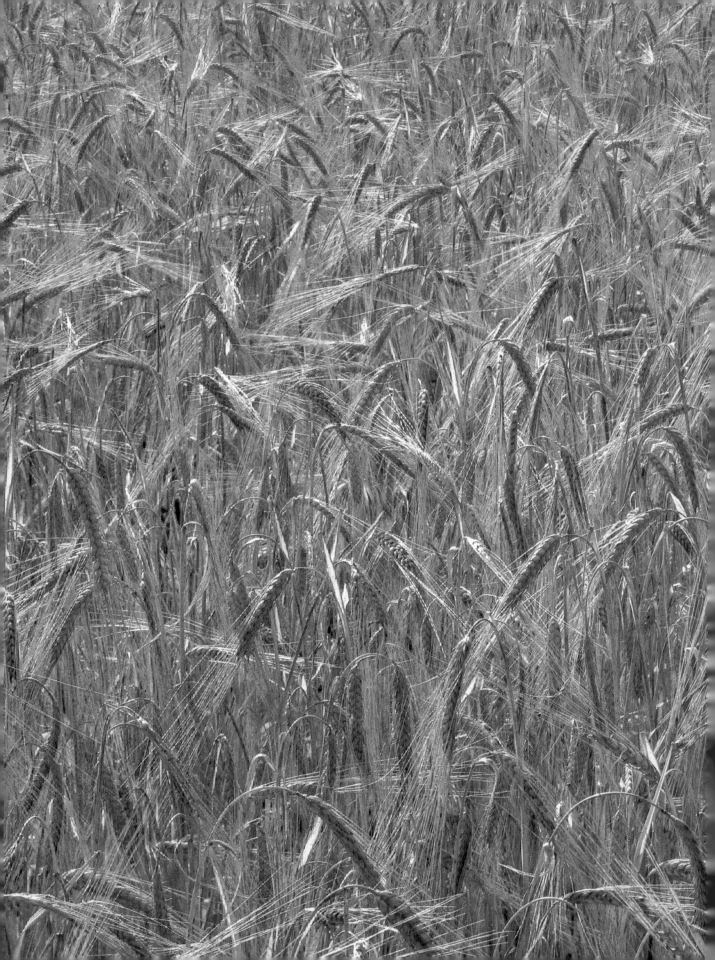

Stimulez votre système digestif

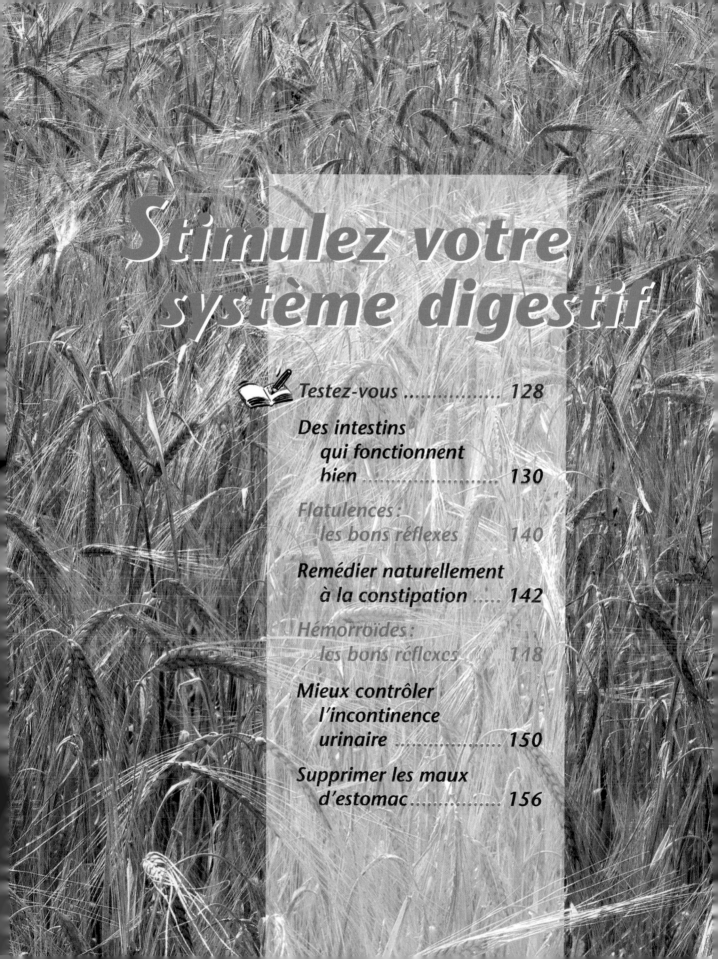

OÙ EN EST VOTRE SYSTÈME DIGESTIF ?

*Une nourriture équilibrée, de saines habitudes alimentaires –
sans excès de table – et une bonne digestion, voilà les trois conditions
nécessaires pour se sentir bien et rester en bonne santé.
Alors, comment se comportent votre estomac et vos intestins ?*

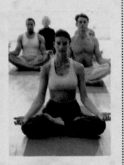

*L'incontinence
urinaire*
est une maladie
dont nous sommes
nombreux à souffrir
en silence. Si vous
êtes concerné,
reportez-vous
aux pages 150-155 :
nos conseils
vous aideront.

Répondez aux questions suivantes.

	OUI	NON
▶ Pour vous, un vrai repas doit-il forcément comprendre de la viande ?	☐	☐
▶ Souffrez-vous fréquemment de diarrhée ou de constipation ?	☐	☐
▶ Prenez-vous souvent des laxatifs ?	☐	☐
▶ Après avoir consommé du café, du vin, du jus d'orange ou des sucreries, avez-vous régulièrement des maux ou des aigreurs d'estomac ?	☐	☐
▶ Choisissez-vous vos aliments sans tenir compte de la saison ?	☐	☐
▶ Les yogourts et les produits laitiers fermentés sont-ils rares dans vos menus ?	☐	☐
▶ Avez-vous l'habitude de prendre un digestif après un repas copieux ?	☐	☐
▶ Y a-t-il des cas de cancer de l'intestin ou de l'estomac dans votre famille ?	☐	☐
▶ Souffrez-vous régulièrement de flatulences ?	☐	☐
▶ Êtes-vous très soucieux de votre réussite professionnelle et souvent stressé ?	☐	☐
▶ Êtes-vous incapable de résister au chocolat, aux desserts et aux sucreries ?	☐	☐
▶ Mangez-vous chaque jour du muesli et du pain aux céréales complètes ?	☐	☐
▶ Êtes-vous de nature agitée ?	☐	☐
▶ Marchez-vous moins de 5 km par semaine ?	☐	☐
▶ Ne mangez-vous qu'une ou deux fois par jour mais en grande quantité ?	☐	☐
▶ La restauration rapide est-elle pour vous une solution pratique à l'accélération du notre rythme de vie ?	☐	☐
▶ Votre dernier examen préventif des intestins remonte-t-il à plus de deux ans ?	☐	☐
▶ Souffrez-vous d'hémorroïdes ?	☐	☐
▶ Y a-t-il beaucoup d'aliments que vous détestez ?	☐	☐
▶ Avez-vous déjà été opéré au niveau du système gastro-intestinal ?	☐	☐

RÉSULTAT : VOTRE CAPACITÉ À BIEN DIGÉRER

😊 **Vous avez répondu OUI à moins de 7 questions ?** Votre estomac et vos intestins ne vous causent généralement pas de problèmes, mais vous savez d'expérience qu'il peut en être autrement. Pour faire du bien à votre système digestif et rester en bonne santé, des mesures préventives s'imposent. Ce chapitre contient nombre de conseils à suivre au quotidien, ainsi que des indications en cas de troubles réels.

Nos recommandations

● *Offrez de temps en temps une journée de repos à votre système digestif (p. 136) afin de maintenir l'équilibre de votre flore intestinale.*

● *Pratiquez (avec modération !) le jeûne thérapeutique (p. 134-135) : selon ses adeptes, il n'y a rien de mieux pour se détoxiquer et se régénérer le corps comme l'esprit.*

● *Si, en vacances, vous avez du mal à vous acclimater et que vous souffrez de troubles digestifs, reportez-vous à la page 157*

L'eau, un élixir de vie
Le passage à une alimentation riche en fibres doit se faire en douceur, au cours d'une période d'adaptation. Pour cela, l'eau est votre meilleure alliée : buvez-en au moins 2 litres par jour.

😊 **Vous avez répondu OUI à 7 questions ou plus ?** Vous saviez avant même de répondre à ce test que votre système digestif avait souvent tendance à se rebeller. Si vous avez répondu OUI à plus de 12 questions, c'est que l'équilibre de votre flore intestinale est sérieusement perturbé et qu'il est grand temps de le rétablir.

Nos recommandations

● *Prenez soin de votre flore intestinale en adaptant votre alimentation et en faisant suffisamment d'exercice, et ce même si vous ne souffrez pas en ce moment (p. 132-133).*

● *Si vous êtes sujet à la constipation, résistez à la tentation de prendre des laxatifs. Des tisanes, des massages, des exercices de trampoline et des aliments bien choisis suffiront à relancer votre fonction intestinale (p. 144-147).*

● *En cas d'hémorroïdes (p. 148-149) ou de flatulences (p. 140-141), suivez nos conseils pour être soulagé rapidement. Vous apprendrez aussi comment améliorer la situation durablement.*

● *Suivez les conseils de la page 157 contre les troubles digestifs tels que le hoquet, les aigreurs d'estomac, la lourdeur épigastrique et les ballonnements.*

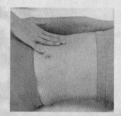

La fonction intestinale *peut être stimulée par différentes techniques de massage exposées dans les pages suivantes.*

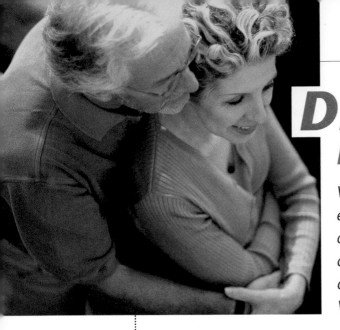

DES INTESTINS QUI FONCTIONNENT BIEN

Votre appareil digestif est une machine performante et sophistiquée : saviez-vous qu'un individu de 75 ans a déjà transporté et transformé environ 30 tonnes de nourriture et 50 000 litres de liquide ? Lourde tâche qui mérite d'être prise en considération. Votre bien-être et votre santé en dépendent.

À la base d'une bonne digestion, il y a une alimentation saine et un rythme alimentaire équilibré. Le soir, par exemple, votre corps digérera beaucoup plus facilement des mets pauvres en lipides qu'un plat en sauce, riche en matières grasses.

Prenez si possible cinq repas par jour, dont deux collations pour lesquelles, bien sûr, vous privilégierez les fruits par rapport aux gâteaux ! Prenez le temps de bien mâcher et tâchez d'apprécier ce que vous mangez. Votre estomac vous en remerciera.

La digestion commence dans la bouche

La seule vision d'un plat appétissant peut nous mettre l'eau à la bouche, signe que notre corps se prépare à digérer. La salive imprègne les mets, et ses enzymes s'attaquent déjà aux glucides. Après mastication, la nourriture broyée et chargée de salive arrive jusqu'à l'estomac. Celui-ci produit du suc gastrique (près de 3 litres par jour), dont les enzymes commencent à digérer les protéines. En se contractant, l'estomac malaxe les aliments et facilite l'action du suc gastrique. Au bout de trois à six heures, le bol alimentaire, qui était relativement épais, est devenu liquide.

Le rôle central des intestins

Peu à peu, le bol alimentaire passe de l'estomac dans l'intestin grêle, où il subira l'action d'autres sucs digestifs produits cette fois par le pancréas, le foie et l'intestin grêle lui-même. Ces sucs, avec l'aide d'innombrables bactéries utiles, vont décomposer les protéines, lipides et glucides en éléments simples, de sorte que le corps puisse les assimiler. Ces substances nutritives traversent alors la paroi intestinale pour passer dans le sang

L'importance de la prévention

Les inflammations chroniques, la présence de polypes dans les intestins, une alimentation pauvre en fibres sont autant de facteurs favorisant le cancer des intestins. Alors pourquoi ne pas recourir aux examens préventifs existants ?

▶ **Dépister le cancer** Si vous avez plus de 40 ans, vous devriez vous soumettre régulièrement à un examen spécifique des intestins. Le cancer des intestins – s'il est détecté à un stade précoce de développement – peut être guéri dans 80 % des cas. Sachant que ce type de cancer n'engendre aucune douleur aux premiers stades, cela vaut la peine de subir les désagréments causés par les examens.

▶ Si vous constatez **la présence de sang dans vos selles,** il est impératif que vous consultiez votre médecin de famille sans attendre. Dans la plupart des cas, il ne s'agit que d'hémorroïdes, mais qui méritent, elles aussi, qu'on s'en occupe (p. 148-149).

et le liquide lymphatique. Ce processus d'assimilation se déroule selon une durée variable pouvant aller de moins d'une heure pour les glucides jusqu'à plusieurs heures pour les protéines et les lipides. Les substances non digérées et les bactéries mortes passent ensuite dans le gros intestin, où elles sont partiellement déshydratées avant d'être éliminées sous forme de matières fécales.

Quand les bactéries travaillent pour nous

L'intestin grêle et le gros intestin renferment plusieurs centaines de bactéries différentes. Elles participent à la digestion en décomposant les aliments dont elles ont besoin pour se reproduire. Par ailleurs, elles stimulent et renforcent le système immunitaire, protégeant ainsi le corps de la plupart des maladies. Certaines bactéries produisent même des substances capables d'exterminer toutes sortes de microbes qui pourraient être parvenus dans l'intestin par l'intermédiaire de la nourriture.

Maintenir l'équilibre du système

Pour rester efficace, la flore intestinale exige de bonnes conditions de reproduction bactérienne. Le moindre trouble d'ordre alimentaire influence directement le développement et les performances des micro-organismes présents dans nos intestins. La prise d'antibiotiques ou de cortisone, l'absorption involontaire de substances nocives telles que les pesticides, une infection dentaire, quelques maladies enfin sont autant de facteurs qui peuvent perturber le précieux équilibre de la flore intestinale. L'organisme, alors, ne parvient plus à assimiler correctement certaines substances nutritives vitales et le système immunitaire s'en trouve immanquablement affaibli. C'est pourquoi il faut parfois purger les intestins en leur administrant un lavement qui permet de les débarrasser de toutes les substances nocives, toxines, bactéries et champignons.

Mais on peut éviter d'en arriver à des méthodes aussi drastiques : en étudiant vos habitudes alimentaires – pour les modifier si cela s'avère nécessaire – et en ayant une activité physique régulière, vous devriez pouvoir remettre de l'ordre dans ces mécanismes complexes de la digestion.

Alors, suivez le programme de remise en forme que nous vous proposons. Mais, un conseil : prenez tout le temps nécessaire, car le corps n'aime pas les changements trop brusques.

Attention, les troubles digestifs peuvent évoluer en maladie chronique. Si vous souffrez pendant plus de trois jours de suite, il faut consulter votre médecin.

PROGRAMME DE 3 SEMAINES

ALIMENTATION

Modifiez peu à peu votre mode d'alimentation. L'objectif :
► stimuler le transit intestinal **grâce aux fibres**;
► purifier votre corps par un **jeûne thérapeutique**;
► offrir une journée de repos hebdomadaire à vos intestins en ne consommant qu'une **nourriture peu irritante et très digeste**.

RELAXATION

Soutenez votre fonction intestinale :
► en vous massant ou, mieux, en vous faisant **masser l'abdomen** pour prévenir les problèmes digestifs;
► en pratiquant au quotidien **les gestes** qui vont **stimuler votre système nerveux végétatif**.

EXERCICE

Vos intestins ont besoin de mouvement :
► détendez et renforcez vos abdominaux avec un **ballon de gymnastique**;
► stimulez votre circulation sanguine **en dansant le French cancan**;
► activez vos intestins en pratiquant **la respiration abdominale**.

MANGER SAINEMENT POUR BIEN DIGÉRER

Une alimentation idéale est variée et composée d'aliments frais. Bien manger, ce n'est pas renoncer à tout plaisir culinaire et il n'est pas nécessaire de se soumettre à un régime sévère pour prendre soin de soi.

Ce que nous vous proposons, c'est d'apprendre dorénavant à mieux choisir vos aliments. En veillant à ce qu'ils soient équilibrés et riches en fibres, vous garantirez à votre organisme les vitamines, minéraux et enzymes dont il a besoin, et améliorerez aussi bien votre digestion que votre résistance physique. Donnez-vous donc les trois semaines nécessaires à une modification progressive de vos habitudes alimentaires.

> Il faut de la patience pour passer à une alimentation riche en fibres. Votre intestin a besoin d'un temps d'adaptation, faute de quoi vous risquez de souffrir de flatulences ou de constipation!

ALIMENTS FAVORISANT LA DIGESTION

Aliments bénéfiques	Leurs constituants actifs	Leur action
Légumes, fruits, produits à base de céréales complètes, légumes secs	Fibres	Gonflent dans l'estomac, aident au transit intestinal et à l'élimination des toxines.
Produits laitiers fermentés (yogourts)	Bactéries lactiques (probiotiques)	Régulent la flore intestinale et stimulent la production d'enzymes, qui améliorent la digestion.
Tisanes de plantes	Huiles essentielles	L'aneth, le cumin, le thym, la camomille soulagent crampes d'estomac et flatulences.
Eau, infusion, thé léger	Eau	Fait gonfler les fibres et donne un volume suffisant aux matières fécales, ce qui facilite le transit.

Une alimentation équilibrée

Pour stimuler naturellement votre fonction intestinale, il faut jouer la carte de l'alimentation. C'est simple : vous devez peu à peu passer à un régime riche en légumes et en fruits frais, en céréales complètes et en produits laitiers fermentés. Dans le même temps, réduisez votre consommation de viande et de lipides.

◆ Les **recettes** qui suivent contiennent beaucoup de fibres, qui stimuleront votre transit intestinal. La première semaine, vous introduirez 2 ou 3 plats riches en fibres dans vos menus, puis vous en augmenterez le nombre en fonction de la manière dont votre corps les supporte.

◆ Buvez beaucoup pour que les fibres puissent gonfler : vous éviterez la constipation.

Après le repas, le repos...

... ou une petite marche. L'un comme l'autre facilitent la digestion.

▶ **Un quart d'heure de sieste** vous fera le plus grand bien. Déchargé de toute autre tâche, votre corps se concentrera alors uniquement sur la digestion. De plus, cette pause vous permettra de recharger vos batteries pour bien continuer la journée.

▶ Si vous ne pouvez pas vous permettre de dormir, optez pour **la promenade digestive**.

Mieux vaut bouger que de rester assis après le repas, car une activité physique modérée stimule la circulation sanguine et favorise la digestion.

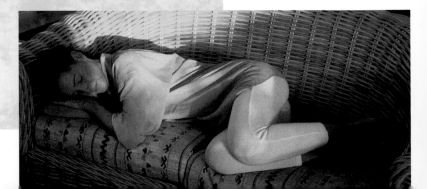

MUESLI

4 figues sèches
2 c. à soupe de flocons
    d'avoine nature
2 c. à soupe de flocons d'orge
    ou 4 c. à soupe de flocons
    aux 5 céréales
1 yogourt nature liquide
Noix hachées pour décorer

◆ Faites tremper les figues
la veille dans un bol d'eau.
◆ Le lendemain, égouttez
les figues, coupez-les
en tranches fines et
mélangez-les aux flocons.
◆ Ajoutez le yogourt
et mélangez bien.
Décorez avec des noix
hachées.

Les probiotiques

Sur les rayons des supermarchés
fleurissent de plus en plus de
produits laitiers dits probiotiques. Il s'agit essentiellement
de yogourts et autres produits
laitiers, qui renferment des
bactéries vivantes. Celles-ci
exercent une influence
bénéfique sur l'équilibre de la
flore intestinale, car elles sont
particulièrement résistantes et
survivent dans le système
digestif. Ainsi, prendre chaque
jour un produit laitier probio-
tique ou même un yogourt
ordinaire aide à maintenir
efficacement l'équilibre de la
flore intestinale. Cependant,
une alimentation équilibrée et
riche en fibres est déjà très utile,
car elle facilite le développement
des innombrables bactéries
bénéfiques qui colonisent
l'intestin en permanence.

BLÉ CONCASSÉ AUX CHAMPIGNONS

600 ml de bouillon de légumes
75 g (½ tasse) de blé concassé
    (épeautre)
1 oignon
1 blanc de poireau
½ gousse d'ail
1½ c. à thé d'huile d'olive
125 g (2 tasses) de chapeaux
    de champignons de couche
2 tomates
2 branches de persil plat
40 g (¼ tasse) de parmesan
    râpé
Sel, poivre

◆ Portez le bouillon à
ébullition, versez-y le blé
concassé, remuez, couvrez et
laissez cuire 50 min à petits
bouillons.
◆ Pelez l'oignon, le poireau et
l'ail. Hachez l'oignon et l'ail.
Fendez le poireau en deux
et recoupez-le en rondelles.
Faites fondre le tout 15 min
dans une poêle avec 1 c. à thé
d'huile d'olive.

◆ Coupez les champignons en
lamelles. Ajoutez à l'oignon et
au poireau et faites revenir
quelques minutes à feu vif.
◆ Lavez les tomates, coupez-
les en dés. Hachez le persil fin.
Mélangez
tomates et
persil aux
champignons,
salez et ôtez
du feu.
◆ Après
les 50 min de
cuisson, ajoutez
les légumes au blé
concassé et laissez
cuire jusqu'à
l'évaporation totale du
liquide. Poivrez, incorporez
le parmesan et arrosez d'un filet
d'huile d'olive.

Conseil

◆ Ce plat sera encore plus
parfumé si vous utilisez des
chanterelles ou des shiitakes.

FROMAGE BLANC AUX HERBES SUR CANAPÉ

60 g (¼ tasse) de fromage
    ricotta, cottage ou petit
    suisse
60 g (¼ tasse) de fromage
    à la crème
2 à 3 c. à soupe d'eau minérale
1 c. à thé d'huile d'olive
2 à 3 c. à soupe de fines herbes
    mélangées
½ gousse d'ail haché fin
3 pincées de cumin en poudre
1 petit oignon nouveau
2 tranches de pain complet
Sel, poivre

◆ Incorporez l'eau minérale
et l'huile d'olive aux deux
fromages.

◆ Mélangez les herbes à l'ail
et au cumin et ajoutez au
fromage. Salez et poivrez.
◆ Épluchez l'oignon et
coupez-le en fines rondelles.
Étalez le fromage aux herbes
sur les tranches de pain et
décorez de rondelles d'oignon.

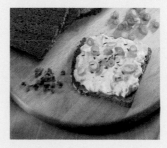

LA PURIFICATION PAR LE JEÛNE

Le jeûne est une méthode millénaire que pratiquent de nombreuses civilisations pour se purifier le corps et l'esprit. C'est donc une démarche que l'on adopte tant pour sa santé physique que pour son bien-être psychique. L'objectif du jeûne n'est pas en soi la privation de nourriture. Il s'agit, sans stress ni sentiment de frustration, de purifier son organisme afin de le débarrasser de toute substance nocive. En éliminant les toxines du corps, on régénère aussi l'esprit.

Selon ses adeptes, le jeûne mobilise les défenses immunitaires et la capacité d'autoguérison. Il agirait aussi contre l'hypertension, les troubles du métabolisme, les maux digestifs, les problèmes de circulation sanguine et certaines maladies rhumatismales.

Attention : ne jeûnez pas si vous souffrez d'une maladie aiguë ou chronique, si vous êtes fatigué ou convalescent. Si vous prenez des médicaments, demandez toujours l'avis de votre médecin.

BOUILLON DE LÉGUMES

Pour 1 litre (4 tasses)
de bouillon
2 carottes
1 poireau
¼ de céleri-rave
1 oignon

◆ Portez 1 litre d'eau à ébullition. Épluchez les carottes, le poireau le céleri et l'oignon, lavez-les et coupez-les en gros morceaux.

◆ Mettez les légumes dans l'eau bouillante, couvrez et faites cuire 30 min. Filtrez.

Conseil
◆ Vous pouvez également utiliser des pommes de terre, des tomates ou du céleri en branches. Juste avant de servir, parsemez le bouillon d'herbes fraîches hachées : persil, coriandre, basilic, aneth.

Jeûner sans risque

◆ Une **journée de transition** pour se préparer : 1 kg de fruits frais à consommer en 3 ou 4 repas, en buvant au moins 2 litres d'eau.

◆ Le **nettoyage de vos intestins** vous empêchera d'avoir faim : pour un adulte de 60 kg, faites dissoudre 1 sachet de préparation laxative (disponible sans ordonnance en pharmacie) dans un demi-verre d'eau et buvez ensuite abondamment.

◆ La **durée d'un jeûne** sans suivi médical ne doit pas dépasser 2 jours.

◆ Alternez des séances d'**activité physique** au grand air avec de longs moments de détente et de méditation.

◆ L'application de **compresses sur la région du foie** favorise la détoxication : posez une serviette humide et chaude 1 à 3 fois par jour sur cette zone.

◆ **Buvez 3 litres de liquide** pauvre en sodium (excepté si vous êtres hypotendu), par petites gorgées, tout au long de la journée. Vos urines deviendront très claires.

◆ Prévoyez enfin **un jour de réalimentation** à la fin de votre jeûne pour faciliter le retour à une alimentation normale : mangez des fruits frais ou de la soupe de légumes. Mixez, par exemple, les légumes utilisés pour la recette ci-dessus et mélangez-les avec le bouillon.

Jeûneurs en promenade

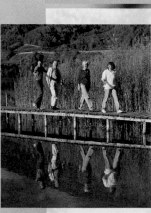

Si vous entreprenez une cure de jeûne dans une clinique spécialisée, on vous incitera à faire régulièrement des marches pour vous détendre et rythmer vos journées. Si vous décidez de jeûner chez vous, ne négligez pas ces sorties au grand air, il vous suffira de respecter quelques règles de base pour la promenade.

▶ Choisissez un parcours facile, sans montée abrupte.

▶ Respirez par le nez et, si possible, abstenez-vous de parler dans les montées pour ne pas perturber le rythme de votre respiration.

▶ Alternez des séquences de 100 pas rapides et de 200 pas lents pour stimuler la capacité d'adaptation de votre circulation sanguine.

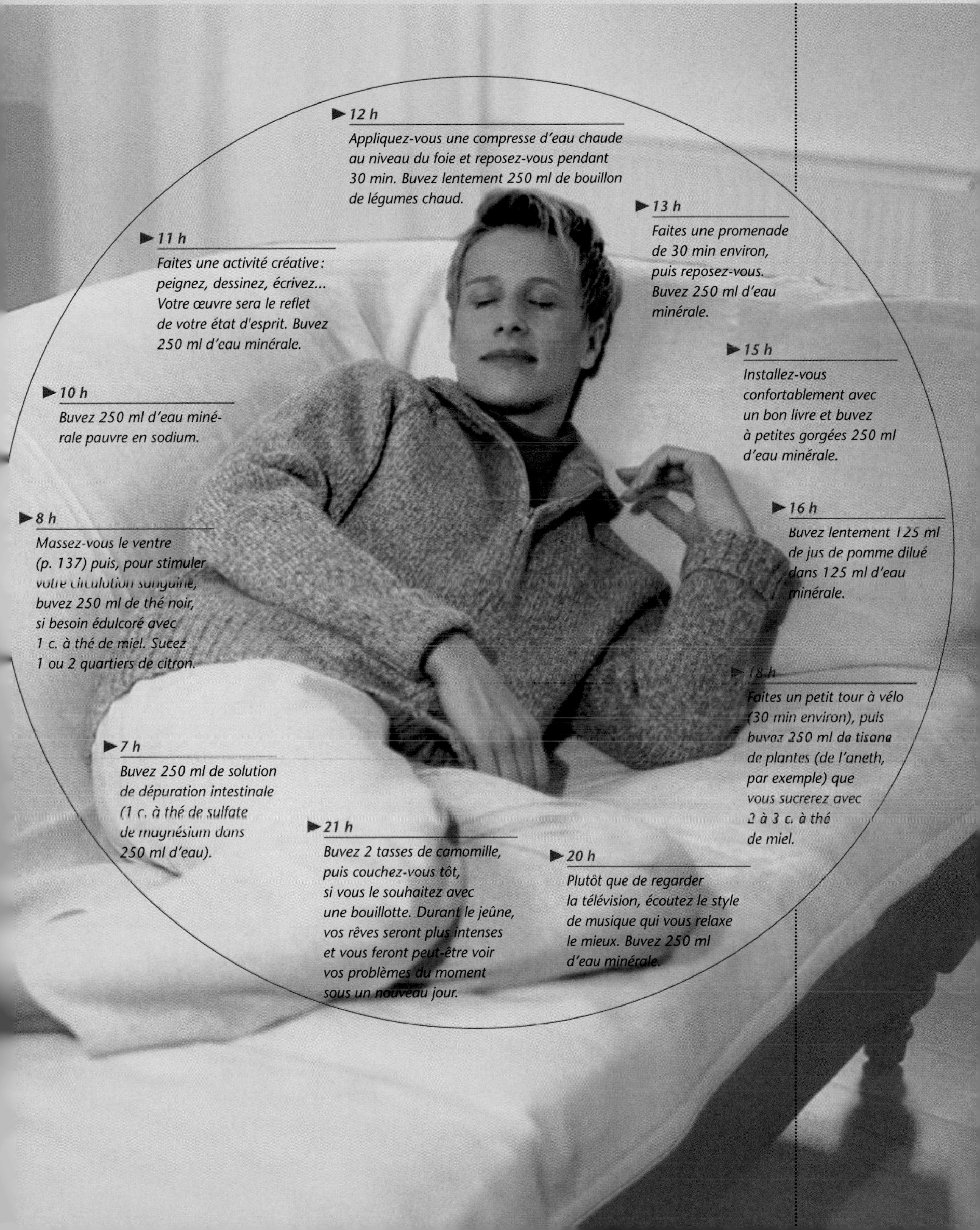

▶ 12 h

Appliquez-vous une compresse d'eau chaude au niveau du foie et reposez-vous pendant 30 min. Buvez lentement 250 ml de bouillon de légumes chaud.

▶ 13 h

Faites une promenade de 30 min environ, puis reposez-vous. Buvez 250 ml d'eau minérale.

▶ 11 h

Faites une activité créative: peignez, dessinez, écrivez... Votre œuvre sera le reflet de votre état d'esprit. Buvez 250 ml d'eau minérale.

▶ 15 h

Installez-vous confortablement avec un bon livre et buvez à petites gorgées 250 ml d'eau minérale.

▶ 10 h

Buvez 250 ml d'eau minérale pauvre en sodium.

▶ 16 h

Buvez lentement 125 ml de jus de pomme dilué dans 125 ml d'eau minérale.

▶ 8 h

Massez-vous le ventre (p. 137) puis, pour stimuler votre circulation sanguine, buvez 250 ml de thé noir, si besoin édulcoré avec 1 c. à thé de miel. Sucez 1 ou 2 quartiers de citron.

▶ 18 h

Faites un petit tour à vélo (30 min environ), puis buvez 250 ml de tisane de plantes (de l'aneth, par exemple) que vous sucrerez avec 2 à 3 c. à thé de miel.

▶ 7 h

Buvez 250 ml de solution de dépuration intestinale (1 c. à thé de sulfate de magnésium dans 250 ml d'eau).

▶ 21 h

Buvez 2 tasses de camomille, puis couchez-vous tôt, si vous le souhaitez avec une bouillotte. Durant le jeûne, vos rêves seront plus intenses et vous feront peut-être voir vos problèmes du moment sous un nouveau jour.

▶ 20 h

Plutôt que de regarder la télévision, écoutez le style de musique qui vous relaxe le mieux. Buvez 250 ml d'eau minérale.

LES FRUITS FRAIS : UN CADEAU POUR LES INTESTINS

L aisser le système digestif se reposer ne peut lui faire que du bien. Décidez par exemple de ne manger que des fruits frais pendant toute une journée.

Les fruits contiennent ce qu'on appelle des phytonutriments, comme les pigments naturels, les hormones végétales et les substances amères. Ces substances aident à renforcer le système immunitaire et protègent l'intestin des infections dues aux virus, aux champignons et aux bactéries. En outre, les fruits apportent au corps des vitamines et des minéraux indispensables, ainsi que leurs sucres naturels. Alors laissez-vous tenter par leur douceur et l'immense diversité de leurs saveurs, et régalez-vous pour votre bien !

Une journée fruits, c'est du tonus garanti !

SALADE DE FRUITS EXOTIQUES

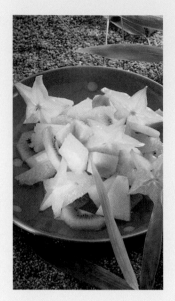

½ petit melon
½ papaye
1 kiwi
1 orange
2 ou 3 tranches d'ananas
½ carambole
Le jus de ½ lime et
    de ½ orange

◆ Épluchez le melon, la papaye, le kiwi et l'orange. Coupez-les en petits morceaux ainsi que l'ananas. Lavez la carambole, taillez-la en tranches.
◆ Mélangez les fruits avec les jus de lime et d'orange. Si ce n'est pas assez sucré à votre goût, ajoutez du sirop d'ananas en boîte.

Rien que de la bonne humeur !

Pendant vos 3 semaines de programme, offrez-vous une ou deux de ces journées fruits, si bénéfiques pour la santé. Le mieux, c'est de les placer la fin de semaine, mais vous pouvez aussi en insérer une le lendemain d'un repas de fête. Ce jour-là, l'essentiel est de vous chouchouter et de vous détendre.

◆ Il vous faudra **1,5 kg de fruits frais**, que vous mangerez en 4 fois. Tous les fruits sont autorisés sauf les bananes, trop riches en calories.
◆ Le midi, préparez-vous la salade de fruits exotiques ci-dessus, par exemple.
◆ **Buvez** au moins 2 litres d'eau minérale ou de tisane de plantes ou de fruits non sucrée.
◆ Vous pouvez prévoir des **activités physiques**, sans exagérer cependant. Une petite promenade favorise la digestion.

Solution de remplacement

La journée jus Buvez de 1 à 1,5 litre de jus de fruits et/ou de légumes (fraîchement pressés ou bio), en 5 prises réparties dans la journée.

La flore intestinale, une armée indispensable

Plusieurs familles de bactéries forment un véritable écosystème dans nos intestins. Particulièrement dense dans le gros intestin, cette flore assure des fonctions nombreuses et fort utiles.
▶ Une épaisse couche de bactéries commence par repousser les éléments pathogènes.
▶ Notre flore intestinale produit aussi des acides organiques qui empêchent la reproduction des bactéries nocives ou les détruisent.
▶ Les bactéries sont tenues en respect par de nombreuses cellules tueuses, de sorte que le système immunitaire est stimulé.
▶ La composition de la flore intestinale varie d'un individu à l'autre. Elle peut être déséquilibrée par les médicaments tels que les antibiotiques, par les infections et par les séjours à l'étranger.
▶ Pour maintenir l'équilibre de votre flore intestinale, il faut une alimentation équilibrée et riche en fibres avec beaucoup de fruits, de légumes et de produits laitiers, les yogourts en particulier.

DES MASSAGES BIENFAISANTS

Stress, agitation, repas pris à la va-vite... Tout cela se répercute sur l'état de notre système digestif. C'est pourquoi nous souffrons si souvent de spasmes et de crampes d'estomac, voire de troubles de la digestion.

Les deux massages décrits sur cette page agissent sur la partie du système nerveux qui dirige les fonctions digestives. Le premier, ci-contre, se pratique à deux, tandis que le second doit être fait seul, car son effet repose sur une bonne appréciation de la pression des doigts. Chacun est alors le mieux placé pour savoir ce qui lui fait du bien.

Avec une activité physique régulière et une alimentation saine, le massage représente le meilleur moyen de prévenir les défaillances intestinales.

DANS TOUS LES SENS

Exercice

◆ Allongez-vous sur le dos et respirez profondément pendant 2 min pour vous détendre.

◆ Votre partenaire commence ensuite le massage du côté gauche de votre abdomen, juste en dessous des côtes. La main à plat, il décrit des mouvements circulaires avec 3 doigts en descendant vers l'aine.

◆ La deuxième étape consiste à masser le ventre de droite

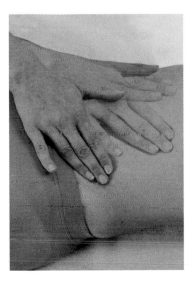

à gauche au-dessus du nombril, puis de nouveau vers l'aine.

◆ Ensuite, le massage s'effectue de bas en haut depuis l'aine droite, puis de droite à gauche au-dessus du nombril et de nouveau vers l'aine gauche.

◆ Enfin, on termine par un grand cercle effectué dans le sens des aiguilles d'une montre sur l'ensemble du ventre.

Conseil

◆ Si le massage devient désagréable, c'est que votre partenaire appuie trop fort; il lui suffit alors de diminuer la pression.

  10 min
Tous les jours si possible

DOUX ET RELAXANT

Exercice

◆ Allongez-vous sur le dos et détendez-vous. Imaginez une ligne horizontale traversant votre ventre à la hauteur du nombril.

◆ Caressez-vous le ventre en suivant cette ligne du bout de l'index et du majeur. Vous devez sentir la trace du passage de vos doigts.

◆ Peu importe que vous alliez de gauche à droite ou l'inverse:

l'essentiel est de ne masser que dans une seule direction, sans faire d'aller-retour.

Conseil

◆ Vous pouvez aussi pratiquer ce massage en position assise.

 5 min
Tous les jours si possible

À savoir

Pour aider la digestion.

▶ **Argile** 1 c. à thé d'argile dans un verre d'eau minérale ou de tisane de plantes. À boire après le repas, par petites gorgées.

▶ **Tisane digestive**
Mélangez centaurée, achillée-millefeuille, racine de gentiane, menthe et fleurs de camomille (15 g de chaque). Versez 250 ml d'eau bouillante sur 2 c. à thé de ce mélange, couvrez, laissez infuser 10 min, filtrez. 2 à 3 tasses non sucrées par jour, après les repas.

AIDER LE SYSTÈME DIGESTIF

Pour que les intestins fonctionnent bien, il faut bouger et, malheureusement, la plupart des gens qui travaillent passent la journée assis.

Au cours de la première semaine du programme, faites donc tous les jours les exercices proposés sur cette page pour apprendre à détendre et à muscler vos abdominaux : le relâchement et les contractions de ces muscles stimulent en effet directement les mouvements intestinaux. À partir de la deuxième semaine, vous ajouterez un autre exercice de renforcement des abdominaux (page de droite, en bas).

Pratiquez le French cancan dès la première semaine du programme au moins deux ou trois fois par semaine. Il ne s'agit pas de jouer les danseuses professionnelles, mais de prendre du plaisir à bouger un peu.

 DÉTENDRE LES ABDOMINAUX

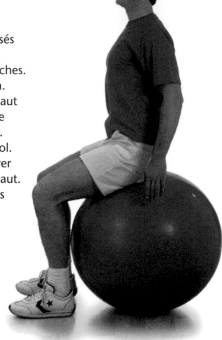

Exercices

◆ Asseyez-vous, le dos bien droit, sur un ballon de gymnastique. Vos pieds, posés sur le sol, sont écartés d'au moins la largeur de vos hanches. Vos mains tiennent le ballon.

◆ Sautillez doucement de haut en bas sur le ballon, de sorte que votre bassin rebondisse. Vos pieds restent collés au sol. Les plus sportifs peuvent lever un peu les fesses à chaque saut.

◆ Décrivez des mouvements circulaires avec le ventre et le bassin comme pour faire du hula hoop.

 3 min de sautillement
4 min de hula hoop

 5 min de sautillement
5 min de hula hoop

 RENFORCER LES ABDOMINAUX

Exercice

◆ Allongez-vous sur le dos, levez les jambes et posez les mollets sur le ballon de gymnastique.

◆ Écartez les jambes sur les côtés, mais de sorte qu'elles ne puissent pas glisser.

◆ Soulevez ensuite les épaules en étirant les bras vers le haut. Pendant ce mouvement, ramenez le menton vers la poitrine afin de ne pas trop forcer sur la nuque.

◆ Maintenez cette position durant 5 à 7 s, puis redescendez lentement sur le dos.

Conseil

◆ Durant les pauses, massezvous doucement le ventre du plat de la main.

 8 fois – 30 s de pause
À faire 5 fois

 6 fois – 30 s de pause
À faire 3 fois

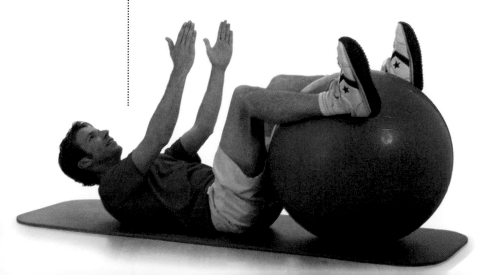

DANSER LE FRENCH CANCAN

Exercice

◆ Mettez-vous debout. Écartez les pieds de la largeur des hanches et fléchissez légèrement les bras.

◆ Marchez 2 min sur place pour échauffer vos muscles.

◆ Ensuite, comme pour danser le French cancan, pliez la jambe tout en remontant le genou vers le haut du corps. Changez de jambe à chaque pas. Vous devez bouger les bras en même temps que les jambes.

◆ Tenez la tête bien droite ou tournez-la à gauche puis à droite à chaque changement de jambe.

◆ Pour relâcher et décontracter les muscles des jambes, alternez danse et marche sur place.

Conseil

◆ Pour cet exercice, portez un pantalon ou un short confortable ou extensible. Le ventre et les jambes ne doivent pas être entravés.

  **10 min**
2 ou 3 fois par semaine

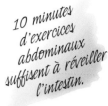

10 minutes d'exercices abdominaux suffisent à réveiller l'intestin.

RESPIRATION ABDOMINALE

Exercice

◆ Allongez-vous sur le dos. Posez les bras le long du corps.

◆ Inspirez lentement et profondément. À mesure que vos poumons se remplissent d'air, gonflez le ventre le plus possible, mais sans que cela soit douloureux.

◆ Expirez lentement tout en rentrant le ventre le plus possible, jusqu'à ce qu'il n'y ait plus d'air.

◆ Vous pouvez effectuer cet exercice le matin avant de vous lever.

  5 min
Tous les jours si possible

Sport en plein air

Chaque jour, sortez marcher pendant au moins 10 à 15 min. Vous pouvez également effectuer l'ensemble de vos exercices à l'extérieur: vous aurez plus de place et disposerez du matériel d'entraînement offert par la nature.

▶ Pour vous échauffer, marchez d'abord lentement, puis plus vite, puis au pas de course.

▶ Au bout de quelques minutes, levez les genoux de plus en plus haut tout en marchant ou en courant.

Veillez à laisser pendre les bras le long du corps afin de conserver votre équilibre.

▶ Si vous rencontrez un tronc d'arbre couché, montez dessus plusieurs fois de suite. Ou alors sautez à terre en démarrant accroupi et en étirant tout votre corps.

▶ Effectuez dans l'intervalle quelques flexions des genoux. Cela permet non seulement de réveiller les intestins mais également d'activer la circulation sanguine.

ÉVITER L'EXCÈS D'AIR DANS LE VENTRE

Il est tout à fait normal d'avoir de l'air dans les intestins. Mais une trop grande accumulation de gaz dans le tube digestif entraîne des ballonnements, des flatulences. Certains aliments difficiles à digérer, comme le chou ou les légumes secs, peuvent en être la source et, si elles fermentent sous l'action de la flore intestinale, les flatuosités peuvent devenir assez malodorantes. Manger trop vite ou parler en mangeant, par exemple, fait avaler beaucoup d'air. Si celui-ci parvient jusqu'à l'intestin, il provoque des flatulences. C'est pourquoi, au cours du repas, il est très utile de prendre le temps de faire remonter et de rejeter l'air inévitablement dégluti en mangeant.

Mais, quelles que soient les causes des flatulences, il est fort possible de les éviter.

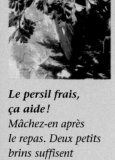

Le persil frais, ça aide!
Mâchez-en après le repas. Deux petits brins suffisent souvent à éloigner les flatulences et la mauvaise haleine.

PRÉVENIR, C'EST POSSIBLE

Les flatuosités peuvent être provoquées par différents processus de fermentation (fruits et légumes) et de décomposition (charcuterie, viande), ainsi que par des composants glucidiques indigestes (les sucres de certains légumes ou de confiseries dites diététiques). C'est à chacun de nous de découvrir comment il réagit aux aliments.

Aliments à éviter
◆ Artichauts, oignons, choux, haricots, lentilles, salsifis, chou-rave, choucroute
◆ Fruits à noyau et à écale, figues et baies
◆ Aliments riches en fibres tels que muesli, céréales ou pain aux céréales
◆ Sirop, chocolat
◆ Aliments très gras (friture, charcuterie, sauces riches...), levure
◆ Café, eau gazeuse, bière, vin mousseux

Aliments à privilégier
◆ Anis, aneth, cumin ou coriandre sous forme de condiment ou de tisane
◆ Produits laitiers tel que yogourts, lait fermenté (kéfir), fromage cottage
◆ Matières grasses digestes telle l'huile d'olive pressée à froid
◆ Crudités et céréales fraîches, avec une période d'adaptation
◆ Herbes aromatiques: estragon, angélique, origan, sarriette, gentiane...

TISANE

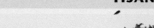

25 g de graines de cumin
25 g de graines de fenouil
25 g de menthe poivrée séchée
25 g de camomille séchée

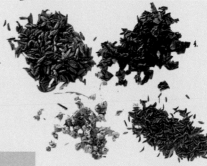

◆ Préparez-vous une bonne provision de ce mélange de plantes que vous conserverez dans une boîte fermant hermétiquement.
◆ Mettez-en 2 c. à thé dans une tasse et versez de l'eau frémissante dessus.
◆ Laissez infuser pendant 10 min et filtrez.
◆ Buvez une tasse chaude de cette tisane à petites gorgées après chaque repas.

Cerises, bulles et compagnie...

On vous a certainement déconseillé, lorsque vous étiez enfant, de boire de l'eau après avoir mangé des cerises. Et vous avez certainement désobéi, ce qui vous a valu d'inévitables maux de ventre et autres flatulosités.
▶ Sachez que cela est dû en partie à la richesse de ces fruits en fibres et à la texture spécifique de leur pulpe. Mais, aujourd'hui, ce phénomène se produit plus rarement car l'eau courante potable des pays industrialisés ne contient plus les bactéries qui accéléraient le processus de fermentation du jus de fruits et du sucre et causaient ces désagréments.
▶ En revanche, d'autres nouvelles mauvaises habitudes pouvant aussi faire souffrir le système digestif sont apparues dans la société moderne: mâcher en permanence de la gomme, siroter à la paille, boire des boissons gazeuses, abuser de la restauration rapide ou manger trop de céréales sont autant de causes de flatulences.

SOULAGER UN VENTRE BALLONNÉ

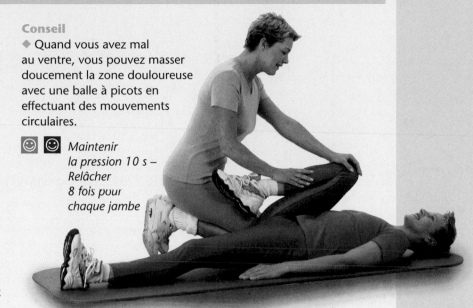

Exercice

◆ Allongez-vous sur le dos, un petit coussin sous la tête.

◆ Votre partenaire s'agenouille à côté de vous et soulève votre jambe droite. Ensuite, il enserre d'une main votre tibia et de l'autre votre genou.

◆ Il presse légèrement votre genou contre votre ventre et maintient la jambe dans cette position quelques secondes. L'autre main reste posée sur le tibia. Puis votre partenaire relâche la pression et reprend avec la jambe gauche.

◆ N'oubliez pas de respirer profondément et régulièrement pendant le mouvement.

Conseil

◆ Quand vous avez mal au ventre, vous pouvez masser doucement la zone douloureuse avec une balle à picots en effectuant des mouvements circulaires.

☺ ☺ *Maintenir la pression 10 s – Relâcher 8 fois pour chaque jambe*

ENVELOPPEMENTS BÉNÉFIQUES

Les enveloppements chauds sont le remède par excellence contre les crampes. Ils permettent d'activer la circulation dans la partie abdominale et aident le corps à se débarrasser de ses toxines. Ceux qui suivent ont fait leurs preuves.

Compresse au vinaigre

◆ Trempez un linge dans de l'eau vinaigrée chaude et placez-le sur votre ventre. Posez un autre linge, sec, dessus et laissez agir 10 min.

Cataplasme aux graines de lin

◆ Portez ⅔ tasse d'eau à ébullition dans une grande casserole et ajoutez-y ⅔ tasse de graines de lin. Laissez-les gonfler. Versez la préparation encore chaude sur un linge

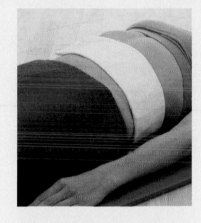

et posez celui-ci sur la zone douloureuse. Couvrez d'un linge sec et d'une couverture. Laissez 1 à 2 h en place, jusqu'à ce que le tissu soit complètement froid.

Huiles essentielles

◆ Frottez-vous le ventre avec de l'huile essentielle de cumin ou de ricin. Vous pouvez ausssi imbiber une compresse chaude de quelques gouttes de ces huiles et la laisser en place jusqu'à ce que la sensation de chaleur ait disparu.

◆ Vous pouvez également vous masser le ventre avec de l'huile essentielle d'ail (2 gouttes mélangées à 1 c. à soupe d'huile de soja).

Enveloppement aux fleurs de foin

◆ Dès la fin du repas, faites chauffer à la vapeur, au-dessus d'une casserole d'eau bouillante, une taie d'oreiller remplie de fleurs de foin (magasin d'aliments naturels) ; laissez-la sur votre ventre jusqu'à ce qu'elle ait refroidi.

Attention

◆ Vérifiez bien la température de l'enveloppement avant de le poser sur votre abdomen.

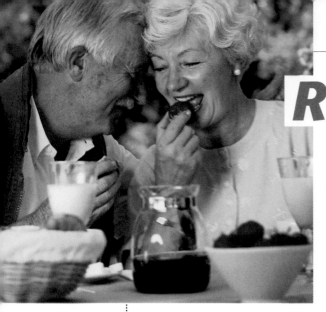

REMÉDIER NATURELLEMENT À LA CONSTIPATION

La fréquence des selles varie beaucoup d'une personne à l'autre, mais l'on considère généralement qu'un individu est constipé lorsqu'il a moins de trois selles de consistance dure par semaine.

Vous êtes-vous jamais senti ballonné ? N'avez-vous jamais fait en vain une station prolongée aux toilettes ? Nous connaissons tous le problème de la constipation. Et pourtant, c'est un diagnostic qui est souvent fait de manière hâtive et prématurée. La constipation n'a en effet rien à voir avec un petit blocage passager. Sur le plan médical, un patient n'est constipé que s'il va moins de trois fois à la selle par semaine, et qu'il ressent alors de fortes douleurs tout en se plaignant par ailleurs de maux de ventre et de flatulences.

Qu'est-ce qui rend nos intestins paresseux ?

La fréquence et la nature des selles sont en relation directe avec le mode de vie. Trop de nourriture vite avalée, trop de viande, la sédentarité et le stress fatiguent nos intestins. La majorité des gens passent la majeure partie de leur temps assis en voiture, au bureau, dans une salle de conférence ou devant la télévision. Conséquence directe de cette immobilité : les abdominaux se relâchent et n'opèrent plus sur les intestins la pression qui leur est nécessaire. De plus, notre alimentation étant devenue pauvre en fibres, les intestins ont encore moins d'occasions de travailler et perdent de leur tonicité.

Mais manquer de sommeil et vivre à cent à l'heure ne vaut pas mieux pour les intestins,

PROGRAMME DE 7 JOURS

ALIMENTATION

Rétablissez votre flore intestinale en absorbant :
▶ des **aliments riches en fibres** et pauvres en lipides ;
▶ des **tisanes à action laxative légère**, qui ont un effet préventif contre la constipation ;
▶ des **remèdes naturels**, dont l'efficacité sur la digestion n'est plus à prouver.

EXERCICE

Stimulez votre fonction intestinale :
▶ **en sautant** plus ou moins haut **sur un trampoline** pour renforcer les muscles dont vos intestins ont besoin ;
▶ en utilisant un **ballon de gymnastique** pour favoriser la régulation des mouvements intestinaux.

RELAXATION

Veillez au bien-être de vos intestins :
▶ **l'enveloppement du ventre** soulage flatulences et crampes d'estomac ;
▶ **le massage des zones réflexes de la main** stimule en douceur la digestion ;
▶ **les mouvements sur le ballon de gymnastique** activent les intestins.

qui réagissent alors en devenant capricieux, voire paresseux. Résultat : une constipation chronique s'installe. Il arrive cependant que cette dernière soit due à une maladie ou résulte de l'absorption d'un médicament.

Réveiller ses intestins

Les femmes sont plus touchées par la constipation chronique que les hommes. Les personnes âgées en souffrent aussi plus que les jeunes, car leur musculature est affaiblie. De plus, leur organisme n'est souvent pas assez hydraté parce qu'elles éprouvent rarement la sensation de soif et ne boivent pas en quantité suffisante.

Quelle que soit la forme de constipation dont vous souffrez, le programme que nous vous proposons vous sera bénéfique : une activité physique régulière et ciblée, un peu plus de calme et une alimentation saine. Un massage du ventre le matin, des fibres – du son de blé et des mucilages, par exemple – ou bien encore un verre d'eau juste avant le petit déjeuner peuvent aussi faire des miracles. Et si cela ne marche pas dès le premier jour, ne vous faites aucun souci, c'est que votre système digestif est lent à se remettre en route ; soyez patient et persévérez, vos efforts seront bientôt récompensés.

Prévenir la constipation

La constipation peut très bien frapper des personnes qui n'ont pas de problèmes intestinaux en temps normal ; il suffit d'un simple voyage – le décalage horaire, le changement de climat et surtout le nouveau mode d'alimentation mettent le système digestif sens dessus dessous. Avec un petit peu de patience et un remède de grand-mère tel que les pruneaux cuits, les choses se résoudront probablement d'elles-mêmes. Toutefois, dans le cas d'une maladie qui vous force à rester au lit pendant quelque temps, il est indispensable de prévenir la paresse intestinale. Notre programme de sept jours vous indique de quelle manière vous nourrir pour stimuler votre transit intestinal. Mais, attention, si le phénomène de constipation apparaît de façon soudaine et s'accompagne de crampes douloureuses, de fièvre, de nausées et d'un fort gonflement de l'abdomen, consultez rapidement votre médecin. Cette recommandation est également valable si la constipation continue malgré la mise en application de nos conseils.

Adieu le stress

Grégoire, débordé par son travail et sa vie familiale, prenait toujours ses repas en courant. Ses intestins finirent par se révolter et il se mit à souffrir de flatulences et de constipation. Son médecin lui conseilla de manger davantage de fibres et de faire de l'exercice. Grégoire décida alors de mieux organiser ses journées de travail et de s'offrir quelques promenades le week-end. Aujourd'hui, ses problèmes de digestion ne sont plus qu'un mauvais souvenir.

Les laxatifs ne règlent rien

Des millions de Nord-Américains ont recours aux laxatifs pharmaceutiques quand ils souffrent de constipation, et ce souvent pendant des années.

▶ Avant de prendre des laxatifs, essayez donc des méthodes naturelles éprouvées, comme une alimentation plus riche en fibres et en fruits. Les graines de lin et le son de blé gonflent dans le ventre en absorbant de l'eau ; leurs fibres augmentent le volume des selles et les rendent plus molles et plus faciles à éliminer. Vous pouvez également ramollir les selles en absorbant 1 c. à soupe d'huile d'olive à jeun tous les matins.

▶ Les laxatifs vous soulageront certes plus rapidement, mais vous courez le risque de vous y accoutumer. De plus, la prise régulière de laxatifs entraîne une perte de minéraux, et en particulier du potassium, nécessaire aux mouvements de l'intestin.

DES FIBRES POUR LES INTESTINS

La régulation du transit intestinal doit être naturelle.

Pour améliorer le transit intestinal, il est très important d'absorber des substances de lest (c'est ainsi qu'on appelle les fibres non assimilables contenues dans les fruits, les légumes, les céréales et leurs dérivés). Du fait de leur capacité d'absorption de l'eau, elles hydratent le bol intestinal, lui permettant ainsi de mieux glisser. En outre, elles emportent avec elles les substances nocives pour la santé et accélèrent leur élimination, ce qui réduit les risques de cancer de l'intestin.

Bien entendu, même en absorbant des fibres, rétablir sa flore intestinale prend du temps. Si vous souffrez d'une forte constipation, sachez qu'il existe des laxatifs très doux dont l'efficacité n'est plus à prouver et qui vous permettront d'aller normalement à la selle dès le jour suivant leur prise.

CONTRE LA PARESSE INTESTINALE	
Repas	**Aliments conseillés**
Petit déjeuner	Muesli avec flocons d'avoine, fruits secs et lait fermenté; pomme râpée avec cottage; pruneaux et yogourt
Dîner	Viande maigre ou poisson avec une grande portion de légumes; 1 fruit cru ou cuit
Souper	Grande portion de salade assaisonnée d'huile végétale et accompagnée de pain complet
En-cas	1 verre de jus de pruneau ou de jus de poire, 1 banane ou 1 ramequin de compote de pommes

Digestion naturelle sans médicaments

Vous pouvez retrouver un bon fonctionnement intestinal en consommant des aliments courants. Essayez-les.

◆ **Graines de lin** Mettez 2 c. à soupe de graines hachées ou grossièrement moulues dans 500 ml d'eau. Prenez ce mélange avant le déjeuner et au moment de vous coucher. Pour en renforcer l'action, sucrez-le avec du miel ou consommez-le avec une compote de fruits.

◆ **Son de blé** Mettez 1 à 2 c. à soupe de son dans 500 ml d'eau. Prenez ce mélange le matin au réveil et le soir, 30 min avant d'aller dormir.

◆ **Graines de psyllium** Environ 1 h avant le petit déjeuner et 1 h avant d'aller dormir, prenez 1 c. à soupe de graines dans 250 ml d'eau.

◆ **Lactose** Mettez-en 1 à 2 c. à soupe dans 1 litre d'eau et buvez la moitié du mélange le matin au réveil et l'autre moitié le soir 1 h avant d'aller dormir.

TISANE LAXATIVE

En cas de crise
Feuilles de séné, écorce de bourdaine, graines de fenouil et fleurs de camomille en mélange (25 g de chaque)

◆ Versez 2 c. à thé du mélange dans 250 ml d'eau bouillante. Laissez infuser 10 min à couvert.
◆ Filtrez et buvez sans sucrer avant d'aller dormir. L'effet se fait sentir 6 à 8 h plus tard.

Attention
Cette tisane est réservée aux moments de crise et sur avis médical: n'en buvez pas de façon continue. Les plantes laxatives qu'elle contient, notamment le séné et l'écorce de bourdaine, peuvent provoquer une accoutumance et endommager l'intestin.

En prévention
50 g de fleurs d'hibiscus

◆ Versez 2 c. à thé de fleurs d'hibiscus dans 250 ml d'eau bouillante. Couvrez et laissez infuser 10 min.
◆ Filtrez et buvez 2 à 3 tasses par jour, à petites gorgées, après les repas.

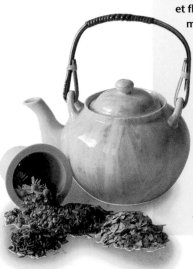

◆ **Fruits secs** Figues, dattes, abricots, etc. : mangez-en 50 à 100 g (⅓-⅔ tasse) chaque jour tout au long de la journée.

◆ **Pruneaux** Faites tremper 4 ou 5 pruneaux pendant la nuit, et consommez-les le lendemain matin au petit déjeuner, sans oublier de boire leur jus.

◆ **Huile d'olive** 1 c. à soupe d'huile d'olive absorbée le matin à jeun met en route la vésicule biliaire et facilite le transit.

CHOUCROUTE LÉGÈRE

250 g de choucroute crue
1 carotte, 1 pomme
Quelques baies de genièvre
3 grains de poivre vert
1 petit blanc de poulet
1 tranche de jambon fumé
Sel, poivre

Le chou blanc fermenté, ou choucroute, fournit de bonnes quantités de vitamine C et de composés soufrés bénéfiques : il fait partie des « aliments prévention » et a un effet protecteur pour les muqueuses digestives. Enfin, il apporte moins de 20 kcal pour 100 g.

◆ Rincez la choucroute et mettez-la dans le compartiment perforé d'un cuit-vapeur. Pelez la carotte et la pomme et coupez-les en dés. Mélangez-les à la choucroute avec le genièvre et le poivre vert. Couvrez et laissez cuire 1 h 30.

◆ Faites dorer le blanc de poulet sur les deux faces dans une poêle antiadhésive ; salez et poivrez. Mettez-le sur la choucroute et posez le jambon dessus. Faites cuire 10 min.

Astuce

◆ Vous pouvez remplacer le poulet et le jambon par un pavé de saumon sans peau et ½ filet de maquereau au poivre. Ajoutez alors à la choucroute en début de cuisson un petit bulbe de fenouil coupé en bâtonnets.

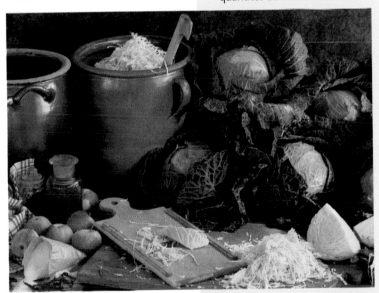

◆ **Eau minérale riche en sulfate** Buvez-en un grand verre avant le petit déjeuner

◆ **Boissons** Chaque jour, buvez au moins 2 litres d'eau, de tisane, de jus de légumes ou de jus de fruits.

◆ La choucroute contient des fibres très efficaces pour stimuler les intestins paresseux. C'est un aliment bien toléré car les fibres du chou sont prédigérées par les enzymes naturelles. Pour une parfaite digestibilité, choisissez un accompagnement plus léger que les charcuteries classiques tel un jambonneau maigre ou un filet mignon de porc, ou comme dans la recette ci-dessus.

Petit b.a.-ba des fibres

Pour bénéficier au mieux des bienfaits des fibres, retenez bien ce qui suit.

▶ Habituez progressivement vos intestins aux aliments riches en fibres, sinon vous risquez de les irriter et de souffrir de flatulences.

▶ Buvez 2 à 3 litres par jour – de préférence de l'eau minérale – afin que les fibres puissent gonfler.

▶ Sachez que, prises avant le repas, les fibres préparent l'estomac à la digestion et permettent d'être vite rassasié.

▶ Les céréales complètes contiennent des fibres qui favorisent particulièrement le bon fonctionnement de l'intestin.

▶ Les petits pois, les brocolis, les choux de Bruxelles, les poireaux, la rhubarbe, les groseilles, les framboises et les bleuets sont riches en fibres.

▶ Les aliments riches en fibres renferment souvent aussi beaucoup de vitamines, de minéraux et d'oligoéléments.

NE PAS LAISSER DORMIR LES INTESTINS

Vous souvenez-vous de ce long voyage en voiture durant lequel vous n'avez pas pris le temps de vous arrêter pour vous dégourdir un peu les jambes et respirer l'air pur? Et au quotidien, combien de temps passez-vous assis au bureau, ou à la maison devant la télévision? Rien d'étonnant que la lassitude s'empare de votre corps et de votre esprit et s'abatte ensuite sur votre système digestif... Voici quelques exercices revigorants qui vous permettront de faire travailler vos abdominaux, et donc d'aider vos intestins à mieux fonctionner.

 MINI-TRAMPOLINE

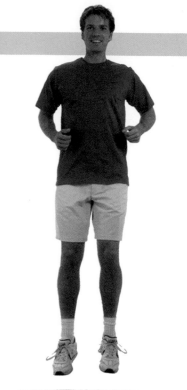

Exercice

◆ Commencez par faire de petits sauts sur le trampoline pendant 3 à 4 min. Les jambes doivent rester parallèles, les genoux légèrement fléchis, le dos bien droit et les bras légèrement repliés. Il ne s'agit pas de sauter très haut: quelques centimètres suffisent.

◆ Les bras en l'air, sautez ensuite en alternance sur une jambe, puis sur l'autre, pendant 2 à 3 min.

◆ Pliez légèrement les genoux, puis redressez-vous. Les bras et les pieds doivent être bien tendus. Répétez 4 fois.

◆ Effectuez ensuite des petits sauts de côté pendant 1 à 2 min.

☺ ☺ *10 min*
3 ou 4 fois par semaine

 DOS AU BALLON, BON POUR LES ABDOS

Exercice

◆ Asseyez-vous sur un ballon de gymnastique, le dos droit. Vos jambes doivent être pliées à angle droit et vos pieds parallèles, dans l'alignement des hanches.

◆ Placez vos mains de part et d'autre de votre corps sur le ballon et effectuez lentement quelques pas en avant, jusqu'à ce que votre dos repose complètement sur le ballon.

◆ Soulevez lentement le bassin tout en maintenant le dos contre le ballon.

◆ Ensuite, repoussez le ballon avec le dos tout en décollant légèrement le haut du corps et en rentrant le menton vers la poitrine.

◆ Reposez votre bassin et étirez votre dos en épousant le contour du ballon.

☺ *Descendre, tenir 10 s, puis remonter*
À faire 5 fois

☺ *Descendre, tenir 10 s, remonter et se lever*
À faire 4 fois

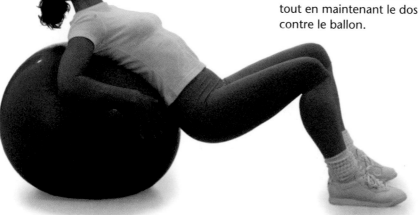

STIMULER LES INTESTINS EN DOUCEUR

Vous avez dû en faire un jour l'expérience : trop de stress et d'agitation pertube la digestion, entraînant souvent des problèmes de constipation. Vous pourrez relancer votre activité intestinale par des mouvements de gymnastique, mais aussi, de manière plus passive, en exerçant une pression externe sur votre paroi abdominale. Vos intestins en seront stimulés.

Des massages doux et relaxants permettront également à vos intestins de recouvrer leur équilibre et a vous-même de renouer avec le bien-être. Enfin, pour ne pas rompre le rythme quotidien de la fonction intestinale, évitez de remettre à plus tard le besoin d'aller aux toilettes.

AUTRES REMÈDES

Quoi ?	Comment ?	Quand ?
Enveloppement sec du ventre la nuit	Faites chauffer un linge en coton sur un radiateur ou dans le four (50 °C/120 °F au maximum). Entourez-en votre corps, des côtes jusqu'aux hanches, et mettez-vous au lit.	Si nécessaire, tous les soirs avant d'aller vous coucher. Pour mieux conserver la chaleur, vous pouvez ajouter une bouillotte.
Compresses humides et froides le matin	Trempez un linge dans de l'eau froide. Essorez-le et entourez-en votre ventre et vos reins.	Si nécessaire, tous les matins. Retirez le linge lorsque la sensation de froid s'estompe.

 DES ZONES RÉFLEXES SUR LA MAIN

Le massage de certaines parties de la main correspondant aux organes de la digestion permet de soulager les problèmes de constipation.

Exercice

◆ Asseyez-vous sur une chaise et détendez-vous en inspirant et en expirant profondément. Massez ensuite la moitié inférieure de la paume d'une main (zone correspondant aux intestins) avec le pouce de l'autre main ; procédez lentement, par petits mouvements circulaires, en pressant légèrement. Faites de même avec l'autre main.

  5 min
Plusieurs fois par jour si nécessaire

En cas de constipation se prolongeant plus d'une semaine et accompagnée de fortes douleurs abdominales et d'une sensation de malaise, consultez un médecin.

 À PLAT VENTRE SUR LE BALLON

Exercice

◆ Prenez un livre ou un magazine. Mettez-vous sur le ballon et, tout en lisant le livre posé à terre, effectuez des oscillations pour vous détendre pendant 5 min.
◆ La pointe des pieds doit rester en contact avec le sol pendant l'exercice. Pour vous tenir et tourner les pages, posez légèrement les mains par terre.
◆ Important : n'effectuez pas cet exercice après les repas,

vous risqueriez d'avoir des lourdeurs d'estomac.

  5 min
1 fois par jour

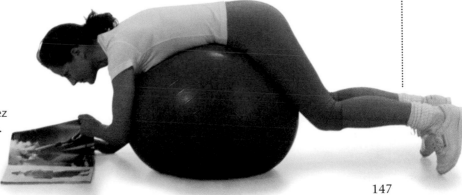

UN MAL TENU SOUS SILENCE

Si près de 50 % des adultes souffrent d'hémorroïdes, beaucoup moins acceptent d'en parler... Il s'agit de varices situées dans la région anale, et plus précisément d'une dilatation de certaines des veines – très nombreuses – du rectum et de l'anus.

Les hémorroïdes peuvent être internes ou externes et restent la plupart du temps invisibles. Ce sont leurs symptômes – présence de sang dans les selles, démangeaisons, sensations de brûlure ou d'humidité – qui amènent les patients à consulter le médecin.

Les causes les plus courantes de cette affection sont la constipation, une alimentation grasse et trop pauvre en fibres ainsi que la sédentarité.

Attention, si vous ressentez de fortes douleurs dans la région anale sans que ce soit lié au fait d'aller à la selle, et si cela dure plusieurs heures, il peut s'agir d'une thrombose.

À ÉVITER

Aliments	Exemples	Leurs effets
Mets épicés, très relevés	Vinaigre, fromage fort, moutarde	Irritent et brûlent la région anale.
Agrumes	Orange, pamplemousse, citron	Peuvent causer une inflammation de l'anus.
Aliments fermentescibles	Légumes secs, choux	Augmentent le risque de formation d'hémorroïdes.
Alcool	Bière, vin, apéritifs, liqueurs	Dilate les vaisseaux, y compris dans la région anale.

À PRIVILÉGIER

Crudités à fibres dures	Concombre, melon, radis, tomate, carotte râpée...	Riches en fibres, évitent la constipation

Mesures d'urgence

Lorsqu'on est constipé, le sphincter et la région qui l'entoure subissent une pression. En cas d'hémorroïdes, il est donc primordial de commencer par éliminer tout problème de constipation (p. 144-145).

◆ Une **compresse glacée** fait dégonfler les tissus et atténue la douleur : remplissez un sachet en plastique de glaçons et enveloppez-le dans une serviette, que vous appliquerez sur la région douloureuse pendant 20 min. Ne posez pas directement la glace sur votre peau, elle pourrait attaquer les tissus.

◆ Les **cataplasmes froids**, notamment à l'argile ou au fromage frais, agissent efficacement contre les inflammations aiguës.

◆ Pour stimuler la circulation veineuse, faites des **bains de siège à l'eau froide** (18 °C/64 °F environ), en sortant de l'eau toutes les 5 à 10 s. Un jet d'eau sur les cuisses et les genoux aura le même effet (p. 109).

◆ Les **bains de siège chauds** (38 °C/100 °F) agrémentés de camomille ou d'écorce de chêne ont une action à la fois calmante, analgésique et relaxante.

◆ Enfin, les **frictions** à l'huile de ricin empêcheront vos hémorroïdes de récidiver trop facilement.

Mesures à long terme

◆ **Mangez mieux** Consommez davantage de légumes verts, de fruits, de produits à base de céréales complètes et de yogourts.

L'hygiène, un point essentiel

En cas d'hémorroïdes, les saignements sont fréquents et les risques d'inflammation réels. C'est pourquoi une **hygiène rigoureuse** s'impose.

▶ Pour rendre plus glissant le bol intestinal et protéger vos muqueuses, appliquez une **pommade spéciale** dans le rectum à l'aide d'un doigtier.

▶ Après être allé à la selle, nettoyez-vous délicatement à l'aide de papier toilette doux, puis terminez avec un petit jet d'eau. Tapotez doucement pour sécher. Au cours de cette toilette, contractez votre anus de sorte que les muqueuses gonflées ne puissent être blessées.

▶ Vous pouvez aussi utiliser un **séchoir à cheveux** réglé sur air froid ou tiède.

▶ N'oubliez pas cependant qu'un nettoyage excessif de la région anale peut avoir des effets fâcheux sur les hémorroïdes. L'hygiène doit être efficace, mais délicate. N'hésitez pas à utiliser des lingettes spéciales, disponibles en pharmacie.

◆ **Mangez moins et plus souvent**: des collations réparties dans la journée seront plus faciles à assimiler qu'un ou deux repas copieux.

◆ **Bougez!** L'activité physique, quelle qu'elle soit, accroît l'élasticité des vaisseaux encombrés et décongestionne les tissus du rectum. Ne restez pas longtemps debout ou assis.

◆ La **gymnastique du bassin** (p. 152-153) resserre le tissu conjonctif autour du sphincter et stimule la circulation.

◆ La nuit, dormez les **pieds surélevés**, cela améliore aussi la circulation sanguine.

◆ Enfin, si vous avez les pieds plats, une **correction orthopédique** peut être nécessaire, car une mauvaise répartition du poids du corps favorise aussi les hémorroïdes.

 ## RENFORCER LES SPHINCTERS

Exercices

Les exercices suivants peuvent être effectués assis ou couché. Inspirez avant chaque exercice et expirez en relâchant les muscles. Détendez-vous entre les différents exercices.

◆ Glissez une serviette pliée entre vos genoux et serrez aussi fort que possible. Relâchez.

◆ Serrez les genoux et placez une main de chaque côté. Essayez d'écarter les genoux malgré la pression de vos mains. Relâchez.

◆ Croisez les jambes et appuyez fortement les genoux l'un contre l'autre. Relâchez.

◆ Tendez les jambes et croisez les pieds. Pressez le pied du dessous vers le haut et le pied du dessus vers le bas. Relâchez.

◆ Contractez le sphincter pendant quelques secondes. Relâchez.

◆ Contractez les abdominaux puis le sphincter, et enfin les fessiers. Relâchez.

  Contracter 5 à 7 s, relâcher 5 s
À faire 3 fois

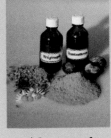

Remèdes naturels
La nature nous offre de nombreux remèdes pour lutter contre les hémorroïdes, notamment la vigne rouge, la camomille et le marron d'Inde.

 ## RIEN DE TEL QU'UN BAIN DE SIÈGE

Préparation

◆ Le bain de siège sera nettement plus confortable dans une baignoire que dans une cuvette. Il suffit d'y placer un tabouret bas en plastique pour poser vos jambes car vous ne tremperez que le postérieur, jusqu'au nombril. Préparez une serviette pour vous maintenir les pieds et les mollets au chaud.

Bain à la camomille

◆ Versez 3 litres d'eau bouillante sur une poignée de fleurs de camomille. Laissez infuser 10 min, puis versez dans l'eau du bain à travers une passoire. La température du bain doit se situer entre 32 et 35 °C (90-95 °F).

Conseil

◆ Vous pouvez remplacer les fleurs de camomille par des fleurs d'arnica. Une décoction de marron d'Inde et d'écorce de chêne possède aussi des propriétés décongestionnantes et anti-inflammatoires. Portez à ébullition 1 litre (4 tasses) d'eau additionné de 2 à 3 c. à soupe d'écorce de chêne coupée en petits morceaux ou de marrons d'Inde et laisser infuser 15 min.

Vous pouvez aussi ajouter 8 à 10 gouttes d'huile essentielle d'arbre à thé dans l'eau du bain pour atténuer les douleurs et les démangeaisons.

  15 min
1 fois par jour, jusqu'à ce que les douleurs diminuent

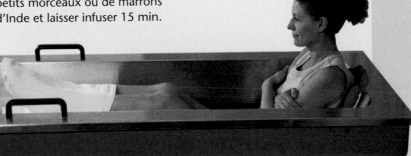

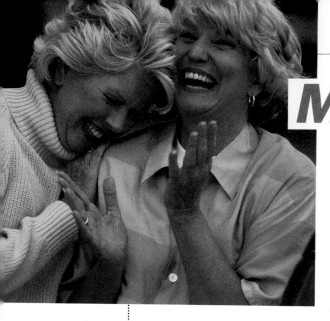

MIEUX CONTRÔLER L'INCONTINENCE URINAIRE

Vous perdez parfois le contrôle de votre vessie ?
Ce n'est peut-être qu'une simple faiblesse musculaire.
Sans doute vous suffira-t-il de renforcer votre périnée
pour que tout s'arrange.

Souvent passée sous silence, l'incontinence urinaire est loin d'être une affection rare. Une femme sur dix en souffre, et la vente de protections intimes représente un marché considérable en pharmacie. Les sujets atteints cherchent à tout prix à éviter ou à dissimuler ces fuites intempestives. Certains même, craignant d'être victimes d'un de ces accidents en public, refusent toute sortie ou toute forme d'invitation et finissent par se retrouver enfermés entre leurs quatre murs.

Briser le tabou !

Les femmes sont trois fois plus nombreuses à souffrir d'incontinence urinaire que les hommes. Cela s'explique par le fait que non seulement la grossesse et l'accouchement entraînent un affaissement de la musculature du bassin, qui exerce alors une plus grande pression sur la vessie, mais, au moment de la ménopause, le sphincter de la vessie perd de sa puissance.

Le thème étant rarement évoqué en société, on ignore qu'une femme sur deux et un homme sur cinq souffrent au moins une fois dans leur vie de ce problème urinaire, et que l'un et l'autre peuvent en guérir. À défaut, des mesures simples améliorent considérablement les conditions de vie des personnes concernées.

Les incontinences urinaires

Chez un sujet en bonne santé, la vessie retient l'urine jusqu'à sa contenance maximale, puis se contracte au moment de se vider. Pour que le processus fonctionne, le sphincter et les autres muscles vésicaux, ainsi que le système nerveux coordonnant les opérations, doivent travailler ensemble et au mieux de leurs capacités. Lorsque l'un d'eux est défaillant, l'incontinence urinaire

Les bonnes réactions

Vous souffrez d'incontinence. Quelles que soient les circonstances, sachez pallier les fuites et restez calme.

▶ Si vous vous surprenez à uriner alors que vous marchez, penchez-vous en avant comme pour ramasser quelque chose : en plaçant votre bassin plus haut que le cœur, vous réduirez la pression sur votre vessie.

▶ Emportez toujours des sous-vêtements de rechange, vous vous sentirez plus sûr de vous. Pensez aussi à prendre un sac en plastique pour y mettre le linge mouillé.

▶ Buvez 2 litres d'eau par jour, mais aux bons moments. Ne buvez pas avant de sortir ou lorsqu'une situation stressante vous attend.

▶ Préférez jupes et pantalons de couleur sombre et qui laissent respirer le corps. Utilisez des sous-vêtements grand teint pouvant bouillir.

▶ Enfin, vous obtiendrez en pharmacie tous les renseignements concernant les protections spéciales, les sous-vêtements absorbants à usage unique et autres produits existants qui peuvent vous être utiles.

peut se manifester de différentes manières. On parle d'incontinence d'effort quand les fuites urinaires sont dues à une pression accrue sur la vessie, par exemple au moment où le sujet éternue, soulève un poids, se baisse ou appuie sur son abdomen. Cette incontinence est provoquée par une faiblesse du mécanisme de fermeture de la vessie. Des exercices de renforcement du périnée régulièrement pratiqués apportent une amélioration au bout de trois semaines.

Une autre forme est l'incontinence par impériosité. Là, l'hyperactivité du muscle vésical empêche le contrôle des écoulements d'urine. Des facteurs psychiques peuvent s'ajouter au problème physique. La peur ou l'émotion (lors d'examens...) provoquent facilement de pressantes envies d'uriner. Dans ce cas, des exercices de relaxation se révéleront fort utiles.

Quand la prostate est en cause

Chez les hommes, l'incontinence est le plus fréquemment liée à la prostate. En général, une hypertrophie de cette glande gêne l'écoulement de l'urine, qui remonte dans la vessie. Cette affection bénigne touche environ 60 % des hommes de plus de 50 ans. Les causes en sont encore méconnues, mais on sait que l'évolution hormonale et les habitudes alimentaires jouent un rôle. Plus elle grossit, plus la prostate fait pression sur l'urètre et plus elle empêche l'urine de s'évacuer correctement. La vessie, affaiblie par cette résistance croissante, finit par déborder.

Les premiers symptômes sont une envie pressante d'uriner, des mictions plus fréquentes, un jet urinaire affaibli et d'abondantes fuites pendant la nuit. Pour prévenir ou soulager ces maux, le pollen et des plantes médicinales ont déjà fait leurs preuves – graines de courge, graines de persil, extrait d'ortie.

Ce que vous pouvez faire

Si vous souffrez d'incontinence urinaire, n'hésitez pas à faire les exercices qui suivent et passez à une alimentation riche en fibres. Ce type d'alimentation est d'ailleurs particulièrement efficace pour prévenir l'hypertrophie de la prostate. Sachez enfin que le programme proposé ci-après vous permettra d'acquérir en l'espace de trois semaines les bonnes habitudes pour être à nouveau capable de rire de bon cœur et en bonne compagnie.

Courir l'esprit libre

Sibylle, 42 ans, mère de trois enfants, adorait faire du jogging. Lors de ses sorties quotidiennes, elle avait remarqué qu'elle perdait quelques gouttes d'urine, en particulier lorsqu'elle faisait de grandes foulées ou gravissait des côtes. Ses protège-slips devenant insuffisants et commençant, de plus, à l'irriter, elle se décida à voir son médecin : une pommade, une pause d'une semaine et des exercices réguliers de gymnastique périnéale lui permirent de reprendre rapidement la course.

PROGRAMME DE 3 SEMAINES

EXERCICE

Agissez sur différents muscles :
► grâce à **des exercices quotidiens**, vous renforcerez durablement **les muscles du périnée** ;
► en faisant **travailler vos abdominaux**, vous apprendrez à **mieux contrôler votre vessie** en trois semaines.

RELAXATION

La relaxation est très importante en cas d'incontinence urinaire :
► **le massage des zones réflexes** permet de détendre les nerfs hypersollicités de la vessie ;
► **les étirements des muscles de la cuisse** agissent contre la contraction, qui est l'une des conséquences de l'incontinence.

ALIMENTATION

Renforcez le programme de remise en forme :
► en faisant une **cure de tisane** pour renforcer la tonicité de la vessie ;
► **en perdant du poids** pour alléger le corps et stabiliser les muscles du périnée ;
► **en mangeant plus d'aliments riches en zinc**, dont la prostate est une grande consommatrice.

RENFORCER LES MUSCLES DU PÉRINÉE

L e périnée comporte de multiples muscles chargés de maintenir la vessie, l'utérus ou la prostate en place pour qu'ils puissent fonctionner efficacement. En cas d'incontinence urinaire, c'est en renforçant ces muscles que vous aiderez votre vessie. Pour bien prendre conscience de leur rôle, livrez-vous à une petite expérience la prochaine fois que vous irez aux toilettes en interrompant volontairement votre miction : ce sont les muscles du périnée que vous contracterez.

Renforcer un muscle prend du temps. Il faut donc s'entraîner au moins une fois par jour et rester patient : vous vous sentirez progresser de semaine en semaine.

S'ENTRAÎNER À SE CONTRACTER

Préparation

Voici la position de départ pour tous les exercices de cette page et de la suivante.

◆ Allongez-vous sur le dos et détendez-vous. Ensuite, contractez en même temps les muscles des fesses et ceux du périnée. Tâchez en plus de contracter également les muscles abdominaux inférieurs. Tenez la position durant 5 à 7 s, puis relâchez. Pendant l'effort, veillez à respirer régulièrement.

Exercices

◆ Prenez la position de départ et contractez vos muscles, puis soulevez les jambes et serrez les genoux l'un contre l'autre. Maintenez la posture pendant 5 à 7 s.

◆ Prenez la position de départ et contractez vos muscles. Repliez puis tendez les jambes l'une après l'autre. À chaque fois que vous tendez une jambe, posez-la à plat au sol avant de la ramener vers vous.

Conseil

◆ Imaginez que votre bassin est un immeuble et que votre périnée en est l'ascenseur. À chaque fois que vous contractez vos muscles, vous devez sentir l'ascenseur remonter progressivement.

  5 fois chaque exercice À faire 4 fois

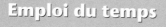

Emploi du temps

Quel que soit votre âge, la pratique de ces exercices portera ses fruits et vous rendra plus sûr de vous. Vous augmenterez la contenance de votre vessie ainsi que les intervalles entre les mictions.

► Notez sur un agenda les heures et le volume des mictions ou des éventuelles fuites : cela vous permettra de repérer les moments critiques durant lesquels il vaut mieux éviter de faire vos courses ou d'envisager une promenade.

► Habituez-vous à aller aux toilettes à heures fixes, par exemple au lever, après le petit déjeuner, dans la matinée, après le déjeuner, dans l'après-midi et avant le coucher. Ou encore, toutes les deux heures – ou une demi-heure après avoir bu.

► Dès que vous êtes capable de vous tenir à ces horaires, commencez à accroître les intervalles entre deux mictions.

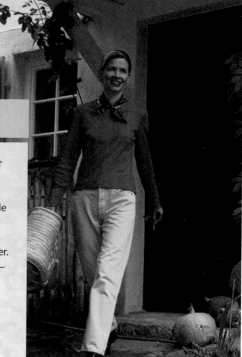

CONTRACTER LES MUSCLES ABDOMINAUX INFÉRIEURS

Exercice

◆ Prenez la position de départ et contractez vos muscles. Posez vos bras détendus le long du corps et maintenez le dos bien à plat.

◆ Pliez les jambes en gardant les pieds au sol et pressez une balle entre vos genoux. Soulevez ensuite le bassin tout en décollant la colonne vertébrale des reins jusqu'aux omoplates.

◆ Dans cette position, basculez le bassin vers la droite, revenez au centre, puis basculez vers la gauche. Effectuez le mouvement lentement sinon vous risquez de lâcher la balle !

◆ Pour réussir à contracter le périnée pendant tout l'exercice, vous devez inspirer et expirer régulièrement.

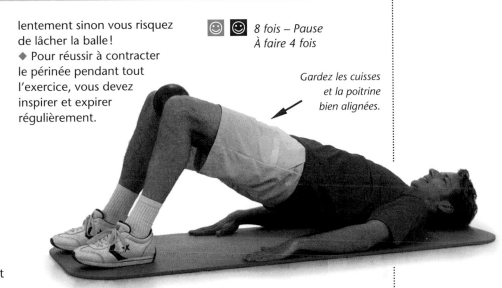

😊 😊 *8 fois – Pause*
À faire 4 fois

Gardez les cuisses et la poitrine bien alignées.

TERMINER LA GYMNASTIQUE DU PÉRINÉE

Exercices

◆ Déchaussez-vous, étalez une serviette sur le sol devant vous et asseyez-vous sur une chaise, le dos droit, sans vous appuyer au dossier. Posez les pieds sur la serviette. Prenez la position de départ mais en restant assis, les mains sur les cuisses ou les bras pendant le long du corps.

◆ Levez les pieds et faites des petits pas sur place sans vous relâcher.

◆ Pressez la serviette avec la plante des pieds et décrivez de petits cercles comme pour essuyer le sol. N'oubliez pas de bien respirer en vous contractant.

😊 😊 *2-3 min de surplace*
1-2 min d'essuyage

S'entraîner

Pratiquez les exercices de contraction du périnée pendant vos activités quotidiennes.

▶ Effectuez pendant quelques minutes la contraction de départ du périnée et le mouvement d'ascenseur du périnée pendant un trajet en bus ou dans une file d'attente. Essayez aussi de marcher sur la pointe des pieds.

▶ Gardez le périnée contracté en faisant la vaisselle ou du repassage, en montant les escaliers, en vous penchant et en portant des charges.

▶ Très important : contracter le périnée quand on porte des charges lourdes empêche un affaissement ultérieur.

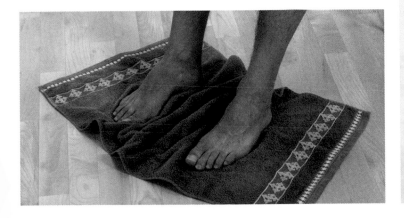

153

STIMULER SES MUSCLES EN DOUCEUR

L'incontinence urinaire est très souvent liée au stress. La cause de ce stress, pour être la plupart du temps connue, car liée au mode de vie et à l'histoire de chacun, n'en est pas moins difficile à faire disparaître définitivement. Il est néanmoins possible d'en atténuer sensiblement les conséquences.

Ainsi, le massage de certaines zones réflexes donne de bons résultats: en pratiquant un « palper-rouler » au niveau des fesses, vous stimulerez les nerfs responsables du jeu des muscles vésicaux. D'autre part, vous réussirez à vous relaxer en contractant puis en décontractant certains muscles. Pour une amélioration rapide, pratiquez chaque jour les deux exercices décrits ici.

 ## MASSER LES ZONES RÉFLEXES DE LA VESSIE

Exercice

◆ Allongez-vous sur le ventre ou asseyez-vous confortablement. Saisissez légèrement l'épiderme fessier situé au-dessus du pli de chaque fesse entre le pouce, le majeur et l'annulaire d'une main. Formez un petit bourrelet et effectuez un palper-rouler permettant de décoller la peau et de la déplacer en vagues vers la colonne vertébrale.

◆ Le massage sera parfait si les mouvements sont dynamiques et contractent la peau.

◆ Procédez de la même façon dans la zone des vertèbres lombaires, situées 3 ou 4 vertèbres plus haut que les fesses.

Conseil

◆ Si vous avez du mal à atteindre les points de massage, demandez de l'aide à un partenaire.

  Masser chaque point pendant 1 min

CHALEUR ANTISTRESS

Méthode	Utilisation	Fréquence
Bains de siège ou de pieds avec de la prêle des marais, de la camomille ou des fleurs de foin	Mettre une poignée de plante dans une bassine d'eau chaude (36°C/97°F maximum).	Tous les soirs pendant 10 à 15 min
Bouillotte, couverture ou coussin chauffant	Placer une bouillotte d'eau chaude sur le bas du ventre.	Ponctuellement ou le soir au coucher
Sauna	Éviter la douche froide habituelle entre les séances.	1 fois par semaine

 ## SE DÉTENDRE EN DOUCEUR

Exercice

◆ Asseyez-vous au sol, pliez les jambes et appliquez vos plantes de pied l'une contre l'autre.

◆ Prenez vos chevilles dans vos mains et posez les avant-bras sur vos mollets. Descendez les jambes sur les côtés en pressant légèrement les avant-bras sur vos mollets.

◆ Restez dans cette position de 5 à 7 s, puis relâchez les jambes en les secouant doucement.

Variante

◆ L'exercice peut être effectué en position couchée. Allongez-vous sur le dos, ramenez les jambes vers la poitrine et écartez-les doucement.

  8 fois l'exercice 4 fois la variante

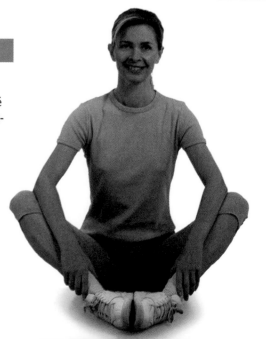

AGIR DE L'INTÉRIEUR

Une alimentation équilibrée et riche en fibres améliore le fonctionnement de la vessie. C'est également le cas des aliments riches en zinc (coquillages tels que les huîtres, viande rouge, graines de tournesol et céréales) ou en vitamine E (huile de germe de blé, noix, légumes verts, poisson, graines de courge, tisane de mélisse et de prêle...). Évitez les épices trop fortes car elles ont un effet diurétique. En revanche, vous pouvez manger salé, surtout le soir, cela réduira vos envies nocturnes. Veillez à boire au moins 2 litres d'eau minérale ou d'infusion par jour, même si cela remplit votre vessie.

En cas d'incontinence urinaire, la surcharge pondérale accroît encore la pression sur la vessie. Il suffit de constater l'amélioration apportée par une perte de poids pour s'en convaincre : tout l'organisme s'en trouve soulagé, en particulier les muscles du plancher pelvien. Si vous avez des kilos à perdre, suivez nos conseils des pages 190-205, qui vous aideront immanquablement dans cette démarche.

TISANE : CURE DE 3 SEMAINES

Millepertuis, renouée, feuilles de raisin-d'ours, écorce de chêne (25 g de chaque)

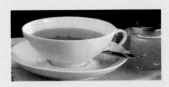

◆ Mélangez les ingrédients. Versez 1 litre (4 tasses) d'eau bouillante sur 2 c. à thé de ce mélange. Couvrez, laissez infuser 10 min puis filtrez.

◆ Buvez 3 tasses par jour, par petites gorgées, pendant 3 semaines.

FOIE SAUTÉ, PURÉE ET SALADE

250 g de pommes de terre (1 ou 2 moyennes)
1 petit oignon haché
50 g (⅔ tasse) de champignons nettoyés
4 à 6 feuilles de salade lavées
4 c. à thé d'huile
1 c. à thé de vinaigre à la framboise
4 c. à soupe de lait
1 pincée de noix muscade
150 g de foie d'agneau
1 c. à soupe de farine
Sel, poivre

◆ Pelez et lavez les pommes de terre, coupez-les en petits morceaux et faites-les cuire à l'eau salée.

◆ Fouettez 2 c. à thé d'huile avec le vinaigre, du sel et du poivre. Faites revenir l'oignon et les champignons avec 1 c. à thé d'huile jusqu'à ce que l'oignon soit transparent. Mélangez les champignons et la salade avec la vinaigrette.

◆ Égouttez les pommes de terre et écrasez-les en purée en y ajoutant un peu de lait et de noix muscade.

◆ Coupez le foie en petits morceaux. Faites-les tremper dans le reste du lait. Versez la farine dans une assiette, salez, poivrez. Égouttez le foie, enrobez-le de farine et ôtez-en l'excédent en le secouant.

◆ Faites chauffer 1 c. à thé d'huile dans la poêle et faites revenir les morceaux de foie des deux côtés pendant 1 min.

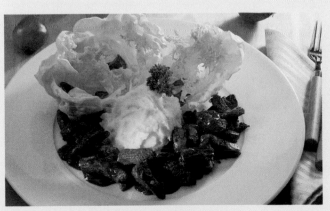

Les suppléments riches en zinc ne doivent pas être pris trop longtemps en raison des effets secondaires possibles.

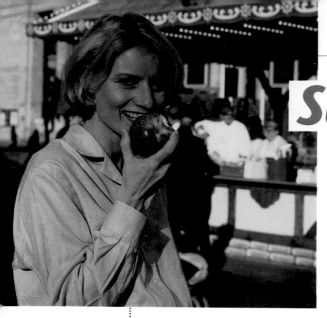

SUPPRIMER LES MAUX D'ESTOMAC

Lourdeurs, aigreurs d'estomac ou sensation de trop-plein (réplétion) gâchent non seulement les plaisirs de la table mais aussi la vie quotidienne. Les causes n'en sont pas toujours organiques. Le stress et les problèmes psychologiques – c'est bien connu – pèsent aussi sur l'estomac.

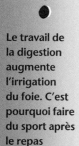

Le travail de la digestion augmente l'irrigation du foie. C'est pourquoi faire du sport après le repas provoque souvent des points de côté.

La digestion est un mécanisme extrêmement précis dont chaque étape est prise en charge par un organe. La cavité buccale d'abord, l'œsophage ensuite, puis l'estomac, le foie – aidé de la vésicule biliaire, qui sécrète la bile –, ainsi que les quelque 12 m d'intestins réduisent tour à tour la nourriture à ses constituants élémentaires utilisables par l'organisme, et ce grâce à un travail à la fois mécanique et enzymatique. L'ensemble des opérations se déroule automatiquement sans aucune intervention volontaire.

Les soucis peuvent rendre malade

Le système digestif est particulièrement sensible au stress et aux problèmes d'ordre psychologique. Le hoquet, les aigreurs ou les lourdeurs d'estomac, l'impression d'avoir trop mangé et, surtout, les ulcères gastriques sont autant de manifestations de la pression psychologique qui agit sur l'ensemble de l'organisme. Ces maux peuvent être soulagés en deux semaines à peine si l'on opère un changement de régime alimentaire d'une part et que l'on pratique des exercices physiques adaptés et des massages relaxants d'autre part. Alors, n'attendez pas, commencez le programme dès aujourd'hui.

PROGRAMME DE 2 SEMAINES

ALIMENTATION

Luttez contre vos maux d'estomac grâce à :
► des **aliments remèdes** pour en finir avec le reflux gastro-œsophagien, les problèmes biliaires et le hoquet ;
► des **conseils** qui permettent d'éviter les lourdeurs ou les aigreurs d'estomac.

EXERCICE

► **L'activité physique** détend l'organisme, active la circulation sanguine et facilite le travail du système digestif.
► **Les exercices effectués avec une balle** libèrent les tensions que l'on ressent au niveau du tronc.

RELAXATION

Pendant la digestion, le système nerveux végétatif fonctionne à fond et ralentit le système sympathique. Pour ne pas se laisser gagner par la fatigue :
► un **massage autour du plexus solaire** favorisera le travail de digestion naturel ;
► le **tai-chi-chuan** permettra de calmer le système nerveux végétatif.

LES PROTESTATIONS DU SYSTÈME DIGESTIF

Ce n'est pas seulement ce que l'on mange, mais aussi la manière dont on mange qui agit sur la digestion. Des repas trop gras et trop abondants, pris rapidement ou tard le soir, provoqueront des lourdeurs et des maux d'estomac. Une consommation exagérée de café, d'alcool ou de sucreries entraînera, quant à elle, des aigreurs d'estomac. Lors de la digestion, l'estomac augmente sa production d'acide gastrique, qui peut alors remonter dans l'œsophage. Le même phénomène survient lorsque le sphincter qui ferme l'entrée de l'estomac perd de son efficacité. Mais, heureusement, une alimentation saine suffit généralement à prévenir ces troubles.

LES ALIMENTS QUI APAISENT

Affections	Remèdes
Aigreurs d'estomac	Mâchez de la réglisse, mangez des pommes et des bananes, buvez de la tisane de mélisse, du lait ou de l'argile pour réguler l'acidité, perdez du poids, dormez en surélevant le haut du corps; mangez lentement.
Douleurs biliaires	Mangez du poisson et de la viande maigre, des aliments riches en fibres comme les légumes, des produits à base de céréales complètes, buvez 1 à 2 c. à soupe de jus d'artichaut par jour, de la tisane de centaurée ou de camomille; réduisez l'alcool.
Hoquet	Croquez un morceau de sucre, buvez un verre d'eau «à l'envers» (penchez-vous en avant et buvez sur le bord opposé du verre), retenez votre respiration et déglutissez 3 fois; faites-vous éternuer en vous chatouillant l'intérieur du nez avec un Coton-Tige.

Quelques conseils en cas de lourdeur épigastrique

◆ **Décoction**: versez 1 à 2 c. à thé de racine de gentiane hachée dans 1 litre (4 tasses) d'eau. Faites bouillir 10 min et laissez infuser 15 min. Buvez avant le repas.

◆ **Mangez en petites quantités** réparties tout au long de la journée pour éviter les lourdeurs d'estomac. Consommez moins d'aliments gras.

◆ **Mâchez bien** et buvez beaucoup; cela soulage le travail de l'estomac.

◆ **Évitez les épices fortes**, qui irritent la muqueuse.

◆ Favorisez le transit intestinal avec une **alimentation riche en fibres** (fruits, légumes, produits à base de céréales complètes).

◆ Préférez les aliments en purée, la viande blanche et le poisson, qui sont plus digestes.

Les baies de genièvre sont un remède efficace pour soulager immédiatement les aigreurs d'estomac. Dès les premiers signes, avalez une baie après l'avoir bien mâchée.

OMELETTE AUX CROÛTONS ET AUX FINES HERBES

1 tranche de pain complet
½ gousse d'ail pelée
2 œufs
2 c. à soupe de lait
Quelques gouttes d'huile d'olive
1 c. à soupe de cerfeuil haché, 1 c. à thé d'estragon haché, 1 c. à soupe de ciboulette ciselée ou de persil plat haché
Sel, poivre

◆ Faites griller le pain, frottez-le d'ail et coupez-le en dés.

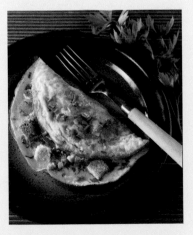

◆ Battez les œufs à la fourchette, salez, poivrez et incorporez le lait.

◆ Frottez une petite poêle à revêtement antiadhésif avec du papier absorbant imbibé d'huile. Versez les œufs dans la poêle chaude et faites cuire à feu moyen. Lorsque l'omelette est à moitié prise, parsemez-la de cerfeuil et d'estragon, puis de croûtons. Laissez cuire encore un peu, repliez l'omelette et saupoudrez-la de ciboulette ou de persil.

LE SPORT FAVORISE LA SÉCRÉTION DE BILE

Une activité physique régulière stimule l'irrigation de tous les organes qui participent à la digestion. Il a ainsi été démontré que la sécrétion de bile par le foie peut augmenter de 50%, ce qui favorise la digestion des lipides. Tel est l'objectif des exercices proposés sur cette page ainsi que d'autres mouvements impliquant le buste et le ventre. Pratiquez-les chaque jour avec une balle. S'il fait beau, faites le second dehors, sur votre terrasse ou sur un chemin asphalté.

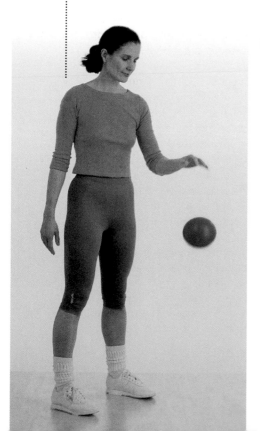

 ## DE TOUT CORPS AVEC LA BALLE

Pour ces exercices, il vous faut une balle, un tabouret et une chaise.

Exercices

◆ Asseyez-vous bien droit sur un tabouret. Prenez la balle à deux mains, levez les bras et décrivez des cercles au-dessus de votre tête. Commencez les cercles vers la gauche, puis changez de sens et faites des cercles vers la droite. Le haut du corps doit suivre les mouvements.

◆ Tenez la balle au-dessus de votre tête. Penchez le haut du corps, bras et mains tendus, vers la droite puis la gauche. Oscillez très lentement d'un côté à l'autre.

◆ Effectuez cet exercice uniquement si vous n'avez pas de maux d'estomac.

Agenouillez-vous sur le sol, la balle contre votre ventre, et accroupissez-vous le plus possible. Relevez-vous lentement et tendez les bras en tenant la balle loin devant vous.

◆ Placez la balle derrière une chaise, sur le sol. Assurez-vous de la stabilité de la chaise. Debout derrière la chaise, bras tendus, tenez-vous au dossier avec les mains et sautillez avec les deux jambes sur la balle.

 10 fois chaque exercice
À faire 4 fois

 8 fois chaque exercice
À faire 3 fois

 ## AU RYTHME DE LA BALLE

Exercice

◆ Cherchez un endroit plat dans le jardin. Vous pouvez également emporter une balle en promenade et faire l'exercice sur un chemin asphalté.

◆ Tenez-vous debout, les pieds dans l'axe des hanches, et fléchissez légèrement les genoux.

◆ Faites rebondir la balle jusqu'à ce que vous sachiez bien la maîtriser. Faites-la alors rebondir en alternance à gauche et à droite, d'abord d'une seule main puis des deux.

◆ Déplacez-vous lentement tout en continuant à frapper la balle, d'abord d'une même main

jusqu'à ce que vous ayez un mouvement régulier et puissant, puis en changeant de main.

Conseil

◆ À l'intérieur, vous pouvez vous entraîner sur un tapis assez rigide ou sur le balcon.

 2 min debout –
3 min en marchant
À faire 3 fois

1 min debout –
4 min en marchant
À faire 3 fois

AGIR EN DOUCEUR

Le réseau nerveux qui entoure le système digestif ne peut être dirigé consciemment par le cerveau. Toute tension ou tout trouble touchant la région abdominale agit de manière négative sur le processus de digestion. En stimulant les tissus de cette région du corps par de doux massages, vous calmerez votre système nerveux végétatif et éviterez les maux d'estomac. Le tai-chi-chuan, pour sa part, n'agit pas ponctuellement, mais en harmonisant l'ensemble du corps. Ce type de gymnastique vous aidera à expulser les énergies négatives hors de votre ventre.

 ## MASSAGE DÉCONTRACTANT

Exercice
◆ Asseyez-vous ou allongez-vous. Détendez-vous. Inspirez lentement et profondément par le ventre. Concentrez-vous sur le plexus solaire, situé sous le sternum, au milieu de l'arc costal.
◆ Rapprochez l'index et le majeur de la main droite et formez un crochet. Suivez l'arc costal en plaçant vos doigts à 2 ou 3 cm sous les côtes. Massez de haut en bas, en appuyant énergiquement.

  2-3 min de chaque côté

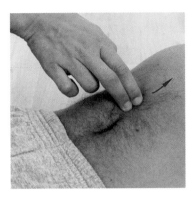

 ## EN HARMONIE AVEC LE TAI-CHI-CHUAN

Échauffement
◆ Commencez par l'exercice d'échauffement de tai-chi-chuan décrit page 97.

Exercice
◆ Mettez-vous debout, écartez les jambes dans l'axe des épaules, tournez la pointe des pieds vers l'extérieur et fléchissez un peu les genoux. Gardez les épaules détendues.
◆ Dans un mouvement fluide, avancez la jambe gauche aussi loin que possible en conservant la pointe du pied tournée vers l'extérieur et en pliant davantage le genou droit. Les deux pieds doivent rester au sol.
◆ Formez un demi-cercle avec les bras en descendant à gauche puis ramenez les bras devant le corps vers la droite, à la hauteur des yeux. Continuez à dessiner un cercle tout en mettant la main droite à la hauteur des yeux, en position de « singe », les doigts tournés vers le bas. La main gauche se déplace vers la droite au niveau du ventre. Revenez à la position de départ.

  4 ou 5 fois par semaine

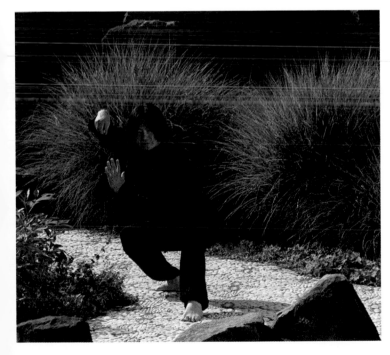

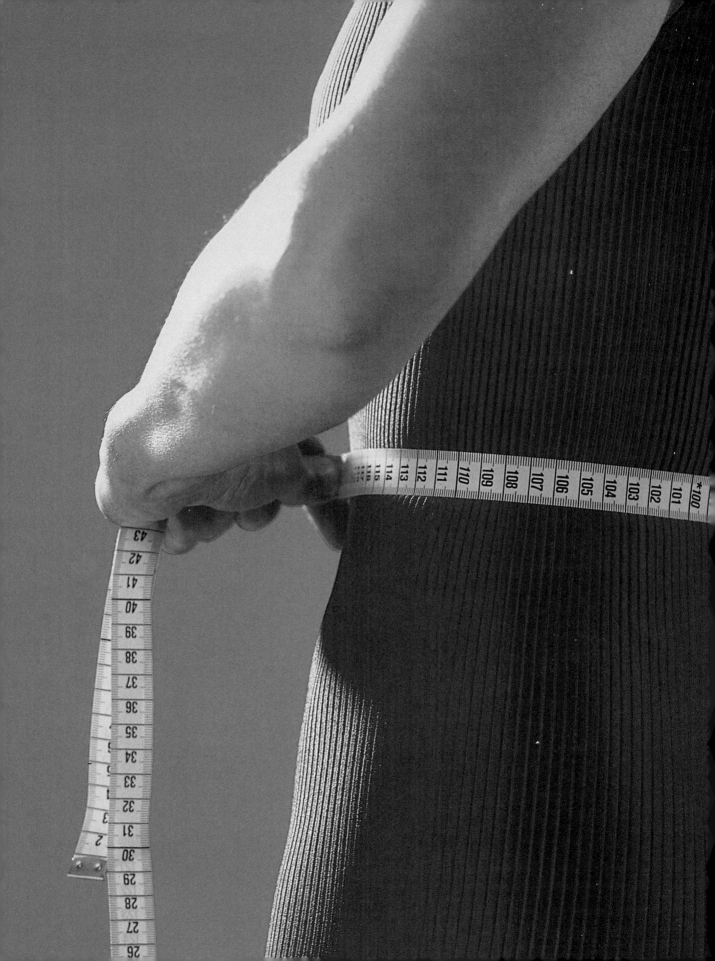

Régulez votre métabolisme

AVEZ-VOUS UN BON MÉTABOLISME ?

Toutes les substances apportées par les aliments sont distribuées à l'ensemble des cellules du corps pour leur permettre de fonctionner efficacement. Or des dysfonctionnements d'abord mineurs peuvent devenir peu à peu de véritables maladies. Ce test vous permet de savoir où vous en êtes.

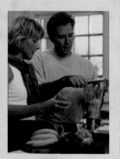

Les fruits frais *ont une action bénéfique sur le métabolisme et aident à éliminer les toxines.*

Répondez aux questions suivantes.	OUI	NON
▶ Vous sentez-vous débordant d'énergie et d'efficacité ?	☐	☐
▶ Avez-vous généralement bonne mine ?	☐	☐
▶ Vous offrez-vous au moins une fois par an quelques jours de détoxication ?	☐	☐
▶ Avez-vous des antécédents familiaux de diabète ou d'arthrite ?	☐	☐
▶ Vous dépensez-vous physiquement chaque jour ?	☐	☐
▶ Buvez-vous au moins 2 litres par jour (hormis boissons alcoolisées et café) ?	☐	☐
▶ Êtes-vous aussi en forme l'après-midi que le matin ?	☐	☐
▶ Y a-t-il des aliments qui vous donnent des démangeaisons ?	☐	☐
▶ Consommez-vous peu de charcuterie (pas plus d'une fois par semaine) ?	☐	☐
▶ Votre indice de masse corporelle (p. 15) se situe-t-il entre 19 et 25 ?	☐	☐
▶ Faites-vous contrôler tous les ans votre taux de cholestérol sanguin et votre glycémie ?	☐	☐
▶ Avez-vous des activités (sport, sauna) qui vous font transpirer sainement ?	☐	☐
▶ Vos petites blessures guérissent-elles rapidement ?	☐	☐
▶ Mangez-vous chaque jour de la salade, des légumes et des fruits ?	☐	☐
▶ Votre tension artérielle se situe-t-elle entre 120/60 et 140/80 ?	☐	☐
▶ Avez-vous un caractère égal, sans sautes d'humeur ?	☐	☐
▶ Pouvez-vous passer plusieurs heures à jeun sans avoir mal à la tête, transpirer ou éprouver un malaise ?	☐	☐
▶ Pratiquez-vous un ou des sports d'endurance (course, natation, vélo) ?	☐	☐
▶ Êtes-vous encore loin de la ménopause ou de la crise de la cinquantaine ?	☐	☐
▶ Votre alimentation comporte-t-elle beaucoup de produits laitiers ?	☐	☐

RÉSULTAT : L'ÉQUILIBRE DE VOTRE MÉTABOLISME

Vous avez répondu OUI à 13 questions ou plus? Votre métabolisme fonctionne efficacement. Vous veillez à la qualité de votre alimentation, sans pour autant vous en préoccuper outre mesure, car vous n'avez pas de problèmes de santé particuliers. Cela ne vous empêche pas d'aider votre organisme grâce à des périodes d'alimentation plus légère, ou même en lui accordant une ou deux journées de détoxication, afin de prévenir les troubles du métabolisme.

Nos recommandations

● *Offrez-vous une journée de détoxication (p. 174-175); votre corps appréciera cette période de repos et vous vous découvrirez peut-être un nouvel appétit.*

● *Si vous souhaitez faire quelque chose pour améliorer votre métabolisme et augmenter votre espérance de vie, adoptez le programme de deux semaines présenté aux pages 164-165.*

● *Votre poids vous convient et vous souhaitez le conserver? Si votre activité professionnelle est très sédentaire, référez-vous au chapitre «Manger léger quand on se dépense peu» (p. 176-183).*

Vous avez répondu OUI à moins de 13 questions? Vous devriez vous efforcer d'adopter une alimentation mieux équilibrée. Si vous avez répondu OUI moins de 8 fois, il devient urgent d'agir. Peut-être êtes-vous prédisposé à un trouble métabolique génétique et souffrez-vous déjà, à cause de votre poids, d'arthrite ou de goutte, de diabète ou d'ostéoporose. Dans ce cas, vous trouverez dans le programme qui suit des exercices adaptés à votre cas et qui vous apporteront un réel soulagement. Cela vaut aussi bien pour les douleurs chroniques que pour des problèmes ponctuels comme les crampes dans les mollets ou les troubles de la ménopause.

Nos recommandations

● *L'excès de poids peut provoquer toutes sortes de désordres du métabolisme. Si votre indice de masse corporelle dépasse 25, reportez-vous au chapitre «À bas les kilos superflus» (p. 190-205).*

● *Votre taux d'acide urique est élevé? Découvrez les astuces et les conseils du programme «Réagir contre la goutte» (p. 184-189).*

● *Pour faire baisser le taux de sucre, reportez-vous aux pages 206 à 213 et, pour prévenir l'ostéoporose et augmenter la solidité et la résistance des os, aux pages 222 à 225.*

● *Si vous êtes en période de ménopause, vous pouvez, en prenant des mesures simples, améliorer votre bien-être au quotidien (p. 214-221).*

Si vous suivez déjà un traitement médical, consultez votre médecin avant de commencer tout programme, quel qu'il soit.

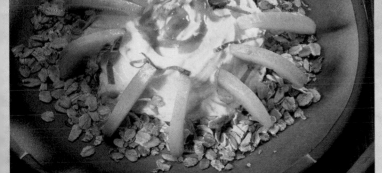

Muesli aux fruits et au yogourt
C'est un bon moyen de démarrer la journée et un excellent en-cas.

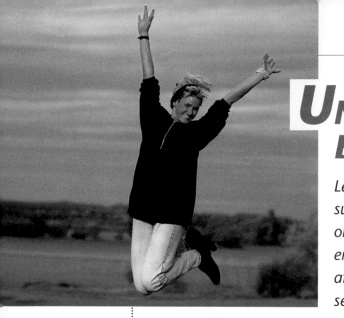

UN MÉTABOLISME BIEN RÉGLÉ

Le corps fonctionne comme un gigantesque chantier sur lequel, sans cesse, on construit, on répare, on jette et on remplace... Les voies d'approvisionnement en nourriture doivent être régulièrement déblayées afin que les processus du métabolisme puissent se poursuivrer sans entraves.

Une forme éclatante – donc un teint clair et une peau ferme – est la manifestation la plus spectaculaire d'une bonne santé. L'obtention de ce résultat met en jeu d'innombrables processus métaboliques, dont certains produisent de l'énergie tandis que d'autres protègent la structure cellulaire. Ils permettent en même temps la formation et la transformation des cellules pour que l'organisme puisse fonctionner correctement.

Comme nous le savons tous, c'est par la nourriture que l'organisme reçoit les substances qui lui sont nécessaires. Or, pour que les quelque 70 billions de cellules du corps humain puissent en bénéficier, il faut que des hormones, enzymes et autres substances biochimiques accomplissent sans discontinuer, telles les roues dentées d'un engrenage, un travail à la chaîne, permettant ainsi le renouvellement permanent de toutes les cellules

et l'élimination des déchets et des matériaux superflus.

Les déficits enzymatiques et les insuffisances hormonales

Si, par suite d'une anomalie génétique, une ou plusieurs de ces enzymes ou hormones sont déficitaires, les métabolismes sont perturbés.

L'exemple le plus connu est le diabète : la production d'insuline est insuffisante et doit être compensée. Mais d'autres troubles métaboliques, tout aussi fréquents, touchent l'assimilation des graisses : ils peuvent provoquer un excès de cholestérol sanguin – en particulier du mauvais cholestérol (LDL) –, ce qui constitue un danger potentiel pour la santé cardio-vasculaire en favorisant notamment l'artériosclérose. La plupart des problèmes métaboliques proviennent aussi bien d'un excès de sucres, de graisses animales ou d'alcool que du tabac ou de l'absorption de résidus de pesticides et

Métabolisme : conseils d'entretien

Pour contribuer à conserver l'équilibre de votre métabolisme, faites de l'exercice, mangez mieux et retenez quelques principes utiles.

▶ **Une séance de sauna** met le foie et les reins au repos et permet à la peau d'éliminer les toxines.

▶ **L'application sur le ventre** de **serviettes chaudes mouillées,** humectées d'huiles essentielles (citron, fenouil, romarin), stimule la circulation sanguine et le métabolisme.

▶ **Deux verres d'eau tiède** au lever nettoient l'intestin et activent également le métabolisme.

▶ **Des massages avec une brosse** le long des voies lymphatiques (toujours en direction du cœur) entretiennent la circulation lymphatique et accélèrent le transport des déchets.

▶ **Un bain aux algues** apporte des composants minéraux qui hydratent le corps et agissent sur la circulation lymphatique.

de polluants présents dans l'environnement. Quand notre capacité d'élimination atteint ses limites, les impuretés s'accumulent dans les cellules et le tissu conjonctif : l'organisme est surchargé. Des maux de tête, des douleurs dans les articulations, des problèmes de peau, un manque de tonus et des infections à répétition en sont les premiers signes. Dans un second temps apparaissent les maladies du métabolisme, comme la goutte, le diabète et les calculs rénaux ou biliaires. Si vous écartez les aliments qui n'apportent que des calories « vides » (sucreries, biscuits, confiseries, boissons sucrées...) que vous absorbiez en trop grande quantité, votre corps pourra peu à peu se détoxiquer. Bien sûr, plus longtemps vous aurez abusé de ces matières grasses et autres sucres qui engorgent vos vaisseaux et vos cellules, plus les mécanismes de régulation de votre corps seront perturbés ; mais – les toutes dernières recherches le confirment – il n'est jamais trop tard pour réagir.

Se purifier de l'intérieur

Le programme qui suit, établi sur deux semaines, consiste en une cure intensive qui suppose de modifier son mode de vie pour que le métabolisme fonctionne mieux.

Des cures de détoxication régulières garantissent la bonne élimination des déchets et des surcharges. Si vous accordez ces petites pauses à votre corps, vos taux sanguins de cholestérol et de sucre baisseront, votre flore intestinale s'assainira et votre système immunitaire se mobilisera contre les infections et les agressions de toutes sortes.

À vue d'œil

Les transformations, liées à une meilleure gestion des déchets dans le corps, ont un effet rapidement visible de l'extérieur : la peau est plus pure, plus nette, plus élastique et donc elle se ride moins, le teint s'éclaircit, les cellules se raffermissent. Vous vous sentez séduisant, plein d'énergie et rajeuni de dix ans. Les recherches des nutritionnistes ont d'ailleurs démontré que ce rajeunissement n'était pas purement subjectif et que l'espérance de vie pouvait être augmentée grâce à des cures de détoxication ou à des périodes de jeûne observées aussi régulièrement que sérieusement (p. 134-135). En éliminant les toxines du corps, on permet également à l'esprit de se régénérer.

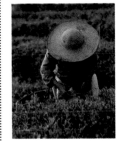

Le thé vert permet d'éliminer en douceur. Il brûle les graisses et protège les cellules contre les radicaux libres en excès.

PROGRAMME DE 2 SEMAINES

EXERCICE

Une meilleure oxygénation du sang et une bonne circulation sont les premières armes contre les toxines :
▶ faites le plein d'oxygène **en vous essoufflant exprès** une fois par jour ;
▶ **stimulez votre circulation sanguine** en faisant de la **gymnastique** ;
▶ **mobilisez tout votre organisme** en effectuant **des exercices adaptés.**

RELAXATION

▶ Donnez un coup de pouce aux organes chargés du drainage grâce à un **massage des zones réflexes du pied** et à des **enveloppements froids,** qui améliorent la circulation sanguine.
▶ Détendez-vous avec un **massage ayurvédique,** qui assouplit les tissus et active la circulation sanguine.

ALIMENTATION

▶ Offrez une **journée de détoxication** à votre organisme.
▶ Enrichissez votre régime alimentaire grâce à des **recettes qui favorisen**t **l'élimination des toxines** tout en vous faisant plaisir.
▶ Choisissez les **aliments qui nettoient et drainent le corps.**

STIMULER SON MÉTABOLISME

Oxygénez votre sang !

Avec un entraînement régulier, le corps se fortifie et le sang reçoit davantage d'oxygène, ce qui est excellent pour la détoxication de l'ensemble de l'organisme.

Pour soutenir efficacement votre organisme dans cette entreprise et renforcer vos capacités d'élimination, il faut avant tout stimuler votre foie et vos reins – les outils de « décrassage » par excellence. Votre capacité de rendement, l'équilibre de votre métabolisme et vos facultés d'élimination s'en trouveront à coup sûr sensiblement renforcés.

Selon la saison, choisissez dans votre programme une activité que vous pratiquerez une fois par semaine. Optez de préférence pour des sports de plein air ou pouvant être aussi pratiqués à l'extérieur (natation, vélo, randonnée pédestre, jeux de ballon et, en hiver, ski de fond, par exemple), ce sont ceux qui vous seront le plus bénéfiques. Enfin, pour que le programme soit réellement efficace, sachez que, parmi les exercices figurant sur cette page, il faut en effectuer au moins trois par jour.

 ## S'ESSOUFFLER DÉLIBÉRÉMENT

Exercices
- Se sentir essoufflé dans la journée n'est pas exceptionnel. Mais vous devez faire plus. Vous devez vous essouffler volontairement au moins une fois par jour et surveiller vos pulsations cardiaques.
- Courez à vive allure sur une courte distance ;
- ou montez les escaliers à pied jusqu'au dernier étage ;
- ou encore dansez sur une musique rapide, comme du rock ;
- sautez à la corde, tour à tour à pieds joints puis d'un pied sur l'autre.

Conseils
- Mesurez votre pouls : il doit se situer entre 120 et 140 pulsations par minute.
- Ne faites pas ces exercices tout de suite après le repas.

 1 fois par jour

 ## STIMULER LA CIRCULATION DU SANG

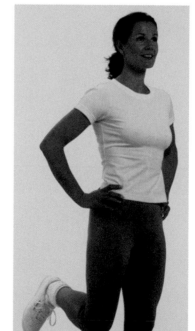

Exercice
- Tenez-vous debout, les jambes dans l'axe des hanches, les genoux légèrement fléchis.
- La première semaine, levez le genou droit 10 fois vers le ventre. La pointe du pied est relevée au maximum puis touche rapidement le sol. Faites une pause.
- Lancez ensuite 10 fois le talon droit vers les fesses.
- Faites l'exercice avec la jambe gauche.

Rythme
- La deuxième semaine, levez le genou et le talon 15 fois.

 10 à 15 fois – 1 min de pause À faire 3 fois

MOBILISER TOUT L'ORGANISME

Exercice
◆ Tenez-vous debout,
les jambes dans l'axe
des hanches, les genoux
légèrement fléchis.
◆ Tendez les bras vers l'avant
et faites de grands moulinets :
pour cela, baissez les bras le
long du corps et remontez-les
vers l'arrière, puis vers le haut ;
faites-les tourner dans la même
direction en veillant à ne pas
forcer sur la nuque.
◆ Le corps bouge en mesure
avec les bras. Quand les bras
se balancent vers le bas,
accroupissez-vous.
Lorsque les bras remontent,
relevez-vous.

Conseil
◆ Veillez à ce que
votre dos reste bien
droit durant tout l'exercice.

 10 moulinets en avant,
10 moulinets en arrière –
20 s de pause
À faire 3 fois

 10 moulinets en avant,
10 moulinets en arrière –
30 s de pause
À faire 4 fois

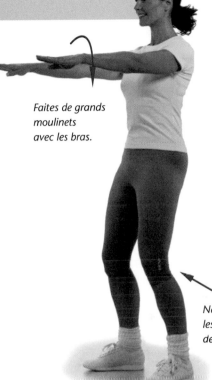

Faites de grands moulinets avec les bras.

Ne resserrez pas les genoux en fin de mouvement.

DU JOGGING

Exercice
◆ Cherchez un terrain plat,
si possible un chemin non
asphalté. La première semaine,
marchez 2 min, puis commencez
à courir lentement. Courez
pendant 2 min, puis marchez
2 min, et ainsi de suite sans arrêt
pendant 20 min.
◆ La deuxième semaine,
marchez 2 min et courez 3 min.

Conseil
◆ Commencez par marcher
pour échauffer les muscles
et terminez également
en marchant pour ralentir
le pouls.

  2 ou 3 fois par semaine

DU BOUT DU DOIGT

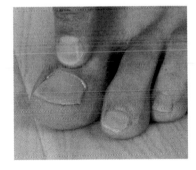

Exercice 1
◆ Avec le doigt, appuyez sur
votre gros orteil, dans le petit
creux situé juste après l'ongle.
◆ Une légère douleur
se manifeste. Maintenez
la pression jusqu'à ce
que l'impression désagréable
disparaisse, puis relâchez.

  Au moins 1 fois par jour

Exercice 2
◆ Asseyez-vous, ou allongez-
vous, et décontractez-vous.
◆ Avec l'index, appuyez
légèrement sur le sillon situé
entre la bouche et le nez.

  Au moins 1 fois par jour

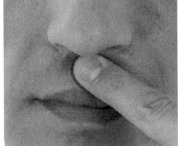
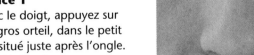

ÉLIMINER

La première chose à éliminer, c'est le stress. Ensuite, pendant que l'esprit se détend, les organes de détoxication du corps peuvent travailler à plein régime. Joignez l'utile à l'agréable : un massage doux de chacune des parties du corps assouplit les tissus et stimule la circulation sanguine ; les déchets sont alors mieux évacués. Par ailleurs, solliciter les zones réflexes en pressant les pieds sur des cailloux stimule tous les organes et favorise également l'élimination des déchets.

Enfin, vous activerez les voies lymphatiques, qui garantissent le transport des fluides des tissus vers le sang, en vous aspergeant savamment d'eau chaude puis d'eau froide.

Le savon aux algues contient des substances actives qui agissent sur le métabolisme en stimulant les enzymes destructrices de graisse.

JETS D'EAU BIENFAISANTS

Application

◆ Prenez le flexible de la douche. Faites d'abord couler de l'eau chaude sur l'extérieur de la jambe droite, puis à l'intérieur. Terminez à l'eau froide. Recommencez avec la jambe gauche.

◆ Faites couler de l'eau chaude, puis de l'eau froide, sur la main droite et le bras droit jusqu'à l'épaule. Même chose à gauche.

◆ Votre corps a maintenant besoin de repos. Si ce n'est pas l'heure d'aller au lit, allongez-vous quelques instants sur un divan et décontractez-vous.

Conseil

◆ Vous trouverez des précisions sur les bienfaits des jets d'eau pages 108 et 109.

☺ ☺ *À la fin de chaque douche*

MASSAGE SUR DES CAILLOUX

Préparation

◆ Il vous faut une bassine assez grande pour contenir vos deux pieds côte à côte. Recouvrez-en le fond d'une bonne épaisseur de cailloux.

Application

◆ Asseyez-vous sur une chaise et posez les pieds sur les cailloux. Faites-les bouger tout en serrant et en desserrant les orteils.

Conseil

◆ Vous pouvez également prendre une bassine plus haute et verser sur les cailloux suffisamment d'eau chaude pour qu'elle vous arrive au niveau des mollets. Essuyez-vous ensuite rapidement les pieds et enfilez des chaussettes chaudes.

☺ ☺ *10 min*
3 ou 4 fois par semaine

Lymphe et drainage lymphatique

La lymphe est composée de liquide organique et de globules blancs. Elle circule dans le corps grâce à son propre réseau de vaisseaux ; elle peut repousser des agents pathogènes, apporter des substances nutritives aux tissus qui ne sont pas irrigués par le sang et les débarrasser des déchets. Un massage particulier du tissu hypodermique permet à la lymphe de stimuler le métabolisme ainsi que le système immunitaire. En ce qui concerne le drainage lymphatique,

mieux vaut prendre conseil auprès d'un physiothérapeute. Il est à tout le moins déconseillé en cas de réactions allergiques, d'inflammation aiguë, d'insuffisance cardiaque et de troubles de la coagulation.
On distingue les mouvements suivants :
► mouvements concentriques ;
► mouvements de pompage ;
► mouvements tournants, qui frottent l'épiderme contre le derme.

ENVELOPPEMENT FROID POUR LE TONUS

Préparation
◆ Préparez une grande couverture de laine et une serviette-éponge épaisse. Plongez une toile de lin dans de l'eau froide et essorez-la légèrement.

Technique d'enveloppement
◆ Enveloppez-vous dans la toile mouillée, sans faire de plis, du bas du dos jusqu'au milieu des cuisses. Drappez la serviette par-dessus, puis enroulez-vous dans la couverture en la tendant bien. Allongez-vous sur un lit et détendez-vous.

◆ 10 min après, vous devez éprouver un agréable sentiment de bien-être. Si ce n'est pas le cas, mettez une bouillotte sur vos pieds ou au niveau des épaules.

 2 enveloppements par semaine en augmentant progressivement la durée (15, 25, 35, 45 min)

Conseil
◆ Vous pouvez pratiquer cet enveloppement avant d'aller au lit et le garder toute la nuit. Vous pouvez éventuellement imbiber le linge d'une infusion de camomille froide. Pour cela, mettez 4 à 5 c. à soupe de fleurs dans 1 litre (4 tasses) d'eau bouillante, laissez infuser pendant 15 min, puis filtrez et laissez refroidir.

 MASSAGE AYURVÉDIQUE AU SÉSAME

Préparation
◆ Ce type de massage requiert de l'huile de sésame. Vous en trouverez dans les magasins d'aliments naturels et dans certains supermarchés. Réchauffez-la à la température du corps avant utilisation. Vous pouvez aussi prendre de l'huile d'olive.

Application
◆ Massez-vous tout le corps avec l'huile en décrivant de petits cercles.
◆ Enveloppez-vous dans un grand drap de bain et reposez-vous dans un endroit chaud et agréable.

Conseil
◆ Le soir, massez-vous la plante des pieds avec de l'huile chaude : c'est très efficace pour se réchauffer les pieds et trouver le sommeil.

  2 fois par semaine

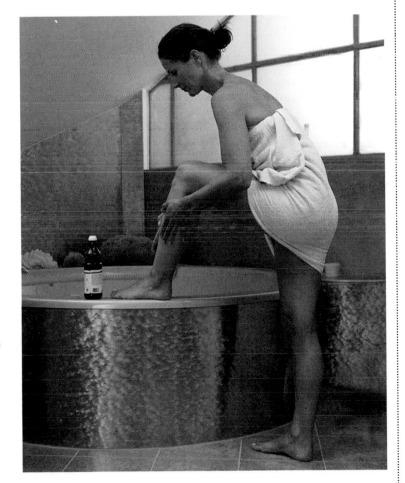

Le massage est relaxant et favorise l'élimination des toxines.

AU FIL DES EAUX

Qu'elle soit plate ou bien gazeuse, l'eau n'apporte aucune calorie. L'eau minérale est une eau de pluie infiltrée dans le sous-sol puis enrichie en minéraux et éventuellement en gaz carbonique. Elle peut représenter un complément très intéressant en ce qui concerne certains minéraux (magnésium, calcium, fluor...). L'importance que nous apportons aujourd'hui à notre santé et les craintes liées à la consommation de l'eau traitée du robinet ont conduit à une augmentation des ventes d'eau minérale partout dans le monde. Au Canada, la pureté et la qualité des eaux sont strictement contrôlées par Santé Canada.

En buvant de l'eau, vous absorbez quantité de minéraux et zéro calorie !

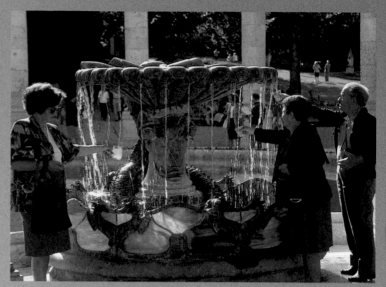

Les cures thermales

◆ Une vraie cure dure en général 3 semaines. L'eau peut ainsi agir efficacement sur l'organisme. On trouve des stations en Amérique du Nord : Radium Hot Springs, en Colombie-Britannique, Saratoga Springs, aux États-Unis, par exemple. Mais c'est l'Europe qui attire les curistes du monde entier. Les médecins de cures y suivent une formation spécialisée.

◆ Selon leur composition, les eaux thermales préviennent, soulagent ou guérissent certaines pathologies. La cure se déroule selon des procédures codifiées (absorption d'eau, mais aussi bains, douches, massage, etc.). Lorsque les indications thérapeutiques sont bien posées, ses effets bénéfiques sont avérés. Suivre une cure thermale n'est pas anodin ; il faut respecter les consignes du personnel soignant.

◆ La posologie est fixée individuellement et en fonction de la teneur de l'eau en minéraux. Elle varie entre 300 ml et 3 litres par jour.

◆ Au bout de 2 semaines, l'hypophyse et les glandes surrénales étant stimulées, le rein accomplit déjà mieux son travail d'élimination, ce qui a un bon effet sur le métabolisme.

◆ Les cures thermales sont bénéfiques dans les cas de perte d'appétit, de lithiase rénale ou biliaire, d'inflammation des intestins et d'infection chronique des voies urinaires.

Les différentes eaux

Une eau en bouteille n'est pas forcément d'origine naturelle : 25 % des eaux embouteillées sont des eaux d'aqueduc qui ont été purifiées. Il faut lire l'étiquette pour savoir à quel type d'eau on a affaire et quelle est sa composition.

▶ **L'eau de source** est une eau bactériologiquement saine, apte à la consommation, sans aucun traitement préalable de purification ou de désinfection. Elle provient d'une source souterraine et est mieux protégée de la pollution que l'eau des rivières et des lacs.

▶ **L'eau minérale naturelle** est de l'eau de source qui doit renfermer au moins 500 mg de minéraux bons pour la santé par litre. Selon les minéraux majoritaires, on parle d'eau bicarbonatée calcique (Badoit), sulfatée calcique (Hépar, Contrex...), bicarbonatée sodique (Vichy Célestins, Vichy Saint-Yorre...), etc. Certaines eaux dites oligominérales (Évian, Volvic, Valvert...) sont peu chargées en minéraux : elles peuvent être utilisées pour les biberons.

▶ **L'eau gazeuse** ou eau minérale gazeuse contient du gaz carbonique. Il peut être naturel ou ajouté.

▶ **Les autres eaux** sont : l'eau distillée, l'eau purifiée ou déminéralisée et l'eau traitée par osmose inverse. Ce peut être de l'eau de source ou de l'eau provenant d'un aqueduc.

▶ **Tête, visage**
Une eau sulfurée aide à réduire les problèmes de sinus. Une eau bicarbonatée sodée, très riche en minéraux, est recommandée en cas de transpiration excessive ou après des vomissements.

▶ **Cœur, thyroïde**
Une eau riche en iode peut avoir un effet régulateur en cas de dysfonctionnement bénin de la thyroïde et de troubles cardio-vasculaires associés.

▶ **Estomac**
Une eau gazeuse contenant du gaz carbonique stimule l'appétit et la digestion.

▶ **Foie**
La vésicule, le foie et les intestins apprécient particulièrement l'eau sulfatée calcique (type Hépar ou Contrex), qui favorise l'élimination des déchets et combat la constipation.

▶ **Appareil locomoteur**
L'eau sulfurée agit sur les maladies inflammatoires chroniques, les affections de l'appareil locomoteur et les maladies de la peau. L'eau de radon a un effet sur les rhumatismes et l'eau chargée en chlorures, sur l'arthrite.

▶ **Pancréas**
En cas de diabète dû à l'âge, une eau riche en bicarbonates (Vichy, Badoit) réduit l'hyperacidité. Elle soulage les brûlures d'estomac et les gastrites.

171

PETITS PÉCHÉS QUI FONT DU BIEN

Aujourd'hui, la diversité des produits alimentaires semble rendre plus facile l'adoption d'une alimentation équilibrée. Mais cette abondance de mets plus appétissants les uns que les autres rend parfois les choix difficiles et la tentation est grande d'abuser de sucre et de matières grasses. Vous pouvez compenser des petites erreurs d'alimentation en entreprenant de temps à autre une journée de détoxication (p. 174-175). Pour nettoyer le corps en profondeur et le libérer des toxines, rien n'est certes plus efficace qu'un jeûne thérapeutique de deux jours (p. 134), mais il est probablement plus simple de réussir à se détoxiquer un peu chaque jour, en douceur.

Une consommation abusive de sucre et de matières grasses finit par encrasser l'organisme. Sachez que certains légumes, comme les asperges ou les courgettes, contribuent grandement à évacuer les déchets accumulés dans les cellules et les tissus, et ce de façon parfaitement saine et naturelle. Alors, profitez de la fraîcheur délicieuse des recettes qui suivent et de leurs bienfaits pour la santé.

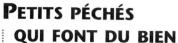

Des kiwis bien mûrs, du raisin et du jus d'oranges fraîchement pressées…Voilà une délicieuse manière de débarrasser son corps des toxines.

ÉVENTAIL D'ASPERGES ET SAUCE COCKTAIL

150 g d'asperges blanches et vertes
1 pincée de sucre
3 c. à thé de jus de citron
4 à 6 toutes petites pommes de terre (200 g)
1 c. à soupe de crème à 35 %
2 à 4 c. à soupe de yogourt
1 c. à thé de ketchup
1 c. à soupe de cresson
Sel au céleri, sel

◆ Coupez l'extrémité fibreuse des asperges blanches et pelez-les. Ôtez l'extrémité des asperges vertes.
◆ Faites bouillir une casserole d'eau. Ajoutez le sucre, 1 c. à thé de jus de citron et du sel. Plongez les asperges dans l'eau et faites-les cuire pendant 12 à 15 min selon leur grosseur, un peu plus les blanches que les vertes.
◆ Brossez les pommes de terre sous l'eau froide et faites-les cuire 20 min à couvert dans une casserole d'eau salée.
◆ Mélangez la crème, le yogourt, le reste du jus de citron et le ketchup. Assaisonnez de sel au céleri.
◆ Égouttez soigneusement les asperges, disposez-les sur une assiette puis ajoutez la sauce. Déposez les pommes de terre à côté, garnissez de cresson frais et dégustez.

Conseil

◆ Vous pouvez conserver le jus de cuisson des asperges et le filtrer : vous obtenez un bouillon d'asperges « décrassant », très diurétique.
◆ Mangez les pommes de terre nouvelles bien lavées avec leur peau : celle-ci renferme beaucoup de fibres et d'éléments nutritifs (vitamines et minéraux).

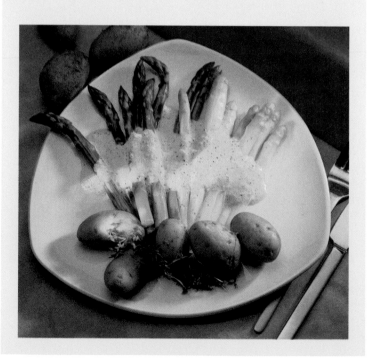

PÂTISSONS FARCIS

2 pâtissons ou 2 courgettes rondes
2 c. à soupe de semoule de couscous semi-complète
1 petite échalote
1 petite gousse d'ail
1 tranche de jambon maigre
2 tomates
1 c. à soupe de fines herbes hachées (coriandre, cerfeuil, ciboulette, persil)
Sel, poivre

◆ Lavez les pâtissons, coupez les extrémités, puis évidez-les avec une cuillère à pamplemousse en laissant au fond et tout autour 1 cm de pulpe. Salez l'intérieur.

◆ Arrosez la semoule avec 1 c. à soupe d'eau. Pelez l'échalote et l'ail, passez-les au presse-ail au-dessus de la semoule. Salez.

◆ Hachez au couteau la pulpe des pâtissons ainsi que le jambon. Mélangez la semoule avec le jambon et la moitié de la pulpe hachée. Salez, poivrez, emplissez les pâtissons de cette farce.

◆ Déposez les pâtissons dans un poêlon à revêtement anti-adhésif. Disposez autour le reste de la pulpe et 3 à 4 c. à soupe d'eau. Salez. Couvrez et faites cuire 30 min à feu doux. Pelez les tomates et coupez-les en dés. Mettez-les dans le poêlon 10 min avant la fin de la cuisson.

◆ Déposez les pâtissons sur une assiette. Passez la sauce au mélangeur et ajoutez les fines herbes. Servez avec de la semoule.

LES ALIMENTS QUI NETTOIENT

Les aliments	Leurs effets
Artichaut	Favorise l'élimination, stimule les reins, détoxique et draine le foie.
Bourrache	Nettoie le sang et aide le métabolisme.
Melon	Sa teneur élevée en potassium lui confère un pouvoir drainant.
Persil, ciboulette	Aident à éliminer et stimulent le métabolisme.
Asperge	Diurétique et dépurative, facilite le travail des reins.
Raisin	Riche en potassium, aide à évacuer les toxines.

TOMATES À LA MOZZARELLA

2 tomates
60 g de mozzarella
Quelques feuilles de basilic
1 c. à soupe d'huile d'olive
Vinaigre balsamique
Sel, poivre

◆ Lavez les tomates et ôtez leur pédoncule. Coupez-les en rondelles que vous disposerez en cercle sur une assiette.

◆ Posez sur chaque rondelle une tranche, ou une demi-boule, de mozzarella.

◆ Lavez les feuilles de basilic et garnissez-en les rondelles de tomate et de mozzarella.

◆ Mélangez l'huile, le vinaigre, du sel et du poivre dans un petit bol, versez sur le contenu de l'assiette et dégustez bien frais.

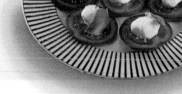

La thalassothérapie

Une cure de thalassothérapie peut aussi aider à améliorer le métabolisme et à mieux se porter. La prise en charge est globale, avec en général un bilan de santé en début de séjour.

▶ Des forfaits « minceur » ou « remise en forme » sont de plus en plus fréquemment proposés, avec des soins très variés : physiothérapie, massages, gymnastique en piscine, balnéothérapie, applications de boues...

▶ On peut souvent suivre des cours de diététique, couplés avec des démonstrations de cuisine-minceur, pour apprendre à mieux se nourrir.

▶ Enfin, et c'est l'un des agréments d'une cure de thalassothérapie, la table est généralement excellente et sans danger pour la ligne, grâce aux chefs qui préparent une cuisine aussi savoureuse que légère.

▶ Un séjour en thalassothérapie est plus court qu'une cure thermale classique (6 à 10 jours au lieu de 3 semaines). Le Québec compte plusieurs centres.

ÉLIMINER LES TOXINES

Il suffit d'une journée pour que le métabolisme ainsi que les fonctions digestives soient rétablis et que vous retrouviez du même coup la forme et le moral.

Une personne en bonne santé peut sans problème consacrer une journée (une fois pas semaine au maximum) à purifier son organisme, et ce à peu de frais et sans souffrir de la faim. Le principe est simple : se nourrir exclusivement d'aliments et de boissons riches en potassium. En effet, une forte concentration de potassium dans le sang extrait l'eau chargée de déchets et de toxines des cellules. Cette eau est ensuite filtrée par les reins, puis éliminée.

Mais rappelez-vous que les jours de détoxication ne sont pas faits pour perdre du poids, car l'eau perdue doit être abondamment compensée par l'absorption de nouveau liquide. Aussi, si cela vous est possible, procédez de préférence pendant un week-end, vous serez plus à l'aise pour mener cette cure à bien.

> La détoxication ne doit pas durer plus de deux jours ; au-delà, il y a risque de carences pour l'organisme.

LAIT FRAPPÉ POIRE-BLEUETS

125 g (1 tasse) de bleuets
1 poire mûre et juteuse
¾ de citron
150 ml de lait fermenté (kéfir) ou de yogourt à boire
Quelques feuilles de menthe

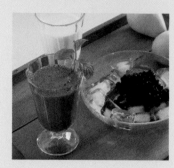

◆ Lavez soigneusement les bleuets ; pelez la poire, coupez-la en morceaux en retirant le cœur et les pépins. Pressez le citron.
◆ Mettez dans un mélangeur le lait fermenté et le jus de citron. Ajoutez les fruits et mixez.
◆ Versez dans un verre et garnissez de feuilles de menthe.

Conseil
◆ Vous pouvez remplacer les bleuets par d'autres fruits rouges.

DU YOGA POUR LE MÉTABOLISME

Avec ces exercices, vous allez stimuler votre thyroïde, dont dépend la rapidité de réaction du métabolisme. De plus, ils accélèrent la combustion des matières grasses.

Préparation
◆ Mettez-vous dans une pièce calme, à la température agréable. Étendez une couverture ou un tapis de gymnastique sur le sol.

Exercices
◆ Agenouillez-vous, les fesses posées sur les talons. Prenez la position de l'œuf : la poitrine repose sur les cuisses et la tête touche le sol.
◆ Restez environ 5 min dans cette position. Respirez calmement et régulièrement en orientant votre souffle vers le ventre.

◆ Soulevez seulement les fesses de façon à vous retrouver à genoux, la tête toujours sur le sol. Restez environ 2 min dans cette position. Vous pouvez vous aider de vos mains.
◆ Allongez-vous ensuite sur le dos pendant 2 min pour vous décontracter complètement.
◆ Soulevez alors les jambes lentement en chandelle. Les coudes sont posés sur le sol et les mains soutiennent les reins. Joignez les jambes et étirez-les vers le haut.
◆ Passez maintenant les jambes au-dessus de la tête, et essayez de vous étirer pour poser les pieds au sol derrière votre tête.

  Matin et soir
1 fois

Le choix du programme de la journée dépend de vos goûts

◆ **Une journée «fruits»** est particulièrement recommandée du printemps à l'automne, lorsque les marchés offrent un choix de produits frais locaux. Par leur teneur élevée en eau, les pommes, les fruits rouges et le raisin sont particulièrement appropriés. Mangez environ 1 kg de fruits réparti sur la journée.

◆ **Une journée «légumes»** vous demandera environ 1 kg de légumes (par exemple concombres, citrouille, tomates, courgettes). Une moitié sera consommée cuite, l'autre crue.

◆ **Pour une journée «riz»**, commencez avec une pomme ou un pamplemousse le matin. Midi et soir, cuisinez-vous environ 200 g (1 tasse) de riz complet. Vous pouvez ajouter 2 tomates cuites à la vapeur ou une compote de pommes.

◆ **Pour une journée «pommes de terre»**, vous pouvez prendre 2 à 3 pommes de terre en robe des champs matin, midi et soir, agrémentées de fines herbes fraîches comme l'aneth ou la marjolaine. Complétez avec 50 g (¼ tasse) de fromage cottage ou ricotta, allégé.

◆ **La journée «jus»** demande certes plus d'efforts, mais elle est efficace. Préparez-vous un cocktail en mélangeant les fruits de votre choix ou offrez-vous un pur jus d'ananas et de pamplemousse fraîchement pressés. Essayez aussi le lait frappé poire-bleuets (ci-contre). Certains jus de légumes – carotte, céleri, brocoli et concombre (dans les magasins d'aliments naturels) –, au goût très particulier, ont un excellent pouvoir nettoyant.

POUR SE DÉTENDRE

Exercice

◆ Au lever, buvez 2 verres d'eau tiède.

◆ Avant le petit déjeuner, activez votre circulation sanguine en boxant dans le vide pendant 5 min, de préférence sur un balcon ou une terrasse.

◆ Éventuellement, une petite balade en ville dans la matinée vous fera oublier la sensation de faim.

◆ Après le dîner, reposez-vous 30 min.

◆ Avant le repas du soir, faites du vélo ou nagez pendant 1 h pour stimuler à nouveau votre métabolisme.

◆ Un bain chaud additionné de sel de mer ou d'extraits d'algue vous fera terminer la journée sur une sensation de bien-être.

Conseil

◆ Buvez chaque jour au moins 2 litres d'eau minérale riche en sulfates et pauvre en sodium. Rappelez-vous que les impuretés et les toxines retenues dans le corps ne s'éliminent qu'en buvant abondamment.

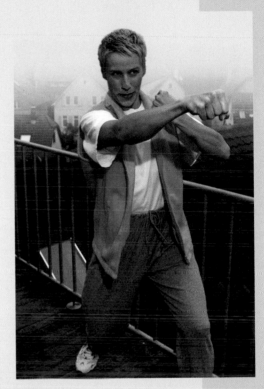

S'immerger dans le jaune

Les Chinois le savent depuis des milliers d'années : les couleurs agissent sur la forme physique et sur l'humeur, ainsi que sur le champ énergétique du corps. D'après la théorie chinoise, des ondes électromagnétiques de diverses couleurs peuvent stimuler ou altérer les différentes fonctions du système organique.

▶ Les jours de détoxication, prenez des bains colorés en jaune ou en orange. Le jaune a la réputation de décrasser, tandis que l'orange active le métabolisme. Recourez soit aux produits prêts à l'emploi comme les sels mélangés vendus en pharmacie, soit aux sels de bain jaunes (par exemple, l'huile d'abricot).

▶ Pour choisir, faites attention non seulement à la couleur mais aussi aux autres composants. Donnez la priorité aux produits surgras et au pH neutre pour éviter d'avoir la peau sèche après le bain.

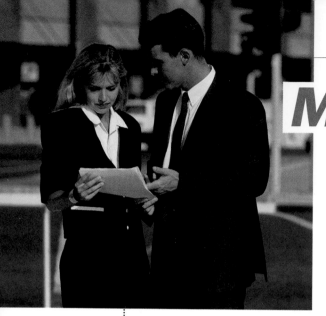

Manger léger quand on se dépense peu

Pour les personnes actives, les journées sont toujours trop courtes. Quand on est pressé, la restauration rapide fait, certes, gagner du temps, mais cela implique généralement une nourriture riche en calories, donc des kilos en trop lorsque l'on est sédentaire. Il est possible de faire autrement!

Tout organisme a besoin d'énergie pour fonctionner correctement. Le nôtre tire cette énergie de la combustion des glucides (hydrates de carbone), des matières grasses et des protéines. La chaleur qui en résulte se mesure en kilojoules (kJ) ou en kilocalories (kcal). Il n'est pas simple de déterminer l'énergie dont l'être humain a besoin tous les jours car cette valeur dépend de l'activité de chacun: faites-vous un travail physique pénible ou restez-vous assis la plupart du temps? Faites-vous beaucoup ou peu de sport?

La vie de bureau: peu de calories consommées

Dans les pays occidentaux industrialisés, la majorité de la population passe la journée dans un bureau. Alors qu'autrefois le travail demandait plutôt des efforts physiques, aujourd'hui, il requiert une capacité de concentration élevée et la maîtrise du stress.

Même si, après une journée de travail, nombre de gens se sentent fatigués, tendus ou vidés de leur énergie, ils ont dépensé beaucoup moins de calories qu'un bûcheron ou une femme de ménage.

L'activité physique commande le besoin énergétique

Le PAL (Physical Activity Level) est la mesure qui a été retenue à l'échelon international pour évaluer la consommation énergétique; il correspond à la dépense calorique journalière due à l'activité physique. Chez un travailleur sédentaire qui fournit peu d'efforts musculaires, il est d'environ 500 kcal, plus faible par exemple que chez un électricien (autour de 800 kcal) et bien plus faible encore chez un agriculteur ou un ouvrier de la construction.

Les besoins énergétiques se répartissent entre deux composantes. La composante principale, ou métabolisme de base, correspond aux dépenses

Biorythme : l'horloge du corps

Chaque fonction du corps est soumise à un cycle d'activité et de repos. La faim, le travail, la fatigue et même l'humeur connaissent au fil des jours des hauts et des bas à des moments bien précis.

▶ Vers **3 h du matin**, l'organisme commence à activer l'adrénaline et le cortisol. La température et la capacité de concentration augmentent peu à peu, le corps s'éveille lentement.

▶ Vers **10 h**, l'efficacité mentale et physique est à son maximum;

elle va commencer à se relâcher à partir de midi.

▶ Vers **14 h**, la fatigue se manifeste, l'efficacité est à son plus bas.

▶ Vers **16 h**, le corps se réchauffe encore un peu. Nous pouvons nous concentrer quelques heures de plus et continuer à travailler.

▶ À partir de **21 h**, le chronomètre physiologique s'arrête complètement pour mettre tous les organes au repos jusqu'à 3 h. Puis le cycle recommence.

énergétiques nécessaires aux fonctions vitales (contractions cardiaques, fonctionnement des systèmes digestif et respiratoire, thermorégulation, etc.). Elle s'élève à environ 1 500 kcal par jour. À cela s'ajoutent les dépenses énergétiques correspondant aux activités supplémentaires. Pour un travail de bureau, celles-ci sont comprises entre 500 et 600 kcal. Ce qui somme toute n'est pas beaucoup si l'on considère qu'un hot-dog représente 580 kcal, une simple tablette de chocolat, 530 kcal et un sachet de 100 g de chips, pas moins de 560 kcal!

En harmonie avec le biorythme

L'apport calorique alimentaire doit être adapté en fonction des besoins énergétiques de chacun. Ainsi, une personne sédentaire travaillant dans un bureau devra opter pour une alimentation relativement pauvre en calories mais cependant équilibrée. Résultat: pas de sensation de faim, pas de kilos superflus et une efficacité nettement supérieure.

Garder le tonus au travail

Les nutritionnistes ont constaté qu'avec cinq petits repas par jour toutes les trois heures, le biorythme se trouvait stimulé, même sans café ou autres excitants, et le taux de sucre dans le sang ne baissait pas. En outre, les problèmes de digestion, qui se manifestent surtout quand on reste longtemps assis sans bouger, se trouvaient évités. En veillant à la bonne composition du petit déjeuner, par exemple, on peut augmenter ses facultés intellectuelles d'environ 15%, sachant que le corps a plus d'appétit pour les glucides le matin et pour les matières grasses l'après-midi.

Enfin, avec la climatisation et les moquettes, l'air des bureaux est souvent très sec et il faudrait toujours avoir à portée de main sur sa table une grande bouteille d'eau minérale. Dans le programme qui suit, vous trouverez, grâce à une alimentation saine, plus d'exercices et moins de stress, le moyen de vivre plus agréablement le quotidien du bureau.

Contre le coup de barre de l'après-midi

À 57 ans, Marcel, moniteur d'auto-école, pesait 102 kg pour 1,80 m. Il aimait les dîners copieux, qui le rendaient somnolent l'après-midi. Son médecin lui prescrivit une alimentation plus légère et de l'exercice. Aujourd'hui, pour Marcel, le dîner se résume à une salade mixte, une tranche de pain aux céréales, de l'eau minérale et, en guise de dessert, quelques minutes de marche entrecoupée de flexions des genoux. Il a perdu 10 kg et ne somnole plus l'après-midi.

PROGRAMME DE 5 JOURS

ALIMENTATION

Apprenez à vous alimenter en fonction de vos dépenses d'énergie:

▶ adoptez une **alimentation équilibrée,** même si vous vous croyez trop occupé pour bien manger;

▶ consacrez du temps à votre **petit déjeuner;**

▶ comblez les petits creux avec **les en-cas** que nous vous proposons, qui font moins de 80 kcal;

▶ sachez **choisir vos plats** à la cafétéria.

EXERCICE

Gagnez une énergie nouvelle à peu de frais et sans matériel:

▶ vous oublierez les soucis causés par votre travail **en vous étirant près d'une fenêtre ouverte;**

▶ si vous passez toute la journée assis à votre bureau, consacrez une partie de votre heure de déjeuner à faire **quelques mouvements ou quelques pas dehors.**

RELAXATION

Insérez de petites pauses régulières dans le quotidien du bureau:

▶ de simples **massages du bout des doigts** amélioreront votre capacité de concentration et soulageront vos yeux fatigués par l'écran;

▶ **après le travail,** sachez vous ménager un moment de **détente** quand vous rentrez chez vous.

TROP OCCUPÉ POUR BIEN MANGER

Un sommeil en pointillés auquel met fin la sonnerie brutale du réveil, un petit déjeuner qui se résume à une tasse de café, et une douche rapide où l'organisation de la journée hante déjà vos pensées... Dans la matinée, pas le temps d'avaler quoi que ce soit. À midi, le repas au restaurant n'apporte aucune détente – un plat unique et, à la rigueur, un verre de vin, tout en parlant travail avec les collègues... Le soir, enfin, un plat tout fait rapidement passé au four ou au micro-ondes, et la journée est terminée.

À part quelques bons repas occasionnels, la plupart des gens manquent de temps pour se nourrir convenablement et, pour eux, la restauration rapide est devenue une nécessité. Or une mauvaise alimentation ne mène pas seulement à une surcharge pondérale : elle entraîne aussi des déficits nutritionnels qui se traduisent par une fatigue quasi chronique et une baisse d'efficacité.

Vous trouverez dans les pages qui suivent toutes sortes de recommandations qui vous faciliteront la vie et vous redonneront du tonus.

Offrez-vous le plaisir de vous sentir plus léger toute la journée.

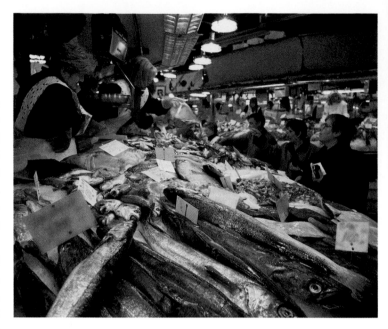

Changer ses habitudes

Efforcez-vous d'accorder plus d'attention à votre alimentation quotidienne sur votre lieu de travail. Faites 4 ou 5 petites pauses-repas dans la journée, sans répondre au téléphone ni rédiger de courrier en même temps. Mangez lentement, en mastiquant bien, et écoutez les signaux indiquant que votre corps est rassasié. Si vous voulez préparer vous-même des plats légers à emporter au bureau, inspirez-vous des idées suivantes.

◆ **Le petit déjeuner** Privilégiez des menus suffisamment variés et copieux. Par exemple, préparez-vous un grand bol de muesli avec du lait et des fruits frais ou avec un yogourt aux fruits. Vous pouvez aussi choisir des tranches de pain complet avec du beurre allégé et du miel ou de la confiture, accompagnées d'un fruit. Comme boisson, du thé ou du café léger, et éventuellement un verre de jus de fruits, de préférence allongé d'eau.

◆ **Les en-cas** doivent apporter de l'énergie, mais pas de calories inutiles (les calories vides). À ce propos, étudiez le tableau de la page 180.

◆ **Le dîner** Mangez quelque chose de léger pour ne pas alourdir et prolonger la digestion. Choisissez par exemple de la volaille ou un filet de poisson, accompagnés de légumes, et prenez ensuite un yogourt ou un fruit.

◆ **La pause de l'après-midi** Si vous avez l'habitude de faire une pause-café, essayez plutôt le thé vert à la menthe. Il vous redonnera du tonus sans vous énerver.

◆ **Enfin, le soir, à la maison,** offrez-vous le plaisir de souper sur une table joliment dressée et, pourquoi pas, éclairée par des bougies : laissez-vous bercer et apaiser par une musique de fond. Au menu, privilégiez le poisson, particulièrement approprié au souper, car facile à digérer et riche en minéraux et en oligoéléments.

MUESLI À LA PÊCHE

100 ml de yogourt liquide
2 c. à thé de miel liquide
½ pomme
1 pêche bien mûre
3 à 4 c. à soupe de flocons
d'avoine

votre choix : orge, blé, froment, sarrasin, riz, millet, seigle, maïs, mélange de 5 céréales. Variez les fruits selon vos envies ou votre humeur, et suivant la saison.

◆ Mélangez le yogourt avec le miel. Lavez la demi-pomme et coupez-la en petits dés sans la peler. Faites de même avec la pêche en réservant quelques tranches pour décorer.
◆ Mélangez les fruits avec les flocons d'avoine et le yogourt. Décorez avec les tranches de pêche.

Conseil
◆ Vous pouvez utiliser les flocons de céréales de

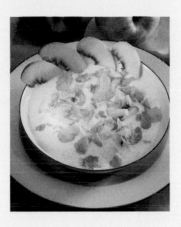

MUESLI AUX CÉRÉALES

25 g (¼ tasse) de boulgour
ou de flocons de blé
150 g de yogourt nature
1 c. à thé de miel
1 banane

◆ Versez 3 à 4 c. à soupe d'eau sur le boulgour, couvrez et laissez reposer pendant 30 min.
◆ Mélangez le yogourt avec le miel. Pelez la banane et coupez-la en rondelles. Mélangez les rondelles de banane, le boulgour et le yogourt et dégustez sans tarder.

TARTINE AU FROMAGE ET AUX NOIX

1 carré de fromage frais à 0 %
de matières grasses
1 tranche de pain complet
2 cerneaux de noix
1 lamelle de fromage allégé
type cheddar
4 tomates-cerises

les brisures sur le fromage. Posez par-dessus le fromage allégé et un cerneau de noix entier.
◆ Lavez les tomates, coupez-les en deux et déposez-les sur l'assiette autour du pain.

Variante
◆ Vous pouvez remplacer les tomates-cerises par 1 tomate moyenne coupée en morceaux.

◆ Étalez le fromage frais sur le pain. Brisez 1 cerneau de noix entre vos doigts et répartissez

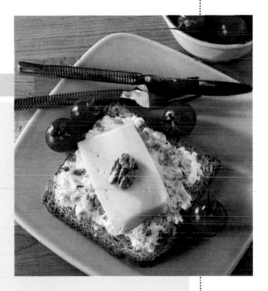

PAIN AU FROMAGE FRAIS ET À LA POIRE

1 petit pain complet
50 g (¼ tasse) de fromage
cottage
1 c. à thé de cassonade
1 poire fondante

◆ Coupez le pain en deux

et faites-le griller. Tartinez-le avec le fromage, puis poudrez celui-ci de cassonade.
◆ Pelez la poire et coupez-la en lamelles. Déposez celles-ci sur la tartine et dégustez sans attendre.

Variante
◆ Vous pouvez remplacer la poire par de l'ananas. Au petit déjeuner, mangez du pain aux céréales. Non seulement il est délicieux, mais il contient beaucoup de fibres.

BAGUETTE GARNIE

1 mini-baguette complète
(ou ⅓ de baguette
complète)
2 portions de fromage fondu
allégé
2 ou 3 feuilles de salade
2 tranches de jambon
maigre
3 rondelles de tomate
3 rondelles d'œuf dur
3 rondelles de concombre
Un peu de persil

◆ Coupez le pain en deux
et tartinez les deux moitiés
avec le fromage.
◆ Posez en premier
le jambon et les feuilles
de salade lavées et essorées.
◆ Ajoutez ensuite les
rondelles de tomate, d'œuf,
de concombre et garnissez
de persil. Couvrez avec
l'autre moitié de pain.

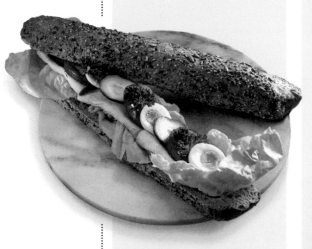

Variante
◆ Vous pouvez remplacer
le jambon par du jambon
de volaille, du blanc de
poulet traité en salaison, du
rôti de dinde ou 2 tranches
de gruyère allégé.

HYPOCALORIQUE MAIS NOURRISSANT

Si vous avez une petite faim, vous pouvez la combler avec
les aliments suivants. Chacun d'eux représente moins de 80 kcal.

Aliments	Exemples
Fruits	1 petite banane, 1 pomme, 120 g (1 tasse) de raisin, 1 orange, 1 pamplemousse, 200 g (1⅓ tasse) de fraises
Légumes	2 carottes, 4 tomates ou une barquette de 250 g de tomates-cerises, 10 radis + une portion de fromage fondu allégé
Sucré	2 petits sablés, 2 petites boules de sorbet, 4 langues-de-chat, 1 tranche de pain d'épice, 1 yogourt nature ou allégé aux fruits
Salé	1 petit pain grillé suédois, 1 œuf dur, 4 mini-saucisses cocktail, ⅛ de camembert allégé à 30 % de matières grasses

SALADE DE PÂTES LÉGÈRE À EMPORTER

50 g de pâtes
30 g (¼ tasse) de gruyère
50 g (¼ tasse) de jambon
maigre
½ poivron rouge
1 œuf dur
1 c. à thé de moutarde pas
trop forte
1 c. à thé de vinaigre à
l'estragon
1 c. à soupe d'huile de maïs
1 pincée de sucre
3 c. à soupe de maïs en grains
3 c. à soupe de petits pois
très fins
Sel, poivre

◆ Faites cuire les pâtes dans
beaucoup d'eau bouillante salée;
égouttez-les.
◆ Coupez le fromage et
le jambon en dés. Lavez
le poivron et coupez-le en dés.
Mettez de côté 2 rondelles
d'œuf dur pour la décoration
et hachez le reste au couteau.
◆ Mélangez la moutarde, le
vinaigre, l'huile, le sucre, du sel
et du poivre dans un bol.
◆ Ajoutez tous les ingrédients,
mélangez délicatement. Laissez
reposer 1 h (ou toute la nuit),
puis vérifiez l'assaisonnement.

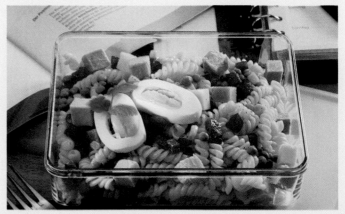

SALADE DE JAFFA

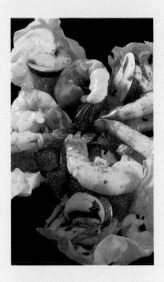

½ pamplemousse rose
4 feuilles de salade lavées
50 g (1 tasse) de
champignons
8 à 10 (50 g) crevettes
décortiquées
2 c. à thé de mayonnaise
allégée
1 bonne pincée de curry
2 c. à soupe de yogourt
nature
1 c. à thé de jus de citron
1 c. à thé de persil plat haché
Sel, poivre

◆ Extrayez la chair du demi-pamplemousse et coupez-la en dés. Disposez les feuilles de salade sur une assiette. Nettoyez les champignons et coupez-les en fines lamelles.
◆ Mélangez les dés de pamplemousse, les lamelles de champignon et les crevettes, puis garnissez-en les feuilles de salade.
◆ Assaisonnez la mayonnaise avec le curry, ajoutez le yogourt et le jus de citron, salez et poivrez légèrement. Nappez la salade de cette sauce et parsemez-la de persil.

PIZZA AUX LÉGUMES

50 g de pâte à pizza
2 tomates bien mûres
3 oignons nouveaux
1 gousse d'ail
50 g (1 tasse) de champignons
de couche
½ poivron rouge
½ poivron jaune
1 c. à thé d'huile d'olive
Paprika
60 g (½ tasse) de mozzarella
Quelques feuilles de basilic
Sel, poivre

◆ Préparez la pâte à pizza d'après les instructions portées sur l'emballage; déroulez-la sur une tôle légèrement farinée ou couverte de papier à cuisson.
◆ Lavez et évidez les tomates et coupez la chair en dés. Répartissez-les sur la pâte.
◆ Épluchez les oignons, l'ail, les champignons et les poivrons, puis coupez-les en lamelles.
◆ Faites chauffer le four à 200 °C (400 °F).
◆ Faites chauffer l'huile d'olive dans une poêle. Ajoutez les légumes et faites chauffer à feu doux. Salez, poivrez et ajoutez un peu de paprika. À ébullition, égouttez les légumes et disposez-les sur la pizza.
◆ Coupez la mozzarella en tranches fines et couvrez-en la pizza.
◆ Mettez au four et faites cuire entre 10 et 15 min.
◆ Lavez et ciselez le basilic; disposez-le sur la pizza au moment de servir.

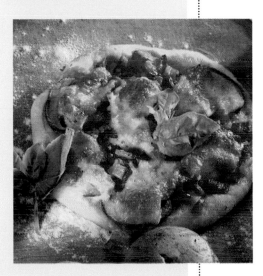

Les règles d'or de la cafétéria

Beaucoup d'entreprises offrent un lieu de restauration à leurs salariés. Les repas servis en restauration collective sont soumis à une stricte réglementation en ce qui concerne les normes d'hygiène à respecter. Par ailleurs, les plats doivent être savoureux et suffisamment variés. Voici à quoi l'on reconnaît une bonne cafétéria.
▶ Elle propose plusieurs plats principaux, et si possible des plats végétariens.
▶ Elle doit offrir chaque jour de la salade et des crudités, ainsi que de la viande maigre à faire griller ou du poisson poché.
▶ On doit y trouver chaque jour des pommes de terre nature ou du riz et au moins un plat de légumes frais cuits. Produits laitiers (fromage inclus) et fruits frais sont systématiquement présents.
▶ Les préparations sont pauvres en graisses et les sauces sont proposées à part.

EMPLISSEZ-VOUS D'UNE ÉNERGIE NOUVELLE

Quelqu'un qui reste long-temps assis doit compenser cette immobilité en s'efforçant de bouger de temps en temps. Intégrez les exercices de cette page dans votre quotidien au bureau. Ils vous aideront à surmonter le coup de barre de l'après-midi tout en stimulant votre circulation sanguine.

Et n'en restez pas là : le sport en plein air – randonnée, jogging ou marche... – vous fait respirer à fond et apporte un équilibre à votre métabolisme (p. 92-93 et p. 240-249). Intégrez-le dans vos moments de loisir au moins deux fois par semaine.

Aérez-vous !

Deux des exercices proposés sur cette page peuvent être exécutés assis, mais à la condition expresse d'ouvrir tout grand la fenêtre : en apportant un supplément d'oxygène, l'air frais contribue à éloigner plus rapidement la fatigue. Faites aussi le plein d'oxygène à la pause de midi : faites un dîner léger sur un banc, au calme, dans un parc ou faites une petite promenade le plus loin possible des voitures.

COMPENSER LA POSITION ASSISE

Exercice

◆ Profitez de l'heure du dîner pour rejoindre le parc le plus proche, seul ou avec des collègues. S'il n'existe pas d'espace vert à proximité, cherchez une rue ou une avenue peu fréquentées par les voitures. Retrouvez des forces nouvelles en marchant de la façon suivante.

◆ Démarrez en douceur, puis hâtez le pas. Ralentissez en fin de promenade pour réguler le pouls.

 5 min à pas lents
10 min à pas rapides
À faire 1 fois

 2 min à pas lents
3 min à pas rapides
À faire 3 fois

MOUVEMENTS DE BRAS DÉCONTRACTANTS

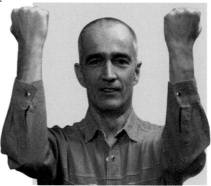

Exercice

◆ Debout ou assis, tenez-vous le dos bien droit. Écartez légèrement les jambes.

◆ Levez les bras, comme pour vous accrocher à une barre. Puis tirez les bras lentement vers le bas de toutes vos forces, comme si vous faisiez des tractions.

◆ Inspirez en levant les bras, expirez en les abaissant.

◆ À la fin de l'exercice, relâchez les bras et secouez les mains.

 24 fois

16 fois

LES GENOUX AU SECOURS DES ABDOS

Exercice

◆ Asseyez-vous, dos bien droit, jambes serrées, pieds à plat sur le sol. De la main droite, repoussez le genou gauche, qui résiste. Tenez 7 s, puis relâchez.

◆ Faites la même chose avec le genou droit.

Conseil

◆ En poussant sur les genoux, vous contractez les abdominaux et les muscles fessiers. Gardez le dos toujours bien droit. Si vous faites cet exercice régulièrement, vous serez bientôt capable de tenir 2 fois plus longtemps.

 *Repousser chaque genou 8 fois*
À faire 2 fois

FAIRE DES PAUSES

Le téléphone qui ne cesse de sonner, le travail qui s'entasse sur le bureau et le retard qui s'accumule... L'après-midi, vous avez du mal à vous concentrer et le soir, en sortant, vous êtes hors circuit. Sans parler du mal de dos et des maux de tête, qui sont la conséquence d'un stress quasi permanent.

Les pauses au bureau sont indispensables et peuvent facilement s'intégrer dans votre quotidien. Par exemple, une simple pression des doigts peut vous aider à maintenir votre concentration malgré le coup de barre de l'après-midi. Et, pour lutter contre les baisses de forme, reportez-vous aux pages 62-72.

 BIEN CONCENTRÉ, PARFAITEMENT ÉVEILLÉ

Exercices

◆ Augmentez votre concentration avec le massage Jadetor. Passez l'index et le majeur d'une main sur votre nuque, jusqu'à ce que vous arriviez à un petit creux, au milieu. Sur ce point, nommé Jadetor, exercez une légère pression et maintenez-la aussi longtemps qu'elle est agréable. Ce massage est plus efficace s'il est fait par un partenaire, qui peut placer ses doigts verticalement et exercer une pression de bas en haut.

◆ Si vous travaillez beaucoup devant un écran, accordez plusieurs fois par jour une pause à vos yeux : posez les coudes sur la table et fermez les yeux. Soutenez votre menton avec les pouces. Du bout de l'index ou du majeur, exercez une légère pression au centre des paupières fermées. Tenez quelques secondes, puis relâchez. Pour finir, passez le bout du doigt sur toute la paupière.

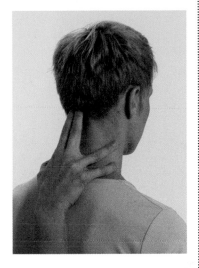

◆ Tenez-vous debout et posez les mains sur vos genoux de façon détendue, les paumes vers le haut et les épaules décontractées. Concentrez-vous sur le poids de vos épaules et affaissez-vous mentalement – un peu plus à chaque expiration.

 Au moins 1 min 2 fois par jour

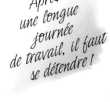
Après une longue journée de travail, il faut se détendre !

 DÉCONNECTER APRÈS LE TRAVAIL

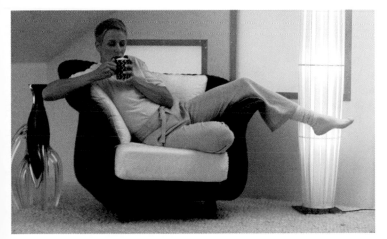

Exercice

◆ À la maison créez-vous une oasis de repos : un fauteuil confortable, une chaise berçante ou un hamac – l'endroit où vous vous sentez le mieux.

◆ Prenez l'habitude de vous y reposer un quart d'heure en rentrant du travail. Offrez-vous votre boisson préférée (non alcoolisée, bien sûr...) et détendez-vous au son d'une musique douce...

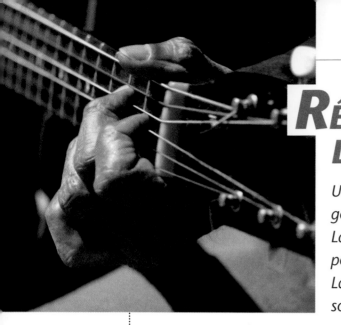

RÉAGIR CONTRE LA GOUTTE

Un homme de plus de 40 ans sur cent souffre de goutte, et les femmes ne sont pas toujours épargnées. La première crise se produit généralement la nuit et, pour beaucoup, de façon complètement inattendue. La cause – un taux trop élevé d'acide urique – est souvent la rançon d'une table trop garnie.

De fortes douleurs dans le gros orteil sont considérées comme le premier signe d'alarme. Demandez à votre médecin que faire en période de crise et ce qu'il pense de ce programme.

La goutte est souvent comptée parmi les affections rhumatismales. Il s'agit d'une maladie du métabolisme qui survient principalement dans la seconde moitié de la vie. L'excès d'acide urique, conséquence d'une mauvaise alimentation, finit par former des cristaux pointus, qui s'accumulent dans les articulations et provoquent une inflammation. Le premier signe en est une crise atrocement doulou-reuse, qui surgit souvent après une forte consommation d'alcool. C'est principalement l'articulation du gros orteil qui est touchée en premier.

Qui est concerné ?

Les pages qui suivent s'adressent à tout le monde car elles offrent également le moyen à ceux qui n'ont pas de problèmes articulaires de faire de la prévention pour ne jamais en souffrir. Or du fait que la goutte fait partie des troubles du métabolisme, l'alimentation est particulièrement importante. D'autre part, certains exercices aideront les sujets atteints de goutte à recouvrer peu à peu la souplesse de leurs articulations après une crise aiguë. Cependant, il ne faut en aucun cas appliquer ce pro-gramme pendant une crise : le traitement médical est absolu-ment prioritaire.

PROGRAMME DE 3 SEMAINES

EXERCICE

Alors que la première semaine est consacrée à **assouplir les articulations** des bras et des jambes, les deuxième et troisième se focaliseront sur :
▶ **le renforcement** de l'ensemble de vos articulations ;
▶ **la musculation** des mains, des bras et des jambes.

ALIMENTATION

Une nourriture trop riche ou déséquilibrée favorise l'apparition de la goutte :
▶ pour éviter l'augmentation du taux d'acide urique, tenez compte des **aliments à éviter ou à limiter** ;
▶ veillez toujours à **boire suffisamment** pour éliminer rapidement les toxines accumulées.

RELAXATION

Trouvez l'équilibre intérieur nécessaire.
▶ Dans les crises aiguës, vous pouvez soulager la douleur avec des **exercices de respiration** et agir contre les crispations des articulations.
▶ Des **mouvements de détente** renforcent le cœur et la circulation sanguine, ce qui encourage le corps à éliminer les déchets.

ASSOUPLIR LES ARTICULATIONS

A vec la goutte, les petites articulations comme celles des doigts et des orteils sont les premières à être touchées. Toutefois, selon sa gravité, l'affection peut aussi atteindre des articulations plus importantes – tels les coudes et les genoux. Tâchez de détecter quelles sont les articulations qui, chez vous, s'avèrent le plus sensibles.

La première semaine est consacrée à l'assouplissement des articulations. Si certains mouvements vous sont désagréables ou, même, vous font un peu mal au début, cela vient du fait que votre cerveau les a « oubliés ». Il suffira de peu de temps pour que vous les trouviez de nouveau faciles à effectuer.

 ## DES DOIGTS AGILES

Échauffement
◆ Tournez les poignets en formant des cercles, d'abord vers la droite, puis vers la gauche. À faire 8 fois par main.
◆ Pliez les doigts et tendez-les chacun 16 fois.
◆ Écartez et resserrez les doigts 16 fois.

Exercices
◆ Fermez une main. Mettez le pouce à l'extérieur du poing, puis à l'intérieur.
◆ De la main droite, tirez successivement sur tous les doigts de la main gauche, arrêtez 5 s, puis recommencez. Tirez ensuite sur les doigts de la main droite avec la main gauche. Veillez à ne pas aller jusqu'à la douleur.

◆ Du pouce de la main gauche, touchez successivement le bout des autres doigts, de l'index au petit doigt, puis en revenant vers l'index. Faites de même avec la main droite.
◆ Mettez une éponge grosse comme le poing dans un récipient d'eau tiède et pressez-la doucement.

  3e exercice à faire 3 fois
Les autre exercices, 8 fois

 ## DES COUDES

Échauffement
◆ Boxez 16 fois doucement dans le vide.
◆ Placez les coudes à 90°. Tournez les avant-bras sur eux-mêmes 16 fois de suite, paumes vers le bas puis vers le haut.

Exercice
◆ Tenez vous debout, les genoux légèrement fléchis, fessiers et ventre rentrés.

Pliez légèrement les genoux.

BIEN HUILÉS

Ne remontez pas les épaules. Placez à nouveau les coudes à 90° en laissant pendre les avant-bras, puis serrez les poings et balancez-les de l'intérieur vers l'extérieur.

Variante
◆ Recommencez le même exercice en lançant les avant-bras vers le haut.

  20 fois

⏱ ASSOUPLIR LES ORTEILS

Échauffement

◆ Asseyez-vous sur une chaise ou un tabouret, le dos bien droit. Décrivez des cercles avec les pieds, 8 fois vers la droite, 8 fois vers la gauche.

◆ Pliez et étirez les orteils 16 fois de suite.

◆ Posez les pieds bien à plat sur le sol, écartés de la largeur des hanches. Faites-les avancer et reculer comme une chenille 8 fois de suite.

◆ Massez doucement le dos des talons, la plante et les orteils avec une balle à picots ou une brosse à cheveux douce. Évitez de toucher l'articulation douloureuse.

Si vous courez pieds nus, le pied se déroulera mieux.

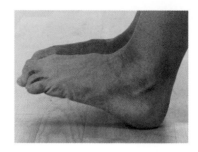

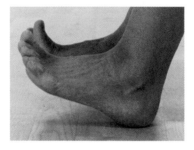

Exercices

◆ Prenez votre pied droit dans la main gauche ; pliez et tendez les orteils avec la main droite en les gardant pliés pendant 7 s. Ne tendez pas trop fort les orteils.

◆ Tendez le gros orteil pendant environ 5 s. La sensation doit être agréable, pas douloureuse.

◆ Asseyez-vous sur une chaise ou un tabouret, le dos droit, les pieds bien à plat sur le sol. Essayez d'écarter vos gros orteils, sans bouger les pieds et en gardant les plantes bien appliquées sur le sol.

  8 fois chaque exercice

⏱ AMÉLIORER LA MOBILITÉ DES GENOUX

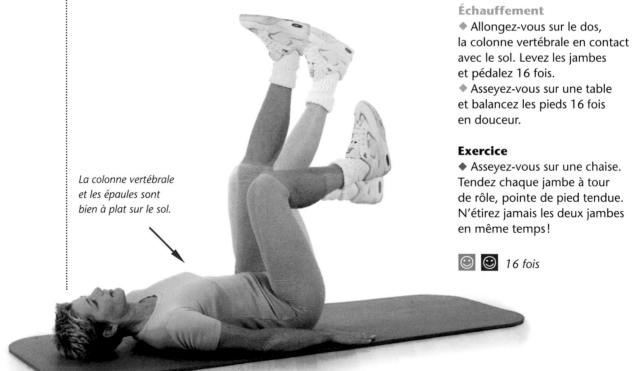

La colonne vertébrale et les épaules sont bien à plat sur le sol.

Échauffement

◆ Allongez-vous sur le dos, la colonne vertébrale en contact avec le sol. Levez les jambes et pédalez 16 fois.

◆ Asseyez-vous sur une table et balancez les pieds 16 fois en douceur.

Exercice

◆ Asseyez-vous sur une chaise. Tendez chaque jambe à tour de rôle, pointe de pied tendue. N'étirez jamais les deux jambes en même temps !

☺ ☺ *16 fois*

RENFORCER LES ARTICULATIONS

Au bout de la première semaine, vous vous sentez déjà nettement moins rouillé ; les exercices de la deuxième et de la troisième semaine vont s'attacher à augmenter la souplesse de vos articulations en développant parallèlement la musculation des mains, des bras et des jambes.

D'abord, persévérez en refaisant les exercices pratiqués jusqu'ici. Cela vous servira d'échauffement pour les exercices suivants, qui sont destinés à donner une souplesse et une force nouvelles à l'ensemble de vos articulations.

À la fin de tout l'entraînement, vous aurez déjà recouvré une plus grande mobilité, ce qui vous offrira une meilleure qualité de vie.

 ## DE LA VIGUEUR DANS LES DOIGTS

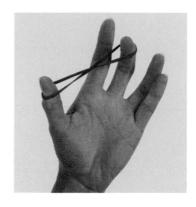

Exercices

◆ Placez un élastique en 8 autour de 2 doigts. Écartez les doigts puis rapprochez-les.

◆ Tendez le bras droit devant vous. Avec la paume de la main gauche, soulevez les doigts tendus de la main droite ; tenez pendant 7 s. Vous devriez ressentir une petite traction dans l'avant-bras, pas douloureuse toutefois. Faites la même chose avec l'autre bras.

 16 fois l'exercice 1
8 fois l'exercice 2

 ## TENDRE LES COUDES

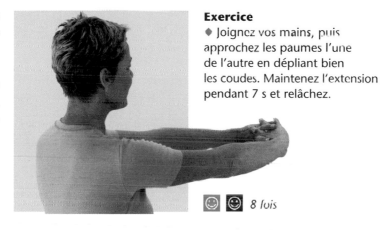

Exercice

◆ Joignez vos mains, puis approchez les paumes l'une de l'autre en dépliant bien les coudes. Maintenez l'extension pendant 7 s et relâchez.

8 fois

> Les exercices ne doivent surtout pas être douloureux. Dans le cas contraire, cessez immédiatement.

 ## PIEDS À TERRE

Exercices

◆ Essayez de ramasser un crayon avec les orteils.

◆ Froissez une feuille de journal avec les pieds.

  8 fois

 ## ENTRAÎNEMENT POUR LES GENOUX

Exercices

◆ Asseyez-vous sur une table. Accrochez-vous un poids (1 ou 2 kg) à chaque pied ou portez des chaussures lourdes. Balancez les jambes : des mouvements rapides soulagent les genoux et activent la circulation dans les articulations.

◆ Debout, contractez le muscle antérieur de la cuisse. Saisissez votre cheville droite avec la main droite et amenez doucement le talon vers le fessier. Tenez la position 7 s. Faites la même chose avec l'autre jambe.

  16 fois l'exercice 1
5 fois l'exercice 2

LES TROIS PRIORITÉS: BOIRE, BOIRE ET REBOIRE...

Outre certaines dispositions héréditaires, la goutte peut provenir d'une alimentation trop riche et déséquilibrée. Étant donné que le processus de dépôt d'acide urique se fait sur une longue période, on peut agir en prévention en écartant les aliments riches en purines, par exemple, ou en renonçant à ceux qui peuvent faire augmenter le taux d'acide urique dans le sang.

Lors de crises aiguës, une alimentation appropriée peut déjà aider à éliminer les toxines et accélérer la disparition des troubles.

Les cerises contiennent beaucoup de potassium, qui favorise l'élimination de l'acide urique.

ATTENTION, PURINES!

Les purines sont des composants alimentaires transformés par le corps en acide urique, qui s'accumule dans les articulations, provoquant de vives douleurs. Certains aliments renferment beaucoup de purines.

Aliments riches en purines (à éviter)
◆ Abats, charcuterie, viande de porc et de veau ◆ Gibier, bouillons et extraits de viande ◆ Anchois, sardines, harengs, saumon, fruits de mer ◆ Fromage, en particulier les bleus et les fromages forts ◆ Légumes secs, choucroute ◆ Champignons, oseille, choux ◆ Chocolat et cacao, soja et produits au soja ◆ À éviter également: vin blanc, apéritif, digestif

Aliments pauvres en purines (à privilégier)
◆ Tous les légumes autres que ci-dessus, fruits frais ou secs (sauf noix et prunes), miel, confiture ◆ Produits laitiers, œufs, pain, pâtes, riz, pommes de terre ◆ Poisson maigre et volaille (sans la peau), en quantité modérée ◆ À privilégier également: eau plate ou gazeuse, de préférence type Vichy, infusions, thé et café légers

Évacuer les cristaux d'acide urique

Toute personne souffrant de goutte devrait boire énormément chaque jour. Car seul un apport en liquide garantit l'évacuation rapide et continue de l'acide urique excédentaire stocké dans les articulations. Vous éviterez ainsi une nouvelle accumulation de déchets.

◆ La première semaine, buvez au moins 2 litres par jour.
◆ La deuxième semaine, 3 litres par jour et, la troisième semaine, entre 4 et 5 litres par jour.
◆ L'objectif à long terme est d'atteindre une consommation moyenne de 2 à 3 litres par jour.
◆ En plus de l'eau minérale, buvez des jus de légumes et de fruits fraîchement pressés.

POMMES DE TERRE À LA SAUCE VERTE

200 g (¾ tasse) de fromage ricotta à 0 % de matières grasses
1 c. à soupe de crème à 35%
1 c. à soupe de jus de citron
1 petit bouquet d'herbes fraîches au choix (cerfeuil, aneth, ciboulette, persil, oseille, coriandre...)
2 petites pommes de terre (200 g)
Sel, poivre

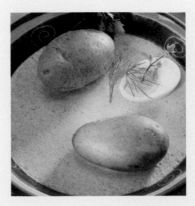

◆ Mélangez le fromage blanc avec la crème et le jus de citron. Salez, poivrez.
◆ Lavez les herbes, égouttez-les, ôtez les plus grosses tiges puis hachez-les très finement. Mélangez-les au fromage.
◆ Lavez les pommes de terre et faites-les cuire à feu doux dans de l'eau salée. Pelez-les et disposez-les sur la sauce. Vous pouvez aussi ajouter un demi-œuf dur.

NE LAISSER AUCUNE CHANCE À LA DOULEUR

C omme pour n'importe quelle atteinte physique qui s'accompagne de douleurs, il est important de combattre la goutte de l'intérieur. Cela signifie que, en cas de crise aiguë, il faut apprendre à se débarrasser des malaises et à lutter contre les douloureuses crampes musculaires. Se détendre chaque jour aide le cœur et la circulation sanguine à fonctionner normalement – ce qui permet à l'organisme d'éliminer les déchets stockés.

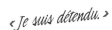

RESPIRER TRANQUILLEMENT

Exercice

◆ Allongez-vous sur le dos. Si vous le souhaitez, pour plus de confort, mettez un petit coussin ou une serviette roulée sous vos genoux. Si vous avez des douleurs, recouvrez les articulations concernées d'une compresse chaude ou d'une bouillotte.

◆ Fermez les yeux et soufflez. Respirez par le nez à un rythme régulier.

◆ Essayez de diriger votre respiration vers le ventre, qui doit se soulever à l'inspiration.

◆ Appuyez fortement le corps sur le sol, tenez 7 s, puis relâchez.

◆ Répétez-vous intérieurement les phrases-clefs ci-dessous.

« Je suis détendu. »

« De jour en jour, je me sens plus libre et plus souple. »

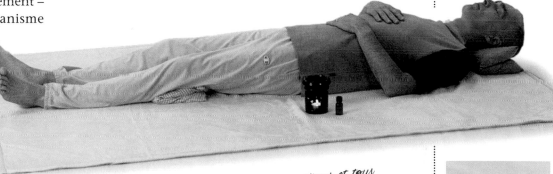

« Toutes mes crispations et tous mes blocages disparaissent. »

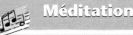
Méditation

Une musique douce et plaisante repose l'ensemble de l'organisme et influe sur le processus de détoxication. Une ambiance agréable permet à tous les organes de fonctionner à plein régime, ce qui fait circuler l'acide urique et empêche les cristaux de se déposer. Des disques réunissant des morceaux spécialement conçus pour la détente et la méditation sont disponibles dans le commerce.

TENSION ET DÉTENTE

Exercice

◆ Allongez-vous sur le dos. Si vous le souhaitez, vous pouvez vous mettre un petit coussin sous la tête.

◆ Contractez progressivement tout votre corps en sollicitant successivement les différents groupes de muscles de bas en haut, puis relâchez.

◆ Commencez en tirant les pointes de pieds, pressez les talons au sol, puis contractez les jambes, les fessiers et le ventre, tendez les épaules vers l'arrière et vers le bas, l'occiput, les bras et les mains légèrement appuyés sur le sol ou sur le coussin.

◆ La détente a lieu en sens inverse : en commençant par les bras, jusqu'à la pointe des orteils.

◆ Tenez entre 7 et 10 s, puis relâchez.

  4 ou 5 fois

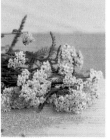

L'achillée millefeuille stimule le métabolisme. Un bain additionné de cette plante vous aidera à récupérer.

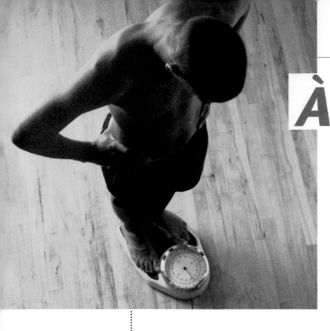

À BAS LES KILOS SUPERFLUS

Les régimes éclairs qui promettent un succès rapide ne marchent généralement pas longtemps. Quand on veut atteindre son poids idéal, et surtout le maintenir sans risque ni frustration, il faut goûter aux plaisirs culinaires en restant raisonnable et ne renoncer à rien – ou presque –, pas même à la gourmandise !

Pour la majorité des gens, suivre un régime draconien est le meilleur moyen de perdre du poids. Mais le résultat est très aléatoire. Beaucoup de régimes ne marchent pas et certains provoquent même des problèmes psychologiques : maigrir peut devenir une obsession. De plus, un régime mal conçu peut entraîner certaines carences et favoriser des maladies. Pour retrouver un poids idéal, il faut adopter de nouvelles habitudes alimentaires. Ce programme de deux semaines ne doit pas être considéré comme un régime limité dans le temps, mais comme un modèle pour changer sa façon de se nourrir. Vous pouvez intervertir les jours ou les dîners et les soupers, mais respectez les menus de la journée.

Semaine 1

MAIGRIR AVEC PLAISIR

	LUNDI	MARDI	MERCREDI	JEUDI	VENDREDI	SAMEDI	DIMANCHE
PETIT DÉJEUNER	Thé ou café Pain grillé, miel 1 yogourt 1 pomme râpée	Thé ou café Petit déjeuner continental (p. 194) Jus d'agrumes	Thé ou café Muesli aux poires (p. 193)	Thé ou café Tartine au radis ou à la carotte (p. 193) 1 pomme	Thé ou café Muesli aux prunes (p. 193)	Thé ou café Muesli aux baies rouges (p. 193)	Thé ou café Pain brioché grillé beurré Fromage cottage maigre 1 orange
DÎNER	Jus de légumes Poêlée de veau multicolore (p. 196) 1 kiwi	½ melon, 1 tranche de jambon de Parme dégraissé Gratin au sarrasin (p. 197) Chèvre frais	Steak grillé Pâtes fraîches au pistou (p. 197) Fraises ou 1 fruit de saison	Une moitié de pamplemousse Escalope de dinde aux petits légumes (p. 198) Fromage cottage maigre	Salade verte persillée Paupiette de chou au poisson (p. 198) Pommes de terre vapeur 1 kiwi	Endives et betteraves persillées Lasagnes (p. 199) Fromage de chèvre allégé	Jus de légumes Médaillons de porc en sauce moutarde (p. 200) 1 yogourt nature
GOÛTER	En-cas suédois au fromage de brebis (p. 195)	1 yogourt maigre au bifidus	Ramequin de semoule au coulis d'abricot (p. 198)	1 verre de lait écrémé mixé avec 1 boule de sorbet à la fraise	40 g de fromage allégé 1 tranche de pain	Salade de fruits de saison au naturel	1 barre de muesli (p. 110)
SOUPER	Fromage cottage au paprika et au brocoli (p. 196) Salade verte persillée 1 poire	Potage de légumes frais Filet de truite fumée (p. 197) 1 fruit frais de saison	Omelette à la courgette (p. 197) Tomates-cerises 1 yogourt maigre aux fruits	Bouillon de légumes Salade au blé (p. 193) 2 tranches d'ananas	Soupe à la citrouille (p. 199) 1 œuf en gelée Tomate, salade, maïs, vinaigrette Entremets allégé à la vanille	Potage de légumes frais Salade d'épeautre (p. 199) 1 yogourt	Baguette à la tomate (p. 195) Lait d'été (p. 198)

Le poids idéal

Dans les pays occidentaux, les valeurs retenues pour ce que l'on considère comme le poids idéal sont établies à partir de l'indice de masse corporelle, ou IMC (p. 15). Pour chaque taille, il existe ainsi une marge assez large : le plus important est de se sentir bien, en restant si possible dans un IMC de 20 à 25 pour les hommes et de 19 à 24 pour les femmes.

Régime trop strict et effet Yo-Yo

Quand on suit un régime trop strict, on reprend presque toujours du poids dès l'arrêt du régime, et souvent davantage que ce qu'on avait perdu. C'est ce qu'on appelle l'effet Yo-Yo. En période de rationnement, l'organisme va fonctionner à l'économie : au fil des régimes, il stocke plus facilement les matières grasses pour d'éventuelles disettes futures. Si l'on multiplie les périodes où alternent régime et reprise de poids, il devient de plus en plus difficile de mobiliser les graisses de réserve et de maigrir. Ce cercle vicieux peut être brisé en suivant le programme présenté ici, qui évite les restrictions excessives. Une surcharge pondérale n'est pas qu'une affaire d'esthétique ; dans beaucoup de cas, elle entraîne des problèmes de santé. Un grand nombre de maladies lui sont dues : affections cardio-vasculaires (hypertension artérielle, artériosclérose...), diabète, troubles biliaires et intestinaux, sans oublier les inévitables incidences sur la colonne vertébrale et les articulations.

Manger pour être mince et ne renoncer à rien

Pour mincir, il faut manger. Cela peut paraître contradictoire mais c'est une réalité : c'est ce que vous propose ce programme, qui vous aidera à rester pour de bon mince et en bonne santé.

Non seulement vous pouvez, mais vous devez manger de tout ! Reportez-vous à la pyramide alimentaire élaborée par des spécialistes de la nutrition : elle est aussi simple à comprendre que facile à mettre en application.

MAIGRIR AVEC PLAISIR

Semaine 2

	LUNDI	MARDI	MERCREDI	JEUDI	VENDREDI	SAMEDI	DIMANCHE
PETIT DÉJEUNER	Thé ou café Petit déjeuner continental (p. 194) Une moitié de pamplemousse	Thé ou café Muesli aux baies rouges (p. 193)	Thé ou café ¼ de baguette Fromage fondu allégé Une moitié de pamplemousse	Thé ou café Fromage cottage à l'ananas (p. 194)	Thé ou café Yogourt à la mangue (p. 194)	Thé ou café 1 tranche de pain complet beurrée 1 tranche de jambon maigre 1 verre de lait écrémé	Thé ou café Petit déjeuner continental (p. 194) 1 jus de pamplemousse
DÎNER	Blanc de poulet poché Aubergine grillée au fromage frais (p. 199) Fromage allégé	Melon à la menthe 1 tranche de gigot grillé Tagliatelles à la tomate et au basilic (p. 200)	Cresson, vinaigrette allégée Steak grillé Risotto à la tomate (p. 201) Fromage cottage maigre	Filet de truite poché Mijotée de légumes (p. 201) 2 abricots	Carottes râpées citronnées Sole sur lit de poireau et blé (p. 202) 1 nectarine	Tomate à la croque-au-sel Gratin d'épinards (p. 202) 1 yogourt maigre aux fruits	Salade de radis roses au fromage cottage maigre Noisettes d'agneau (p. 203) 1 poire pochée
GOÛTER	1 poire	1 yogourt maigre aux fruits	1 verre de lait écrémé	1 petit pain suédois, fromage fondu allégé	Tartinoisette (p. 195)	1 poire	1 barre de muesli (p. 110)
SOUPER	1 tranche de jambon cuit maigre (40 g) Salade du jardin aux lentilles (p. 200) Fromage cottage maigre	Bouillon de légumes Rôties aux légumes (p. 200) 2 tranches d'ananas	Crêpes fourrées (p. 201) Fraises ou fruit de saison	Crevettes roses Taboulé (p. 203) 1 yogourt au bifidus	Thon au naturel, tomates, haricots verts, vinaigrette 1 yogourt nature Omelette aux noisettes et aux framboises (p. 202)	Potage de légumes frais Tomates farcies à la ricotta (p. 203) 4 pruneaux	Salade d'automne (p. 203) 1 verre de lait écrémé mixé avec des framboises

Les bases du plan alimentaire

La pyramide alimentaire est en évolution : celle-ci se dresse sur quatre niveaux. À la base, on trouve les produits céréaliers et les féculents : pain, céréales, pâtes, pommes de terre, riz et aliments composés en majorité d'hydrates de carbone complexes, qui sont très efficaces pour satisfaire l'appétit. Ils devraient constituer environ 40 % de l'alimentation quotidienne normale, un peu moins quand on veut perdre du poids.

Les légumes et les fruits forment le deuxième étage de la pyramide. Ils constituent une excellente source de minéraux, de vitamines et de fibres, et leur apport calorique reste modéré. Ils devraient représenter 35 % de l'alimentation, et plus quand on surveille son poids. Le troisième niveau réunit d'une part les produits laitiers et d'autre part la volaille, la viande, le poisson, les œufs, les légumes secs et les noix. Ces fournisseurs de protéines étant toutefois souvent riches en acides gras saturés et en cholestérol, il vaut mieux les choisir aussi peu gras que possible. Ils devraient représenter 20 % de l'apport alimentaire.

Enfin, au sommet, on trouve un étage étroit rassemblant les corps gras (huiles, margarines...) et les aliments riches en graisses (charcuteries, sauces...), le sucre et les produits et boissons riches en sucre (confiseries, sodas...), ainsi que les aliments à la fois riches en graisses et en sucre (pâtisseries, biscuits, crème glacée, chocolat...). Ils ne devraient constituer que 5 % de l'alimentation au maximum. Pour une alimentation équilibrée, les repas doivent privilégier les aliments des deux niveaux de base. À l'intérieur de chaque catégorie, veillez à diversifier vos choix ! Chaque aliment possédant une composition différente, plus on varie son alimentation, plus on fournit à son organisme tous les nutriments dont il a besoin.

La pyramide alimentaire illustre l'apport quotidien optimal. Elle comprend des produits céréaliers, des fruits et des légumes variés, un peu de protéines animales et de produits laitiers, mais très peu de matières grasses.

PROGRAMME DE 2 SEMAINES

ALIMENTATION

▶ La meilleure façon de démarrer la journée est de prendre un **petit déjeuner assez copieux,** avec un apport suffisant en glucides complexes. Cela vous évitera une baisse du taux de sucre sanguin, qui provoque fringales et coups de pompe.

▶ Pour garder la forme, variez vos menus et mangez chaque jour **des légumes et des fruits frais.**

▶ Maintenez votre poids en adoptant les **recettes légères** proposées ci-après.

EXERCICE

Une alimentation raisonnable doit être complétée par la pratique régulière d'exercices physiques. En accompagnement du programme, voici les activités sportives idéales quand on cherche à perdre du poids :

▶ un **entraînement à l'endurance** pour la combustion des graisses ;

▶ des **exercices de musculation** qui attaquent les masses graisseuses des zones à problème comme le ventre, les jambes et les fesses.

RELAXATION

▶ Lutter contre la frustration alimentaire, **réduire le stress.**

▶ Le massage délasse le corps et favorise l'irrigation des zones à problème, ce qui aide à **éliminer les déchets.**

▶ L'autosuggestion peut permettre d'« intérioriser » **le but à atteindre,** cette motivation aidant à bien suivre son alimentation minceur, donc à **perdre du poids.**

PETIT DÉJEUNER ROYAL

Au petit déjeuner, renoncez au pain blanc, peu nourrissant. Évitez aussi les croissants, riches en graisses et très caloriques; si vous en consommez trop, vous grossirez à coup sûr. Préférez les produits aux céréales complètes ou le muesli. Ils renferment des glucides complexes qui se dégradent plus lentement et rassasient donc plus longtemps.

Pour l'apport en vitamines et en minéraux, mangez des fruits frais et... des crudités.

TARTINE AU RADIS OU À LA CAROTTE

AU RADIS
1 tranche de pain complet
1 c. à thé de fromage frais allégé
   à l'ail et aux herbes
1 feuille de salade lavée
8 à 10 radis très frais
Un peu de cresson ou
   de fines herbes

◆ Tartinez le pain de fromage. Taillez la salade en lanières. Lavez les radis, coupez-les en rondelles. Recouvrez le fromage de salade, de rondelles de radis et de cresson ou de fines herbes.

À LA CAROTTE
1 tranche de pain complet
1 petite carotte râpée

1 c. à soupe de yogourt nature
1 tranche de fromage gouda
Persil plat haché

◆ Mélangez la carotte avec le yogourt et tartinez le pain de ce mélange. Posez le fromage dessus et décorez de persil.

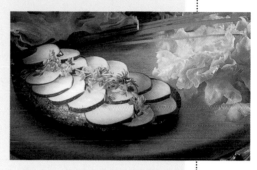

SALADE AU BLÉ

25 g de blé concassé à
   cuisson rapide
250 ml de bouillon de
   légumes
1 tomate, ½ poivron vert
1 tasse de germes mélangés
1 carotte râpée
1 à 2 c. à soupe de vinaigre
   à l'estragon
3 c. à soupe de yogourt léger
Sel, poivre

◆ Versez le blé dans le bouillon en ébullition, faites-le cuire 20 min, puis égouttez-le et laissez-le refroidir. Lavez la tomate et coupez-la en rondelles. Lavez et épluchez le poivron, coupez-le en lanières. Lavez les germes.

◆ Mettez le blé et les légumes dans un bol. Mélangez vinaigre et yogourt, poivrez, salez, mélangez aux légumes, laissez reposer 30 min au frais.

VARIANTES DE MUESLI

AUX PRUNES
125 g de prunes dénoyautées
4 c. à soupe de germes de blé
3 c. à soupe de flocons
   d'avoine
100 ml de babeurre
4 c. à soupe de jus d'orange
1 c à thé de miel

◆ Coupez les prunes en lamelles. Mettez les germes et les flocons d'avoine sur les prunes. Mélangez le babeurre, le jus d'orange et le miel. Versez-les sur le muesli.

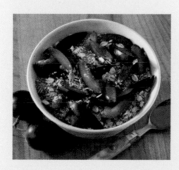

AUX POIRES
1 c. à thé de miel
100 ml de lait fermenté
2 ou 3 c. à soupe de flocons
   d'avoine, ½ poire
1 tasse de corn-flakes

◆ Mélangez le miel et le lait fermenté, puis les flocons d'avoine. Coupez la poire en morceaux et ajoutez-les au mélange. Incorporez les corn-flakes.

AUX BAIES ROUGES
150 g de groseilles à grappes
   et/ou de bleuets, 1 yogourt
3 c. à soupe de flocons d'avoine
1 c. à soupe d'amandes effilées
   et grillées à sec

◆ Lavez et triez les fruits. Incorporez-en la moitié au yogourt. Ajoutez les flocons d'avoine, puis le reste des fruits, et parsemez d'amandes.

Inutile de vous priver de café ou de thé au petit déjeuner.

YOGOURT À LA MANGUE

1 petite mangue
100 ml de yogourt liquide
1 tasse de corn-flakes

◆ Tranchez la mangue de chaque côté du noyau. Pelez la chair et coupez-la en fines lamelles. Déposez les lamelles de mangue dans une assiette creuse.
◆ Versez le yogourt sur la mangue.
◆ Répartissez les corn-flakes sur le yogourt.

Buvez au moins 1,5 litre d'eau minérale ou de tisane par jour.

Petit déjeuner

Pain beurré et confiture constituent un petit déjeuner pauvre en vitamines, en oligoéléments et en minéraux, qui se trouve vite digéré. Un petit déjeuner complet comprend des produits aux céréales complètes, un produit laitier, des fruits frais ou un jus de fruits. Le muesli est un véritable trésor nutritionnel qui permet de commencer la journée du bon pied.

FROMAGE COTTAGE AUX FRUITS

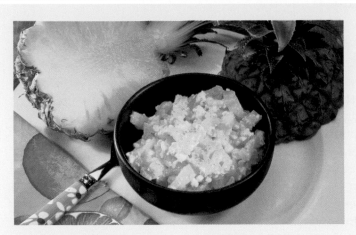

AUX FRUITS ROUGES
150 g (⅔ tasse) de fromage cottage maigre
2 à 3 c. à soupe d'eau
1 casseau de petits fruits (fraises, framboises, etc.) lavés et triés
3 c. à soupe de flocons d'avoine croquants
1 c. à soupe de miel

◆ Mélangez le fromage et l'eau. Ajoutez les petits fruits au fromage et mélangez bien. Parsemez le mélange de flocons d'avoine et sucrez avec le miel.

À L'ANANAS
2 tranches d'ananas frais
Quelques gouttes d'extrait de vanille
125 g (½ tasse) de fromage cottage maigre

◆ Pelez les tranches d'ananas. Ôtez la partie centrale dure et les yeux. Coupez la pulpe en petits morceaux et recueillez-en le jus.
◆ Ajoutez la vanille à ce jus, mélangez-le au fromage, puis ajoutez l'ananas. Vous pouvez ajouter des morceaux de kiwi.

PETIT DÉJEUNER CONTINENTAL

1 œuf à la coque
1 petit pain complet
2 à 3 c. à soupe de fromage à la crème, allégé
1 c. à soupe de marmelade
1 rondelle de tomate, cresson
1 tasse de café ou de thé

◆ Coupez le petit pain en deux et tartinez chaque moitié de fromage à la crème.
◆ Tartinez une moitié de pain avec la marmelade et recouvrez l'autre de tomate et de cresson.

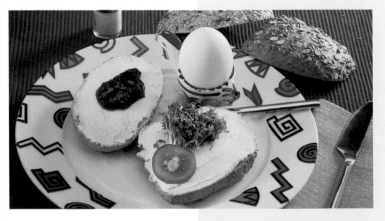

LES PETITES FRINGALES

Qui ne connaît pas le petit creux de 11 heures ou du milieu de l'après-midi? Lorsque l'espace entre les repas est trop long, la glycémie (taux de glucides dans le sang) chute. On se sent nerveux, on n'arrive plus à se concentrer correctement et, bien souvent, on a une petite envie de sucré.

Un délicieux goûter entre les repas, rapide et facile à préparer, constitue un excellent dérivatif à l'envie de se jeter sur une tablette de chocolat ou un paquet de petits gâteaux et évite de manger en trop grande quantité au souper.

GOÛTER SUÉDOIS AU FROMAGE DE BREBIS

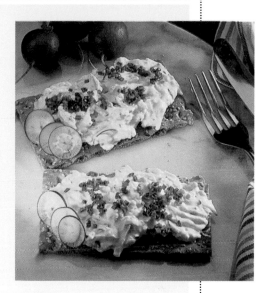

5 radis
20 g de fromage de brebis
30 g (2 c. à soupe) de fromage ricotta maigre
1 ou 2 crack-pains suédois complets, type Wasa
Sel, poivre, ciboulette ciselée

◆ Lavez les radis, réservez-en un et coupez les autres en fins bâtonnets.
◆ Écrasez le fromage de brebis à la fourchette. Mélangez-le avec la ricotta. Incorporez les radis. Salez et poivrez.
◆ Tartinez le pain et décorez de ciboulette et de quelques rondelles de radis.

BAGUETTE À LA TOMATE

1 tomate moyenne (150 g)
1 gousse d'ail pelée et écrasée
1 c. à thé d'huile d'olive
6 feuilles de basilic finement ciselé
⅓ de baguette de pain complet
Sel, poivre

◆ Lavez la tomate et coupez-la en dés. Mélangez-y l'ail, du sel, du poivre, l'huile et le basilic.
◆ Coupez la baguette en deux dans le sens de la longueur, faites griller les morceaux et tartinez-les du mélange.

TARTINOISETTE

1 grande feuille de salade
1 carotte
2 c. à soupe de fromage de chèvre frais non battu
1 c. à soupe de noisettes effilées
1 tranche de pain complet
Quelques bouquets de cresson ou de mâche

◆ Lavez la feuille de salade et essuyez-la. Pelez la carotte et râpez-la. Incorporez-la au fromage ainsi que les noisettes.
◆ Faites griller le pain.
◆ Posez la salade sur le pain. Recouvrez du mélange au fromage. Décorez avec le cresson et dégustez.

Du temps pour une collation?

Bien que le petit déjeuner soit le moment idéal pour penser au déroulement de la journée qui vient, on prend rarement le temps de s'attabler pour faire un repas assez consistant. Si vous avez bâclé ce premier repas, une collation est indispensable au milieu de la matinée.
▶ Les aliments que l'on peut emporter au bureau sont les produits laitiers maigres, comme le fromage blanc ou un yogourt, les fruits frais et les crudités (carotte, tomate, radis...).

▶ Même si vous avez déjeuné, le besoin d'une collation se fait aussi souvent sentir l'après-midi. Faites donc en sorte qu'il complète votre repas principal, et choisissez:
- du muesli ou une tartine si vous n'avez consommé ni riz, ni pâtes, ni pommes de terre au déjeuner;
- des crudités ou des fruits si vous n'avez pas mangé de salade;
- un yogourt ou un fromage blanc maigre nature ou aux fruits si vous n'avez pas pris de produit laitier.

DÉLICIEUX ET SANS RISQUES POUR LA LIGNE

Manger tous les jours des bonnes choses sans pour autant s'inquiéter de sa silhouette? C'est tout à fait possible. Qu'il s'agisse de soupe, de légumes, de salade, de poisson ou de viande, tous les plats de cet ouvrage sont bons pour la ligne et permettent de mincir en douceur. Vous n'êtes pas tenu de composer les menus ligne à ligne. Vous pouvez non seulement panacher les recettes du dîner et du souper, mais également les changer de jour. Mais, dans tous les cas, suivez les recommandations de notre pyramide alimentaire.

Évitez les coupe-faim. Certains aident certes à surmonter temporairement une petite fringale, mais d'autres peuvent avoir des effets indésirables ou même se révéler dangereux.

Les graisses

► Limitez les graisses ajoutées comme le beurre, la margarine, la crème fraîche et l'huile.

► Méfiez-vous des graisses cachées dans la charcuterie, la viande, le lait et les produits laitiers entiers, les fromages gras, la crème, la mayonnaise, les pâtisseries, le chocolat et les tartinades.

► Prenez l'habitude de cuisiner avec peu de matières grasses. Préférez le gril, la cuisson à la vapeur et les papillotes. L'emploi d'une poêle antiadhésive permet de faire revenir les aliments avec peu de graisse.

POÊLÉE DE VEAU MULTICOLORE

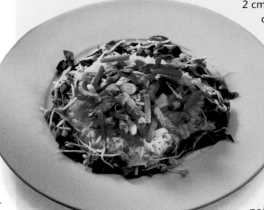

10 g (¼ tasse ou moins) de champignons noirs séchés
100 g d'escalope de veau
1 carotte
120 g (1 tasse) d'épinards frais
1 oignon vert
1 c. à thé d'huile
3 ou 4 c. à soupe de bouillon de légumes
50 g de germes de soja
Tabasco, sauce de soja
Persil haché
Sel, poivre

◆ Faites tremper les champignons 30 min dans de l'eau tiède. Égouttez-les.
◆ Taillez la viande en lanières de 2 cm d'épaisseur. Pelez la carotte, coupez-la en petits bâtonnets. Lavez les épinards et coupez-les en fines lanières. Pelez l'oignon vert et coupez-le en rondelles.
◆ Faites chauffer l'huile dans une poêle antiadhésive, faites-y revenir la viande, puis retirez-la et jetez l'huile. Mettez les bâtonnets de carotte dans la poêle, couvrez et laissez étuver 5 min.
◆ Pendant ce temps, coupez les champignons en lanières. Ajoutez-les dans la poêle, ainsi que l'oignon vert et les épinards. Laissez fondre brièvement, puis arrosez avec le bouillon de légumes. Incorporez les germes de soja et la viande et faites réchauffer à feu doux.
◆ Salez et poivrez, assaisonnez de quelques gouttes de Tabasco et de la sauce de soja. Incorporez le persil.
◆ Servez avec du riz complet.

FROMAGE COTTAGE AU PAPRIKA ET AU BROCOLI

250 g (1 tasse) de brocoli
125 g (½ tasse) de fromage cottage maigre
½ poivron vert
½ poivron rouge
2 branches de persil plat hachées
Paprika doux, sel, poivre

◆ Lavez le brocoli, faites cuire les bouquets 12 min au cuit-vapeur.
◆ Ôtez le pédoncule, les graines et les cloisons blanches des poivrons. Rincez ceux-ci et coupez-les en dés.
◆ Incorporez au fromage cottage les dés de poivron et le persil haché. Assaisonnez à volonté de paprika, de poivre et de sel. Dégustez ce fromage avec le brocoli chaud.

OMELETTE À LA COURGETTE

1 petite courgette (100 g)
2 œufs, 4 c. à soupe de lait
1 pincée d'origan
10 g (2 c. à thé) de beurre
7-8 tomates-cerises, sel

◆ Lavez la courgette. Coupez-la en rubans au couteau économe. Faites cuire 3 min à l'eau bouillante salée, puis égouttez.
◆ Cassez les œufs en séparant le blanc du jaune. Ajoutez le lait et l'origan aux jaunes, salez et battez à la fourchette. Montez les blancs en neige ferme et incorporez-les au mélange.
◆ Faites fondre le beurre dans une poêle et faites cuire l'omelette à feu moyen. Quand elle est à demi prise, disposez les rubans de courgette sur le dessus, mélangez doucement et terminez la cuisson.
◆ Disposez sur une assiette et garnissez de tomates-cerises lavées et coupées en deux.

TRUITE FUMÉE

¼ de c. à thé de raifort en pot, jus de citron
2 c. à soupe de yogourt
100 g de filet de truite fumée
1 tomate coupée en rondelles
4 mini-blinis chauds

◆ Mélangez le raifort avec le yogourt et quelques gouttes de jus de citron. Disposez la truite, les rondelles de tomate et les mini-blinis sur une assiette et servez.

PÂTES FRAÎCHES AU PISTOU

1 c. à soupe de pignons de pin
1 gousse d'ail pelée
½ bouquet de basilic
1 c. à soupe de parmesan
2 c. à soupe d'huile d'olive
125 g de tagliatelles semi-complètes fraîches, sel

◆ Faites griller les pignons à sec dans une poêle. Coupez la gousse d'ail en quatre.
◆ Lavez le basilic, épongez-le et effeuillez-le.
◆ Mettez le basilic dans un mixeur avec l'ail, les pignons, le parmesan et 1 pincée de sel. Ajoutez l'huile et mixez le tout.
◆ Faites cuire les pâtes 3 min à l'eau bouillante salée. Ajoutez 1 c. à soupe d'eau de cuisson au pistou. Égouttez les pâtes et mélangez-les bien avec le pistou.

GRATIN AU SARRASIN

100 g (⅔ tasse) de sarrasin
½ courgette, ½ oignon
50 g (1 tasse) de champignons de couche
1 petite tomate lavée
1 œuf
Persil haché
2 c. à soupe de fromage râpé
1 c. à thé d'huile
Sel, poivre

◆ Faites cuire le sarrasin 15 min à l'eau bouillante salée. Laissez-le gonfler 10 min, puis égouttez-le.
◆ Lavez la courgette et taillez-la en rubans avec un couteau économe. Plongez-la 2 min dans de l'eau bouillante salée, puis égouttez-la. Pelez l'oignon et hachez-le. Nettoyez les champignons et coupez-les en lamelles. Saisissez-les dans une poêle anti-adhésive pour qu'ils rendent leur eau, puis faites blondir l'oignon. Coupez la tomate en rondelles.
◆ Cassez l'œuf en séparant le jaune du blanc. Montez le blanc en neige ferme avec 1 pincée de sel. Mélangez le persil au sarrasin avec le jaune d'œuf et la moitié du fromage. Incorporez le blanc en neige.
◆ Huilez un plat à gratin. Garnissez-le avec la préparation et les légumes, en alternant les couches et en terminant par du sarrasin. Poudrez du reste du fromage et faites cuire 30 min au four à 190 °C (375 °F). Servez avec une salade de betteraves.

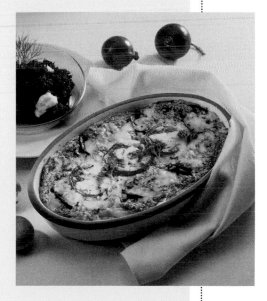

CIGARE AU CHOU AU POISSON

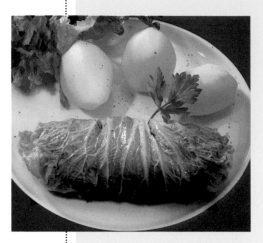

½ petit pain complet
150 g de filet de poisson blanc
   (morue, flétan, bar, etc.)
1 petit oignon
2 branches de persil plat, effeuillées
½ c. à thé de moutarde
1 œuf
Zeste de citron
1 grande feuille de chou chinois
Sel, poivre

◆ Faites tremper le pain dans 100 ml d'eau froide. Rincez le poisson et coupez-le en morceaux. Pelez l'oignon et coupez-le en quatre. Mettez-le dans un mixeur avec le poisson et le persil. Mixez. Exprimez l'eau du pain. Ajoutez le pain, la moutarde et l'œuf au mixeur. Assaisonnez de zeste de citron, de sel et de poivre.

◆ Lavez la feuille de chou et essuyez-la. Déposez la préparation au poisson dessus, roulez-la en paupiette et maintenez celle-ci avec du fil de cuisine.

◆ Faites cuire la paupiette 10 min dans le compartiment perforé d'un cuit-vapeur. Servez avec des pommes de terre et une salade.

LAIT D'ÉTÉ

1 nectarine
1 pêche
150 ml de lait
1 c. à thé de jus de citron
1 c. à thé de miel liquide

◆ Lavez les fruits et dénoyautez-les. Coupez-les en morceaux. Réduisez-les en purée au mixeur avec le lait, le jus de citron et le miel. Dégustez sans attendre.

ESCALOPE DE DINDE AUX PETITS LÉGUMES

100 g d'escalope de dinde
1 c. à soupe de sauce de soja
1 gousse d'ail écrasée
2 échalotes nouvelles
2 petites carottes
1 branche de céleri
1 c. à thé d'huile de tournesol
3 brins de ciboulette ciselée
Sel, poivre

◆ Coupez l'escalope en fines lanières. Faites-les mariner dans la sauce de soja additionnée de l'ail. Lavez les légumes, épluchez-les et coupez-les en morceaux.

◆ Faites chauffer l'huile dans une poêle, faites-y revenir la viande, puis ôtez-la.

◆ Faites étuver les légumes dans une casserole. Salez et poivrez.

◆ Remettez la viande dans la poêle, ajoutez les légumes et réchauffez. Poudrez de ciboulette.

RAMEQUINS DE SEMOULE AU COULIS D'ABRICOT

POUR 2 RAMEQUINS
200 ml de lait
40 g (¼ tasse) de semoule
   de blé fine
1 œuf
25 g (2 c. à soupe) de sucre
300 g d'abricots frais
Miel (facultatif)

◆ Faites bouillir le lait, versez-y la semoule en pluie, remuez jusqu'à la reprise de l'ébullition, puis réduisez le feu et laissez cuire en remuant de temps en temps, jusqu'à ce que tout le lait soit absorbé.

◆ Fouettez l'œuf avec le sucre; incorporez-le à la semoule tiède. Versez la préparation dans deux ramequins. Mettez ceux-ci au four au bain-marie et faites cuire 20 min à 180°C (350°F). Laissez refroidir, puis réservez au réfrigérateur.

◆ Lavez et dénoyautez les abricots. Passez-les au mixeur pour les réduire en purée. Ajoutez la vanille. Le cas échéant, sucrez avec un peu de miel. Versez sur les ramequins et servez.

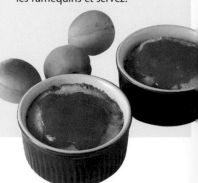

AUBERGINE GRILLÉE AU FROMAGE FRAIS

1 belle aubergine allongée
2 c. à thé d'huile d'olive
½ poivron lavé et coupé
   en dés
1 c. à soupe de ciboulette
   ciselée
5 c. à soupe de fromage de
   chèvre frais
2 feuilles de trévise (radicchio)
   lavées
1 c. à thé de purée d'ail en pot
Sel, poivre

◆ Coupez l'aubergine en longues tranches de 1 cm d'épaisseur, alignez-les sur une tôle à four, huilez-en un peu la face supérieure. Faites-les cuire 8 min de chaque côté à 225 °C (450 °F).
◆ Mélangez le poivron et la ciboulette au fromage. Déposez le mélange sur les feuilles de trévise. Tartinez de purée d'ail une face des tranches d'aubergine et servez avec la trévise garnie.

SALADE D'ÉPEAUTRE

30 g (1 portion) de petit
   épeautre (engrain)
200 ml de bouillon de
   légumes
1 ou 2 c. à soupe de vinaigre
   à l'échalote
½ c. à soupe d'huile de noix
¼ de c. à thé de moutarde
1 échalote hachée
1 gousse d'ail hachée
½ poire
½ bulbe de fenouil
25 g (¼ tasse) de fromage
   à pâte dure
1 cœur de laitue, sel, poivre

◆ Versez l'épeautre dans le bouillon en ébullition, couvrez et laissez frémir 40 min.
◆ Fouettez le vinaigre avec l'huile, la moutarde, 1 c. à soupe de bouillon, du sel, du poivre, l'échalote et l'ail.
◆ Pelez la poire et coupez-la en fines lamelles. Lavez le fenouil, coupez-le en dés. Coupez le fromage en dés. Mélangez la poire, le fenouil et le fromage avec la sauce. Incorporez l'épeautre encore chaud. Disposez le tout sur les feuilles de salade.

SOUPE À LA CITROUILLE

150 g (1 tasse) de chair
   de citrouille
½ oignon
1 petite pomme de terre
50 g de céleri-rave
1 petite carotte
250 ml de bouillon de
   légumes
1 feuille de laurier
1 c. à thé de crème à 10 %
Sel, poivre

◆ Coupez la citrouille et l'oignon en morceaux. Pelez la pomme de terre, le céleri et la carotte et coupez-les en dés.
◆ Portez le bouillon à ébullition, ajoutez tous les légumes et le laurier. Couvrez et faites cuire pendant 30 min.
◆ Ôtez le laurier, réduisez la soupe en purée. Salez, poivrez et incorporez la crème. Dégustez sans attendre.

LASAGNES

1 oignon, 1 gousse d'ail
1 carotte
100 g d'escalope de dinde
   hachée
200 ml de sauce tomate
3 feuilles d'origan frais hachées
1 c. à soupe de farine
100 ml de lait écrémé
Noix muscade
100 g de lasagne verte
30 g de mozzarella
10 g (1 c. à soupe) de
   parmesan râpé, sel

◆ Pelez l'oignon, l'ail et la carotte. Hachez-les. Faites fondre l'oignon dans une sauteuse et faites-y revenir la viande. Ajoutez l'ail, la carotte, la sauce tomate et l'origan, couvrez et laissez mijoter.
◆ Mélangez la farine et le lait. Portez à ébullition en remuant, assaisonnez de muscade et de sel. Mélangez à la sauce à la viande.
◆ Rangez les feuilles de lasagne et la sauce dans un plat à gratin en les alternant; terminez par de la sauce. Couvrez avec la mozzarella en tranches fines et poudrez de parmesan. Faites cuire 35 min au four à 200 °C (400 °F).

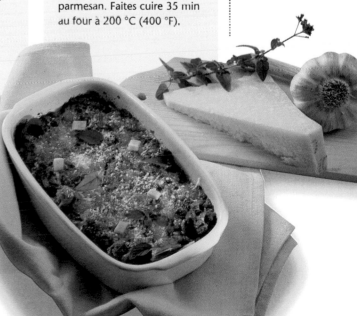

SALADE DU JARDIN AUX LENTILLES

50 g (¼ tasse) de lentilles,
½ cube de bouillon de légumes
½ oignon, ¼ de concombre
½ poivron jaune, 3 tomates-
cerises, 3 champignons
2 ou 3 feuilles de laitue
1 c. à soupe de vinaigre
1 c. à thé d'huile

1 c. à thé de sauce de soja
Sel, poivre

◆ Mettez les lentilles dans une casserole d'eau froide, portez à ébullition, ajoutez le bouillon et laissez cuire environ 40 min.
◆ Coupez les légumes en

morceaux, en lanières ou en rondelles. Lavez la salade.
◆ Mélangez le vinaigre, l'huile, la sauce de soja, salez, poivrez. Égouttez les lentilles. Mélangez-les avec la vinaigrette et les légumes et laissez mariner 30 min. Servez sur les feuilles de salade.

TAGLIATELLES À LA TOMATE ET AU BASILIC

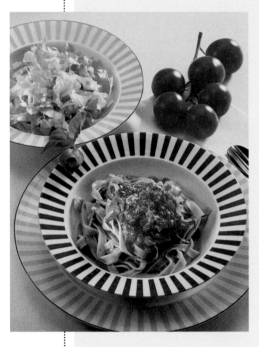

60 g de tagliatelles vertes
250 g de tomates en grappes
Quelques feuilles de basilic
1 échalote hachée
1 c. à thé d'huile d'olive
1 c. à soupe de parmesan râpé
Sel, poivre

◆ Faites cuire les pâtes *al dente* dans de l'eau bouillante salée. Lavez les tomates et coupez-les en huit. Coupez finement les feuilles de basilic.
◆ Faites chauffer l'huile et faites-y fondre l'échalote. Ajoutez les tomates, faites-les revenir brièvement, puis couvrez et faites mijoter 10 min à feu doux.
◆ Mettez le basilic et le parmesan dans la sauce, salez, poivrez et versez sur les pâtes.

RÔTIES AUX LÉGUMES

2 tranches de pain complet
2 c. à thé de moutarde
à l'estragon
2 feuilles de salade
4 tranches de fromage
maigre à pâte dure
¼ de concombre
1 c. à soupe de ciboulette
ciselée, 1 yogourt léger
Rondelles ou lanières
de crudités, sel

◆ Faites griller le pain. Tartinez de moutarde; ajoutez la salade, puis le fromage.
◆ Pelez le concombre et coupez-le en rondelles. Posez celles-ci sur le fromage. Parsemez d'un peu de ciboulette, ajoutez le reste au yogourt, salez. Servez avec les crudités, trempées dans le yogourt.

MÉDAILLONS DE PORC EN SAUCE MOUTARDE

2 tasses de champignons
1 gousse d'ail pelée
125 g de filet mignon de porc
1 échalote hachée, 1 c. à thé
de farine, 1 c. à soupe de
moutarde, 100 ml de lait
1 c. à soupe de crème à 10%
½ c. à thé de bouillon de
légumes en poudre, sel, poivre

◆ Coupez les champignons en lamelles. Faites-les dorer avec l'ail dans une poêle antiadhésive. Salez et poivrez.
◆ Coupez la viande en médaillons. Aplatissez-les, salez, poivrez et faites-les sauter à feu moyen 3 min de chaque côté dans une autre poêle anti-

adhésive. Ôtez-les et gardez-les au chaud. Faites fondre l'échalote dans la poêle. Ajoutez la farine, remuez, incorporez la moutarde, puis le lait, portez à ébullition en remuant, ajoutez les champignons, la crème et le bouillon de légumes. Salez, poivrez et versez sur la viande.

RISOTTO À LA TOMATE

80 g (½ tasse) de riz
    complet rond
1 c. à thé d'huile d'olive
½ oignon haché
Environ 750 ml de bouillon
    de légumes chaud
La moitié d'une petite boîte
    de tomates pelées
Fines herbes à volonté
2 c. à soupe de parmesan
    râpé
Sel, poivre

◆ Rincez le riz sous l'eau très
chaude.
◆ Faites chauffer l'huile et
faites-y fondre l'oignon.
Ajoutez le riz et faites-le
revenir en remuant. Versez
4 c. à soupe de bouillon et
laissez frémir en remuant,
jusqu'à ce que le riz ait
absorbé tout le liquide.
◆ Ajoutez les tomates et leur
jus. Remuez jusqu'à ce que
tout le liquide soit absorbé.
Ajoutez régulièrement du
bouillon chaud, jusqu'à ce
que le riz soit cuit. Salez et
poivrez. Parsemez de fines
herbes et de parmesan.

CRÊPES FOURRÉES

50 g (½ tasse) de farine
    complète
1 petit jaune d'œuf
Environ 100 ml de lait écrémé
250 g d'épinards
1 tomate italienne
40 g de mozzarella
½ oignon haché
Huile pour le plat
Sel

◆ Mettez la farine dans un bol et
creusez une fontaine au centre.
Ajoutez le jaune d'œuf et 1 pincée
de sel. Mélangez en versant le lait
petit à petit jusqu'à l'obtention
d'une pâte lisse et fluide.
◆ Triez et lavez les épinards.
Mettez-les dans une casserole
et laissez-les réduire quelques
minutes à feu vif. Lavez la tomate
et coupez-la en dés. Égouttez
la mozzarella et coupez-en
la moitié en dés.
◆ Faites fondre l'oignon dans
une poêle. Ajoutez la tomate et
portez à ébullition. Réduisez le
feu. Ajoutez les épinards et les
dés de mozzarella. Faites cuire
successivement 2 crêpes dans
une poêle moyenne.
◆ Préchauffez le four à 200 °C
(400 °F). Huilez un plat à gratin.
Garnissez les crêpes avec les
épinards, roulez-les et rangez-les
dans le plat. Répartissez le reste
de la mozzarella sur les crêpes et
faites fondre 10 min dans le four.

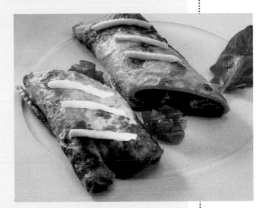

MIJOTÉE DE LÉGUMES

50 g (⅓ tasse) de riz complet
1 petite gousse d'ail
1 petite carotte
⅛ de céleri-rave
150 g de petits haricots
    verts
1 c. à thé d'huile
    d'arachide
½ oignon haché
250 ml de
    bouillon de
    légumes
40 g de germes
    de soja
Quelques feuilles
    de persil plat
    hachées
Sel, poivre

◆ Versez le riz dans de l'eau
bouillante et faites-le cuire
al dente (environ 30 min).
Égouttez-le.
◆ Coupez l'ail en fines lamelles.
Pelez la carotte et le céleri et
coupez-les en rondelles. Équeutez
et lavez les haricots verts.
◆ Faites fondre l'oignon dans
l'huile chaude. Ajoutez l'ail, la
carotte et le céleri. Arrosez avec
le bouillon et laissez cuire le tout
10 min. Ajoutez alors les haricots
et faites cuire encore 10 min.
◆ Rincez les germes de soja
sous l'eau, ajoutez-les, avec le
riz, aux légumes. Salez, poivrez.
Faites chauffer, ajoutez le persil,
mélangez et servez.

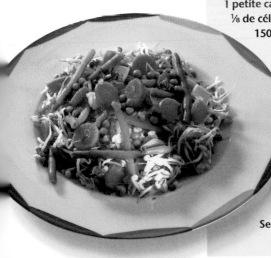

OMELETTE AUX NOISETTES ET AUX FRAMBOISES

1 œuf
10 g (1½ c. à soupe) de beurre
1 c. à thé de sucre
2 c. à soupe de noisettes en poudre
30 g (⅓ tasse) de farine
2 c. à soupe de lait
150 g (1 casseau) de framboises

◆ Cassez l'œuf en séparant le jaune du blanc. Montez le blanc en neige ferme.
◆ Faites juste fondre le beurre dans une petite casserole. Mélangez-le avec le sucre et le jaune d'œuf.
◆ Ajoutez les noisettes, la farine et le lait en remuant bien. Incorporez délicatement le blanc en neige.

◆ Mettez la préparation dans une poêle et faites-la cuire à feu moyen. À mi-cuisson, répartissez les framboises sur le dessus et rabattez une moitié de l'omelette sur l'autre.
◆ Couvrez la poêle et terminez la cuisson en quelques minutes. Dégustez sans attendre.

SOLE SUR LIT DE POIREAU ET BLÉ

À partir de ces recettes, vous pouvez composer un menu pour recevoir des amis.

1 grand verre de bouillon de légumes
50 g de blé concassé à cuisson rapide
1 poireau
1 petite sole sans la peau
Quelques gouttes de jus de citron
1 c. à thé d'huile de tournesol
1 gousse d'ail pelée et écrasée
2 c. à thé de fines herbes hachées
Sel, poivre

◆ Portez le bouillon de légumes à ébullition. Ajoutez le blé et faites cuire 20 min à petits bouillons.
◆ Ôtez les racines et les feuilles extérieures vert foncé du poireau. Coupez-le en deux dans le sens de la longueur et lavez-le avec soin. Recoupez-le en tronçons de 1 cm d'épaisseur.
◆ Rincez la sole, salez-la et arrosez-la de jus de citron.
◆ Faites chauffer l'huile dans une poêle antiadhésive. Ajoutez les tronçons de poireau et l'ail, couvrez et faites fondre 10 min à feu doux. Salez et poivrez.
◆ Posez le poisson sur le poireau, couvrez et laissez cuire de 5 à 7 min. Égouttez le blé, mélangez-y les fines herbes. Servez avec le poireau et le poisson.

GRATIN D'ÉPINARDS

10 g (2 c. à thé) de beurre,
1 c. à soupe de farine complète
100 ml de lait, noix muscade
250 g (2 tasses) d'épinards frais
2 petites pommes de terre
1 c. à thé d'huile
25 g (¼ tasse) d'emmental râpé, sel, poivre

◆ Faites fondre le beurre dans une casserole, ajoutez la farine et mélangez. Arrosez avec le lait et 3 c. à soupe d'eau et portez à ébullition en remuant. Laissez frémir 2 min. Salez, poivrez, ajoutez une pincée de muscade.
◆ Triez les épinards, lavez-les. Plongez-les 2 min dans de l'eau bouillante salée, puis égouttez-les bien. Pelez les pommes de terre et coupez-les en très fines rondelles.
◆ Préchauffez le four à 175 °C (350 °F). Huilez un petit plat à gratin. Faites alterner les rondelles de pomme de terre et les lanières d'épinard dans le plat. Nappez avec la sauce et faites cuire 30 min au four. Poudrez avec le fromage râpé et faites dorer 15 min au four.

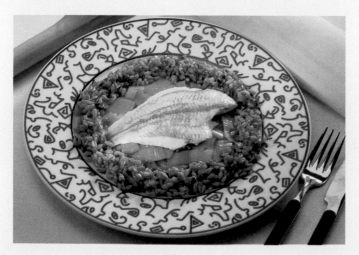

TABOULÉ

50 g (⅓ tasse) de couscous
   moyen semi-complet
1 poivron rouge en conserve
1 tomate
½ bouquet de persil plat
   haché très finement
50 ml (3 c. à soupe) de jus
   de citron
2 c. à soupe d'huile d'olive
1 gousse d'ail, sel

◆ Couvrez le couscous d'eau
bouillante et laissez gonfler
20 min. Coupez les légumes
en dés, ajoutez au couscous
avec le persil. Fouettez le jus
de citron avec l'huile et du sel,
pressez l'ail au-dessus. Versez
sur la semoule, mélangez et
laissez reposer 1 h au frais.

NOISETTES D'AGNEAU

50 g (⅓ tasse) de millet
Bouillon de légumes
300 g de ratatouille fraîche
   ou congelée
2 c. à soupe de fines herbes
2 noisettes d'agneau de
   50 g chacune
Sel, poivre

◆ Mettez le millet dans 2 fois
son volume de bouillon de
légumes. Portez à ébullition.
Couvrez à demi et laissez
frémir 20 min à feu moyen.
◆ Faites réchauffer les
légumes de la ratatouille.
Salez, poivrez et incorporez
les fines herbes.
◆ Faites chauffer une poêle
antiadhésive. Saisissez-y la
viande 1 à 2 min de chaque
côté. Égouttez le millet et
incorporez-le aux légumes.
Rectifiez l'assaisonnement
et servez avec la viande.

SALADE D'AUTOMNE

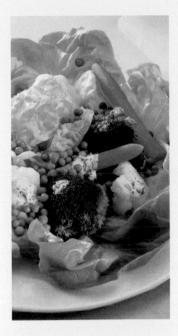

2 feuilles de mélisse
½ yogourt léger
1 c. à soupe de vinaigre à
   l'échalote
½ c. à thé de moutarde
   à l'estragon
Feuilles de laitue
Sel

◆ Séparez le chou-fleur et le
brocoli en bouquets, lavez-les.
Pelez les carottes. Faites cuire ces
légumes *al dente* dans de l'eau
bouillante salée. Égouttez-les et
laissez-les refroidir.
◆ Faites cuire les petits pois
selon les indications portées sur
l'emballage et laissez-les refroidir.
Hachez finement les herbes.
◆ Mélangez le yogourt avec
les herbes hachées, le vinaigre
et la moutarde. Salez, poivrez.
◆ Lavez les feuilles de salade
et essuyez-les. Disposez-les
sur une assiette. Recouvrez-les
avec les légumes froids et
nappez-les de sauce.

125 g (½ tasse) de chou-fleur
125 g (½ tasse) de brocoli
1 carotte (80 g)
50 g (¼ tasse) de petits pois
   surgelés, persil et ciboulette

TOMATES FARCIES À LA RICOTTA

2 tomates
4 piments verts doux marinés
Quelques branches de basilic
100 g (½ tasse) de ricotta
Sel

◆ Coupez un chapeau au
sommet de chaque tomate. Ôtez
la pulpe avec une cuillère. Faites
égoutter les tomates à l'envers
en recueillant leur jus.
◆ Hachez la pulpe des tomates.
Fendez les piments et ôtez-en
les graines. Hachez finement
un piment et mélangez-le
avec la ricotta et la pulpe. Salez,
ajoutez le jus des tomates.

◆ Lavez le basilic. Essuyez-le
et ciselez-le. Incorporez-le au
mélange à la ricotta.
◆ Farcissez les tomates avec le
mélange et posez les chapeaux
dessus. Décorez de basilic
et servez avec le reste
des piments.

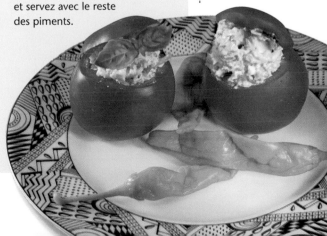

DES KILOS EN MOINS, LA FORME EN PLUS

Effectuez des exercices d'endurance simples et entraînez-vous régulièrement: c'est à ce prix que vous perdrez durablement du poids. Pour autant, ne dépassez pas vos limites et ne terminez pas l'exercice totalement essoufflé. Le plus important est de stimuler l'ensemble de votre système vasculaire et d'atteindre votre pouls optimal à l'effort (p. 11).

Le facteur temps est décisif: ce n'est qu'à partir de trente à quarante minutes d'exercices d'endurance que l'organisme modifie son métabolisme et brûle davantage de graisses que de sucres (glucides). À l'inverse, lors d'un effort intense de durée limitée, il consomme surtout des glucides.

Un entraînement musculaire adapté aux zones à problèmes permet de faire disparaître les petits capitons. Effectuez ces exercices tous les jours.

BRÛLER LES GRAISSES MÉTHODIQUEMENT

Important

◆ Vous pouvez choisir différents sports. Quel que soit celui pour lequel vous optez, mesurez votre pouls à l'effort (p. 11) et n'oubliez pas que votre organisme ne commence à brûler des graisses qu'après 30 min d'efforts au minimum.

Vélo

◆ Au cours de la première semaine, pédalez allègrement sur un parcours plat. Pendant la deuxième semaine, accélérez le rythme et montez de petites côtes. Lorsque les conditions météo sont défavorables ou pendant les mois d'hiver, entraînez-vous sur un ergomètre (p. 89).

Natation

◆ Au cours de la première semaine, nagez tranquillement 30 min. N'accélérez qu'à partir de la deuxième semaine. Programmez vos pauses en fonction du rythme de votre pouls à l'effort. Pour plus d'informations sur les bienfaits de la natation, reportez-vous aux pages 44 et 45.

Jogging

◆ Alternez marche et jogging: comme pour la natation, arrêtez-vous lorsque votre pouls à l'effort est trop élevé. Pour en savoir plus sur le jogging, lisez les pages 236 et 237.

  3 fois par semaine

POUR MUSCLER LES JAMBES ET LES FESSIERS

Exercice

◆ Mettez-vous à quatre pattes.
◆ Levez et tendez la jambe droite. Tendez le bras gauche vers l'avant. Regardez vers le sol.
◆ Rapprochez votre coude gauche de votre genou droit au niveau du ventre puis reprenez la position

initiale, en étirant respectivement le bras, puis la jambe. Bras, dos et jambe forment une ligne droite parfaite. Repliez à nouveau le coude et le genou.
◆ Faites l'exercice avec la jambe gauche et le bras droit.

Astuce

◆ Si vous souhaitez faire travailler en particulier des zones à problèmes, par exemple les jambes, les fessiers, le ventre ou les hanches, reportez-vous aux pages 326 à 339.

  10 à 15 fois de chaque côté – 1 min de pause À faire 3 fois

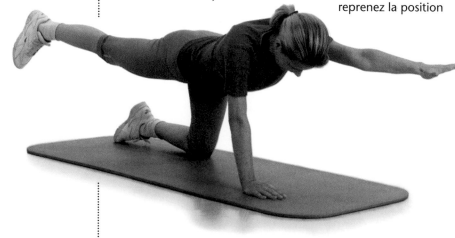

Développement musculaire
Ce n'est que pendant les phases de récupération, au cours du sommeil par exemple, que les muscles se développent.

Un peu d'astuce pour maîtriser son appétit !

Maigrir en pratiquant la détente ? Malheureusement, les choses ne sont pas aussi simples. Cependant, il est important de réduire le stress pour être capable de suivre un régime amaigrissant. En effet, en cas de surmenage et de fatigue, l'organisme sécrète du cortisol plasmatique, une hormone produite par les glandes surrénales et qui contribue à aiguiser l'appétit. Un massage de tout votre corps vous permettra non seulement de retrouver votre sérénité mais aussi de mieux éliminer les toxines en stimulant votre circulation sanguine. Intériorisez votre objectif minceur en utilisant l'autosuggestion. Il est en effet prouvé que plus le but que l'on s'est fixé est solidement ancré dans le subconscient, plus on a de chances de l'atteindre. Les distractions contribuent également beaucoup à la réussite d'un régime amaigrissant. Faites de longues promenades – au cours desquelles vous ne passerez ni au supermarché ni devant une pâtisserie –, lisez un ouvrage captivant ou bien adonnez-vous à tout autre passe-temps qui vous éloignera des tentations de la nourriture.

 ## AU ROULEAU DE LA TÊTE AUX PIEDS

Préparation

◆ Pour effectuer ce massage, vous aurez besoin d'un gant spécial ou d'un instrument de massage, tels le rouleau ou la brosse à picots (disponibles dans les magasins spécialisés).

Exercice

◆ Prenez le rouleau pour exercer une légère pression de haut en bas. Avec le gant de massage, procédez par petits mouvements circulaires.

◆ Commencez au niveau du cou, descendez sur la poitrine jusque sur le ventre. Massez ensuite les bras et les jambes.

◆ Faites-vous masser la nuque et le dos par votre partenaire.

  Tous les jours

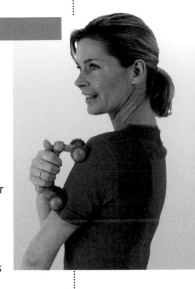

 ## De l'aide pour tenir bon

▶ Les **parfums** ont le pouvoir de stimuler l'appétit ou, au contraire, d'agir sur le centre de satiété du cerveau. Achetez des huiles aromatiques de menthe poivrée ou de pomme verte ; avant le repas ou en cas de fringale, nourrissez-vous de leur odeur en inspirant profondément par le nez. Sinon, préparez-vous une infusion de menthe ou un thé vert.

▶ Modérez votre appétit grâce à l'**acupression** : 4 fois par jour, appuyez pendant 20 s sur le point situé sous le nez, c'est-à-dire sur la fossette de la lèvre supérieure.

▶ Un **enveloppement du ventre à base de boues thermales** raffermit et purifie la peau. Étalez la boue et enveloppez-vous le ventre dans un film plastique et une couverture. Laissez agir 15 à 20 min. Ou faites-vous le faire dans un spa.

▶ Des **gélules d'algues**, de thé vert ou de guarana et des compléments de vitamine C et de magnésium peuvent vous aider dans votre régime.

 ## LE POUVOIR DE L'AUTOSUGGESTION

Exercice

◆ Stimulez votre imagination. Comment voudriez-vous être ? Quelle silhouette voudriez-vous avoir ? Gravez cette image dans votre subconscient et remémorez-vous sans cesse cette représentation de manière stéréotypée. Dans le même temps, inspirez et expirez en étant attentif à votre respiration.

◆ Réfléchissez à ce que vous souhaitez obtenir en un temps déterminé. Par exemple « Je vais pouvoir à nouveau enfiler mon pantalon blanc » ou encore « Je vais pouvoir m'offrir cette jolie robe soleil ou ce maillot deux-pièces ». Il est très important que votre imagination reste dans un cadre concret. Gardez à l'esprit le but à atteindre.

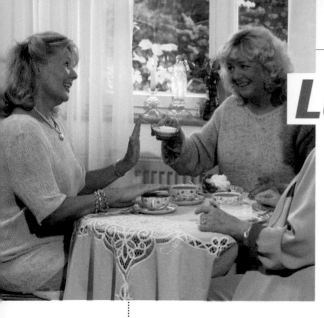

LUTTER CONTRE LE DIABÈTE

Maladie déjà connue durant l'Antiquité, le diabète touche aujourd'hui quelque 130 millions de personnes dans le monde – près d'un demi-million uniquement au Québec – dont 90 % de type II. Même si vous présentez des prédispositions familiales, vous pouvez prévenir efficacement l'apparition de la maladie.

Le diabète sucré est l'un des troubles du métabolisme les plus répandus et peut à juste titre être considéré comme une maladie épidémique. Par diabète sucré, les médecins entendent une glycémie supérieure à 1,26 g/l de sang chez une personne à jeun. Il peut parfois apparaître dès l'enfance, mais le plus souvent il survient chez des adultes de plus de 60 ans. Depuis peu, les scientifiques sont tombés d'accord sur le fait que des facteurs héréditaires et des facteurs environnementaux sont liés à l'apparition de cette maladie, et ce dans ses deux formes.

Deux types de diabète

Le diabète de type I est une maladie auto-immune dans laquelle des cellules de l'organisme détruisent celles qui produisent l'insuline dans le pancréas. Cette hormone facilite la pénétration du sucre dans les cellules de l'organisme, régulant ainsi l'apport énergétique qu'elles reçoivent. Sans insuline, les cellules « meurent de faim », tandis que le sucre s'accumule en grande quantité dans le sang. Ce type de diabète apparaît fréquemment avant l'âge de 20 ans, et le plus souvent chez des jeunes qui ne sont pas en surpoids. Toute leur vie durant, ils devront s'injecter de l'insuline. Le diabète de type II, en revanche, évolue lentement et passe généralement longtemps inaperçu. Le plus souvent, il ne se manifeste qu'à un âge avancé. C'est pourquoi on l'appelle diabète de l'âge mûr ; 80 % des diabétiques de ce type présentent un indice de masse corporelle (IMC, p. 15) supérieur à 30: ils sont donc trop corpulents et leur pancréas est épuisé. En cas de suralimentation permanente, la sécrétion d'insuline commence par quadrupler, pour ensuite chuter bien en dessous de la normale avec l'apparition de la maladie. À cela s'ajoute une absence de réaction des cellules

Les nouvelles perspectives de la recherche

▶ **L'insuline synthétisée** par génie génétique étant identique à l'hormone naturelle humaine, elle est bien tolérée. Malgré tout, se piquer plusieurs fois par jour est particulièrement contraignant pour les diabétiques; c'est pourquoi les chercheurs explorent de nouvelles pistes pour leur éviter cet inconvénient.

▶ **De nouveaux médicaments** pour traiter le diabète de type I agissent sur deux plans: premièrement, ils aident les cellules à se régénérer; deuxièmement, ils jouent le rôle d'immunosuppresseurs en retardant la destruction auto-immune des cellules sécrétant l'insuline.

▶ **Via le génie génétique**, les chercheurs tentent de reproduire le mécanisme physiologique de production d'insuline. Ils prélèvent sur un porc des cellules sécrétrices du pancréas et les cultivent en tube à essai sur des cellules prélevées sur un receveur humain. Dotées d'une membrane protectrice qui éviterait le rejet, ces cellules de culture seraient réimplantées chez le receveur diabétique pour permettre la sécrétion d'insuline.

face à l'insuline. Pour ce type de diabète, le traitement est basé sur un régime alimentaire adapté. Cela peut suffire, et ne pas nécessiter d'injections d'insuline si l'on est très rigoureux.

Qu'est-ce que le syndrome métabolique ?

Parmi les facteurs de risque du diabète de type I, on compte notamment les prédispositions génétiques, les infections virales comme la rubéole ou la rougeole, les pollutions environnementales ou bien encore l'absence d'anticorps fournis par l'allaitement maternel si l'on a pas été nourri au sein. Pour le diabète de type II, outre la prédisposition génétique, on peut citer la sédentarité, la surcharge pondérale et une alimentation déséquilibrée, trop riche en sucres et en graisses. Ce diabète est souvent associé à une hypertension, une hyperlipidémie (excès de graisses dans le sang), ainsi qu'à un taux d'acide urique trop élevé. L'ensemble de ces symptômes constitue le syndrome métabolique, dont souffrent considérablement le cœur et les vaisseaux sanguins. En l'absence de traitement, c'est l'infarctus du myocarde ou un accident vasculaire cérébral (AVC) qui guettent le diabétique.

Certains signes à ne pas négliger

Une forte transpiration, une soif immodérée et une fréquente envie d'uriner, des mycoses à répétition au niveau des pieds ou des zones intimes sont des symptômes de diabète de type I qui doivent attirer votre attention. Consultez sans tarder votre médecin, qui vous fera procéder à un dosage de votre glycémie (taux de sucre dans le sang). Si vous souffrez de ce type de diabète, un traitement par l'insuline sera rapidement instauré.

Lorsqu'un diagnostic de diabète de type II est posé, cela nécessite en priorité un régime amaigrissant en cas de surpoids, et toujours une alimentation équilibrée, ainsi qu'une activité physique suffisante.

Si, parmi vos proches (parents, frères ou sœurs), certains sont atteints de ce diabète, les mesures proposées dans le programme ci-dessous peuvent vous aider à prévenir l'apparition de la maladie. Dans tous les cas, elles vous permettront d'améliorer votre glycémie et de mieux vous porter.

Le calme après la tempête

Hubert, 64 ans, pesait 115 kg pour 1,72 m et souffrait de troubles du rythme cardiaque. Sa tension était de 180/90 et il avait des mycoses aux pieds. Sa glycémie, ses taux d'acide urique et de lipides sanguins étaient bien au-dessus de la normale. Tout en suivant une prescription médicale pour traiter les troubles cardiaques, il modifia son alimentation et entreprit de faire chaque jour une promenade. Il a perdu 7 kg en trois mois, sa glycémie et sa lipidémie ont baissé et sa tension artérielle est désormais de 160/85.

PROGRAMME DE 3 SEMAINES

ALIMENTATION

De nos jours, l'alimentation des diabétiques n'est plus systématiquement associée à un régime draconien.

▶ Diversifiez et équilibrez votre alimentation : en suivant le programme, vous pouvez **réduire votre glycémie** et peut-être **échapper aux médicaments.**

▶ Des conseils vous sont donnés pour **choisir vos aliments** en connaissance de cause.

EXERCICE

Surtout pour le diabète de type II, un entraînement physique est incontournable, même en prévention.

▶ **Jouer aux quilles ou aux fers, pratiquer la marche sportive et toute autre activité physique** quotidienne vous aideront à réguler votre glycémie ; et, en plus, elles **favoriseront votre perte de poids.**

RELAXATION

Sous l'influence du stress, l'organisme dépense plus d'énergie qu'en temps normal. Retrouvez votre calme et faites baisser votre taux d'adrénaline.

▶ Découvrez **les exercices de relaxation musculaire de Jacobson,** qui agissent sur tout l'organisme et améliorent le métabolisme des glucides.

▶ Pratiquez **le yoga.**

RAMENER LA GLYCÉMIE À LA NORMALE

Que vous soyez atteint d'un diabète de type II ou que vous désiriez prévenir le développement de la maladie, vous pouvez agir pour maintenir votre glycémie à un niveau normal. Il se peut qu'en trois semaines vous réussissiez à améliorer votre taux de glucose sanguin, à condition de bien choisir votre alimentation. Dans certains cas, les médicaments peuvent même devenir inutiles.

La base de votre nouvelle alimentation est un régime diversifié, équilibré et riche en fibres. Les régimes draconiens ne sont plus d'actualité. Les diabétiques sous insuline trouveront néanmoins les teneurs en glucides et les équivalents-glucides (c'est-à-dire 20 g de glucides) pour les recettes proposées ci-après.

Les fibres aident à faire baisser le taux de glucose sanguin.

CHOISIR SES ALIMENTS AVEC DISCERNEMENT

Si vous souffrez de diabète et que vous avez tendance à prendre du poids, sélectionnez avec soin vos aliments.

Aliments recommandés
- Légumes frais cuits et crus à volonté et 2 fruits frais par jour
- Poissons et viandes maigres
- Fromages allégés (20% de matières grasses), lait 2%, produits laitiers écrémés ◆ Pain complet, céréales riches en fibres, pâtes et riz complets
- Légumes secs (lentilles, haricots...) ◆ Huiles végétales ◆ Fines herbes et épices

Aliments à éviter
- Tous les produits riches en sucre et en graisses (biscuits, confiseries, chocolat, etc.) ◆ Produits céréaliers raffinés (pain blanc, farine blanche, etc.)
- Viandes grasses, charcuteries, graisses animales
- Boissons alcoolisées en grandes quantités, boissons sucrées (sodas)

Une alimentation adaptée, une réussite visible

Plus de 80% des diabétiques de type II pourraient se passer de médicaments en adaptant leur alimentation. Bien entendu, il ne faut pas s'attendre à ce que la glycémie diminue en quelques jours : ce n'est qu'au bout de 3 semaines que le médecin pourra apprécier, grâce au dosage de la glycémie, les progrès effectués. L'alimentation d'un diabétique n'est pas vraiment différente de celle d'une personne en bonne santé, il faut seulement faire attention à certains points.

◆ Une surcharge pondérale est néfaste. Quelques kilos en moins peuvent déjà contribuer à faire chuter la glycémie.

◆ Diversifiez votre alimentation et mangez le plus souvent possible des aliments complets (pain, céréales...).

◆ Mangez des légumes frais (cuits ou crus) en abondance, à chacun des repas principaux, et des fruits frais en dessert.

◆ Limitez les matières grasses, surtout d'origine animale. Préférez les huiles végétales, qui fournissent des acides gras essentiels.

◆ Débusquez les graisses cachées. Certains aliments qui semblent ne contenir que peu de matières grasses sont trompeurs : un croissant apporte 15 à 20 g de lipides (graisses), les barres chocolatées en renferment 20 à 25%, les biscuits apéritifs 20 à 30%, voire 35 ou 40% (autant que des croustilles). Lisez les étiquettes des produits que vous consommez ; les composants y figurent toujours (dans l'ordre proportionnel décroissant) ainsi que, parfois, l'analyse

Quel sucre pour les diabétiques ?

▶ **Les édulcorants intenses** (aspartame, cyclamates, acésulfame K, saccharine) ont l'intérêt de pouvoir sucrer les préparations pratiquement sans apporter de calories, et ils sont très utiles en cas de surpoids. Si aucun d'entre eux ne présente de toxicité aux doses habituelles, c'est toutefois l'aspartame, composé de deux molécules d'acides aminés, qui apparaît le plus «naturel».
▶ **Les polyols** (sorbitol, xylitol, mannitol...) sont métabolisés sans insuline, ce qui est intéressant pour les diabétiques. Ils n'apportent que 2 kcal/g (au lieu de 4 pour le saccharose), mais leur effet laxatif en limite la consommation à environ 30 g par jour.
▶ **Le fructose**, qui apporte 4 kcal/g, sucre plus fortement que le sucre : on en utilise 15 à 20% de moins pour le même pouvoir sucrant. Il est métabolisé sans insuline, mais ne doit pas être consommé à volonté car, à long terme, il peut augmenter le risque cardio-vasculaire et être responsable d'une insulinorésistance.

nutritionnelle avec la teneur en lipides.

◆ Le sucre n'est plus interdit aux diabétiques, à condition qu'il soit absorbé au cours d'un repas, et reste en quantité modeste – si possible pas plus de 20 g par jour. Attention, cette quantité est rapidement atteinte : le sucre se dissimule dans nombre d'aliments (souvent en association avec des graisses), et les sodas et autres boissons de type cola en contiennent énormément. C'est pourquoi les mets sucrés n'ont droit qu'à une place limitée dans le régime d'un diabétique.

◆ Les édulcorants intenses (voir encadré page ci-contre) n'apportent que très peu de calories ; ils s'avèrent donc très utiles si vous voulez perdre du poids. Sachez qu'il existe des sucres allégés associant sucre et édulcorants. Ils apportent deux fois moins de calories que le vrai sucre, mais trop de glucides pour être vraiment intéressants pour des diabétiques.

◆ Buvez au moins 1,5 à 2 litres par jour, en privilégiant l'eau, plate ou gazeuse, les infusions ou le thé léger non sucrés, et éventuellement des boissons allégées aux édulcorants. Vous pouvez aussi boire des jus de légumes et de fruits (un verre remplace un fruit comme source de glucides et de calories). Un petit verre de vin par repas sera à comptabiliser comme équivalant à 10 g de glucides.

◆ Les recettes ci-contre proposent des plats qui peuvent être intégrés sans problème dans les repas des 3 semaines du programme.

FROMAGE COTTAGE AUX CÉRÉALES ET AUX HERBES

2 c. à soupe de flocons d'avoine nature précuits
125 g (½ tasse) de fromage cottage maigre
1 c. à thé de jus de citron
4 c. à soupe de ciboulette et de persil hachés
2 c. à thé de graines de sésame
Sel, poivre

◆ Laissez gonfler les flocons d'avoine dans un peu d'eau.
◆ Salez et poivrez le fromage cottage. Incorporez le jus de citron, les flocons ramollis et égouttés, la ciboulette, le persil puis les graines de sésame.
◆ Servez avec un peu de laitue et des bâtonnets de carotte.

G : 21 g ; P : 11,5 g ; L : 7 g ; kcal : 193 ; EG : 1.

G = glucides
P = protéines
L = lipides
kcal = kilocalories
EG = équivalents-glucides
(1 EG = 20 g de glucides environ)

Chez les diabétiques, un changement d'alimentation peut modifier les besoins quotidiens en insuline. Dans tous les cas, parlez-en à votre médecin.

MIX-FRAIS SUPERVITAMINÉ

1 orange moyenne
1 kiwi
½ mangue
2 glaçons pilés
1 fraise
1 brin de menthe fraîche

Astuce
◆ Vous pouvez remplacer l'orange par ½ pamplemousse rose et la mangue par 125 g (½ tasse) d'ananas frais.

◆ Pelez l'orange, le kiwi et la mangue, coupez-les en quartiers et passez-les à la centrifugeuse.
◆ Mettez les glaçons pilés dans un verre. Ajoutez le jus des fruits.
◆ Lavez la fraise, fendez-la en deux sans séparer les deux moitiés et posez-la à cheval sur le bord du verre. Terminez la décoration avec le brin de menthe.

G : 30,1 g
P : 2 g
L : 0,9 g
kcal : 137
EG : 1,5

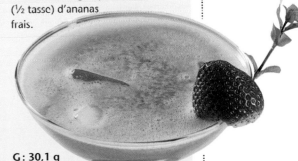
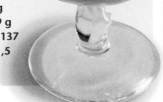

CLAFOUTIS AUX ABRICOTS

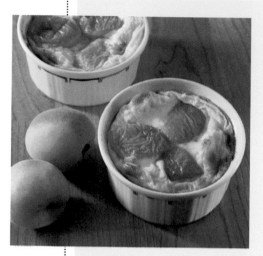

POUR 4 RAMEQUINS
50 g (½ tasse) de farine
200 ml de lait 2%
2 œufs
1 c. à soupe de sucre en poudre
4 ou 5 abricots (200 g) bien mûrs
2 c. à soupe d'édulcorant en
poudre

◆ Fouettez la farine avec le lait,
les œufs et le sucre. Répartissez
le mélange dans 4 ramequins.
◆ Lavez les abricots, dénoyautez-les et
coupez-les en quatre. Déposez-les sur
la pâte. Mettez au four et laissez cuire
de 25 à 30 min à 200 °C (400 °F).

◆ Poudrez généreusement
les clafoutis avec de l'édulcorant
avant de servir.

Astuce
Vous pouvez aussi réaliser
ce clafoutis avec des framboises
ou des nectarines. Évitez de
laver les framboises, essuyez-les
délicatement si cela est
nécessaire. Coupez les nectarines
en 6 ou 8 morceaux.

(Pour 1 ramequin)
G : 21,5 g ; P : 6,6 g ; L : 4 g ;
kcal : 148 ; EG : 1.

POULET PRINTANIER

1 c. à soupe de sauce de soja
1 c. à thé d'huile d'olive
1 blanc de poulet de 150 g
1 petite tomate (125 g)
3 petits oignons nouveaux avec
leurs tiges vertes
4 petites pommes de terre
nouvelles (150 g) à chair ferme
Sel, poivre

◆ Mélangez la sauce de soja
avec l'huile dans une assiette
creuse. Ajoutez le blanc de
poulet, retournez-le plusieurs fois
pour bien l'enrober, couvrez et
laissez mariner au moins 30 min.
◆ Pelez la tomate et coupez-
la en dés. Épluchez les petits
oignons et taillez-les en
rondelles. Conservez les tiges à
part. Lavez les pommes de terre
et faites-les cuire à la vapeur,
sans les peler.
◆ Égouttez le blanc de poulet
et réservez la marinade. Faites
chauffer une petite poêle à
revêtement antiadhésif et
saisissez-y le poulet 2 min de

chaque côté à feu vif. Retirez-le et
mettez les oignons à dorer dans
la même poêle. Ajoutez la tomate,
salez, poivrez, remettez le poulet
dans la poêle, arrosez avec la
marinade et laissez cuire à feu doux
pendant 15 min ; retournez
le poulet à mi-cuisson.

◆ Pelez les pommes de terre
cuites, coupez-les en rondelles
et déposez-les sur l'assiette à côté
du poulet. Parsemez avec les
tiges ciselées des petits oignons.

G : 30 g ; P : 34 g ; L : 13 g ;
kcal : 373 ; EG : 1,5.

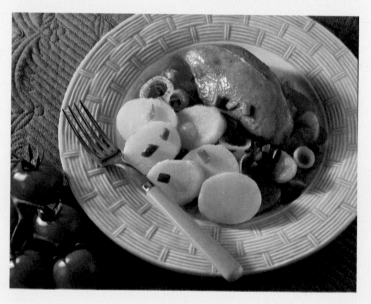

DESSERT GLACÉ AUX FRAMBOISES

POUR 2 COUPES
200 g (⅔ tasse) de framboises
  surgelées
½ yogourt nature
2 c. à soupe d'aspartame
2 c. à thé de jus de citron
Quelques feuilles de menthe

◆ 2 min avant de servir, versez les framboises encore congelées dans le bol du mixeur, ajoutez le yogourt, l'aspartame et le jus de citron. Faites tourner l'appareil jusqu'à obtention d'un mélange onctueux. Versez-le dans les coupes, garnissez de menthe fraîche et dégustez aussitôt.

Astuce
◆ Une préparation inratable, mais qui ne doit pas attendre.

G : 9,5 g ; P : 2 g ; L : 1 g ;
kcal : 55 ; EG : 0,5.

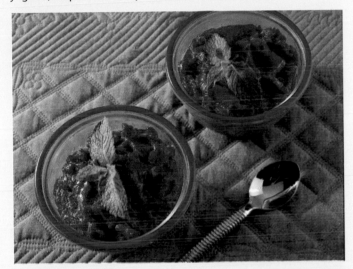

SALADE PÊLE-MÊLE

1 cœur de laitue
¼ de concombre
2 tomates italiennes
½ poivron rouge
¼ de poivron vert
½ oignon rouge
2 c. à soupe de yogourt léger
½ c. à thé de moutarde
  à l'estragon
1 c. à soupe de vinaigre
1 c. à thé d'huile d'olive
2 c. à soupe de fines herbes
  hachées
Sel, poivre

◆ Effeuillez la laitue, lavez-la et essorez-la.
◆ Pelez le concombre et coupez-le en fines rondelles. Coupez les tomates en petits quartiers. Taillez les poivrons et l'oignon en lamelles.
◆ Mélangez le yogourt, la moutarde, le vinaigre et l'huile ; salez, poivrez. Mélangez avec tous les ingrédients préparés.

G : 15,3 g ; P : 5,7 g ; L : 6 g ;
kcal : 138 ; EG : 0,75.

Même en contrôlant la quantité de sucre, on peut préparer de succulents petits plats !

LENTILLES/CAROTTES

60 g (⅓ tasse) de lentilles,
  2 carottes moyennes en
  dés, 1 branche de céleri,
  1 gousse d'ail hachée,
  1 échalote hachée, 1 c. à thé
  d'huile d'olive, persil, sel

◆ Mettez les lentilles dans de l'eau froide et faites bouillir. Ajoutez carottes, céleri, ail et échalote. Couvrez et laissez frémir 30 min. Salez. Égouttez, arrosez avec l'huile, parsemez de persil haché et servez.

Que faire en cas d'hypoglycémie ?

On parle d'hypoglycémie lorsque le taux de glucose dans le sang est inférieur à 0,5 g/l. La glycémie chute quand on saute un repas ou que l'on ne mange pas assez de glucides. Elle peut aussi baisser après un effort physique, un abus d'alcool, une infection ou un surdosage d'insuline. La glycémie doit être déterminée par le diabétique lui-même.
▶ **Les symptômes** d'une hypoglycémie sont une sensation de faiblesse, des sueurs froides, des palpitations, des étourdissements et une faim impérieuse.

▶ **Prévention** Manger suffisamment pendant les trois repas de la journée, et faire régulièrement plusieurs petites collations. La glycémie reste alors à un niveau constant.
▶ **Traitement d'urgence** Un morceau de sucre ou une solution sucrée en dosette individuelle (à toujours avoir sur soi) vous aideront à vous remettre d'un accès d'hypoglycémie. Mangez ensuite un ou deux biscuits ou un morceau de pain, et buvez un jus de fruits ou une boisson sucrée.

AIDER L'ORGANISME À BIEN PRODUIRE LE SUCRE

L a glycémie et l'insuline effectuent un travail d'équipe parfaitement rodé. Mais cette tâche ne pourra être menée à bien si votre activité physique est insuffisante : pratiquez un sport et vous brûlerez plus de glucides, donc plus de glucose. Vous ferez ainsi baisser efficacement votre glycémie.

Natation, cyclisme, tennis, golf ou quilles, tous ces sports qui stimulent le système cardio-vasculaire et aident à perdre les kilos superflus sont recommandés. Ajoutez à cela une séance quotidienne de marche sportive et l'« usine sucrière » de votre organisme travaillera normalement.

Si vous êtes diabétique, vous risquez une crise d'hypoglycémie au cours d'une activité sportive. Par conséquent, ayez toujours quelques morceaux de sucre sur vous.

LES QUILLES, C'EST BON POUR L'INSULINE !

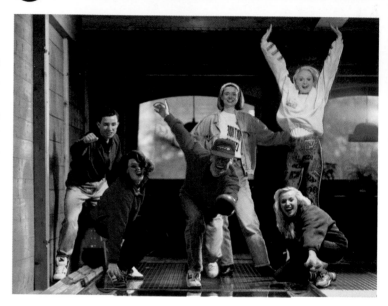

◆ Planifiez une séance de quilles ou un autre sport pas trop fatigant au moins 1 fois par semaine. L'activité physique stimule la production d'insuline et fait baisser la glycémie.

◆ Adhérez à une association qui vous permettra d'en apprendre les règles et les techniques.

Soin des pieds

Les diabétiques étant très sensibles aux bactéries et aux champignons, et les troubles de la circulation sanguine retardant la guérison des blessures, ils doivent veiller à la santé de leurs pieds.

► Les chaussettes doivent bien absorber la transpiration. Après le sport, lavez-vous les pieds sans savon et séchez-les soigneusement.

► Ne poncez pas les callosités de vos pieds vous-même, car vous risquez de vous blesser. Faites appel aux services d'un pédicure.

MARCHE SPORTIVE

Exercice

◆ Choisissez un parcours plat, de préférence non asphalté.

◆ En utilisant toute la tonicité de votre corps, marchez à un rythme rapide et respirez toujours régulièrement par intervalles : par exemple, faites 5 à 8 pas puis levez lentement les bras au-dessus de la tête en inspirant.

◆ Faites de nouveau 5 à 8 pas et baissez les bras en expirant.

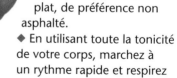

  15 min par jour

LE STRESS À L'ORIGINE DU DIABÈTE ?

En cas d'efforts importants, l'organisme sécrète des hormones du stress comme l'adrénaline. Elles provoquent un rétrécissement des vaisseaux sanguins et une augmentation de la tension artérielle : nous sommes alors plus vigilants et plus efficaces. Dans le même temps, ces hormones libèrent le sucre des cellules et la glycémie augmente afin que l'organisme puisse avoir plus d'énergie à sa disposition. Sous l'influence du stress, le cerveau et les muscles brûlent plus de sucre qu'en temps normal. S'il est modéré, ce processus est tout à fait inoffensif pour la santé. Mais si l'équilibre dans l'organisme est perturbé de façon prolongée par le stress, cela peut déclencher l'apparition du diabète.

Bien entendu, les circonstances extérieures n'influent pas toujours sur le stress. Toutefois, des promenades régulières, un sommeil suffisant ainsi que les exercices de détente présentés ci-contre peuvent contribuer à faire baisser votre taux d'adrénaline et vous aider à retrouver votre sérénité.

LA RELAXATION MUSCULAIRE DE JACOBSON

Préparation

◆ Le principe de cette série d'exercices est de contracter puis de relâcher différents groupes musculaires. On peut pratiquer ces exercices aussi bien assis qu'allongé, mais mieux vaut être allongé pour cette technique de relaxation progressive. Installez-vous dans un endroit calme, où la température est agréable.

Exercice

◆ Allongez-vous sur le dos, fermez les yeux et respirez profondément. Commencez par le pied droit. Tendez les orteils et étirez la jambe. Maintenez la position pendant 3 ou 4 respirations, puis remettez votre pied en position initiale. Concentrez-vous sur la sensation de détente dans votre jambe. Continuez à respirer tranquillement. Faites l'exercice avec le pied gauche.

◆ Serrez le poing droit très fort, jusqu'à ce que vous ressentiez une tension dans le haut du bras. Maintenez la tension pendant 3 ou 4 respirations, puis desserrez lentement le poing en détendant les doigts. Recommencez l'exercice avec la main gauche.

◆ Contractez les différents muscles de votre visage les uns après les autres : levez les sourcils, froncez-les, froncez le nez, fermez les yeux en serrant les paupières, serrez les mâchoires, pressez la langue contre votre palais. Pour chacun de ces muscles, maintenez la tension pendant environ 1 ou 2 respirations, puis relâchez-les.

◆ À la fin de ces exercices, étirez-vous et respirez profondément.

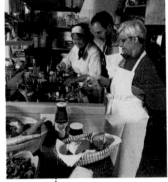

Ensemble, c'est plus facile. Au sein d'un groupe d'entraide, les diabétiques peuvent se faire part de leurs problèmes et cuisiner des petits plats ensemble.

DU YOGA POUR CHASSER LES TENSIONS

Exercice

◆ Allongez-vous sur le dos de manière totalement détendue, les bras placés le long du corps. Respirez calmement.

◆ Inspirez en fléchissant les jambes. Remontez les genoux sur la poitrine. Les épaules et les omoplates restent bien à plat sur le sol.

◆ Expirez en levant les jambes de manière à ce qu'elles forment un angle droit avec le haut du corps. Gardez la pointe des pieds tendue. Conservez cette position pendant 20 à 30 s.

◆ Fléchissez les genoux et ramenez les jambes en position initiale. Respirez profondément.

  5 fois

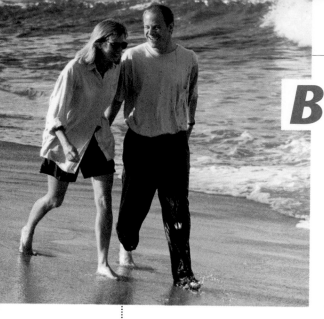

BIEN VIVRE LA MÉNOPAUSE

Pour un grand nombre de femmes, la ménopause représente une étape : elle marque non seulement la fin de la période de fertilité, mais aussi un nouveau départ dans la vie. Malheureusement, elle est souvent accompagnée de troubles gênants, inévitables certes, mais pouvant être soulagés de manière efficace.

La ménopause, ou retour d'âge, est la période pendant laquelle la capacité de reproduction d'une femme disparaît, car les ovaires cessent peu à peu de sécréter des hormones. À la fin de cette période de transition, l'arrêt des règles est total, et c'est la ménopause proprement dite. L'espérance de vie moyenne d'une femme à l'heure actuelle étant de quatre-vingts ans environ, on peut dire aujourd'hui que la ménopause se situe presque au milieu de son existence. Beaucoup de femmes ressentent cette période, qui s'étend sur plusieurs années, comme un tournant tant physiologique que psychologique et émotionnel.

Que se passe-t-il pendant la ménopause ?

La ménopause se divise en trois périodes. La préménopause (on dit aussi périménopause), commence à partir de 40 ans et se caractérise par une diminution du nombre d'ovules. Les ovaires produisent de moins en moins d'œstrogènes ; quand la concentration de cette hormone passe en dessous d'un certain seuil, le cycle hormonal est déséquilibré.

La ménopause confirmée est marquée par des règles irrégulières, de moins en moins abondantes. Elle s'accompagne de bouffées de chaleur, parfois aussi de tachycardie, d'insomnies et de sautes d'humeur.

Un an après les dernières règles, à peu près vers 50 ans, l'organisme s'est habitué à un taux d'hormones plus faible. Il a surmonté les bouleversements de la ménopause, et la période de postménopause qui lui succède s'écoule sans troubles particuliers.

Les œstrogènes jouent un rôle protecteur dans de nombreux processus métaboliques. La diminution de leur sécrétion entraîne donc une baisse de leurs effets positifs sur l'organisme : le déficit en œstrogènes peut, par exemple, faire diminuer l'absorption du calcium

Adieu à la vie sexuelle ?

Les dernières règles marquent la fin de la période de fertilité de la vie d'une femme. Beaucoup se demandent alors avec angoisse si cela met également un terme à leur vie sexuelle. Mais la libido n'est pas forcément affectée par la baisse de la sécrétion des hormones sexuelles.
► Avoir des relations sexuelles régulières est un excellent palliatif. Cela évite d'avoir recours à des ovules d'œstrogènes et, du fait d'une irrigation plus importante, cela favorise l'oxygénation et l'apport en nutriments du vagin et du périnée.
► Afin de préserver la souplesse des parois vaginales et d'accroître votre plaisir sexuel, entraînez les muscles de votre périnée.
► Si vous souffrez d'irritations au niveau des muqueuses, dues à la sécheresse vaginale, votre médecin pourra vous prescrire des traitements locaux. Utilisez des lubrifiants. Après la ménopause, ne renoncez pas à une vie amoureuse épanouissante.

osseux, ce qui favorise l'apparition de l'ostéoporose (p. 222). Il vous faut conserver une activité physique suffisante et prendre des mesures préventives sérieuses pour vous protéger de l'infarctus du myocarde et de l'athérosclérose. N'oubliez pas, enfin, que vous êtes plus exposée au risque de cancer du sein.

Le rôle indiscutable du psychisme

Outre les processus physiologiques, l'aspect psychologique joue un rôle déterminant au cours de la ménopause. Nombreuses sont les femmes qui considèrent cette période de leur vie comme un nouveau départ : les règles et les douleurs qui les accompagnent appartiennent désormais au passé et la contraception n'est plus une préoccupation. Toutefois, certaines redoutent de

perdre leur féminité et leur pouvoir de séduction. En outre, c'est aussi à cette époque que des changements radicaux interviennent dans la vie quotidienne : les enfants devenus grands quittent le foyer familial, laissant un grand vide qu'il faut combler en se tournant vers d'autres activités et en se recentrant sur soi et sur son partenaire. Tout cela prend du temps et peut conduire à des tendances dépressives et compliquer les troubles propres à la ménopause.

Les hommes aussi...

Le plus souvent, on parle de crise de la mi-vie ou d'andropause pour désigner le retour d'âge masculin. Chez les hommes, la sécrétion d'hormones diminue de 1 à 2 % par an à partir de la quarantaine. Lorsque le taux de testostérone chute, ils ne sont pas non plus

épargnés par des symptômes tels que la fatigue, l'irritabilité, des tendances dépressives, une baisse de la libido, des douleurs articulaires et des sueurs.

Prendre son élan pour entrer dans l'âge d'or

Ce programme de trois semaines montre qu'il existe des moyens efficaces et naturels pour lutter contre les troubles de la ménopause dus aux bouleversements physiologiques. Une alimentation adaptée, une activité physique suffisante ainsi qu'une certaine acceptation de son âge sont les garants d'une qualité de vie que les plus jeunes peuvent parfois envier. Ainsi, la ménopause peut être l'occasion d'un nouveau départ dans la vie et pas seulement un adieu mélancolique à ce qui ne sera jamais plus.

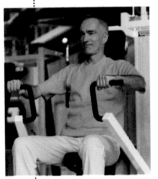

L'andropause et les hommes
Entre 45 et 55 ans, les hommes vivent aussi une période de transition critique. L'activité physique aide à limiter les troubles consécutifs à une baisse des hormones.

PROGRAMME DE 3 SEMAINES

ALIMENTATION

Un choix attentif des aliments facilite cette période de transition.
▶ Vous en saurez plus sur l'importance de l'alimentation **pour pallier les troubles de la ménopause.**
▶ Découvrez comment **les phyto-œstrogènes** peuvent compenser naturellement la baisse du taux d'hormones.

EXERCICE

Une activité sportive contribue efficacement à :
▶ **atténuer les effets gênants de la ménopause** et à lutter contre la surcharge pondérale ;
▶ raffermir le **tissu conjonctif du périnée** grâce à une gymnastique spécifique ;
▶ diffuser **les endorphines** dans l'organisme, et ainsi compenser le manque hormonal et éviter les tendances dépressives.

RELAXATION

Le dérèglement hormonal accentuant la fatigue, les phases de récupération deviennent très importantes :
▶ des **bains de pieds chauds et froids** aident à lutter contre l'insomnie et les troubles de la circulation sanguine ;
▶ des **bains de boue** chez soi ou chez une esthéticienne font des miracles sur les troubles caractéristiques de la ménopause.

EN FORME PENDANT CETTE DÉLICATE PÉRIODE !

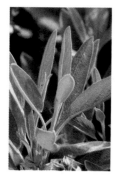

*Vous pouvez soulager les **bouffées de chaleur** avec une infusion de sauge ou en prenant un grand bain relaxant additionné d'huile essentielle de cyprès.*

Pendant et après la ménopause, nombre de femmes se plaignent de prendre du poids ou de ne pas réussir à en perdre. Sans connaître avec certitude les raisons profondes de ce phénomène, les scientifiques admettent néanmoins que la répartition des amas graisseux, ou capitons, est modifiée par la baisse du taux d'œstrogènes ; ces capitons s'installent désormais davantage au niveau des hanches et du ventre. Par ailleurs, le métabolisme se ralentit un peu plus d'année en année et l'organisme brûle de moins en moins de calories.

Dans ce contexte, une alimentation équilibrée joue un rôle primordial et la pratique d'une activité physique aide à brûler les calories en trop et à éliminer les graisses.

Quelques conseils pour mieux franchir ce cap

◆ Le **déficit hormonal** est à l'origine de tous les troubles aigus de la ménopause. Une alimentation plus riche en phyto-œstrogènes (p. 218-219), remplaçant les œstrogènes que l'organisme ne fabrique plus, peut éviter de fortes fluctuations hormonales.

◆ Les **bouffées de chaleur** sont favorisées par l'alcool, les boissons contenant de la caféine, la nicotine et les confiseries. Les boissons et les plats chauds ou fortement épicés stimulent la circulation sanguine, contribuant à augmenter la température cutanée. Le stress et les efforts physiques déclenchent également des bouffées de chaleur. Les **flavonoïdes** que contiennent les agrumes, les cerises, le cynorhodon et la vitamine E, surtout dans les huiles végétales, atténuent ces troubles.

◆ La sauge permet de réduire le nombre et l'abondance des **suées nocturnes**. Prenez-la en infusion ou en extraits.

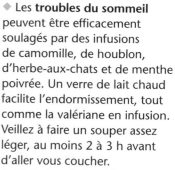

◆ Les **troubles du sommeil** peuvent être efficacement soulagés par des infusions de camomille, de houblon, d'herbe-aux-chats et de menthe poivrée. Un verre de lait chaud facilite l'endormissement, tout comme la valériane en infusion. Veillez à faire un souper assez léger, au moins 2 à 3 h avant d'aller vous coucher.

◆ L'infusion de houblon et le magnésium (riz complet, fruits à écale) ont une action bénéfique sur **l'irritabilité**. Le potassium (légumes secs, poisson) et la vitamine B12 (foie, lait, œufs) favorisent également la sérénité.

◆ Les **sautes d'humeur** sont accentuées par la consommation de sucre. En effet, celle-ci augmente le besoin en vitamines B et en minéraux. Une carence en ces nutriments peut être à l'origine de nervosité et d'anxiété. Si vous avez envie de douceurs, optez plutôt pour des fruits secs.

◆ **Consommation de liquides :** buvez au moins 2 litres par jour, les boissons les plus indiquées étant l'eau minérale et les infusions de plantes. Une hydratation importante de la peau atténue la formation des rides. Si vous avez tendance à souffrir d'infections des voies urinaires et génitales, buvez encore plus, du jus de canneberges en particulier.

◆ Réduisez votre **consommation de sel**, qui augmente souvent la tension artérielle et favorise la rétention d'eau dans les tissus. L'ail, les fines herbes fraîches et le jus de citron sont de bonnes alternatives au sel.

◆ Arrêtez de **fumer**, la nicotine favorise la fuite des œstrogènes.

Agir contre les principaux risques

Du fait de la chute du taux d'œstrogènes pendant la ménopause, les mécanismes de protection diminuent. Grâce à une alimentation adaptée, vous pouvez contre-attaquer efficacement.

▶ **Artériosclérose** Le poisson, les huiles végétales et les légumes secs améliorent le métabolisme du cholestérol et des graisses. Ils contribuent ainsi à lutter contre les dépôts et les calcifications dans les vaisseaux.

▶ **Ostéoporose** Le déficit en œstrogènes provoque la libération du calcium contenu dans les os. Après la ménopause, les femmes devraient absorber environ 1 200 mg de calcium par jour (contre 900 mg avant), afin de couvrir tous leurs besoins. Les produits laitiers sont la meilleure source de calcium ; certaines eaux minérales, les choux et les agrumes en contiennent également des quantités non négligeables.

▶ **Thrombose** Cette maladie vient d'une très forte tendance des plaquettes sanguines à s'agréger. L'ail et les poissons gras améliorent la fluidité du sang.

GRATIN DE FENOUIL ET POMMES DE TERRE

1 petit oignon
2 c. à thé d'huile d'olive
1 bulbe de fenouil
100 ml de bouillon de légumes
2 pommes de terre
   moyennes (200 g)
1 c. à soupe de persil haché
1 c. à soupe de crème à 10%
½ c. à soupe de jus de citron
20 g (3 c. à soupe) de cheddar
   râpé
Sel

◆ Émincez l'oignon et faites-le fondre dans une petite casserole avec 1 c. à thé d'huile.
◆ Lavez le fenouil, coupez-le en deux, enlevez les branches dures et le trognon. Ajoutez le fenouil et le bouillon de légumes dans la casserole. Couvrez et faites cuire à feu doux pendant 15 min.
◆ Pelez les pommes de terre et coupez-les en deux. Badigeonnez les surfaces coupées avec le reste de l'huile, salez et parsemez de persil.
◆ Disposez les pommes de terre, surface coupée vers le haut, sur une plaque à four. Faites cuire au four à 200 °C (400 °F) pendant environ 30 min.
◆ Disposez le fenouil dans un moule à soufflé. Mélangez la crème avec le jus de cuisson et le jus de citron. Versez sur le fenouil. Parsemez de cheddar. Mettez au four et laissez cuire 20 min.
◆ Servez le fenouil en même temps que les pommes de terre.

Conseil

Si vous utilisez des pommes de terre nouvelles, brossez-les bien et ne les pelez pas.

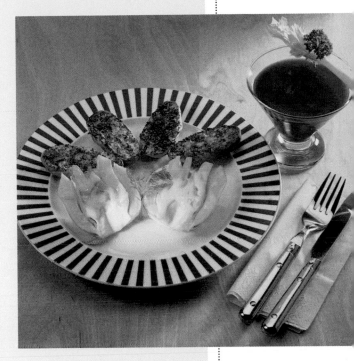

POMMES DE TERRE ET CHOU-FLEUR AU JAMBON

2 pommes de terre
   moyennes (200 g)
200 g (1 tasse) de chou-fleur
3 ou 4 c. à soupe de lait tiède
10 g (2 c. à thé) de beurre
Noix muscade
1 œuf battu
1 tranche de jambon
15 g (2 c. à soupe) de fromage
   râpé
Sel

◆ Faites cuire les pommes de terre en robe des champs pendant 25 min ; séparez le chou-fleur en petits bouquets et faites-le cuire 15 min dans un cuit-vapeur.
◆ Pelez les pommes de terre encore chaudes, puis passez-les au moulin à légumes. Ajoutez le lait et mélangez vigoureusement. Incorporez le beurre et salez.
◆ Passez le chou-fleur au moulin à légumes, salez-le, ajoutez 1 pincée de noix muscade et l'œuf.
◆ Coupez le jambon en petits morceaux. Graissez légèrement un petit moule à soufflé. Déposez la purée de pomme de terre, le jambon puis le chou-fleur. Parsemez de fromage râpé, mettez au four à 180 °C (350 °F) et faites cuire pendant environ 30 min.

Conseil

Pour éviter d'avoir à consommer du chou-fleur plusieurs jours de suite, achetez un mini chou-fleur. Choisissez-le bien blanc.

TREMPETTE AU BREBIS

50 g de fromage de brebis
50 g de yogourt grec au
   lait de brebis
1 ou 2 gousses d'ail
1 à 2 c. à soupe de persil
   haché
1 c. à thé d'huile d'olive
Sel, poivre

◆ Réduisez le fromage en miettes et écrasez-le avec le yogourt. Écrasez les gousses d'ail et mélangez-les au yogourt avec le persil haché et l'huile d'olive. Salez, poivrez. Laissez reposer 30 min.
◆ Trempez des lanières ou des morceaux de légumes crus (poivron, chou-fleur et carottes par exemple) dans cette sauce.

LES PHYTO-ŒSTROGÈNES : DES HORMONES DE SUBSTITUTION AU NATUREL

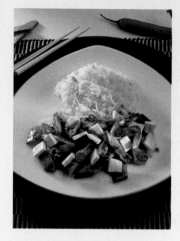

Les besoins quotidiens en phyto-œstrogènes sont couverts avec 2 c. à soupe de graines de lin et 500 ml de lait de soja ou de yogourt au lait de soja.

Beaucoup de végétaux contiennent une proportion intéressante de phyto-œstrogènes, qui ne sont autres que des précurseurs végétaux des œstrogènes ; ils sont transformés en hormones par la flore bactérienne intestinale. Ainsi est-il possible, par l'alimentation, de compenser quelque peu le déficit hormonal dû à la ménopause. Les phyto-œstrogènes sont surtout présents dans les germes de soja, le tofu et d'autres produits à base de soja. On en trouve aussi dans des aliments tels que les graines de lin, les pois, le lait de vache, l'ail, les prunes, les cerises, les pommes de terre et les tomates.

TOFU AU BLANC DE POULET

2 ou 3 champignons shiitake séchés
50 g de blanc de poulet
125 g (²⁄₃ tasse) de tofu
1 petit oignon nouveau
1 gousse d'ail
½ poivron rouge
½ chili (piment rouge) séché
60 g de pois mangetout
2 c. à thé d'huile de soja
50 ml de bouillon de légumes
1 c. à soupe de sauce de soja
1 pincée de sucre
1 c. à thé de fécule de maïs
Sel

◆ Faites tremper les champignons 30 min dans 500 ml d'eau tiède.
◆ Coupez le blanc de poulet en fines lanières ; égouttez le tofu et coupez-le en petits dés.
◆ Pelez l'oignon et coupez-le en lamelles. Épluchez l'ail et le poivron, taillez-les en lamelles fines. Écrasez le chili dans un mortier. Lavez et effilez les pois mangetout. Égouttez les champignons en conservant leur eau et éliminez les queues.
◆ Faites revenir le poulet avec 1 c. à thé d'huile dans une poêle à feu vif, puis retirez-le.
◆ Faites chauffer le reste de l'huile, faites-y revenir les légumes en remuant, jusqu'à ce que l'oignon devienne translucide.
◆ Ajoutez le tofu. Versez le bouillon de légumes et l'eau de trempage des champignons. Assaisonnez avec la sauce de soja et le sucre et faites cuire de 3 à 4 min. Délayez la fécule dans un peu d'eau froide, versez-la dans la poêle et mélangez pour lier la sauce. Ajoutez le poulet et faites cuire encore 2 à 3 min.
◆ Accompagnez de riz créole.

Le pays du sourire nous donne de l'espoir

▶ **Phénomène** Les bouffées de chaleur et autres troubles de la ménopause sont inconnus des Thaïlandaises. Leurs os restent solides et l'artériosclérose les touche nettement moins que nous. Ce phénomène est dû à la forte proportion de phyto-œstrogènes que contient leur alimentation, surtout grâce aux produits à base de soja, fort appréciés en Extrême-Orient. Non seulement les hormones végétales remplacent les œstrogènes mais elles suppriment dans l'organisme l'œstradiol sécrété par celui-ci, favorisant le développement de tumeurs du sein malignes. Le taux de cancer du sein au Japon est nettement plus faible que dans les pays occidentaux. De plus, ces phyto-œstrogènes ont un effet anti-inflammatoire et antibiotique.

▶ **Une aide pour les Occidentales** Parmi les études menées sur des femmes ménopausées, l'une a montré que 50 g (²⁄₃ tasse) de farine de soja pris chaque jour dans le muesli faisaient disparaître les troubles liés à la ménopause au bout de 6 semaines seulement !

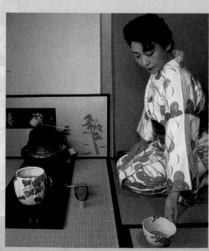

UN LARGE RAYON D'ACTION

▶ **Une protection du système cardio-vasculaire**

50 g de protéines de soja consommés chaque jour réduisent d'environ 10 % la teneur en lipides sanguins – en particulier le taux de cholestérol –, diminuant ainsi les risques d'artériosclérose.

▶ **Une ménopause bien tolérée**

En consommant régulièrement des phyto-œstrogènes, vous pouvez éviter les symptômes caractéristiques comme les bouffées de chaleur, les sueurs, la tachycardie ou les tendances dépressives.

▶ **Une protection contre l'ostéoporose**

Les œstrogènes diminuent l'efficacité des substances qui réduisent la masse osseuse. Lorsque le taux d'œstrogènes chute, au moment de la ménopause, ce mécanisme de protection n'existe plus et le risque d'ostéoporose augmente. La prise de phyto-œstrogènes permet de reconstruire quelque peu cette barrière protectrice.

Tofu

Graines de sésame

Graines de soja

Germes de soja
Attention : malgré leur appellation, il ne s'agit pas de germes de soja à proprement parler, mais de germes de haricots mungos, qui n'ont pas du tout les mêmes propriétés.

Graines de soja germées

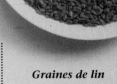

Graines de lin

▶ **Une protection des cellules du cerveau**

Les phyto-œstrogènes pourraient renforcer l'irrigation sanguine du cerveau. Ils contribuent également à protéger les neurones. On suppose qu'un apport suffisant en phyto-œstrogènes permettrait d'éviter dans une certaine mesure l'apparition des maladies d'Alzheimer et de Parkinson.

Flocons de soja

▶ *Une protection contre le cancer du sein*

Le risque de voir apparaître un cancer du sein pourrait diminuer lorsqu'on augmente sa consommation de phyto-œstrogènes.

219

UNE CARTE MAÎTRESSE : L'ACTIVITÉ PHYSIQUE

Faites-vous partie de ces gens qui, avec le retour d'âge, se sentent nerveux à longueur de journée ? Dans ce cas, pourquoi ne pas tirer parti de ce nouveau besoin d'activité et vous défouler en faisant du sport ? L'activité physique ralentit les processus de transformation de l'organisme et peut atténuer les troubles qui accompagnent la ménopause et l'andropause. C'est à vous de choisir quel type de sport vous convient : course à pied, vélo ou natation, mais pratiquez-le au moins deux fois par semaine ! Ajoutez à cela les exercices présentés ci-contre, et vous vous sentirez renaître !

Les endorphines

Au cours d'un effort physique, l'organisme sécrète des endorphines, ces « drogues » endogènes analogues à la morphine et qui induisent un sentiment de bonheur. Pour profiter de leurs bienfaits, inscrivez-vous à un cours de danse, dans un centre de remise en forme ou une association sportive, qui propose des programmes d'entraînement de groupe. Outre le plaisir et les occasions de vous faire des amis que cela procure, cette activité physique vous aidera à lutter contre les idées noires.

 ## MUSCLER LES PECTORAUX

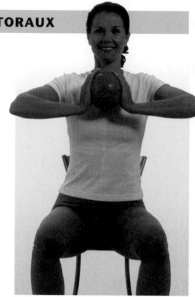

Exercice

◆ Asseyez-vous sur une chaise, le dos bien droit. Serrez une balle de gymnastique entre vos mains. Maintenez la pression pendant 5 à 7 s, puis relâchez.

◆ Tout en serrant la balle, allongez les bras à hauteur des épaules. Maintenez la pression pendant 5 à 7 s, puis relâchez.

  *9 fois la semaine 1
Augmenter de 9 fois
chaque semaine*

 ## RENFORCER LE PÉRINÉE

Exercice

◆ Allongez-vous sur le dos, les jambes bien à plat et les bras le long du corps.

◆ Appuyez tout d'abord les lombaires au sol en contractant les abdominaux. Maintenez la tension pendant 5 à 7 s.

◆ Soulevez le bassin en gardant les épaules au sol, de façon que le haut du corps et les cuisses soient alignés. Serrez les genoux. Maintenez la tension pendant 5 à 7 s, puis reposez lentement le bassin au sol.

Pour plus de difficulté

◆ Lorsque vous avez soulevé le bassin, relevez aussi les orteils. Ce geste permet d'augmenter la tension exercée sur le périnée.

  *9 fois la semaine 1
13 fois les semaines 2 et 3*

DES MUSCLES DORSAUX TONIQUES !

Exercice

◆ Allongez-vous à plat ventre sur votre lit ou sur un tapis de sol. Tendez les bras devant vous.

◆ Remontez doucement les bras, les épaules et la tête. Placez les paumes de vos mains face à face et regardez vers le bas.

◆ Ne cambrez pas le dos et relevez le buste jusqu'à ce que votre sternum soit presque totalement soulevé. Maintenez la position pendant 5 s.

  *9 fois la semaine 1
13 fois les semaines 2 et 3*

SORTIR DES SENTIERS BATTUS

Vous sentez-vous souvent épuisé plus tôt dans la journée qu'auparavant ? Cela n'a rien d'anormal puisqu'un organisme jeune gère plus facilement le stress et la fatigue qu'un organisme plus âgé. Au cours de la période de ménopause, les femmes se sentent généralement plus vite fatiguées ou abattues, la baisse du taux d'œstrogènes entraînant notamment des sautes d'humeur, un sentiment d'anxiété et/ou une tendance à l'insomnie. Ce stress accentue les fluctuations hormonales et, du même coup, les troubles liés à la ménopause. Pour pallier cet inconvénient, accordez-vous des moments de récupération aussi souvent que possible. Faites des promenades, écoutez de la musique, respirez à pleins poumons devant une fenêtre ouverte : c'est comme cela que vous vous détendrez. Des bains de pieds chauds et froids et des bains de boue vous aideront à lutter contre l'insomnie et les troubles de la circulation sanguine.

Avec la ménopause, vous entamez un nouveau départ dans la vie et vous avez besoin pour cela de courage et de force. Essayez donc toutes ces méthodes pour déterminer celle qui vous plaît et vous détend le mieux.

BAINS DE PIEDS CHAUDS ET FROIDS

Préparation
◆ Remplissez une cuvette d'eau chaude (34-36 °C/93-97 °F) et une autre d'eau froide. Si vous voulez, ajoutez une décoction de fleurs de lavande ou de feuilles de mélisse dans l'eau chaude (faites infuser 20 min 50 g de ces plantes dans 1 litre d'eau bouillante).

Exercice
◆ Plongez les pieds 5 min dans l'eau chaude puis 30 s dans l'eau froide. Recommencez 1 fois.
◆ Séchez-vous soigneusement les pieds et enfilez des bas de laine qui vous tiendront bien chaud.

BAIN DE BOUE

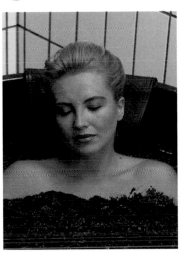

Exercice
◆ Offrez-vous de temps en temps un bain de boue dans un établissement spécialisé : il est prouvé que cela aide à soulager les troubles caractéristiques de la ménopause.
◆ Le véritable bain de boue étant impossible à prendre chez soi, optez pour des produits de bain tout prêts.

  15 à 20 min
2 fois par semaine

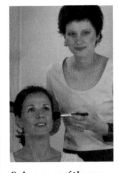

Soins cosmétiques
La peau change souvent de texture avec la ménopause. Faites-vous dorloter dans un institut de beauté qui vous proposera des massages du visage, des gommages, des masques hydratants et tout ce qui peut faire plaisir à votre épiderme...

Se découvrir de nouvelles passions

La ménopause est une période de bouleversements de tous ordres. L'organisme vieillit sensiblement, les enfants ont quitté le foyer familial ou sont sur le point de le faire. Avoir à nouveau plus de temps à se consacrer est une véritable chance, encore faut-il savoir l'utiliser. Profitez-en, par exemple, pour pratiquer un art ou un sport dont vous avez toujours rêvé, sans vous dire que vous n'avez plus l'âge...
▶ Optez pour de nouvelles activités aussi enrichissantes sur le plan personnel qu'utiles à la société, telles qu'une participation bénévole au sein d'une association.
▶ Inscrivez-vous à des cours de peinture, de yoga ou de langues. Liez connaissance avec d'autres personnes et découvrez des facettes de votre personnalité que vous ignoriez.
▶ Partez en voyage. Une excursion en vélo ou en kayak, avec des amis et/ou votre partenaire, vous procurera de nouvelles sensations et vous fera découvrir d'autres mondes.

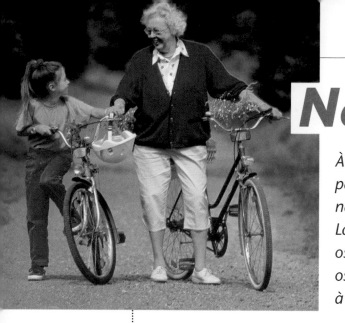

NON À L'OSTÉOPOROSE !

*À mesure qu'ils avancent en âge, la plupart des gens perdent quelques centimètres en taille et beaucoup ne parviennent même plus à se tenir droits.
La raison? Une diminution progressive de la masse osseuse, accompagnée d'une perte de matière osseuse appelée ostéoporose. Apprenez très tôt à détecter et à combattre ce processus.*

À partir de 45 ans environ, les os et les vertèbres perdent à peu près 1 % de matière osseuse par an. À un stade avancé, ce phénomène peut entraîner de brusques fractures des os, en particulier au niveau de la partie supérieure de la colonne vertébrale, qui provoquent de violentes douleurs et accroissent la courbure du dos (cyphose). Les femmes âgées étant plus particulièrement touchées, le langage populaire a donné à cette maladie le nom de « bosse des veuves ». Les médecins, eux, l'appellent ostéoporose. Les femmes sont bien plus souvent atteintes que les hommes en raison des besoins accrus en calcium qu'elles connaissent pendant la grossesse et après la ménopause. Dès que la concentration en calcium diminue dans le sang, l'organisme va chercher celui qui est stocké dans les os. Le calcium étant alors de nouveau disponible en plus grande quantité, l'organisme considère que l'apport de ce minéral est à nouveau suffisant et ralentit l'absorption du calcium qu'apporte l'alimentation. Petit à petit, les os deviennent poreux. Pour stopper ce mécanisme, agissez sur les processus métaboliques en mangeant des aliments riches en calcium et en faisant travailler vos muscles, ce qui renforcera aussi votre tissu osseux.

PROGRAMME DE 2 SEMAINES

EXERCICE

Luttez contre l'ostéoporose:
▶ en faisant travailler vos muscles, ce qui stimulera les **ostéoblastes (les cellules qui fabriquent les os)** et diminuera les pertes osseuses;
▶ en effectuant des exercices qui renforcent la musculature de votre **colonne vertébrale et de vos jambes.**

ALIMENTATION

▶ Absorbez une **quantité suffisante de calcium :** vous améliorerez la densité et la capacité de charge de votre squelette.
▶ Intégrez en plus dans vos menus des **vitamines D et K,** qui agissent sur le métabolisme, pour permettre de fixer le calcium de manière optimale.

RELAXATION

▶ Privilégiez, dans la mesure du possible, **les bains de soleil** préconisés dans votre programme, ils vous délasseront et vous assureront un apport en **vitamine D,** nécessaire à la **fixation du calcium.**
▶ Détendez votre colonne vertébrale en vous exerçant sur un **ballon de gymnastique.**

DES MUSCLES PUISSANTS POUR SOUTENIR LES OS AFFAIBLIS

L'objectif de ces exercices est de renforcer votre musculature pour compenser la faiblesse de vos os. D'une part, des muscles puissants soulagent les os dans leur fonction de soutien et, d'autre part, l'activité musculaire stimule la multiplication des cellules qui construisent les os, les fameux ostéoblastes. Par conséquent, la gymnastique contribue à prévenir l'ostéoporose et soutient la structure osseuse si vous êtes déjà atteint par cette affection.

En cas d'ostéoporose avérée, cependant, consultez tout d'abord votre médecin avant d'effectuer les exercices ou d'autres activités sportives telles que la course à pied ou le vélo. Un amour-propre mal placé n'est pas de mise ici, car il peut causer davantage de dégâts que servir votre santé. L'ostéoporose étant une maladie qui se développe lentement, un programme de deux semaines ne peut être que le point de départ d'une thérapie à long terme.

 ## POUR LA COLONNE VERTÉBRALE

Exercices
◆ Asseyez-vous au bord d'une chaise. Redressez votre colonne vertébrale en étirant lentement le buste vers le haut. Relâchez.
◆ Posez maintenant les mains derrière vous sur la chaise. Appuyez-vous sur le siège et redressez votre colonne. Relâchez la tension.
◆ Posez les mains sur vos cuisses, les doigts orientés à l'intérieur. Exercez une pression avec la main sur chacune de vos cuisses et essayez de vous opposer à la pression en levant la cuisse sur laquelle vous appuyez.

Conseil
◆ Pour d'autres informations sur le dos, lisez « Faire du bien à son dos » (p. 40-47) et « Soulager sa colonne vertébrale » (p. 54-61).

  Maintenir la position 7 à 10 s – Faire 9 fois chaque exercice

 ## POUSSER LES EXTRÉMITÉS À L'EXTRÊME

Exercices
◆ Allongez-vous sur le dos sur un tapis de sol bien ferme. Écartez légèrement les jambes et posez les bras le long du corps. Appuyez légèrement les bras et les épaules sur le sol. Veillez à garder une bonne tonicité du corps. Fléchissez alternativement les genoux en direction de votre poitrine puis accélérez le mouvement.

◆ Mettez-vous debout et piétinez vigoureusement sur place en accélérant le mouvement.

Conseil
◆ Vous pouvez effectuer ces exercices au grand air : non seulement vous renforcerez les muscles de vos jambes, mais vous ferez le plein d'oxygène !

  1 min – 30 s de pause À faire à volonté

Tout au long de la journée, et spécialement au cours des exercices de gymnastique, faites fréquemment de petites pauses en vous allongeant sur une surface assez ferme. Cela vous détendra et vous évitera de vous blesser.

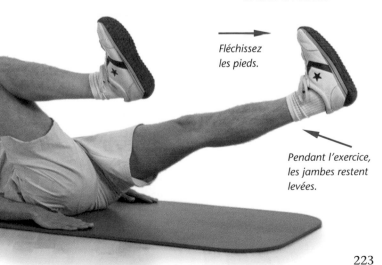

Fléchissez les pieds.

Pendant l'exercice, les jambes restent levées.

DES OS SOLIDES ET RÉSISTANTS

Si vous souffrez d'ostéoporose, vous devez être très attentif à votre alimentation : elle doit être suffisamment riche en nutriments, vitamines, minéraux et oligoéléments pour prévenir une perte accrue de masse osseuse.

À ce titre, il est particulièrement important de consommer suffisamment de calcium, surtout présent dans le lait et ses dérivés, mais aussi dans certaines variétés de légumes et de fruits. Pour couvrir vos besoins quotidiens, vous devez en absorber 1 200 à 1 500 mg. Par ailleurs, sachez que le fluor et les phyto-œstrogènes (p. 218-219) ont également un effet bénéfique sur le métabolisme osseux.

Si vous souffrez d'une surcharge pondérale, évitez les régimes restrictifs trop stricts. De nombreuses études ont montré qu'une perte de poids rapide entraînait également une diminution de la masse osseuse.

VELOUTÉ DE BROCOLI AU SAUMON FUMÉ

200 g (1 tasse) de brocoli
100 ml de lait
100 ml de bouillon de légumes
5 g (1 c. à thé) de beurre
50 g de saumon fumé
1 c. à thé d'amandes effilées
Sel, poivre

◆ Lavez le brocoli. Coupez les tiges en petits cubes, séparez la tête en bouquets. Faites cuire le tout 10 min dans 100 ml d'eau bouillante salée. Ajoutez ensuite le lait et le bouillon. Portez à nouveau à ébullition, puis mixez jusqu'à ce que la préparation soit onctueuse. Assaisonnez généreusement de poivre. Incorporez le beurre.
◆ Découpez le saumon fumé en fines lanières et faites-les chauffer dans la soupe, sans laisser bouillir. Parsemez d'amandes effilées et servez.

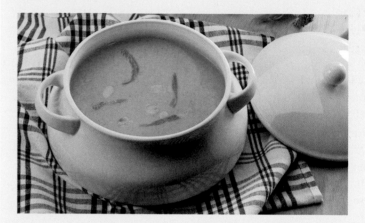

DES ALIMENTS POUR DES OS SOLIDES

Pour prévenir l'ostéoporose ou la traiter si l'on n'a pu éviter son apparition, il faut opter pour une alimentation riche en calcium. La vitamine D favorise l'assimilation du calcium tandis que la vitamine K l'aide à se fixer durablement dans l'organisme. En revanche, le phosphore, l'acide oxalique et l'excès de sel favorisent sa fuite.

Aliments recommandés

◆ Lait et produits laitiers : yogourt, fromage blanc, fromage (allégé)
◆ Agrumes, jus d'agrumes ◆ Légumes : brocoli, chou, chou-fleur, poireau
◆ Flocons d'avoine, sésame ◆ Aliments riches en vitamine D : jaune d'œuf, beurre, poisson gras comme le hareng et le saumon ◆ Aliments riches en vitamine K : tous les choux, choucroute ◆ Eau minérale riche en calcium prise aux repas

Aliments à éviter

◆ Aliments très riches en phosphore : viande en grande quantité, charcuterie et abats ◆ Aliments contenant de l'acide oxalique : rhubarbe, bettes et épinards, betterave, cacao
◆ Aliments riches en acide phytique, qui empêche l'assimilation du calcium : son de blé, maïs soufflé
◆ Boissons gazeuses à base de cola ◆ Sel en excès

SALADE DE GERMES

1 botte (125 g) de cresson
2 à 3 c. à soupe de germes de lentilles lavés
2 radis coupés en lamelles
1 c. à thé d'huile
2 c. à soupe de yogourt
1 c. à soupe de vinaigre
1 petite gousse d'ail
Sel, poivre

◆ Lavez le cresson. Mélangez-le avec les germes et les radis.
◆ Préparez une sauce en mélangeant l'huile, le yogourt, le vinaigre, l'ail écrasé au presse-ail, du sel et du poivre. Versez-la sur la salade, mélangez et servez.

UNE PLACE AU SOLEIL

Les habitants des régions nordiques sont plus souvent atteints d'ostéoporose que ceux qui vivent dans le sud. Cette plus forte incidence de la maladie s'explique notamment par le manque de lumière du soleil. La vitamine D, vitamine du soleil, est en effet plus difficile à synthétiser par la peau dans les pays nordiques, où l'on est couvert, que sous les latitudes tempérées. Les habitants des pays froids sont exposés à ce risque. Mais ceux qui passent l'hiver en Floride, par exemple, joignent l'utile à l'agréable : ils peuvent se prélasser au soleil dans une chaise longue et se détendre tandis que leur épiderme synthétise de la vitamine D. Au même titre qu'une alimentation adaptée et que la gymnastique pour étirer la colonne vertébrale, la lumière sert à traiter et à prévenir l'ostéoporose efficacement et durablement.

 ## En cadence

La danse est une thérapie idéale pour avoir un esprit sain dans un corps sain.
▶ Le métabolisme est stimulé ;
▶ les os sont consolidés ;
▶ la détente vient d'elle-même. Alors dansez le plus souvent possible et, pourquoi pas, inscrivez-vous à un cours de danse en entraînant votre partenaire.

 ## BAINS DE SOLEIL POUR LES OS

Exercice
◆ Prenez l'air au moins 15 min par jour afin que votre organisme reçoive la quantité nécessaire de rayons ultraviolets pour synthétiser la vitamine D.
◆ Prenez de temps à autre un bain de soleil. La lumière du soleil augmente la production de vitamine D et solidifie indirectement les os, car cette vitamine est indispensable à la fixation du calcium dans le tissu osseux.
◆ Ne négligez pas votre peau, qui a besoin de temps pour s'acclimater au soleil. Pensez à la protéger par une crème solaire et augmentez progressivement la durée de vos bains de soleil.

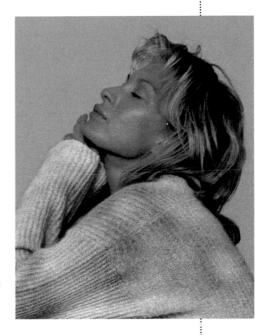

DÉTENDRE LA COLONNE VERTÉBRALE

Exercice
◆ Allongez-vous par terre sur le dos et posez les pieds sur un ballon de gymnastique. Les bras sont détendus le long du corps.
◆ Déplacez en douceur le ballon avec vos deux pieds vers l'avant et vers l'arrière, à droite puis à gauche. Expirez à fond en rentrant le ventre.
◆ Faites une petite pause de temps en temps.

  1 min – 30 s de pause
À faire 10 fois

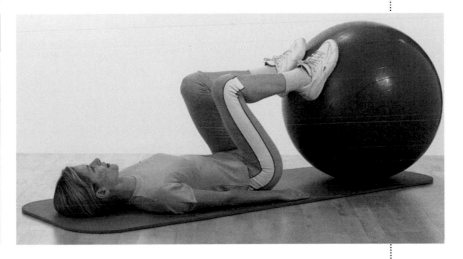

LORSQUE LES MOLLETS SONT DOULOUREUX

À la vitesse de l'éclair, la douleur envahit la jambe : elle est si violente qu'elle oblige le muscle à se contracter en une crampe prolongée. Elle nous surprend souvent en plein sommeil. Cette surexcitation musculaire se produit lorsque le muscle n'est pas assez oxygéné, par exemple en cas de troubles de la circulation sanguine ou d'effort sportif excessif. Les crampes sont aussi favorisées par une carence en magnésium, ce minéral qui régule la transmission des impulsions électriques des neurones vers les cellules musculaires. Les crampes dans les mollets se produisent particulièrement en été, car une plus grande transpiration accroît les besoins en magnésium.

Le magnésium est présent en grande quantité dans les aliments complets (pain, céréales), les germes de blé ou le muesli. Les graines de soja, le cacao et les fruits secs sont également riches en magnésium.

PREMIERS SECOURS EN CAS DE CRAMPES

Exercices

◆ Attrapez vos orteils d'une main et étirez-les avec vigueur vers le haut, comme si vous donniez un coup de pied dans votre main.

◆ Allongez-vous ou asseyez-vous et appuyez les jambes contre un mur. Faites attention à poser les pieds bien à plat.

◆ Courez çà et là, marchez d'un pas ferme, en appuyant plus particulièrement les talons sur le sol.

◆ Remplissez aux trois quarts un seau d'eau le plus chaude possible (sans qu'elle soit brûlante !). Plongez la jambe dedans jusqu'à ce que la crampe disparaisse.

  Jusqu'à ce que la douleur s'apaise

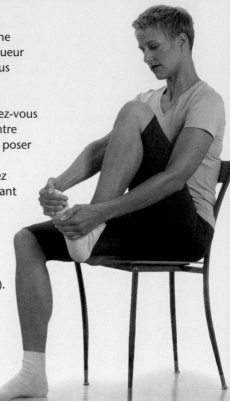

Contre les crampes dans les mollets

Si vous êtes souvent pris de crampes violentes, consultez un médecin. Vous souffrez peut-être d'un trouble du métabolisme, d'une mauvaise circulation sanguine ou d'un dérèglement nerveux. Ce qui suit peut vous soulager.

◆ **La cuisine méditerranéenne** (p. 116-118). C'est une bonne alliée dans la lutte contre les troubles de la circulation sanguine. Une cure intensive à base d'ail (1 gousse par repas), pendant 2 semaines dans un premier temps, renforcera l'efficacité de cette cuisine.

◆ **Des frictions et des massages** à la brosse aideront à stabiliser votre circulation sanguine.

L'effet préventif du magnésium

Le magnésium régule la transmission des impulsions nerveuses vers les cellules musculaires. Calcium et magnésium sont des antagonistes physiologiques, dont les taux doivent être équilibrés pour assurer une bonne transmission de l'influx nerveux. En cas de carence en magnésium, trop d'impulsions nerveuses parviennent aux cellules musculaires, ce qui déclenche des crampes au niveau des muscles.

▶ L'organisme a besoin de 300 à 400 mg de magnésium par jour.

On en trouve entre autres dans les noix, les graines de citrouille, les produits à base de soja, les légumes verts, les fruits secs et les bananes.

▶ En cas de crise aiguë, 2 comprimés de magnésium à croquer ou sous forme de granulés effervescents par jour, pendant 4 à 6 semaines, peuvent aider à surmonter les crampes.

▶ Il est prouvé que le stress est un grand consommateur de magnésium. Effectuez des exercices de relaxation mentale à titre préventif et pour diminuer le stress.

RELAXER LES JAMBES

Préparation
◆ Les exercices suivants ont pour objectif de détendre les jambes. Ils laissent les muscles s'oxygéner à fond, en particulier après une crampe. Jambes écartées, adoptez une position confortable.

Exercices
◆ Imaginez que vous marchez sur un sentier forestier recouvert de feuilles mortes. Faites comme si vous donniez un coup avec votre pied gauche dans un tas de feuilles imaginaire. Reposez rapidement le pied puis donnez un coup avec le pied droit.

◆ Faites comme si vous écrasiez un mégot de cigarette sous votre talon gauche et bougez ainsi le pied de l'extérieur vers l'intérieur environ 5 fois. Reposez le pied par terre. Recommencez l'exercice avec le talon droit.

  4 ou 5 fois

 ## LUTTER CONTRE LA DOULEUR AVEC LES ORTEILS

Échauffement
◆ Pour ne pas provoquer des crampes au niveau de la voûte plantaire et des mollets, échauffez-vous les jambes : avant d'effectuer les exercices, courez quelques instants ou prenez un bain de pieds chaud.

Exercices
◆ Asseyez-vous sur une chaise confortablement et dans une position détendue. Posez vos pieds sur le sol et allongez les jambes. Fléchissez les orteils des deux pieds aussi fort que possible en direction de la voûte plantaire, afin que la cuisse et le cou-de-pied forment une ligne presque droite. Maintenez cette position pendant environ 5 s. En effectuant un mouvement contraire, étirez maintenant les orteils vers le haut et écartez-les autant que possible. Maintenez cette position pendant 5 s.
◆ Asseyez-vous sans vous contracter sur une chaise. Relevez alternativement les orteils et les talons et restez pendant 10 s dans chaque position.

Pour plus de difficulté
◆ Tenez-vous au dossier d'une chaise bien stable. Dressez-vous sur la pointe de votre pied droit tandis que votre jambe gauche est fléchie, le pied en l'air. Gardez la position pendant 5 s, puis, toujours sur les orteils, fléchissez légèrement le genou droit afin d'étirer les muscles du mollet. Maintenez également cette tension pendant 5 s. Faites l'exercice avec la jambe gauche.

6 fois alternativement sur chaque jambe

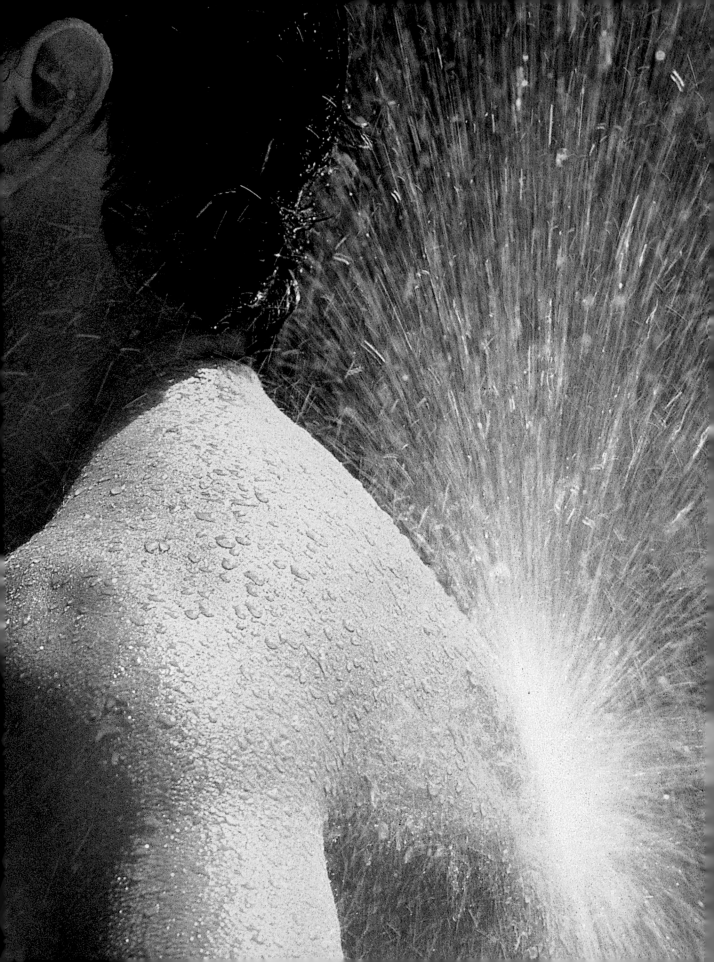

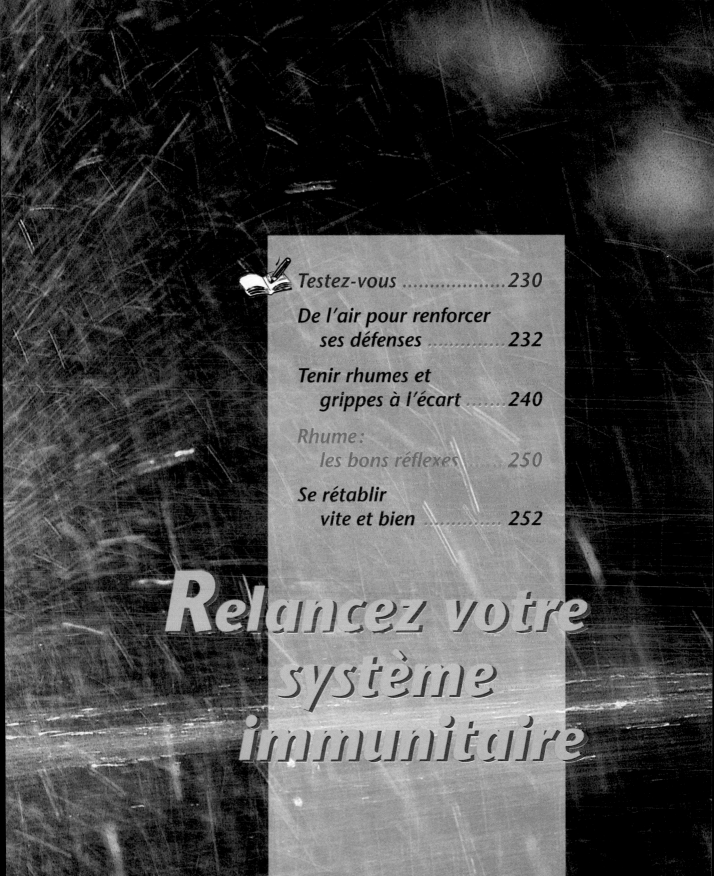

Relancez votre système immunitaire

VOTRE SYSTÈME IMMUNITAIRE EST-IL PERFORMANT ?

Les milliards d'anticorps et de cellules immunitaires qui nous protègent des infections et des maladies pèsent environ 2 kg. Chaque jour, l'organisme doit en reconstituer 250 g pour que la « police immunitaire » garde toutes ses forces. Ces questions vous permettront de tester l'efficacité de votre système immunitaire.

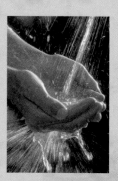

L'eau
L'alternance de douches chaudes et froides endurcit et renforce le système immunitaire.

Répondez aux questions suivantes.

	OUI	NON
► Êtes-vous sujet au rhume des foins ou à d'autres allergies ?	☐	☐
► Sinusite et toux vous accompagnent-elles tout l'hiver ?	☐	☐
► Sortez-vous à l'air libre moins de trente minutes par jour ?	☐	☐
► Prenez-vous rarement vos vacances dans des endroits au climat vivifiant (océan Atlantique, montagne) ?	☐	☐
► N'allez-vous que rarement au sauna ?	☐	☐
► Craquez-vous (presque) toujours pour les sucreries ?	☐	☐
► Les situations comiques ne vous font-elles rire que chez les autres ?	☐	☐
► Ne faites-vous que peu de sport, été comme hiver ?	☐	☐
► Un médecin a-t-il diagnostiqué chez vous un déficit immunitaire ?	☐	☐
► Trouvez-vous exagéré de manger cinq fruits ou légumes différents par jour ?	☐	☐
► Ne dormez-vous que rarement plus de sept heures de suite ?	☐	☐
► Attrapez-vous plus de cinq infections par an ?	☐	☐
► Avez-vous du mal à trouver chaque jour du temps pour vous relaxer ?	☐	☐
► La propreté absolue est-elle vitale pour vous ?	☐	☐
► Votre vie est-elle faite essentiellement d'obligations et de contraintes ?	☐	☐
► Fumez-vous ?	☐	☐
► Avez-vous plus de 70 ans ?	☐	☐
► Prenez-vous régulièrement des médicaments ?	☐	☐
► Ne vous rétablissez-vous que lentement après une maladie ?	☐	☐
► Habitez-vous dans une rue à grande circulation ?	☐	☐

RÉSULTAT : LA FORCE DE VOTRE SYSTÈME IMMUNITAIRE

☺ **Vous avez répondu** NON à 15 questions ou plus ? Votre système immunitaire se porte bien et vous permet donc de lutter efficacement contre toute forme de rhume ou d'affection virale du même type. Sans pour autant introduire de grands changements dans votre mode de vie, attaquez-vous cependant aux points auxquels vous avez répondu OUI.

Nos recommandations

● *Même si vous vous sentez en pleine forme, lisez bien le programme qui suit. L'envie vous viendra peut-être de mettre en pratique l'une ou l'autre des idées présentées.*

● *Les amateurs de sauna pourront vérifier aux pages 244 et 245 s'ils s'y prennent correctement et les autres finiront peut-être par s'y intéresser.*

● *Les convalescents glaneront p. 252-259 d'excellents conseils pour se remettre sur pied après une période prolongée d'alitement et, p. 250-251, les enrhumés trouveront leur bonheur.*

☺ **Vous avez répondu** NON à moins de 15 questions ? Le test parlant de lui-même, vous connaissez maintenant les points à améliorer pour renforcer votre système immunitaire et affronter sereinement la prochaine attaque du virus du rhume. Si vous souffrez d'une faiblesse génétique, si vous êtes déjà malade et si vous avez répondu NON à moins de 10 questions, les pages suivantes sont vraiment faites pour vous ; vous y trouverez de précieux conseils pour renforcer vos défenses immunitaires.

Nos recommandations

● *Vous pouvez commencer à renforcer votre système immunitaire à n'importe quel moment. Le programme de base (p. 232-239) vous montre à quel point il est facile de mobiliser vos défenses naturelles.*

● *La mise en œuvre du programme «Tenir rhumes et grippes à l'écart» dès l'automne vous permettra de passer l'hiver avec le sourire. Lisez attentivement nos conseils sur le sauna, car les séances de sudation favorisent l'immunité naturelle.*

● *La remise en route du système immunitaire passe par la natation (p. 44-45), la marche (p. 92-93) ou le jogging (p. 236-237).*

● *Vous êtes psychiquement fatigué et vous oubliez souvent de rire, de vous-même comme des autres. Le chapitre «Restez calme et serein» vous apprend à mieux maîtriser les situations de stress (p. 298-305) et à retrouver votre optimisme au quotidien (p. 306-311).*

● *Avec ce programme, vous renforcerez vos défenses immunitaires en adoptant une alimentation riche en vitamines et en vous modérant à table. Une journée de détoxication (p. 174-175) ou un jeûne modéré (p. 134-135) peuvent aussi vous aider.*

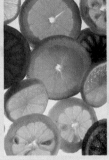

Beaucoup de vitamine C aide le système immunitaire à rester fort, même pendant les périodes de froid, et à se rétablir rapidement après une infection.

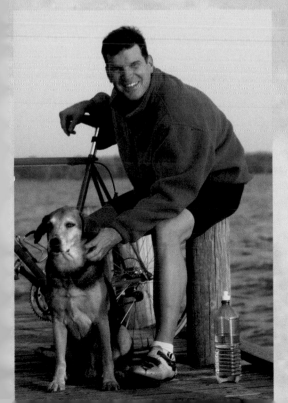

L'eustress, ou stress positif, induit par un sport d'endurance tel que le jogging ou le vélo, active le système immunitaire et mobilise les anticorps.

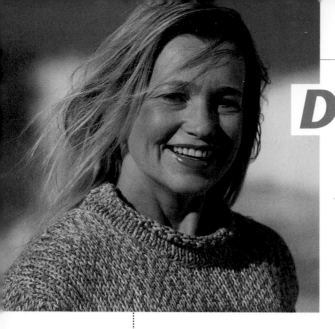

DE L'AIR POUR RENFORCER SES DÉFENSE.

Jour après jour, des millions de bactéries, de virus et de parasites présents dans l'air, dans les aliments et sur notre peau tentent de pénétrer dans notre organisme. Le corps repousse ces envahisseurs à l'aide de mécanismes de défense complexes actionnés par un système immunitaire qui se doit d'être en forme.

Le premier rempart du corps contre les attaques extérieures est la peau. L'acidité de son film protecteur constitue une barrière infranchissable pour un grand nombre d'agresseurs de taille microscopique. Les cils et les mucosités des voies aériennes supérieures remplissent le même rôle, les larmes et la salive contiennent une enzyme capable de tuer les bactéries, tandis que les sucs gastriques détruisent les germes pathogènes que contiennent les aliments. Or des études ont montré que la plupart de ces systèmes fonctionnent mieux chez les personnes qui passent beaucoup de temps en plein air, car la chaleur, le froid, le vent et le soleil stimulent le système immunitaire et les premières barrières de protection de l'organisme.

Une vraie force de frappe

Si des agents pathogènes réussissent à franchir cette première ligne de défense et à pénétrer dans le corps, un deuxième niveau défensif se met en action. Le système immunitaire fait intervenir un grand nombre de mécanismes complexes qui s'appuient sur les globules blancs, ou leucocytes, également appelés phagocytes, ainsi que sur les anticorps, ou immunoglobulines. Leur production est assurée par différents organes qui agissent en collaboration. En tout, le système immunitaire humain est capable de mobiliser une armada défensive de plus de 1 000 milliards de cellules. Une partie d'entre elles est chargée de reconnaître les intrus et de donner l'alerte, tandis que l'autre s'occupe de leur anéantissement. Des recherches ont montré que l'activité physique stimulait efficacement les différents mécanismes de cette seconde ligne de défense.

La clef dans la serrure

La médecine distingue l'immunité spécifique de l'immunité non spécifique. L'immu-

Allergies : une défaillance immunitaire

Les allergies sont partout : une personne sur onze en souffre ne serait-ce que du rhume des foins.
▶ **L'originie** Le système immunitaire réagit à des matières, souvent d'origine naturelle, mais en surabondance. L'on n'en connaît que certaines raisons : le facteur héréditaire, le non-allaitement du nourrisson, des sollicitations psychologiques, des toxines et une hygiène excessive.
▶ **Traitement** On ne traite la plupart du temps que les symptômes : toux, yeux gonflés, rhume... Certains ont cependant recours à la technique de désensibilisation, qui consiste à administrer au patient de faibles doses des matières allergènes, que l'on augmente ensuite progressivement dans le but de programmer le système immunitaire.
▶ **Dans la vie courante**, il faut éviter au maximum les matières allergènes. La cortisone ne doit être utilisée qu'en dernière extrémité car elle réduit sensiblement la fonction immunitaire.

nité non spécifique est présente et active dès la naissance. Elle a pour rôle, en termes simplifiés, d'inactiver tout ce qui attaque quotidiennement l'organisme. Elle est donc très complète, même si elle reste impuissante devant certains intrus plus rares.

Quant à l'immunité spécifique, elle doit être apprise par l'organisme, car elle ne réagit qu'à certains agents pathogènes ayant échappé aux mécanismes de défense de l'immunité non spécifique. Prenons l'exemple de la varicelle. À sa surface, le virus de la varicelle porte certaines substances appelées antigènes, que le système immunitaire identifie comme étrangères. Le corps produit alors des protéines taillées sur mesure, les anticorps, qui se fixent exactement sur les antigènes du virus, comme une clef dans sa serrure. Dans le cadre de ce complexe antigène-anticorps, l'organisme peut produire d'autres protéines pour détruire les virus ou activer les cellules qui les neutralisent. Une fois l'infection stoppée, l'organisme enregistre les caractéristiques de l'agresseur. Si le même virus se livre à une nouvelle attaque, il se heurte alors aux nombreux anticorps déjà présents dans le sang. Par ailleurs, le corps est capable de produire beaucoup plus rapidement de nouveaux anticorps.

Ami ou ennemi

Pour que les cellules immunitaires sachent ce qui est étranger, donc dangereux, elles doivent apprendre à distinguer très tôt ce qui vient de l'organisme lui-même. Elles stockent leurs connaissances dans les organes qui les voient naître et grandir, la moelle épinière, par exemple. C'est pourquoi un système immunitaire sain ne s'attaque aux cellules du corps que lorsqu'elles s'altèrent, comme dans le cas du cancer. Les tumeurs se forment quand les cellules altérées se travestissent et que l'on ne découvre pas qu'elles sont malades, ou quand la résistance de l'individu est affaiblie.

En cas de déséquilibre du système immunitaire, il peut arriver que ce dernier s'en prenne aux cellules saines. On est alors en présence d'une maladie auto-immune. La force du système immunitaire est déterminée génétiquement, mais le style de vie joue aussi un rôle. Trop d'alcool, trop de stress et une alimentation déséquilibrée sont des facteurs aggravants, tout comme le manque d'activité en plein air. Plus le corps est actif, plus le système immunitaire est efficace. Un système immunitaire sain est la meilleure garantie contre la maladie. Renforcez le vôtre à l'aide de notre programme et redonnez la forme à vos défenses immunitaires en trois semaines seulement.

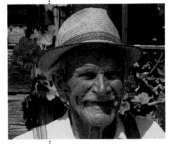

Vivre longtemps est dans la nature du corps humain, conçu pour rester de longues années en forme. L'apparition de maladies est souvent due à une faiblesse du système immunitaire.

PROGRAMME DE 3 SEMAINES

EXERCICE

Endurcissez-vous. Bouger en plein air active les métabolismes.

▶ Une **activité quotidienne au grand air** stimule le système immunitaire et aide l'organisme à guérir.

▶ Une demi-heure d'activité **de plein air** augmente sensiblement le nombre des cellules immunitaires.

ALIMENTATION

Une promenade au grand air avant le repas fait dépenser de l'énergie et ouvre l'appétit.

▶ **Mangez ce qu'il faut** après l'effort pour ne pas affaiblir le système immunitaire.

▶ Consommez **des fruits, des produits céréaliers et des produits laitiers** pour soutenir les défenses de votre organisme.

RELAXATION

Le système immunitaire ne peut travailler correctement que lorsque le corps et l'esprit sont en harmonie.

▶ **Détendez-vous l'esprit,** cela améliore la résistance.

▶ **Les massages des pieds, les exercices respiratoires et l'eau froide** rendent moins sensible aux maladies dues à un refroidissement.

VICTOIRE CONTRE LES VIRUS

L'activité physique et l'oxygène sont essentiels pour stimuler le métabolisme et le système immunitaire. Seul un fonctionnement à plein rendement permet au corps de repousser les attaques des intrus hostiles, et une demi-heure d'activité quotidienne en plein air augmente considérablement le nombre des cellules immunitaires.

Renforcez votre système immunitaire pendant les trois semaines à venir en faisant du jogging, de la marche et du vélo. Commencez sans forcer la première semaine, afin que le corps s'habitue en douceur à cette activité physique supplémentaire. Intensifiez ensuite vos efforts jusqu'à la fin de la troisième semaine : les virus et les bactéries ne vous atteindront plus aussi facilement.

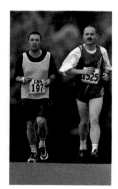

Le marathon en une semaine
Parcourir chaque semaine l'équivalent d'un marathon en plusieurs étapes permet de renforcer son système immunitaire sans stress.

SEMAINE 1 – CONSOLIDER SON ARMURE

1er jour
◆ Prenez votre vélo et faites un tour de 15 min sur terrain plat.

2e jour
◆ Cherchez un chemin plat, de préférence non asphalté, et enchaînez 3 fois 5 min de jogging.
◆ Faites une pause de 2 min après chaque course. Marchez lentement en vous décontractant. Les plus entraînés peuvent enchaîner 3 fois 8 min de jogging.
◆ Si vous n'aimez pas courir, marchez ! Le seul impératif est de bouger sans s'épuiser.

3e jour
◆ Faites une promenade de 30 min à l'écart de la circulation.
◆ En chemin, trouvez une souche d'arbre ou une grosse pierre et faites 20 fois l'exercice de l'escalier : montez le pied droit, montez le pied gauche, descendez le pied droit, descendez le pied gauche. Répétez 5 fois l'exercice en vous reposant pendant 30 s à chaque fois.

Du 4e au 6e jour
◆ Répétez le programme des journées 1 à 3.

7e jour
◆ Vous avez le droit de souffler le dernier jour de la semaine et de vous offrir une séance de sauna. Inspirez-vous, pour ce faire, des pages 244 et 245.

Conseil pour les vacances
◆ Certes, les vacances et les loisirs sont bénéfiques pour le système immunitaire, mais le passage de la tension du travail au farniente entraîne souvent un déséquilibre des défenses immunitaires. Nombreux sont ceux qui tombent justement malades pendant ce qui représente la plus belle période de l'année. L'activité physique en début de séjour – marcher dans l'eau, faire une randonnée en montagne, nager ou faire du vélo – aide à réduire peu à peu les tensions accumulées.

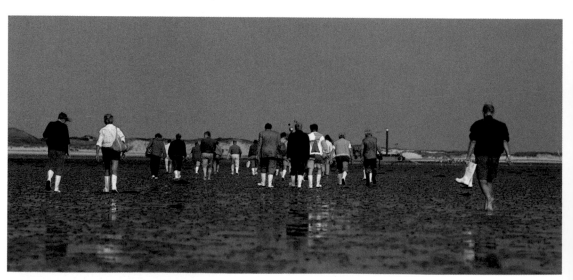

SEMAINE 2 – RENFORCER LES DÉFENSES NATURELLES

1er et 4e jour
◆ Comme la première semaine, faites 15 min de vélo.
◆ Augmentez toutefois la vitesse, ou choisissez un itinéraire légèrement accidenté.

2e et 5e jour
◆ Faites trois fois 8 min de jogging en alternant avec 2 min de marche. Les plus entraînés peuvent courir trois fois 10 à 12 min.
◆ Encore une fois : si vous n'aimez pas courir, remplacez le jogging par une randonnée.

3e et 6e jour
◆ Pas de jogging ces jours-là. Mettez la pédale douce et contentez-vous de petites promenades. Faites 8 fois l'exercice de l'escalier pendant vos sorties.

7e jour
◆ Terminez la semaine en douceur en faisant un sauna ou un soin de thalassothérapie.

Conseil
◆ Les 4 saisons peuvent être abordées d'un point de vue sportif et utilisées pour répondre aux besoins de l'organisme. Peu importe que vous fassiez une demi-heure de natation, de vélo, de jogging, de patin à roues alignées, de marche ou de ski de fond... ces activités stimulent votre système immunitaire... et votre bonne humeur.

Sept jours dehors

Pour se ressourcer tout en renforçant son système immunitaire, il faut passer autant de temps que possible à l'air libre. L'activité physique extérieure est souvent plus facile pendant les vacances. Une semaine de randonnée, de ski, de vélo et même un congé à la maison en passant beaucoup de temps dehors sont parfaitement appropriés.
Si vous avez suivi notre programme, vous avez fait du bien à votre système immunitaire et vous allez bientôt découvrir que votre résistance s'est accrue. Mettez votre combinaison de ski et vos chaussures de randonnée dans vos bagages et allez tester vos nouvelles capacités physiques.

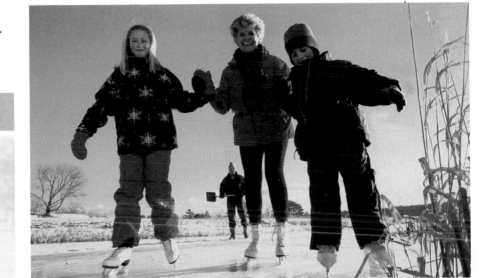

SEMAINE 3 – AU SOMMET DE LA FORME

Du 1er au 7e jour
◆ Pendant la 3e semaine, répétez le programme de la semaine précédente.
◆ Selon votre état physique, augmentez votre activité et passez à 3 fois 10 à 12 min de jogging ou 30 min de vélo. En randonnée, faites encore plus souvent l'exercice de l'escalier.
◆ Promenez-vous, même en montagne. Toutefois, n'essayez pas de faire de l'escalade ou de grimper des pentes abruptes.

  Le temps consacré aux exercices augmente régulièrement pendant les 3 semaines du programme. Si vous le souhaitez, vous pouvez, par la suite, intensifier vos efforts. Dans tous les cas, passez au moins 15 min par jour dehors.

DU JOGGING, ET LA VIE DEVIENT ROSE

 À VOS MARQUES, PRÊT, PARTEZ !

Médecins et sportifs sont unanimes : la course à pied n'est pas seulement un mode naturel de déplacement, c'est aussi le meilleur moyen de rester en forme. Par ailleurs, la pratique régulière du jogging diminue les risques de maladies cardio-vasculaires.

La course à pied a des effets secondaires appréciables, puisqu'elle stimule à la fois le métabolisme, le système immunitaire et la digestion. Quant au jogging, c'est une activité physique saine à laquelle on peut prendre un réel plaisir au bout de très peu de temps. En effet, pendant la course, l'organisme sécrète des endorphines, ces fameuses « hormones du bonheur ». Certains personnes d'ailleurs, même celles qui ne se sentaient que peu de dispositions pour la course, en deviennent littéralement accros.

> Ne vous lancez pas dans le jogging sans un bilan médical préalable. Ralentissez si votre cœur accélère à plus de 140 pulsations par minute, et ne dépassez pas vos limites. Toute exagération est mauvaise.

◆ Tenez un journal de course. Tout en renforçant votre discipline, il vous prouvera noir sur blanc que votre forme s'améliore peu à peu. Inscrivez la distance parcourue, la durée du trajet, votre pouls pendant l'effort ainsi que le temps requis pour retrouver un rythme cardiaque normal. Vous découvrirez avec satisfaction que votre temps de récupération diminue chaque jour.

1er jour :
Durée : 10 min
Pouls pendant l'effort :
132
Pouls normal
après 3 min
Distance : 500 m...

30e jour :
Durée : 22 min
Pouls pendant l'effort :
135
Pouls normal après 30 s
Distance : 4 km

Échauffement

◆ Échauffez-vous toujours avant de courir, pour éviter d'abîmer vos ligaments et vos tendons. Debout, commencez par dessiner des cercles sur le sol avec les pieds.
◆ Étirez ensuite l'arrière de la jambe. Tendez une jambe devant vous, talon au sol, et pliez l'autre jambe en basculant le torse vers l'avant. Enfin, touchez vos fesses avec vos talons (p. 12). Maintenez les positions pendant 12 s par jambe et par exercice.

Courir

◆ **1er jour** Courez à votre rythme, sur terrain plat, pendant 5 min. Faites demi-tour et revenez à votre point de départ au même rythme. Si le souffle vous manque, marchez pendant 30 s, puis reprenez votre course. Durée totale de la course : 10 min.
◆ **2e au 7e jour** Augmentez la durée de la course de 2 min par jour. La régularité est toutefois plus importante que la distance parcourue. Durée totale de la course : 12 à 22 min.
◆ **8e au 30e jour** Courez 22 min par jour. Ne laissez pas passer plus de 3 jours entre 2 joggings.
◆ **À partir du 31e jour** Le corps en réclame plus. Augmentez progressivement votre temps de course, sans toutefois dépasser 45 min.
◆ Après le jogging, continuez à marcher le temps de retrouver un rythme cardiaque normal, tout en respirant profondément.

Trouver chaussure à son pied

Vos chaussures de jogging doivent protéger vos ligaments, vos articulations et votre colonne vertébrale, et être parfaitement ajustées. Achetez-les dans un magasin spécialisé et faites l'essayage l'après-midi, quand les pieds ont gonflé.

Emboîtage Haut pour éviter les torsions.

Talon Maintien ferme sans frottement excessif.

Cou-de-pied Les lacets doivent permettre une fermeture réglable. Les coutures doivent se faire oublier.

Pointe Il doit rester un espace d'un doigt et demi entre l'orteil et la pointe de la chaussure.

Semelle Elle amortit les chocs grâce à un coussin d'air, de mousse ou de rembourrage.

LES BIENFAITS DU JOGGING

▶ *Cerveau*

Courir rend plus intelligent,
car le cerveau reçoit
deux fois plus d'oxygène et
le potentiel créatif est libéré.
L'augmentation du taux
d'endorphines rend de
bonne humeur, les hormones
du stress diminuent,
et le sommeil est favorisé.

▶ *Cœur et circulation
sanguine*

Les poumons et les vaisseaux
sont mieux irrigués,
la tension baisse, le muscle
cardiaque est entraîné,
Les défenses naturelles sont
renforcées car l'organisme
fabrique sensiblement plus
de cellules immunitaires.

▶ *Digestion*

Le jogging permet
de perdre du poids
car la consommation
de calories augmente
tandis que la sensation
de faim diminue et que
le métabolisme est activé.

▶ *Sexualité*

Les hommes qui pratiquent
régulièrement le jogging
ont un taux de testostérone
plus élevé dans le sang.
Ils deviennent donc plus
actifs sexuellement et
leurs sensations sexuelles
deviennent plus intenses.

▶ *Bras et jambes*

La course à pied fait
intervenir plus de
70 muscles. Elle affine
la silhouette, améliore
la souplesse et la mobilité.
Plus la masse musculaire
sollicitée est importante,
plus les réserves de graisse
fondent.

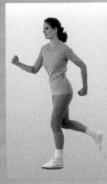

Tenez-vous droit
*pour ne pas
surcharger la colonne
vertébrale. Les bras
sont pliés et bougent
à partir de l'épaule
dans le sens de
la course.*

237

RECHARGER SES BATTERIES APRÈS L'EFFORT

Faire du sport consomme de l'énergie et ouvre l'appétit. Il faut alors opter pour une nourriture saine qui rassasie sans faire grossir.

Juste après l'effort, une barre énergétique, des biscuits au blé complet, des fruits secs ou des fruits frais sont tout indiqués. Veillez également à boire beaucoup car les pertes hydriques pendant l'effort peuvent être considérables.

Fruits et légumes, pommes de terre et produits céréaliers, lait et produits laitiers et glucides lents doivent figurer chaque jour dans vos menus. Pour un apport suffisant en protéines, ajoutez-y un peu de viande maigre ou, mieux encore, du poisson.

PÂTES AU BROCOLI ET AU GORGONZOLA

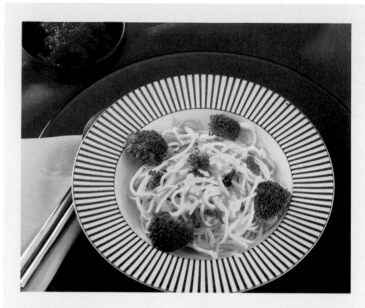

60 g de spaghettis
Gros sel
125 g (½ tasse) de brocoli
1 échalote
½ c. à thé d'huile
2 à 3 c. à soupe de vin blanc sec
1 bonne c. à soupe de crème
   à 15 % de matières grasses
50 g de gorgonzola
2 gouttes de Tabasco
2 c. à thé d'amandes effilées
Poivre

◆ Faites cuire les spaghettis *al dente* dans de l'eau bouillante salée au gros sel, égouttez-les en conservant 2 c. à soupe de leur eau de cuisson, puis remettez-les dans la casserole pour les garder au chaud.
◆ Séparez le brocoli en petits bouquets et faites-le cuire 5 min dans un cuit-vapeur pour qu'ils restent croquants.
◆ Pelez l'échalote et coupez-la en fines rondelles. Faites-la fondre dans une poêle avec l'huile, ajoutez le vin, l'eau de cuisson des spaghettis réservée et la crème. Laissez frémir 3 min.
◆ Faites fondre le fromage dans cette sauce, ajoutez le Tabasco et un peu de poivre. Faites-y réchauffer le brocoli, ajoutez les spaghettis et les amandes effilées.

Conseil
◆ Accompagnez d'une salade de betteraves assaisonnée de 1 c. à thé d'huile de canola, 3 c. à thé de yogourt, 2 c. à thé de jus de citron, d'aneth haché et de pomme râpée.

La boisson idéale des sportifs

Les sportifs doivent remplacer l'eau éliminée par la transpiration. Pendant l'effort, l'organisme perd également des électrolytes (des minéraux tels que le sodium et le magnésium).
▶ Les boissons énergisantes sont censées améliorer les performances physiques, alors que la plupart se contentent de stimuler ponctuellement l'organisme par une teneur élevée en caféine.
▶ Les boissons au cola, les limonades et même la plupart des jus de fruits contiennent souvent trop de sucre et sont trop acides. Ils ne sont donc pas recommandés.
▶ D'après les nutritionnistes, la boisson idéale après le sport est un mélange à parts égales (ou deux tiers/un tiers) d'eau minérale et de jus de raisin ou de pomme.
▶ Après la course, les joggers boiront d'abord un grand verre d'eau minérale riche en bicarbonates (pour faciliter l'élimination des toxines d'effort) et pas trop froide.

LE CORPS ET L'ESPRIT EN HARMONIE

De nombreuses recherches ont démontré que le système immunitaire était à son meilleur lorsque le corps et l'esprit étaient en harmonie. Relaxez-vous pour puiser la force et l'énergie dont vous avez besoin, même si vous vous trouvez dans un environnement stressant. Faites chaque jour, ou au moins trois ou quatre fois par semaine, des exercices de relaxation. Quelques minutes par jour suffisent. L'investissement est infime au regard des nombreux avantages qu'il procure : sérénité intérieure, renforcement du système immunitaire, raréfaction des maladies.

 ## MASSAGE DES PIEDS AVEC DES NOYAUX

Exercice

◆ Asseyez-vous sur une chaise ou dans un fauteuil, placez un coussin rempli de noyaux de cerises par terre devant vous. Bougez les pieds l'un après l'autre en appuyant légèrement sur le coussin, pendant environ 2 min.

◆ Croisez les jambes et massez tour à tour vos pieds à l'aide du coussin de noyaux de cerises. Passez le coussin sur le cou-de-pied, sur les côtés et la voûte plantaire, sans trop appuyer, pendant environ 2 min par pied.

◆ Décontractez vos pieds : fléchissez et tendez les orteils, puis contractez le pied entier, 10 fois de suite.

  Tous les jours

 ## GANT DE TOILETTE ET EAU FROIDE

Buste

◆ Mouillez un gant de toilette avec de l'eau entre 10 et 15 °C. Frottez-en votre buste et laissez sécher à l'air libre. Frictionnez-vous avec une serviette et habillez-vous chaudement.

Bras

◆ Placez vos mains et vos bras pendant 1 à 3 min sous l'eau froide. Séchez-les soigneusement avec une serviette un peu rêche.

Jambes

◆ Remplissez un tiers de votre baignoire d'eau froide et plongez-y les jambes jusqu'aux mollets pendant 2 à 3 min. Cet exercice peut également se faire sur une pelouse humide de rosée, ou même pieds nus dans la neige.

  Tous les jours

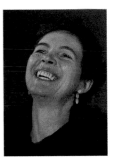

Le rire, c'est la santé. L'être humain absorbe 6 fois plus d'oxygène lorsqu'il rit et, comme la concentration d'anticorps augmente rapidement dans les muqueuses, premières barrières contre les germes, l'immunité est renforcée.

 ## EXERCICES RESPIRATOIRES

Exercices

◆ Allez sur votre balcon, sur votre terrasse ou dans votre jardin. Placez les bras pliés devant vous et joignez les mains par le bout des doigts. Appuyez légèrement vos doigts les uns contre les autres et maintenez cette position pendant 7 à 10 respirations. Baissez les bras en fermant les yeux, inspirez et expirez profondément. L'expiration doit durer plus longtemps que l'inspiration. Faites cet exercice au moins 3 fois.

◆ Asseyez-vous en tailleur sur le sol ou allongez-vous sur le dos. En position de repos, la respiration se ralentit automatiquement. Restez assis ou allongé pendant 5 à 10 min.

  Tous les jours

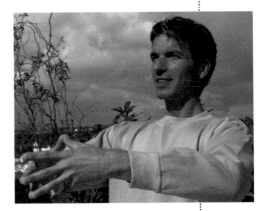

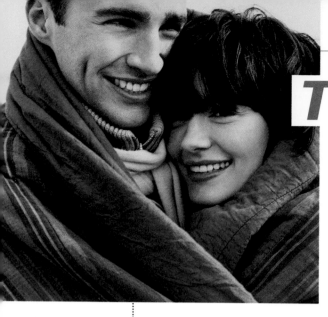

TENIR RHUMES ET GRIPPES À L'ÉCART

L'arrivée de l'hiver marque le début de la saison des rhumes et autres refroidissements. Le temps froid et humide, les journées sombres et courtes mettent les défenses naturelles de l'organisme à rude épreuve. Souvent de la partie, toux, rhinites, enrouements et fièvre peuvent cependant être activement combattus.

Pendant les mois d'hiver, l'organisme ne cesse de rétablir l'équilibre entre les écarts de température extérieure et intérieure. Le froid, le vent et la pluie d'un côté, les pièces trop chauffées de l'autre font marcher le système immunitaire en surrégime. À quoi il faut ajouter le manque de lumière... Rien d'étonnant à ce que nombreux soient ceux qui, en cette période, se plaignent de déprimer et de manquer d'entrain. Certains scienti-fiques mettent cette dépression hivernale sur le compte, entre autres, de la mélatonine, une hormone régulatrice du sommeil qui peut rendre indolent lorsque l'organisme en produit une trop grande quantité. Or la lumière a le pouvoir d'inhiber la production de mélatonine ; de plus, elle active la circulation sanguine et le métabolisme, contribue à augmenter les capacités physiques et améliore les défenses naturelles ; c'est pourquoi il faut s'y expo-ser le plus possible en hiver. Les germes responsables du rhume aiment tout particulièrement cette mauvaise saison au cours de laquelle, par exemple, les transports en commun bondés, humides et surchauffés constituent le milieu idéal pour la propagation de ces agents pathogènes. Le plus souvent, ils pénètrent dans l'organisme par les voies aériennes supérieures (on parle alors de transmission par gouttelettes) ou par contact physique tel qu'un simple serrement de main.

Les virus peuvent tromper les cellules immunitaires

La plupart des rhumes et autres syndromes grippaux sont dus à des virus. Ces derniers, constitués de leur seul code génétique et d'une enveloppe protidique, ne peuvent se reproduire qu'en parasitant des cellules complètes, puis en passant d'une cellule à l'autre. Dès qu'ils ont déposé leur code génétique dans la cellule hôte,

Les pièges à éviter

▶ **Le chauffage central** dessèche et fragilise les muqueuses. Par ailleurs, vous attraperez plus facilement un rhume en sortant au froid de pièces trop chauffées où vous aurez transpiré, car les écarts importants de température sollicitent fortement l'organisme. Chauffez donc modérément votre intérieur et portez un lainage de plus.
▶ **La climatisation** est l'une des causes les plus courantes de refroidissement. Les pièces étant à température constante, l'organisme n'est alors soumis à aucune variation de température et devient paresseux. Il a pourtant plus que jamais besoin de force en hiver, pour rétablir l'équilibre entre la température intérieure et la température extérieure.
▶ **Aérez** régulièrement vos pièces : l'oxygène stimule le système immunitaire et les germes sont mieux évacués dans une pièce aérée. Évitez cependant de provoquer des courants d'air.
▶ **Évitez la foule** Plus les gens sont nombreux et confinés dans un endroit, plus les germes pullulent dans l'air.

celle-ci se met à produire et à libérer de nouveaux virus. Bien que le système immunitaire soit tout à fait capable de combattre la plupart de ces passagers clandestins que sont les virus, il lui est parfois difficile de les identifier. Lorsque les virus ont réussi à s'installer, la muqueuse du pharynx s'irrite: c'est le mal de gorge. Les bactéries n'ont plus qu'à coloniser la muqueuse affaiblie et à déclencher l'infection. Les virus disposent d'une arme supplémentaire pour abuser les défenses de l'organisme: ils modifient perpétuellement leur structure externe et le système immunitaire ne les reconnaît plus. C'est pour cette raison que les vaccins contre la grippe ne sont pas toujours efficaces. Le vaccin protège contre un agent infectieux précis, mais si ce dernier se travestit, il n'est plus identifié.

Si vous choisissez de vous faire vacciner, faites-le lorsque vous êtes en bonne santé. Dans le cas contraire, votre système immunitaire pourrait se retrouver en surchauffe.

Repos et patience sont les meilleurs remèdes

En cas de syndrome grippal, restez au lit. Donnez à votre corps le temps nécessaire pour venir seul à bout de l'infection. N'enrayez pas totalement des symptômes comme la toux et la rhinite en prenant des médicaments: il s'agit de deux réactions naturelles qui aident à évacuer les germes neutralisés par le système immunitaire. Ne combattez pas non plus la fièvre si elle reste modérée: en effet, elle a pour fonction d'aider les défenses naturelles à éliminer les intrus. Dans la même logique, renoncez autant que possible aux médicaments qui

font baisser la température et aux antibiotiques qui empêchent une intervention efficace de l'immunité. Lorsque l'affection est enfin surmontée, agissez pour prévenir une rechute. Notre programme de deux semaines est fait pour vous y aider. L'hiver, veillez à absorber des vitamines en quantité suffisante, à bouger, à passer autant de temps que possible à l'air libre et à vous relaxer. Cela active le système immunitaire et renforce le métabolisme. Vous êtes alors bien protégé contre la plupart des attaques bactériennes et virales.

PROGRAMME DE 2 SEMAINES

EXERCICE

Faire du sport stimule le système immunitaire. L'effort physique implique:
▶ une **bonne respiration**;
▶ une **meilleure circulation sanguine**, qui empêche les refroidissements et renforce l'immunité;
▶ de **passer du temps à l'air libre**, ce qui permet de lutter contre la déprime hivernale.
▶ Enfin, **les séances de sauna** renforcent sensiblement le système immunitaire.

ALIMENTATION

Au cours de ce programme, vous apprendrez:
▶ quels aliments **renforcent ou affaiblissent** les défenses naturelles;
▶ quels aliments permettent, grâce aux **vitamine**s qu'ils fournissent, de prévenir les refroidissements, ou tout au moins d'en accélérer la guérison;
▶ quels éléments de l'alimentation **soutiennent le système immunitaire**.

RELAXATION

▶ Pour l'équilibre de votre système immunitaire: stimulez les voies lymphatiques par un **massage interdigital**.
▶ Le **sport cérébral** mobilise les neuropeptides du cerveau, qui ont une action immunostimulante.
▶ Des **sels de bain multicolores** donnent un air de printemps à la salle de bains et vous mettent de bonne humeur.

S'ÉQUIPER POUR L'HIVER

*L*es exercices qui suivent ont pour principal objectif de renforcer le métabolisme et le système immunitaire pendant les mois d'hiver, une période durant laquelle l'organisme est particulièrement sollicité. Pratiquer régulièrement une activité physique vous aidera à prévenir les rhumes, mais veillez à ce que l'exercice reste modéré : trop en faire entraînerait l'effet inverse.
Enfin, passez au moins trente minutes par jour dehors, de préférence aux heures les plus claires, pour lutter contre la dépression hivernale due au manque de lumière.

Une promenade à la lumière du jour vous rend le sourire !

Efficacité accrue

Les haltères rendent l'entraînement plus efficace.
► Ils sont indiqués pour l'activité physique en salle et sont souvent dotés de poignées et d'un revêtement pour mieux les agripper.
► Pour l'extérieur, préférez les bracelets lestés qui se ferment par du Velcro et qui peuvent se fixer aussi bien aux chevilles qu'aux poignets. (En vente dans les magasins de sport.)
► En guise d'haltères, vous pouvez utiliser des bouteilles en plastique (500 ml, 1 litre ou 1,5 litre) remplies d'eau.

  ## RESPIRER VOLONTAIREMENT

Exercice
◆ Ouvrez les fenêtres de votre chambre dès votre réveil ou allez sur le balcon.
◆ Marchez sur place pendant 1 à 2 min pour vous échauffer, puis étirez les bras loin au-dessus de la tête. Inspirez et expirez lentement et profondément 5 fois de suite. Baissez les bras.

☺ ☺ *3 ou 4 fois chaque matin*

  ## PLUS D'OXYGÈNE AVEC LES HALTÈRES

Préparation
◆ Ces exercices se font avec 2 haltères : jusqu'à 1 kg chacun pour les femmes, 1,5 kg pour les hommes. Par mauvais temps, entraînez-vous à l'intérieur devant une fenêtre ouverte. S'il fait beau, allez dehors.

Exercice 1
◆ Debout, bien droit, prenez un haltère dans chaque main et laissez pendre les bras le long du corps.
◆ Effectuez 8 mouvements circulaires d'avant en arrière avec le bras droit et 8 d'arrière en avant. Faites la même chose avec le bras gauche.

Exercice 2
◆ Prenez un haltère dans la main gauche.
◆ Les jambes sont écartées, les genoux légèrement fléchis.
◆ Posez la main droite sur votre taille. Laissez pendre le bras gauche le long du corps.
◆ Levez le bras gauche au-dessus de la tête en vous inclinant vers la droite et en expirant. Inspirez en revenant dans la position initiale. Changez de côté.

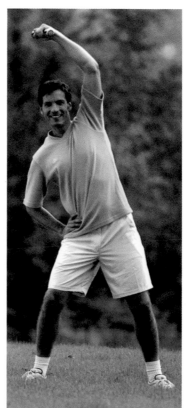

  ☺ ☺ *Exercice 1 : 2 fois la semaine 1, 3 fois la semaine 2*
Exercice 2 : 8 fois de chaque côté la semaine 1, 16 fois la semaine 2

L'ART DE MANIER LE BÂTON

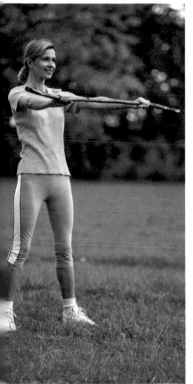

Exercices

◆ Lors d'une promenade dans un parc ou une forêt proche de chez vous, ramassez un bâton. Saisissez-le à chaque extrémité et tenez-le au-dessus de votre tête. Étirez-vous en inspirant profondément. Penchez-vous en avant en ramenant le bâton à peu près à la hauteur des genoux et expirez.

◆ Debout, jambes écartées, tenez le bâton horizontalement devant vous des deux mains. Tournez le torse de gauche à droite en veillant à ne pas cambrer le dos et en serrant les abdos et les fessiers.

◆ Tenez le bâton au-dessus de votre tête et penchez-vous sur le côté en inspirant. Revenez au milieu en expirant. Posez le bâton par terre et sautez par-dessus latéralement.

  8 fois de chaque côté

DONNER UN COUP DE PIED AU RHUME

Exercices

◆ Asseyez-vous sur une chaise ou un tabouret et tendez les jambes. Redressez les orteils et effectuez 5 mouvements circulaires avec les pieds, d'abord vers la droite, puis vers la gauche.

◆ Debout, marchez sur place pendant 1 min. Enchaînez par 30 s de sur-place sur la pointe des pieds, puis 30 s sur les talons. Faites 2 fois l'exercice.

◆ Appuyez les mains sur une table. Faites rouler chaque pied sur le sol pendant 1 min : d'abord le bord extérieur, puis la pointe, le bord intérieur et le talon.

  De préférence tous les jours

Lumière contre vague à l'âme

De nombreuses personnes se sentent molles et fatiguées pendant les mois d'hiver. On peut lutter efficacement contre cette dépression hivernale en passant du temps dehors, à la lumière du jour.

▶ Prenez l'air, surtout s'il y a de la **neige**, car son blanc manteau double la stimulation solaire. Protégez-vous du froid en portant un bandeau ou un bonnet de laine, des gants fourrés, des chaussettes bien chaudes et de solides chaussures. Il y a partout de nombreux chemins de randonnée balisés qui permettent aux non-skieurs de profiter de la neige.

▶ **Des séances d'UV en institut** – à consommer avec modération ! – peuvent vous aider à retrouver le sourire les jours les plus sombres.

▶ **La luminothérapie** a fait ses preuves contre le vague à l'âme hivernal. Cette méthode encore peu connue consiste à exposer le patient entre 30 min et plusieurs heures à une lumière artificielle très vive.

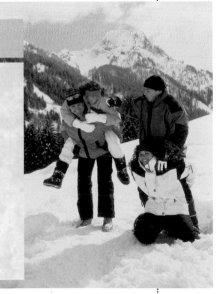

243

TRANSPIRER, C'EST BON POUR LE SYSTÈME IMMUNITAIRE

L'homme utilise depuis longtemps une méthode agréable et conviviale pour se libérer de ses toxines et activer son métabolisme : le sauna. Tel que nous le connaissons, il vient de Finlande et se base sur une alternance d'air chaud et sec et d'eau froide. Pendant la phase de réchauffement, la température du corps grimpe à plus de 39 °C (102 °F), les vaisseaux et les pores se dilatent, le corps transpire et la peau joue son rôle d'organe d'élimination. Lors du refroidissement, les vaisseaux reviennent à leur taille initiale et la circulation sanguine se normalise. Transpirer dans un sauna provoque donc une sorte de « fièvre guérisseuse » qui stimule efficacement le système immunitaire.

La température dans un sauna va de 60 °C (140 °F) en bas à 100 °C (210 °F) près du plafond. En hiver, l'hygrométrie y est de 5 à 10 %. Elle peut s'élever à 30 % après arrosage des pierres chaudes avec 15 ml d'eau. Teneur en oxygène : comme à 2 000 m d'altitude à 80 °C (175 °F), comme à 2 500 m à 100 °C (210 °F).

 ## LE SAUNA BIEN COMPRIS

Avant le sauna
◆ Savonnez-vous sous une douche chaude. Séchez-vous soigneusement.

1er passage
◆ Étendez une serviette sèche sur la banquette du bas. La température monte, tandis que l'humidité de l'air diminue du bas vers le haut. Au bout de 2 à 3 min, passez sur la banquette du milieu, car l'air humide fatigue la circulation sanguine. Après 5 min, allongez-vous sur la banquette supérieure. Asseyez-vous pendant 2 à 3 min avant de quitter le sauna pour éviter tout risque de malaise.

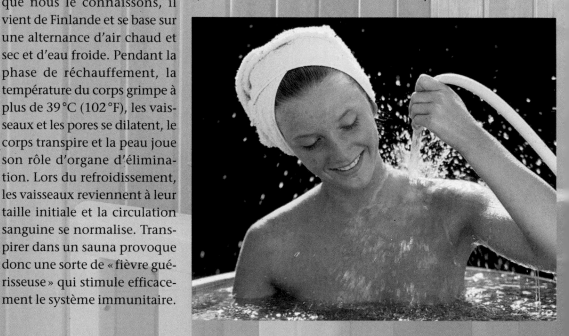

Phase de refroidissement
◆ Inspirez en faisant quelques pas. Passez-vous à la douche froide. Ensuite, plongez-vous quelques instants dans le bassin d'eau froide. Couvrez-vous et restez allongé 10 min.

2e et 3e passage
◆ Comme au 1er passage, mais en sautant l'étape de la banquette inférieure. Reposez-vous 30 min à la fin.

☺ *3 fois 15 min*

☺ *2 fois 8 à 10 min*

Pour mieux profiter du sauna

▶ **Il est contre-indiqué de boire** entre les passages au sauna, car cela empêche l'élimination des toxines contenues dans les cellules, seul le liquide nouvellement absorbé étant éliminé par la transpiration. Manger léger au plus tard 1 h 30 avant et au plus tôt 1 h après le sauna pour éviter tout malaise.

▶ **Parler et bouger** fatigue inutilement, car le taux d'oxygène dans l'air chaud du sauna diminue comme à 2 000 ou 2 500 m d'altitude.

▶ **Transpirer** pendant plus de 15 min d'affilée n'apporte rien de plus du point de vue de la santé.

▶ **Les rhumes** déclarés ne se soignent pas par un sauna.

▶ **Par mesure d'hygiène**, il est recommandé de porter des sandales de bain pour se protéger des mycoses. Se rincer avant de plonger dans le bassin d'eau froide.

▶ **Ne pas nager** après un sauna, car il est impératif de se reposer pendant la phase de refroidissement.

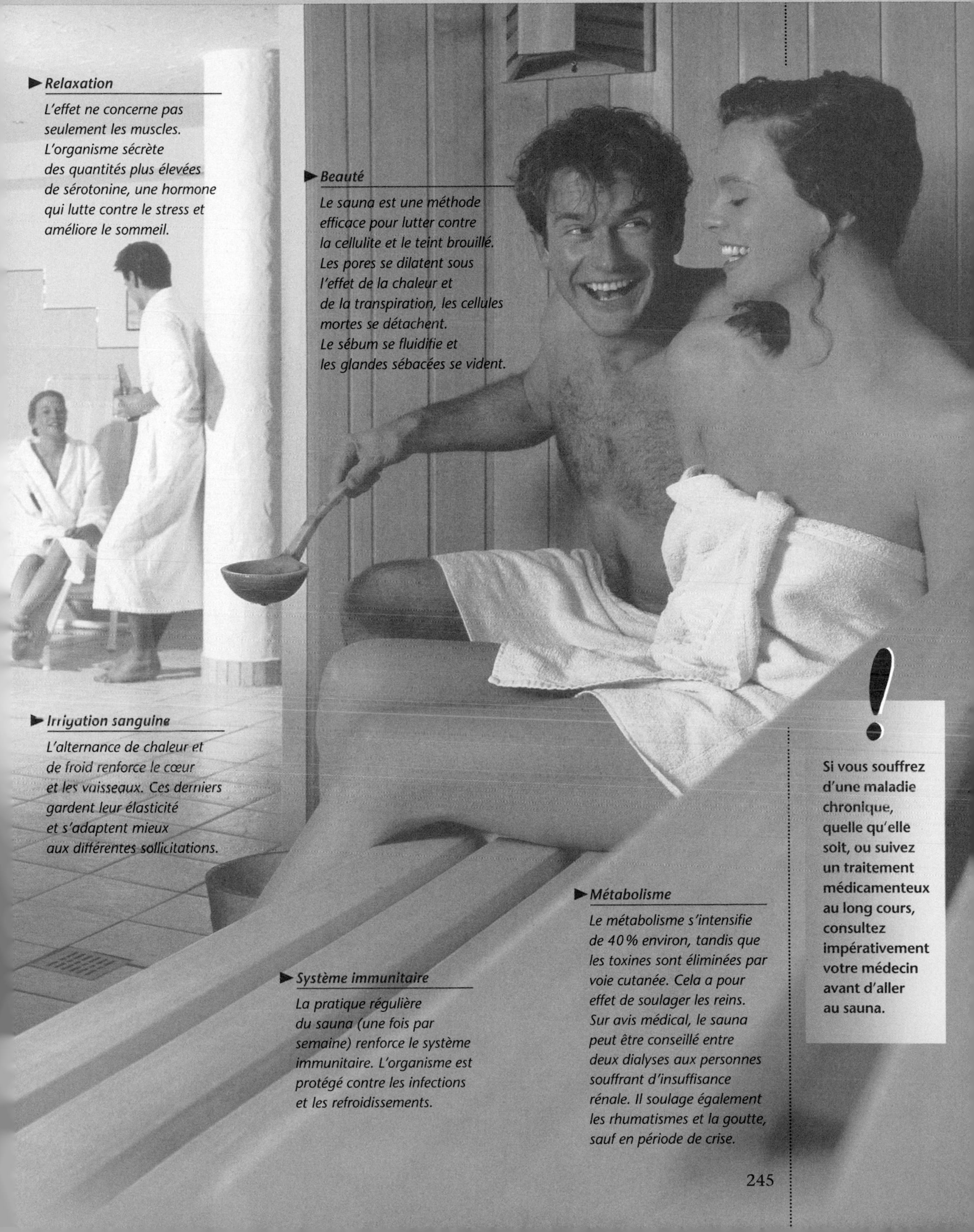

▶ **Relaxation**

L'effet ne concerne pas
seulement les muscles.
L'organisme sécrète
des quantités plus élevées
de sérotonine, une hormone
qui lutte contre le stress et
améliore le sommeil.

▶ **Beauté**

Le sauna est une méthode
efficace pour lutter contre
la cellulite et le teint brouillé.
Les pores se dilatent sous
l'effet de la chaleur et
de la transpiration, les cellules
mortes se détachent.
Le sébum se fluidifie et
les glandes sébacées se vident.

▶ **Irrigation sanguine**

L'alternance de chaleur et
de froid renforce le cœur
et les vaisseaux. Ces derniers
gardent leur élasticité
et s'adaptent mieux
aux différentes sollicitations.

▶ **Système immunitaire**

La pratique régulière
du sauna (une fois par
semaine) renforce le système
immunitaire. L'organisme est
protégé contre les infections
et les refroidissements.

▶ **Métabolisme**

Le métabolisme s'intensifie
de 40 % environ, tandis que
les toxines sont éliminées par
voie cutanée. Cela a pour
effet de soulager les reins.
Sur avis médical, le sauna
peut être conseillé entre
deux dialyses aux personnes
souffrant d'insuffisance
rénale. Il soulage également
les rhumatismes et la goutte,
sauf en période de crise.

!

Si vous souffrez
d'une maladie
chronique,
quelle qu'elle
soit, ou suivez
un traitement
médicamenteux
au long cours,
consultez
impérativement
votre médecin
avant d'aller
au sauna.

SE BLINDER GRÂCE AUX NUTRIMENTS ESSENTIELS

Rondes, rouges…
… les tomates
devraient presque
être prescrites
par le médecin.
Elles regorgent de
potassium, de bêta-
carotène et de
vitamines C et E.
Elles contiennent
du lycopène, qui
protège des radicaux
libres en excès,
diminuant ainsi
les risques de cancer.

Endurcir son corps n'est pas le seul moyen de se protéger des rhumes et autres maladies hivernales pénibles, bien choisir son alimentation est au moins aussi important. Nombre de nutriments essentiels contenus dans les aliments renforcent les défenses naturelles et contribuent à vous rétablir lorsque vous êtes malade. Une alimentation à base de fruits et de légumes frais offre le meilleur bouclier possible contre le froid.

Les fréquentes fringales hivernales sont dues au manque de luminosité, ainsi que l'a mis en évidence une équipe de chercheurs américains. Selon eux, se promener régulièrement au grand air constitue un excellent remède.

RENFORCER LES DÉFENSES NATURELLES

Les vitamines ainsi qu'un grand nombre de composants secondaires des végétaux, les phytonutriments, mobilisent les défenses naturelles.

Les aliments qui peuvent aider le système immunitaire
◆ Agrumes, kiwis, cresson ◆ Choux, ail et oignons ◆ Gingembre, curcuma, menthe poivrée, sauge, thym, cannelle ◆ Poisson et fruits de mer ◆ Yogourts et autres produits laitiers fermentés ◆ Miel

Les aliments qui affaiblissent le système immunitaire
◆ Alcool (y compris le vin chaud et le grog!) ◆ Café et boissons renfermant de la caféine (type cola) ◆ Friandises et sucre en excès ◆ Corps gras en excès

Aliments riches en vitamines antioxydantes
◆ Carottes, tomates, poivrons ◆ Épinards, brocoli, bettes, mâche ◆ Agrumes, fraises, kiwis, cassis, melons, abricots ◆ Huiles végétales, amandes et noix, foie

L'hiver, l'époque des vitamines

◆ **Vitamine C** L'hiver est la saison des choux. Brocoli, chou de Bruxelles, chou-fleur, chou de Milan, tous contiennent de la vitamine C, nécessaire à l'organisme, à une époque où beaucoup de légumes brillent par leur absence. C'est le moment de les intégrer à votre régime alimentaire, aux côtés de la betterave rouge, des poivrons rouge et vert et du cresson. Les différentes sortes de choux auraient, par ailleurs, une action anticancérigène. Le soufre contenu dans le chou-fleur, par exemple, protège l'organisme contre le cancer du gros intestin. Le même effet a été constaté avec les oignons. La merveilleuse vitamine C étant sensible à la lumière, à la chaleur et à l'oxygène, consommez les fruits et légumes le plus frais possible.

◆ **Provitamine A** Elle protège des infections en combattant les virus et les bactéries et en renforçant la résistance de la peau et des muqueuses aux agents pathogènes. Elle se trouve surtout dans la carotte, le chou-fleur, le brocoli, le cresson, la citrouille, la betterave rouge et l'épinard. La provitamine A étant liposoluble, elle devrait toujours être consommée avec un peu de graisse pour faciliter son absorption par l'organisme.

◆ **Vitamine D** Elle favorise la production d'anticorps par le thymus et se trouve dans les graisses animales, mais aussi dans les germes de blé, les céréales complètes, les noix,

Les éléments vitaux, des auxiliaires invisibles

Le métabolisme humain a besoin de plus de 45 nutriments essentiels pour fonctionner. L'organisme n'en produisant que très peu, c'est l'alimentation qui les fournit.

▶ Les **micronutriments** comprennent les vitamines, les minéraux et les oligoéléments. Contrairement aux macronutriments – protides, glucides, lipides –, l'organisme n'en a besoin que de très petites quantités.

▶ Lorsque nous consommons des fruits et des légumes, nous absorbons automatiquement des **composants secondaires des végétaux** comme les bioflavonoïdes, qui décuplent l'action de la vitamine C. Leurs effets très diversifiés ne sont étudiés que depuis peu, mais on est aujourd'hui en mesure d'affirmer qu'ils protègent contre les maladies infectieuses et les radicaux libres en excès générateurs de cancers, qu'ils renforcent le système immunitaire et aident également à faire baisser le taux de cholestérol sanguin.

le soja, les légumes secs (lentilles, haricots, pois) et l'avocat. La vitamine D étant sensible à la lumière, à l'air et à l'oxygène, consommez ces aliments rapidement.

◆ Une carence en **vitamine B6** (pyridoxine) entraîne, entre autres, une faiblesse immunitaire et une sensibilité accrue aux virus et aux bactéries. Céréales complètes, mangue, avocat, germes de soja et noisettes sont riches en vitamine B6.

◆ L'**acide folique** (vitamine B9) participe à la formation des anticorps ; on en trouve dans les légumes verts très colorés, la mâche et le persil.

◆ Le **zinc** est une arme immunitaire supplémentaire, car il favorise l'absorption de la vitamine A par l'organisme. Les fruits de mer, le veau et l'agneau ainsi que les graines de tournesol sont riches en zinc.

SALADE DE MÂCHE À LA DINDE

1 petit filet de dinde
1 c. à thé d'huile d'olive
1 c. à thé de miel
½ gousse d'ail, 1 brin de thym
1 c. à thé d'huile de noisette
1 c. à soupe de vinaigre
1 c. à thé de miel d'acacia
1 c. à thé de jus de pamplemousse
125 g de mâche lavée et essorée
Quartiers de pamplemousse rose pelés à vif
1 c. à thé de noisettes hachées et grillées
Sel, poivre blanc

◆ Coupez le filet de dinde en lamelles. Mélangez l'huile d'olive avec le miel, l'ail écrasé, le thym émietté et du poivre. Versez le tout sur la viande, mélangez et laissez mariner 2 h. Préparez une sauce avec l'huile de noisette, le vinaigre, le miel d'acacia, le jus de pamplemousse, du sel et du poivre. Versez sur la salade et mélangez.

◆ Faites dorer la dinde dans une poêle.

◆ Mettez la salade puis la dinde dans une assiette, entourez de quartiers de pamplemousse et parsemez de noisettes hachées.

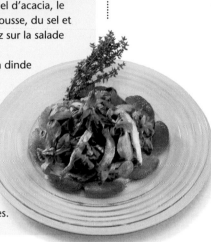

RATATOUILLE

1 petite aubergine
Le jus de 1 citron
1 oignon
1 poivron rouge
1 courgette
1 tomate
2 c. à thé d'huile d'olive
1 gousse d'ail écrasée
1 pincée de paprika en poudre
1 petit brin de thym
1 c. à thé de basilic haché
Sel, poivre

◆ Nettoyez les légumes. Coupez l'aubergine en dés et arrosez de jus de citron. Coupez l'oignon et le poivron en dés, la courgette et la tomate en rondelles.

◆ Faites blondir l'oignon dans l'huile chaude, faites-y revenir l'aubergine et le poivron 3 min.

◆ Ajoutez courgette, tomate, ail, paprika, thym, sel et poivre. Couvrez et faites cuire 30 min à feu doux. Parsemez de basilic.

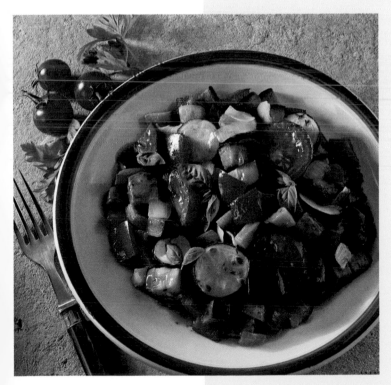

CONTRE LA DÉPRIME HIVERNALE

L e corps s'adapte à l'hiver en allongeant son temps de sommeil d'environ vingt minutes. Tenez compte de ce besoin fondamental de l'organisme et couchez-vous un peu plus tôt. Sortez le plus possible à l'air libre pour faire le plein de lumière naturelle. Même si le soleil ne brille pas, une promenade en plein air vous permet de compenser le manque de luminosité.

Par ailleurs, prenez chaque jour le temps de faire l'un des exercices de ces pages. Un entraînement cérébral régulier rend moins sensible aux infections et à la déprime, car la stimulation du système immunitaire passe aussi par la volonté. Les neuropeptides qui stimulent l'immunité sont alors mobilisés dans le cerveau.

Mais ce n'est pas tout. Le saviez-vous? Prendre un bain coloré rend le sourire lorsqu'il fait froid, tandis que le massage interdigital stimule l'activité immunitaire, en particulier au niveau de la gorge et de la poitrine. Enfin, pensez aux bains de pieds, même en hiver. En effet, ils ne sont pas seulement rafraîchissants, ils aident aussi à lutter contre la fatigue et le manque d'entrain.

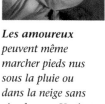

Les amoureux *peuvent même marcher pieds nus sous la pluie ou dans la neige sans s'enrhumer. Un état d'esprit positif aide l'organisme à repousser les attaques virales et bactériennes.*

MASSAGE INTERDIGITAL

Préparation
◆ Frottez vos mains l'une contre l'autre jusqu'à éprouver une sensation de chaleur. Écartez-les d'environ 50 cm, puis rapprochez-les lentement, jusqu'à ce que vous ayez l'impression qu'un flux d'énergie circule entre elles.

Exercice
◆ Imaginez que vous avez les doigts palmés. Pincez et tirez sur la peau située dans l'espace interdigital, en direction de la pointe des doigts.
◆ Maintenez la pression juste avant que la peau ne glisse. Cela peut entraîner une sensation désagréable. Lorsque celle-ci disparaît, relâchez la pression.

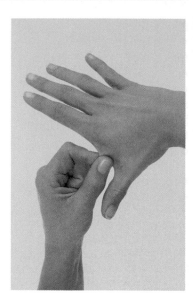

  3 fois entre chaque doigt

ENTRAÎNEMENT MENTAL

Préparation
◆ Isolez-vous dans un endroit où vous ne serez pas dérangé, y compris par le téléphone. Vous pouvez faire cet exercice plusieurs fois par jour.

Exercice
◆ Asseyez-vous sur une chaise confortable ou dans un fauteuil, fermez les yeux et respirez profondément. Vous pouvez également vous allonger sur un canapé ou même sur votre lit.
◆ Inventez quelques formules positives et répétez-les plusieurs fois mentalement. Vous pouvez vous dire, par exemple, « Le froid ne me touche pas »

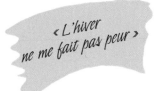

« L'hiver ne me fait pas peur »

« Je vais vraiment bien »

« Je veux rester en bonne santé »

ou « Le rhume n'a aucune chance avec moi » ou encore « Je serai en pleine forme à l'arrivée du printemps ». Inspirez et expirez profondément pendant toute la durée de l'exercice.

LE BONHEUR EST DANS LE BAIN

Préparation
◆ Faites-vous couler un bain (pas plus de 38 °C/100 °F). Ajoutez des huiles parfumées pour vous détendre ou vous stimuler. Les huiles de couleur jaune ou orange revitalisent tandis que les tons verts et bleus ont un effet apaisant.

Contre le manque d'entrain
◆ Prenez 1 c. à soupe d'huile de souci, 1 c. à soupe de miel, 3 gouttes d'huile essentielle d'orange et 3 gouttes d'huile essentielle de rose. Mélangez soigneusement l'huile et le miel et laissez reposer quelques minutes avant d'ajouter les huiles essentielles.
◆ Versez le mélange sous le robinet d'eau chaude en remplissant la baignoire.

Pour se détendre
◆ Diluez 2 c. à soupe de miel liquide (d'acacia, de préférence) dans 2 litres de lait chaud.

◆ Ajoutez respectivement 10 gouttes d'huile essentielle de citron, de girofle et de cannelle, ainsi que 5 gouttes d'huile essentielle de santal. Versez le mélange dans la baignoire.

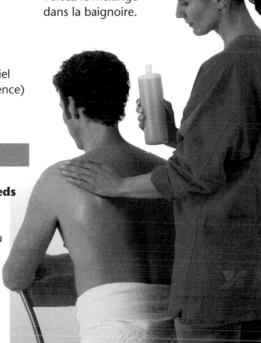

DES SOINS ÉNERGISANTS

Massage énergique à l'alcool à friction
◆ Torse nu, asseyez-vous à une table ou à califourchon sur une chaise et accoudez-vous.
◆ Demandez à quelqu'un de verser 1 à 2 c. à soupe d'alcool à friction dans le creux de sa main et de frotter votre dos avec des mouvements circulaires, puis de tapoter doucement la surface de votre dos de la pointe des doigts.
◆ Vous pouvez vous frictionner vous-même la poitrine.

Bain de pieds froid
◆ Préparez une bassine ou un seau d'eau froide. Asseyez-vous sur une chaise, le récipient devant vous.
◆ Mettez les pieds et les jambes jusqu'à mi-mollet dans l'eau, et remuez-les.
◆ Frottez vos pieds avec une serviette rugueuse pour les sécher et enfilez des bas bien chauds.

Chaud-froid pour les pieds
◆ Remplissez 2 seaux, l'un d'eau chaude (38-40 °C/100-104 °F), et l'autre d'eau froide (10 °C/50 °F).
◆ Trempez les pieds pendant 5 min dans l'eau chaude, puis 30 s dans l'eau froide. Recommencez 2 fois. Au bout de quelques jours, recommencez jusqu'à 5 fois.

Qu'est-ce qui rend parfois malade?

Les rhumes et autres syndromes grippaux ont parfois des causes psychologiques, car le stress permanent et les tensions rendent l'organisme plus sensible aux infections.
▶ Ceux qui ont du mal à résoudre les problèmes ou qui ne parviennent pas à régler des situations à long terme ont tendance à s'enrhumer plus facilement.
▶ Les éternuements et la toux peuvent être considérés comme la forme corporelle la plus agressive pour dire à l'autre: «Garde tes distances!» et «Ne t'approche pas de moi.»
▶ L'enrouement est souvent le lot de ceux qui n'ont «plus rien à dire» à l'autre. Des maux de gorge peuvent apparaître lorsque les événements sont, métaphoriquement, trop durs «à avaler». Prenez conscience de ces mécanismes. En déterminant que votre maladie est d'origine psychologique, vous aurez déjà fait un grand pas vers la guérison.

  1 fois par jour

LORSQUE LE VIRUS S'EST INSTALLÉ

Trois jours pour se déclarer, trois jours pour s'installer, trois jours pour disparaître : tel est le déroulement immuable du rhume. Les virus du rhume ont une prédilection pour le nez (rhinovirus), la gorge et les poumons (adénovirus et myxovirus). Ils passent à l'attaque lorsque les rigueurs de l'hiver affaiblissent le système immunitaire et se répandent dans l'organisme, entraînant les symptômes bien connus de nez bouché, maux de gorge, quintes de toux, maux de tête et courbatures.

Ce qui débute souvent par des frissons et une sensation d'indisposition générale se transforme en un véritable rhume, souvent accompagné de fièvre. Cette fièvre est le signe certain que l'organisme est en train de mobiliser ses forces pour contrer l'attaque du virus. Au bout de trois jours, le virus est neutralisé et les symptômes disparaissent lentement.

Le déroulement d'une vraie grippe est différent. L'affection se déclare brutalement avec des frissons et une forte fièvre – autour de 39 °C (102 °F) – et elle oblige le malade à s'aliter au bout de quelques heures. De tels symptômes nécessitent l'intervention du médecin, qui prescrira parfois des antibiotiques, non pas contre le virus, mais afin d'éviter tout risque de surinfection bactérienne.

Le pamplemousse est un trésor de bienfaits. Les flavonoïdes abondants qu'il contient auraient une action inhibitrice aussi bien sur les virus que sur les bactéries. De plus, il renferme beaucoup de vitamine C, qui stimule les défenses immunitaires.

 POUR MIEUX RESPIRER

Exercice
◆ Mettez-vous torse nu et asseyez-vous bien droit sur une chaise. Des deux mains, décollez la peau des côtes inférieures et maintenez-la tendue en inspirant profondément par le nez et en expirant par à-coups et par la bouche.
◆ Inspirez de nouveau et relâchez la peau à la seconde expiration.

◆ Répétez le geste quelques côtes plus haut. L'important est de faire cet exercice sur la totalité de la cage thoracique en alternant haut et bas.

 5 min si vous le faites seul

 5 à 10 min si vous avez de l'aide (en ce cas, allongez-vous)

 LES VERTUS CURATIVES DES INHALATIONS

Préparation
◆ Versez 3 c. à soupe de camomille ou 2 c. à soupe de camomille et 2 c. à soupe de thym dans 3 à 4 litres d'eau bouillante. Laissez infuser 10 min, puis versez dans un grand bol.

◆ Pour une inhalation encore plus efficace, vous pouvez ajouter 5 gouttes d'huile essentielle d'arbre à thé, de sauge, d'eucalyptus ou de menthe poivrée.

Mode d'emploi
◆ Recouvrez-vous la tête d'une serviette-éponge et penchez-vous au-dessus du bol fumant pendant 10 min. Si vous toussez, respirez bouche ouverte ; si vous avez le nez pris, respirez bouche fermée. Si vous avez l'impression que la vapeur vous brûle la peau ou les voies respiratoires, éloignez vite votre visage du récipient.

Pourquoi c'est bon
◆ La camomille et le thym calment les inflammations ainsi que la toux d'irritation.

  1 ou 2 fois par jour

ENTRAÎNEMENT RESPIRATOIRE EN CAS DE TOUX

Exercice

◆ Asseyez-vous sur une chaise, jambes écartées. Appuyez les mains ou les coudes sur les genoux.

◆ Inspirez profondément par le nez et expirez par la bouche en répétant «peu... peu... peu... peu» ou «cheu... cheu... cheu». Comptez les «peu» ou les «cheu». Vous ne devez pas en faire moins de 5 pour démarrer.

◆ À chaque nouvelle respiration, prolongez la durée d'expiration en augmentant le nombre de «peu».

Pourquoi c'est bon

◆ Le but de cet exercice est d'augmenter la durée de l'expiration, ce qui a un effet expectorant et conduit à une inspiration renforcée. Les poumons sont mieux oxygénés.

Conseil

◆ La toux est une réaction d'autoprotection. Elle entraîne une accélération de la respiration qui permet de déloger et d'évacuer les mucosités. Dans un premier temps, ne combattez pas une toux expectorante en prenant des médicaments, vous empêcheriez l'évacuation des mucosités. En revanche, si la toux dure plus de 2 semaines, consultez votre médecin.

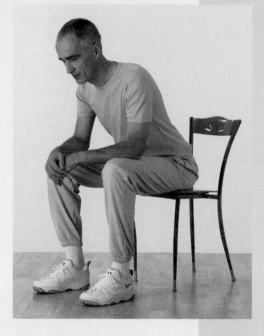

  5 à 10 fois
Attention
à l'hyperventilation

LE JUS DE LA FORME

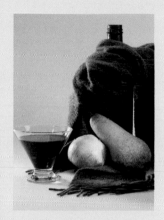

1 petite pomme ou
   1 petite poire
320 g (2 casseaux) de cassis
   lavé et égrappé
1 c. à thé de miel

◆ Pelez et épépinez la pomme ou la poire, puis coupez-la en morceaux.

◆ Passez tous les fruits à la centrifugeuse. Ajoutez un peu d'eau minérale, sucrez avec du miel si nécessaire. Buvez avant le petit déjeuner.

Conseil

◆ Les jus obtenus en pressant les fruits sont riches en vitamines, en fructose et en minéraux. Ils renforcent le système immunitaire. Variez les fruits selon la saison : fruits rouges mariés avec 1 pêche, 2 abricots, etc.

D'autres remèdes

▶ En cas de **rhinite** sans fièvre, prenez un bain chaud additionné d'huile essentielle (d'eucalyptus, par exemple) pour décongestionner les muqueuses. Un morceau de coton imbibé d'huile de millepertuis dans les narines peut également vous soulager.

▶ En cas de **maux de gorge**, versez 3 c. à thé de vinaigre de cidre dans 1 verre d'eau tiède. Ajoutez 2 c. à thé de miel et gargarisez-vous toutes les 30 min. Buvez des infusions de sauge.

▶ En cas de **toux**, faites chauffer un sachet de graminées pendant 30 min à la vapeur et posez-le sur votre poitrine. Couvrez d'une étoffe de laine et laissez agir pendant environ 40 min. Absorbez au moins 2 litres de liquide par jour pour détacher les mucosités. Les infusions de mauve ou de guimauve calment les toux d'irritation.

▶ En cas de **fièvre** jusqu'à 39 °C (102 °F), les infusions de thym, de camomille ou de tilleul aident l'organisme à se défendre. Au-delà de 39 °C (102 °F), faites baisser la température par des enveloppements froids des mollets ou en buvant du jus de sureau, à l'action sudorifique.

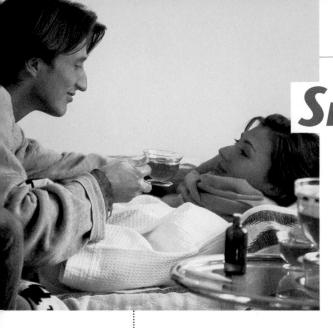

SE RÉTABLIR VITE ET BIEN

S'il vous est déjà arrivé d'être cloué au lit par une forte grippe, vous avez pu constater combien ce repos forcé affaiblissait l'organisme. Pendant que vous êtes encore alité, préparez votre convalescence pour que tremblements intempestifs et voile noir ne viennent pas gâcher le moment de votre premier lever.

Dites-vous « Je veux me remettre » et non « Je n'en peux plus ! »

Garder le lit aide l'organisme à combattre les agents pathogènes tels que les virus ou les bactéries, mais l'affaiblit également. En effet, dès le premier jour de repos forcé, la masse musculaire commence à diminuer. Cette diminution est surtout importante les quatre premières semaines, puisqu'elle s'accompagne d'une perte hebdomadaire de forces de 15 à 20%. Se remettre sur pied est ensuite un travail de longue haleine, car il faut généralement quatre fois plus de temps pour retrouver sa masse musculaire que pour la perdre. Et cela même avec des séances régulières de physiothérapie.

Éviter les surinfections

La perte de la masse musculaire n'est pas la seule raison qui pousse le personnel hospitalier à faire sortir impitoyablement le patient de son lit et à lui faire faire quelques pas, même le lendemain d'une opération chirurgicale lourde. Cette mobilisation rapide est extrêmement importante pour éviter une infection pulmonaire, l'ankylose ou une thrombose veineuse.

Par thrombose, les médecins désignent la formation d'un caillot dans un vaisseau sanguin, le plus souvent les veines des jambes, c'est-à-dire, les vaisseaux chargés de ramener le sang vers le cœur. Une thrombose peut se manifester lorsque la vitesse de la circulation sanguine diminue, par manque d'activité musculaire, ce qui entraîne des congestions dans les veines. Les globules peuvent alors s'amalgamer et former un caillot qui bouche la veine et provoque des douleurs à la jambe. Si le caillot se détache et remonte vers le cœur, il risque alors de boucher les vaisseaux pulmonaires et de provoquer la mort du patient. Le retour veineux ralentit notablement au bout de vingt-quatre heures d'alitement. Il est donc important, si vous

Régénération sans limite d'âge

La vieillesse n'est pas une maladie, elle n'est que le bilan d'une hygiène de vie. Telle est la conclusion de nombreux médecins qui ont comparé l'alimentation, le mode de vie et l'activité sportive des plus de 50 ans. Il y a une vingtaine d'années, ils ont découvert par exemple que les muscles pouvaient se développer jusqu'à un âge avancé pour peu qu'ils soient correctement sollicités. La perte de la masse musculaire s'explique aussi par le manque d'activité, elle n'est pas due uniquement à une dégénérescence inéluctable liée au vieillissement.

▶ Même à plus de 70 ans, la résistance du cœur, des yeux ou des os peut être rétablie et améliorée après une maladie.
▶ Le muscle cardiaque peut lui aussi se régénérer avec un entraînement adapté. De nombreuses perturbations du système cardio-vasculaire ne sont que les conséquences d'une mauvaise hygiène de vie. Elles ne se manifestent qu'après des années et sont alors assimilées, à tort, à des signes de vieillissement.

gardez le lit pendant quelques jours, de stimuler votre circulation sanguine. Vous y parviendrez grâce à des exercices physiques actifs et passifs, différents exercices respiratoires et en surélevant vos jambes. Les inspirations profondes ouvrent la cage thoracique et provoquent un appel du retour veineux.

Soulager les poumons

Les exercices respiratoires suppriment tout risque de pneumonie. En effet, cette maladie se déclare quand la respiration superficielle, due à la position allongée, ne ventile pas suffisamment les zones pulmonaires inférieures, qui peuvent alors devenir le siège d'amas de mucosités dans lesquelles les bactéries se reproduisent à loisir. Des inspirations pro-fondes et un clapping quotidien de la cage thoracique peuvent contribuer à pallier ce problème. Ces mesures s'accompagneront de frictions destinées à stimuler la circulation sanguine.

Stimuler la circulation sanguine

Une fois que le corps s'est habitué à la position allongée, les vaisseaux se mettent à travailler à l'économie. Lorsque l'on se lève brutalementl, ils ne se contractent pas assez vite et le sang descend dans les chevilles. Pendant quelques instants, le cerveau est insuffisamment irrigué, ce qui peut provoquer un voile noir, voire, dans le pire des cas, une perte de connaissance. Le cœur tente alors de compenser ce manque par une accélération de ses battements, souvent ressentie comme un phénomène oppressant. Cette tachycardie est fréquemment accompagnée d'accès de transpiration ainsi que de vertiges.

Vous parviendrez à éviter ces désagréments si vous préparez consciencieusement votre premier lever : le programme qui suit a pour objectif de vous aider à retrouver le plus rapidement possible une activité normale après une maladie, même si votre séjour au lit a été long.

PROGRAMME DE 2 SEMAINES

EXERCICE

▶ La première semaine est consacrée aux exercices visant à **prévenir la thrombose**, à développer la **respiration** et à stimuler la **circulation sanguine**.

▶ Vous augmenterez ensuite progressivement vos capacités physiques en effectuant des exercices pour les **articulations, les muscles et la circulation sanguine** et n'oublierez pas de faire le plein d'oxygène avec des **promenades quotidiennes**.

RELAXATION

Un repos long et forcé modifie de nombreux réflexes de l'organisme.

▶ Soulagez la déprime et les tensions par des exercices respiratoires « sous les palmiers ».

▶ Un **massage des pieds** stimule les voies lymphatiques inférieures et, partant, le système immunitaire.

▶ La toilette complète du corps à **l'eau vinaigrée** relance la circulation sanguine tout en vous apportant fraîcheur et bien-être.

ALIMENTATION

▶ **Le bouillon de poulet** est sans doute le remède de bonne femme le plus connu pour retrouver sa force.

▶ Reprenez des forces grâce à une **alimentation légère** apportant les nutriments essentiels à l'organisme, sans pour autant surcharger la digestion.

▶ Découvrez des **recettes revigorantes** et des **plantes qui redonnent des forces**.

▶ **Boire beaucoup** est très important pour maintenir une bonne fluidité du sang.

S'ARMER POUR MIEUX SE RELEVER

C'est une évidence : les maladies qui contraignent à un alitement prolongé affaiblissent l'organisme. Mais ce problème n'est pas une fatalité. Afin de vous remettre sur pied plus rapidement tout en ménageant vos forces, vous pouvez commencer à agir pour prévenir la thrombose, stimuler votre circulation et améliorer votre respiration, sans sortir de votre lit.

Pour bien aborder la convalescence, faites chacun des exercices de cette page une fois par jour pendant toute la durée de votre alitement.

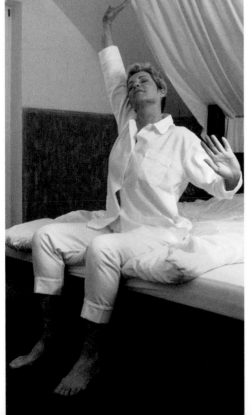

  ## CONTRE LA THROMBOSE

Exercice 1
◆ Allongez-vous sur le dos, en appui sur les coudes. Fléchissez et pointez 15 fois le pied droit, puis le pied gauche.

Exercice 2
◆ Levez la jambe gauche, tendez-la et, du pied, tracez 10 petits cercles vers la gauche, puis vers la droite. Faites l'exercice avec l'autre jambe.

 Exercice 1 : 3 fois de chaque côté
Exercice 2 : 2 fois de chaque côté

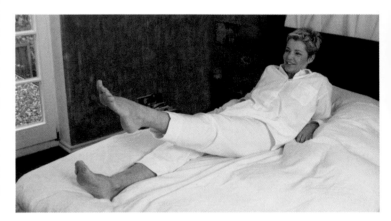

  ## RESPIRER À FOND

Exercice
◆ Asseyez-vous bien droit sur le bord du lit. Levez les bras tendus vers le plafond en inspirant, baissez-les en expirant.
◆ Levez les bras en inspirant. Penchez-vous en avant jusqu'à ce que votre visage se trouve à une vingtaine de centimètres de vos genoux. Expirez en plusieurs fois.

 5 fois

  ## STIMULER LA CIRCULATION SANGUINE

Exercice 1
◆ Asseyez-vous bien droit sur le bord du lit, les jambes parallèles.
◆ Soulevez le talon droit, pointez le pied, puis revenez en demi-pointe. Refaites l'exercice avec l'autre pied, puis des deux pieds en même temps.

Exercice 2
◆ Tendez les bras vers le plafond, d'abord le droit, puis le gauche. Étirez le corps autant que possible et relâchez. Si vous vous sentez déjà assez bien pour vous lever, faites quelques pas autour du lit.

 10 fois chaque exercice

CHAQUE JOUR UN PEU PLUS

Vous avez maintenant repris quelques forces. L'objectif, pour cette deuxième semaine, est de remettre progressivement votre corps en marche, sans exagérer.

Sachez que plus longtemps vous serez resté au lit, plus lentement vous devrez avancer dans vos exercices. Les premiers pas et mouvements vous redonneront confiance en vous et vos performances s'amélioreront de jour en jour. Des exercices appropriés vous aideront à renforcer vos articulations et vos muscles. Les pages suivantes regorgent de conseils pour vous concocter un programme de remise en forme tout en douceur.

Enfin, veillez à vous oxygéner au maximum lors de vos premières sorties.

 ## JOURNÉES 1 ET 2 – OUVRIR LA FENÊTRE !

Exercices

◆ Placez-vous devant la fenêtre ouverte. Montez sur la pointe des pieds en levant les bras vers le plafond et en inspirant. Reposez les pieds à plat, baissez les bras et expirez.

◆ Répétez cet exercice le jour suivant, puis enchaînez en faisant du sur-place pendant 1 à 2 min devant la fenêtre ouverte.

Veillez à lever les genoux et à reposer les pieds au sol, une fois doucement, une fois plus énergiquement.

◆ Finissez en faisant des moulinets avec les bras, vers l'avant et vers l'arrière. D'abord avec le bras gauche, puis avec le bras droit, enfin avec les deux.

  3 fois chaque exercice

 ## JOURNÉE 3 – FAIRE LE PANTIN

Exercices

◆ Faites du sur-place devant la fenêtre ouverte comme la veille, tout en balançant les bras d'avant en arrière.

◆ Debout, pieds joints, laissez pendre les bras le long du corps. Sautillez en écartant les pieds et en joignant les mains au-dessus de votre tête, comme un pantin, puis revenez dans la position initiale.

◆ Asseyez-vous sur le bord du lit. Montez le genou droit et entourez-le des deux mains. Laissez-vous rouler en arrière sur le lit, puis revenez en position assise. Refaites l'exercice avec le genou droit.

  5 fois chaque exercice

 ## JOURNÉE 4 – SORTIR !

Promenade

◆ Marchez pendant 10 min si votre état vous le permet. Demandez à quelqu'un de vous accompagner si vous n'êtes pas encore trop sûr de vos jambes.

Exercice

◆ De retour chez vous, asseyez-vous sur une chaise, montez le genou droit et tendez la jambe à l'horizontale devant vous. Fléchissez les orteils et maintenez

la position 7 s. Relâchez et posez le pied au sol. Recommencez avec l'autre jambe.

Variante

◆ Frappez des mains sous la jambe tendue devant vous. Lorsque vous reposez le pied au sol, levez les bras et joignez les mains au-dessus de la tête.

  3 à 5 fois

 En cas de vertiges ou de suée, interrompez immédiatement l'exercice, asseyez-vous ou allongez-vous et respirez lentement.

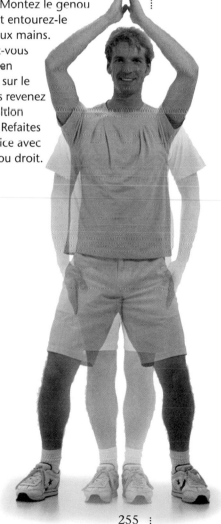

JOURNÉES 5 ET 6 – OXYGÈNE ET FORCE MUSCULAIRE

5ᵉ jour – Promenade
◆ Sortez, seul ou accompagné, pendant 20 min. Avancez d'un bon pas, sans faire de pause.

Exercice 1
◆ De retour chez vous, posez un petit coussin sur le sol et sautez latéralement par-dessus. Prenez appel du pied droit et recevez-vous sur le pied gauche, puis prenez appel du pied droit et atterrissez sur le même pied.
◆ Ensuite, prenez appel du pied gauche et recevez-vous sur le pied droit, puis prenez appel du pied gauche et atterrissez sur le même pied.

Exercice 2
◆ Pour terminer l'entraînement physique de la journée, effectuez

Lorsque vous ne vous essoufflerez plus, vous serez en bonne voie de guérison !

quelques inclinaisons latérales. Posez la main gauche sur votre taille, levez le bras droit au-dessus de la tête et tirez-le en vous inclinant vers la gauche. Répétez 4 fois en maintenant la position un peu plus longtemps à chaque fois, puis changez de côté.

6ᵉ jour – Promenade
◆ Faites une promenade de 30 min. À mi-parcours, faites 5 min de marche forcée : redressez-vous et allongez le pas en contractant tous vos muscles. Les bras doivent être repliés.

Exercice 1
◆ De retour chez vous, posez un balai sur le sol. Enjambez-le, d'abord de côté, puis d'avant

en arrière, en augmentant progressivement le rythme. Finissez l'exercice en sautant par-dessus le balai à pieds joints, d'abord latéralement, puis d'avant en arrière.

Exercice 2
◆ Comme la veille, finissez votre entraînement physique par des inclinaisons latérales, mais cette fois, prenez le balai et maintenez-le au-dessus de votre tête. Inclinez-vous 4 fois de chaque côté en gardant la position un peu plus longtemps à chaque fois.

  Les exercices du coussin et du balai sont à faire respectivement 10 fois

JOURNÉE 7 : ACTIVER LE RETOUR VEINEUX

Promenade
◆ Marchez d'un bon pas de 30 min à 1 h, de préférence sur un sol inégal. Amusez-vous à franchir des racines, des souches et des pierres. Intensifiez peu à peu l'effort et incluez 5 min de marche forcée comme la veille.

Exercice 1
◆ De retour chez vous, prenez une serviette (ou une corde à sauter) dans la main droite, et faites-la tourner comme un lasso devant vous, puis comme un 8, tout en faisant du sur-place.

Exercice 2
◆ Décrivez des cercles avec la serviette à vos pieds et enjambez-les. L'exercice se corse lorsque vous sautez par-dessus.

Dans ce dernier cas, une corde à sauter est plus appropriée.

Exercice 3
◆ Prenez la serviette et tendez-la derrière vous à hauteur des fesses. Penchez-vous vers l'avant, pliez les jambes et abaissez la serviette jusqu'au sol. Enjambez-la, vers l'arrière, de la jambe droite, puis de la gauche. Tenez alors la serviette devant vous. Remontez-la en la maintenant en contact avec votre corps et étirez-vous le plus possible. Maintenez l'étirement pendant 10 s.

  Exercice 1 : 1 à 2 min
Exercice 2 : 5 fois
Exercice 3 : 5 à 10 fois

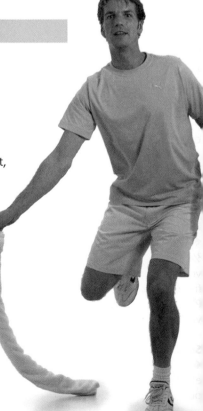

GUÉRIR PAR LA FORCE DE LA VOLONTÉ

La volonté de guérir doublée d'efforts dans ce sens sont deux conditions essentielles pour se remettre rapidement sur pied. Des recherches ont mis en évidence qu'un état d'esprit positif pouvait raccourcir considérablement la durée de la maladie. La bonne humeur détend et combat efficacement le stress, ce qui a pour effet de renforcer les défenses naturelles.

Si vous devez rester allongé toute la journée, des tensions musculaires peuvent apparaître. Vous les effacerez par des exercices respiratoires. Un massage des pieds active les voies lymphatiques inférieures et stimule le système immunitaire. Lorsque vous vous sentirez un peu mieux, une toilette complète à l'eau vinaigrée vous fouettera les sangs tout en vous endurcissant.

 DANS LE VENT SOUS LES PALMIERS

Exercice

◆ Si vous êtes encore alité, redressez-vous lentement et placez plusieurs oreillers dans votre dos pour vous soutenir. Adossez-vous confortablement, les mains croisées derrière la nuque. Si vous êtes déjà capable de sortir de votre lit, vous pouvez faire cet exercice sur un fauteuil ou sur le canapé.

◆ Fermez les yeux et imaginez des palmiers doucement bercés par le vent au-dessus de votre tête. Accordez votre respiration à ce lent mouvement. Inspirez en tournant le torse et les bras d'un côté, expirez de l'autre côté.

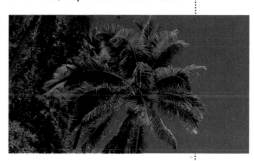

 MASSAGE POUR LES PIEDS

Exercices

◆ Frottez vos voûtes plantaires quelques minutes sur un rouleau masseur ou, à défaut, frottez-vous les pieds avec les mains jusqu'à ce qu'ils soient chauds.

◆ Tirez la peau des espaces situés entre les orteils vers l'avant (vers la pointe). Maintenez brièvement la tension. Dès que la sensation douloureuse disparaît, lâchez et passez à l'espace interdigital suivant.

  3 fois par espace interdigital

 DE L'EAU VINAIGRÉE POUR LA CIRCULATION

Préparation

◆ Remplissez un lavabo de ⅔ d'eau froide pour ⅓ de vinaigre de vin. Plus l'eau est froide, plus le soin est efficace. Plongez une serviette dans l'eau vinaigrée et essorez-la.

Soin

◆ Frottez d'abord le bras droit et l'épaule droite sans appuyer, puis, dans cet ordre, le cou, le torse, le bras gauche, le ventre, la jambe gauche, le pied gauche. Remontez sur le ventre et faites la jambe droite et le pied droit. Effectuez bien vos frottements en direction du cœur.

◆ Laissez sécher votre peau à l'air. Terminez le soin en respirant profondément devant la fenêtre ouverte. Le vinaigre dilate les pores, ce qui active la respiration cutanée.

Rester positif

Une longue maladie et un alitement prolongé conduisent souvent à broyer du noir et il devient difficile d'éviter la déprime. Réagissez! Essayez de découvrir les aspects positifs de votre situation : vous avez enfin le temps de lire une série de bons policiers ou de regarder ces vidéos que vous avez enregistrées il y a si longtemps.

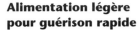

REPRENDRE DES FORCES

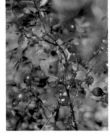

Le cynorhodon
Une dizaine de ces petites baies rouges (faux fruits de l'églantier) contiennent plus de vitamine C que deux oranges, ainsi que de nombreux oligoéléments qui renforcent les défenses naturelles. Pour accélérer la guérison, n'hésitez pas à en consommer – si vous en trouvez!

Les longues maladies et les séjours prolongés au lit ont souvent pour conséquence une perte d'appétit. En effet, lorsqu'on est alité, on consomme naturellement moins de calories. De plus, des problèmes digestifs peuvent surgir à cause du manque de mouvement. Il est toutefois important d'absorber des aliments en quantité suffisante. Les plats légers sont l'idéal car ils apportent à l'organisme les éléments dont il a besoin, sans le surcharger. Plusieurs petites collations valent mieux que les trois grands repas traditionnels. Pendant votre convalescence, faites confiance à votre instinct: on a généralement envie de manger exactement ce dont le corps a besoin!

BOUILLON DE POULET

1 jeune poule (ou 1 poulet)
2 carottes
2 poireaux
1 oignon
1 branche de céleri
3 branches de persil
1 feuille de laurier
Gros sel

◆ Rincez la poule. Pelez les carottes, lavez les poireaux, séparez le blanc du vert. Coupez l'oignon en deux sans l'éplucher. Liez le vert des poireaux, le céleri, le persil et le laurier ensemble.
◆ Mettez tous les ingrédients dans une marmite, couvrez largement d'eau froide, portez à ébullition, écumez, salez, puis laissez frémir 2 h environ. Ôtez la pellicule grasse se formant à la surface.

Conseil

◆ À l'autocuiseur, le temps de cuisson se réduit à 45 min. Même si vous êtes seul, préparez une poule entière et congelez les restes.

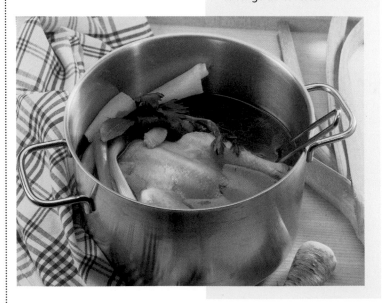

Alimentation légère pour guérison rapide
Si vous devez garder le lit à cause d'une grippe, choisissez des aliments qui donnent des forces sans fatiguer l'estomac.
◆ Pour faire le plein de **protéines**, préférez les œufs à la viande. Commencez par un œuf coque, puis mollet et poursuivez par une omelette.
◆ **Les produits laitiers** fermentés (yogourts) favorisent les bonnes bactéries intestinales, ce qui profite à l'organisme tout entier. Les laits frappés maison et les desserts à base de yogourt et de fruits sont excellents. Choisissez de préférence des produits écrémés.
◆ Consommez des **légumes**, excepté ceux qui provoquent des ballonnements (oignons, choux, légumes secs). Les carottes et les pommes de terre en purée constituent une alimentation idéale pendant la maladie.
◆ Les **fruits frais** doivent être consommés de préférence mixés ou écrasés. Choisissez avant tout des fruits riches en vitamine C, tels que les kiwis, les fraises et les agrumes.
◆ Le **bouillon de poulet** est sans doute le remède de grand-mère le plus connu contre le rhume. Ajoutez persil et fines herbes hachées au bouillon pour l'enrichir en vitamines.
◆ Si vous avez envie de viande, choisissez de la **viande maigre** de volaille ou de veau.
◆ Le **poisson** est le meilleur aliment pour les malades. Il est digeste et contient des éléments essentiels.
◆ Il faut **boire beaucoup** en convalescence: du thé, de l'eau minérale et des jus de fruits riches en vitamines, tels que le jus d'orange, de raisin ou de cassis.

CONTREFILET GRILLÉ, POMME AU FOUR SAUCE AUX FINES HERBES

½ c. à soupe d'huile
1 c. à thé de jus de citron
1 échalote râpée
½ gousse d'ail écrasée
175 g de contrefilet
1 grosse pomme de terre lavée
1 c. à thé de brandy
1 c. à thé de moutarde
2 c. à thé de crème à 15 %
Fines herbes hachées
2 c. à soupe de crème sure
1 c. à soupe d'œufs de truite,
   de saumon ou de lompe
Sel, poivre

◆ Mélangez l'huile, le jus de citron, l'échalote, l'ail et du poivre. Badigeonnez-en la viande des deux côtés. Enveloppez-la dans de l'aluminium et laissez reposer 1 h au réfrigérateur.
◆ Faites une entaille en croix sur le dessus de la pomme de terre et enveloppez-la dans de l'aluminium huilé. Faites cuire 50 min au four à 220 °C (430 °F).
◆ Retirez la viande de l'aluminium, mettez-la dans un petit plat et faites-la griller de 4 à 6 min sous le gril du four, en la retournant à mi-cuisson. Salez et laissez reposer 10 min.
◆ Versez le brandy et 1 c. à soupe d'eau dans le plat de cuisson de la viande, grattez pour dissoudre les sucs et versez le jus dans une casserole. Ajoutez la moutarde et la crème, puis incorporez les fines herbes.
◆ Ouvrez la papillote, creusez la pomme de terre au niveau de l'entaille et remplissez-la de crème sure et d'œufs de poisson. Servez avec la viande.

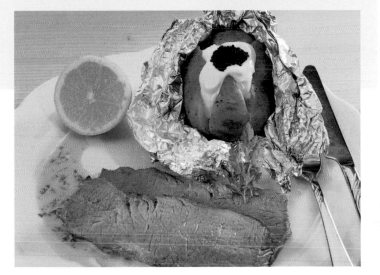

FROMAGE AUX MÛRES

1 c. à thé de pistaches non
   salées
1 pamplemousse rose
1 lime
150 g (⅔ tasse) de
   ricotta
2 gouttes de vanille pure
1 c. à thé de miel liquide
150 g (1 tasse) de mûres

◆ Hachez grossièrement les pistaches et grillez-les à sec dans une poêle. Pelez le pamplemousse à vif en recueillant le jus.
◆ Pressez la lime. Mélangez la ricotta avec la vanille, le jus de lime, le jus de pamplemousse et le miel.
◆ Rincez et égouttez soigneusement les mûres. Ajoutez-les à la ricotta ainsi que les quartiers de pamplemousse et parsemez de pistaches.

Fortifiants naturels : lequel choisir ?

Parmi le grand choix de fortifiants naturels, voici les plus efficaces.
▶ **Le ginseng** Cette plante médicinale originaire d'Asie stimule le système nerveux et renforce le système immunitaire. Les effets du ginseng sont d'intensité différente selon les personnes. Il détend en cas de stress et fortifie si l'on est épuisé.
▶ **La mélisse** Véritable panacée, elle est particulièrement efficace contre les problèmes d'endormissement et le manque d'appétit.
▶ **Le millepertuis** Il permet de retrouver le sourire en cas de dépression légère et agit sur le stress.
▶ **Le ginkgo** Il contient des principes actifs qui stimulent la circulation sanguine et l'irrigation du cerveau.
▶ **Le quinquina** On l'utilise en cas de fatigue et de manque d'appétit, car il stimule les sécrétions digestives.
▶ **La gelée royale** Elle concentre des composants qui aident à retrouver l'énergie (oligoéléments, enzymes, vitamines).

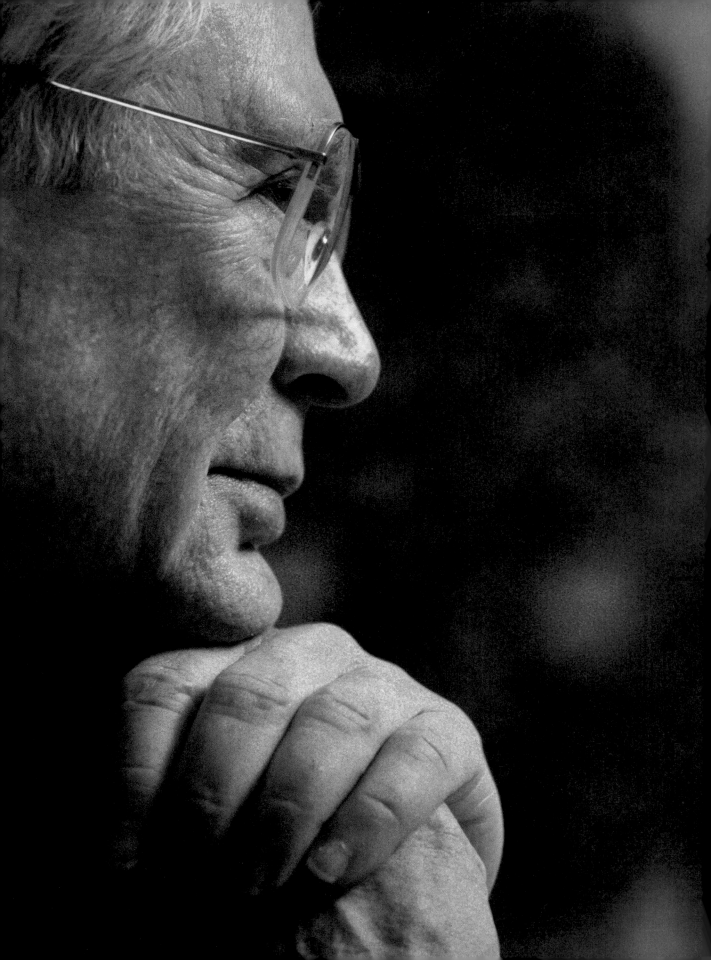

Affûtez votre psychisme et vos sens

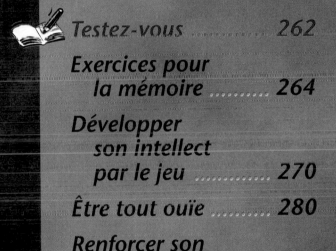

OÙ EN SONT VOTRE MÉMOIRE ET VOS SENS ?

*Pour bien profiter de la vie, nous avons besoin de tous nos sens.
Nos yeux et nos oreilles nous relient avec le monde extérieur,
notre cerveau traite les signaux et stocke les informations.
Testez vos antennes et votre « disque dur » : ont-ils besoin d'entretien ?*

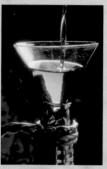

L'huile d'olive
apporte, outre
ses acides gras mono-
insaturés bénéfiques,
de la vitamine E
et des polyphénols
antioxydants qui
protègent les cellules
du vieillissement
prématuré.

Répondez aux questions suivantes.

	OUI	NON
► Lors d'une conversation, les noms propres vous viennent-ils sans hésitation ?	☐	☐
► Vivez-vous dans un endroit calme, sans pollution sonore (bruits de la rue, des avions...) ?	☐	☐
► Aimez-vous conduire la nuit ?	☐	☐
► Aimez-vous les mots croisés et les jeux de casse-tête ?	☐	☐
► Votre travail exige-t-il de la concentration et de la créativité ?	☐	☐
► Vos journées sont-elles mouvementées et ponctuées d'imprévus ?	☐	☐
► Jouez-vous d'un instrument de musique ?	☐	☐
► Avez-vous déjà essayé d'agir avec la main gauche si vous êtes droitier ?	☐	☐
► Portez-vous des verres correcteurs (lunettes, lentilles) ?	☐	☐
► Pouvez-faire des gestes différents avec vos deux mains en même temps ?	☐	☐
► Pratiquez-vous un sport de coordination, un jeu de ballon, par exemple ?	☐	☐
► Aimez-vous les jeux de société ?	☐	☐
► Aimez-vous la nouveauté ?	☐	☐
► Passez-vous au moins deux heures par jour sur un ordinateur ?	☐	☐
► Parvenez-vous à distinguer une image cachée dans un dessin en trois dimensions ?	☐	☐
► Pouvez-vous marcher sans tituber sur une ligne longue de 10 m ?	☐	☐
► Gardez-vous votre contrôle en situation de stress ?	☐	☐
► Avez-vous une bonne mémoire des chiffres ?	☐	☐
► Entendez-vous les conversations à mi-voix ?	☐	☐
► Faites-vous contrôler votre vision au moins une fois par an ?	☐	☐

Résultat : votre acuité sensorielle et intellectuelle

Vous avez répondu OUI à plus de 12 questions ? Vos sens sont aiguisés et vous aimez les activités qui sollicitent votre intellect. Mais vous n'êtes pas pour autant protégé contre les processus inévitables de dégradation physiologique. Avec le temps, l'élasticité du cristallin diminue, la vue baisse et l'ouïe faiblit. Mais rien n'est irrémédiable ; vous pouvez agir pour retarder ou atténuer ces effets du vieillissement.

Nos recommandations

● *Suivez le programme d'exercices des muscles oculaires (p. 286-293).*
● *Stimulez votre audition en écoutant de la musique ou en vous concentrant sur les « bruits du silence » pour développer votre perception auditive. Pratiquez des exercices favorisant la circulation sanguine (p. 282-285), qui contribue à l'équilibre de l'oreille interne.*
● *Exercez votre mémoire tout en vous amusant (p. 266-267 et 276-277) : c'est très efficace !*

Vous avez répondu NON à 8 questions ou plus ? Vous n'êtes pas à l'abri de petites défaillances : vous avez parfois des problèmes pour lire, vous ne comprenez pas tout dans une conversation ou votre mémoire vous trahit par moments – en particulier concernant les noms et certains chiffres. Tout cela n'a rien de très alarmant, vous êtes peut-être simplement stressé et avez besoin d'un peu de repos. En revanche, si vous avez répondu NON à plus de 15 questions, n'attendez pas pour agir. Quoi qu'il arrive, rappelez-vous ce principe : on peut améliorer ses capacités sensorielles et intellectuelles à tout âge.

Nos recommandations

● *Avant de commencer les exercices des organes sensoriels, consacrez une semaine au programme de relaxation donné aux pages 300 à 302 et suivez attentivement les conseils de bien-être des pages 336 à 345.*
● *Pour améliorer l'irrigation sanguine de votre cerveau, assouplissez la musculature de votre nuque en pratiquant les exercices des pages 64 à 67, en nageant (p. 44-45) ou en faisant des massages doux (p. 249 et 313).*
● *En ce qui concerne vos points faibles, reportez-vous au programme qui suit : vous y trouverez de la gymnastique cérébrale pour renforcer votre mémoire et différents moyens pour stimuler vos capacités intellectuelles, améliorer votre vue et entraîner votre organe de l'audition et de l'équilibre.*

Si, au cours d'exercices pour les yeux et l'équilibre, vous ressentez de violents maux de tête ou des nausées, consultez votre médecin.

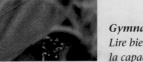

Gymnastique cérébrale
Lire bien au calme stimule la capacité de concentration.

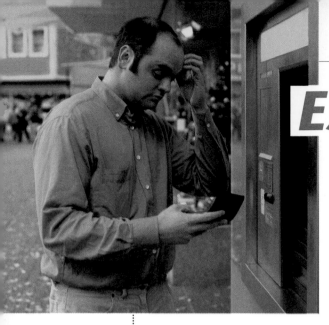

EXERCICES POUR LA MÉMOIRE

Vous êtes devant le distributeur et avez oublié votre NIP. Vous devez endosser un chèque et ne vous rappelez plus votre numéro de compte... Ces trous de mémoire, vous pouvez les éviter. Avec un peu d'entraînement et en s'amusant beaucoup, il est très facile de renforcer sa capacité de mémorisation.

Notre cerveau est plus sollicité qu'autrefois. Le champ de nos connaissances ne cesse de s'étendre et nous devons traiter une somme d'informations de plus en plus élevée dans un laps de temps de plus en plus court. S'ajoutent à cela des situations stressantes comme un examen, un entretien d'embauche ou l'organisation d'une réunion, qui mettent une pression énorme sur nos capacités cérébrales – pourtant étonnantes. Car notre potentiel intellectuel est inépuisable et, selon des études récentes, il est maintenant établi que l'on peut entraîner son cerveau à tout âge, à condition de le maintenir en permanence en alerte.

Ce programme vous apprendra de quelle façon, grâce à des exercices simples, ludiques et faciles à intégrer dans votre quotidien, vous pouvez renforcer votre capacité de mémorisation. Les exercices de relaxation vous aideront à gérer les situations de tension qui provoquent une baisse d'attention et des conseils sur votre alimentation vous permettront de contrer la fatigue intellectuelle. Vous serez finalement étonné des progrès que fera votre mémoire en l'espace de trois semaines.

PROGRAMME DE 3 SEMAINES

GYMNASTIQUE CÉRÉBRALE

► Les sports cérébraux permettent de dépasser ses limites et **d'améliorer sa capacité de concentration et d'attention.**
► Les battements de bras et de jambes **stimulent les deux hémisphères du cerveau.**
► Vous **mémoriserez mieux les chiffres** en faisant appel à leur représentation visuelle.

RELAXATION

► La respiration contrôlée devant une fenêtre ouverte permet **de vous déconnecter et de vous relâcher.**
► **Le yoga digital** stimule la vivacité intellectuelle.
► La performance intellectuelle induit effort, tension et détente en alternance. **Faites travailler votre imagination pour éliminer les blocages.**

ALIMENTATION

Le cerveau a d'énormes besoins en nutriments.
► Une bonne répartition des repas au cours de la journée et une alimentation assez riche en glucides lui assurent un **apport énergétique régulier**.
► Il faut aussi lui fournir les vitamines et les acides gras, qui participent au bon **fonctionnement des cellules cérébrales.**

AMÉLIORER SA CAPACITÉ D'ATTENTION

Notre mémoire a pour fonction de recevoir les informations et de les stocker de façon à pouvoir les récupérer. Les différentes données sont d'abord placées dans la mémoire à très court terme, puis dans la mémoire à court terme et, éventuellement, dans la mémoire à long terme. Il faut, pour cela, que le cerveau ait considéré l'information comme importante, ce qui, le flux de stimulations étant incessant, lui est de plus en plus difficile. Le nombre d'informations à traiter dans un laps de temps très court est de plus en plus élevé. Par ailleurs, la sous-sollicitation de la mémoire due à la routine ou aux vieilles habitudes produit un effet négatif sur le potentiel cérébral. Il est donc essentiel d'améliorer sa capacité d'attention par la pratique d'exercices spécifiques.

Créer les conditions optimales

Avant de commencer les exercices, et pour pouvoir vous concentrer pleinement, déconnectez-vous de ce qui vous entoure et trouvez le calme intérieur.

► Écoutez votre morceau de musique préféré ou procédez aux exercices de relaxation de la page 268.

► Ne faites jamais les exercices l'estomac plein : cela réduit l'activité du cerveau.

► Dans la mesure du possible, pratiquez toujours les exercices à la même heure et respirez profondément avant chacun d'eux. Cela favorise les capacités de réflexion et d'attention.

► Souriez intérieurement en respirant. C'est une méthode très efficace avant un examen, par exemple, ou si vous devez animer une réunion.

► Entre les exercices, remuez-vous, par exemple en courant sur place ou en balançant les bras. Cela améliore les performances intellectuelles.

► Buvez beaucoup, si possible 2 à 3 litres dans la journée, d'eau bien entendu et de tisanes si vous les aimez.

RENFORCER LA MÉMOIRE

Exercice

◆ Pliez une feuille de papier en deux. Sur la page du dessus, écrivez une dizaine de lignes de combinaisons de nombres et de lettres de 5 à 8 caractères chacune. Pour augmenter la difficulté, vous pouvez demander à quelqu'un d'autre de le faire.

◆ Lisez et apprenez une ligne, tournez la page et écrivez la ligne mémorisée sur la page du dessous.

◆ Pratiquez cet exercice tous les jours en essayant d'augmenter chaque fois le nombre de lignes mémorisées.

  Semaine 1 : 10 lignes par jour
Semaines 2 et 3 : 5 lignes de plus chaque jour

REMUER POUR STIMULER LE CERVEAU

Exercice

◆ Mettez de la musique. Lancez plusieurs fois et vigoureusement votre bras gauche vers l'avant puis vers l'arrière. Faites ensuite de même avec la jambe gauche.

◆ Lancez le bras et la jambe gauches en même temps en avant puis en arrière. Faites l'exercice avec l'autre bras et l'autre jambe.

Pourquoi c'est bon

◆ Les mouvements de la partie gauche du corps activent l'hémisphère droit du cerveau, siège de la créativité et de l'imagination. Ceux de la partie droite agissent sur l'hémisphère gauche, centre de la logique et de la pensée analytique.

  10 fois par jour

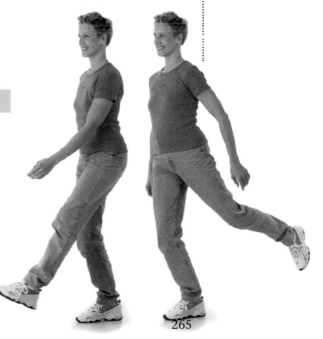

PLUS DE CONCENTRATION, PLUS D'INFORMATIONS STOCKÉES

Exercice

◆ Déchiffrez ce court poème d'Apollinaire écrit à l'envers. La solution se trouve p. 360.
◆ Demandez à quelqu'un d'écrire un texte en lettres capitales et de droite à gauche, comme le poème est écrit. Commencez par un texte court d'environ 10 lignes de 10 à 15 caractères chacune.
◆ Pour augmenter la difficulté, passez à un texte de 10 lignes la 2e semaine et de 15 lignes la 3e semaine.

Conseil

◆ Vous pouvez par ailleurs découper des articles de journaux, les poser à l'envers (titre en bas) et les lire. Vous pouvez aussi épeler des noms à l'envers, de mémoire.

 2 fois par semaine

    EMAD AL

    A LI COT COT
    ETROP AS ÉMREF
        SYL SEL
      NIDRAJ UD
    SIRTÉLF TNOS
    CNOD TSE LEUQ
       TROM EC
    ETROPME NO'UQ
      SNEIV UT
     REUQOT ED
    ETROP AS À
      ETTORT TE
    ETTORT ETTORT
    SIRUOS ETITEP AL

POUR MIEUX MÉMORISER LES CHIFFRES

Exercice

◆ Il est souvent plus facile de retenir des mots ou des lettres que des chiffres. L'astuce consiste à associer des mots à des chiffres de façon à vous les rappeler à tout moment.
◆ Sur un papier, écrivez les chiffres 1 à 10 les uns sous les autres, dans l'ordre, et attribuez un mot à chacun.
Par exemple : 1 = voiture.
◆ Lisez ensuite ces associations en commençant par le 10 de façon à les graver dans votre mémoire. Cachez la liste, puis écrivez les combinaisons dans l'ordre, jusqu'à ce que vous les connaissiez par cœur.

Conseil

◆ Cet exercice est une bonne méthode pour mémoriser des suites de chiffres comme des numéros de téléphone ou des codes secrets. En attribuant à chaque chiffre la première lettre d'un mot, composez des phrases drôles qui vous permettront de vous rappeler facilement les nombres en question.

    1 = voiture
    2 = maison
    3 = boulevard
    4 = saucisse
    5 = ...
    6 = ...
    7 = ...
    8 = ...
    9 = ...
    10 = ...

Petits trucs pour la mémoire

Personne n'est capable de tout se rappeler. Facilitez-vous la tâche en mettant par écrit ce que vous avez à faire dans la journée.
► Triez par ordre d'importance les différentes tâches à effectuer. Dès le matin, dressez une liste de priorités que vous pourrez consulter à tout moment et commencez par le plus urgent.
► Ne remettez pas au lendemain ce que vous pouvez faire le jour même.
► Confectionnez des pense-bêtes. Le truc de changer sa montre de poignet est toujours aussi efficace et le nœud au mouchoir se révèle encore fort utile...
► Faites mentalement la liste des tâches à effectuer et répétez-la jusqu'à ce que vous la connaissiez par cœur.
► En adoptant un système d'organisation bien précis, vous éviterez de vous éparpiller. Gardez votre énergie pour des choses plus importantes.
► Accordez-vous des pauses régulières dans la journée pour maintenir votre capacité de concentration.

  2 fois par semaine

LES MOTS CACHÉS, OU L'ART DE FILTRER

Exercice

◆ Observez bien les suites de lettres apparemment désordonnées de la grille ci-contre. Celle-ci contient en réalité 15 mots de 6 à 12 lettres. Essayez d'en trouver le plus possible en 15 min. Chaque fois que vous en découvrez un, soulignez-le ou barrez-le. Si vous ne les trouvez pas tous la première fois, fermez le livre et réessayez plus tard.
◆ Les mots sont inscrits en diagonale, à l'horizontale ou à la verticale, parfois de droite à gauche ou de bas en haut. Vous trouverez la solution p. 360.

Conseil

◆ On trouve dans le commerce quantité de magazines de sports cérébraux, dont certains proposent des grilles de mots cachés. Parfois, l'objectif n'est pas de découvrir des mots différents mais toujours le même. Procurez-vous l'un de ces magazines et, 2 fois par semaine, résolvez au moins une grille. Cela renforcera votre capacité de concentration et entraînera votre esprit à faire la part des choses.

```
A E X E S Y L A N A O F A C I L I T E
A T N V X T E I N R E F L E X I O N E
C I C N O I T A R T N E C N O C R A U
N D E W Y N L N A M Q A Q X V E E B Q
E I R K S B A O M U P I P S N M N P I
F P V N F A T X N A A I N O L L I Q T
F A E U F Q N R E P N X R O N A A S S
O R A A L Q E B S R B U I R T T R B A
R X U P C W M O I W E P U S Q B T U N
T K U N H O S T E N X T L B S W N V M
P L E C A C I P S R E P L N T L E V Y
E T I R E V N R P L U C I D I T E L G
```

  2 fois par semaine

LA MACHINE À LAVER : VISUALISER POUR MÉMORISER

Exercice

◆ En 2 min, mémorisez tout le linge que vous avez mis dans votre machine à laver. Par exemple : 4 T-shirts, 2 sweat-shirts, 3 shorts, 4 mouchoirs en coton, 5 paires de chaussettes de tennis et 2 chemises en coton.
◆ Cet exercice sera plus facile si vous visualisez chaque pièce de linge, en imaginant, par exemple, dans quel ordre vous allez les suspendre sur la corde à linge. Le lendemain, dressez mentalement la liste du contenu de la machine de la veille.
◆ Procédez ensuite de la même façon avec le contenu de votre réfrigérateur.
◆ Chaque fois que vous devez retenir des chiffres, visualisez les objets qu'ils représentent. Par exemple en vous représentant les différentes pièces de linge sur la corde. Cet exercice facilite énormément le travail de mémorisation.

  2 fois par semaine

S'entraîner tous les jours améliore la capacité de concentration !

FAIRE LE VIDE DANS SON ESPRIT

Pour optimiser sa réceptivité, il est indispensable d'alterner les moments d'effort, de tension et de détente. Toute activité intellectuelle étant une sollicitation, il faut absolument déconnecter son esprit entre les différents efforts que doit fournir la mémoire. Particulièrement dans les situations de stress, comme avant un examen, éliminer ses blocages psychiques par des exercices permet de récupérer sa capacité de concentration. Il s'agit d'exercices de prise de conscience corporelle, par exemple se concentrer sur sa respiration pour, en alternant effort et relaxation, apporter un supplément d'oxygène au cerveau. Des voyages imaginaires, enfin, vous permettront de vous détendre, mais également de stimuler votre capacité de représentation mentale.

 ## DÉCONNECTER ET SE RELÂCHER

Exercice
◆ Tenez-vous debout devant une fenêtre ouverte ou sur votre balcon, votre terrasse. Inspirez et expirez 3 fois profondément.
◆ Joignez les paumes de vos mains à la hauteur de votre poitrine. Avec la main gauche, essayez de repousser votre main droite, qui résiste. Ensuite, repoussez votre main gauche avec votre main droite. Respirez de façon régulière, comptez jusqu'à 5 et relâchez. Concentrez-vous sur la sensation de détente et savourez-la.

  5 fois

 ## YOGA DIGITAL AU SERVICE DE L'ESPRIT

Exercice 1
◆ Placez votre pouce droit entre votre pouce et votre index gauches. Avec le pouce gauche, appuyez quelques secondes sur le pouce droit. Ce faisant, inspirez et expirez de façon régulière.

Exercice 2
◆ Croisez les mains de façon que le pouce droit se trouve sur le gauche et le presse légèrement.

Pourquoi c'est bon
◆ Les exercices de yoga pour les mains s'appellent des mudras. Pour les bouddhistes, les mudras permettent de

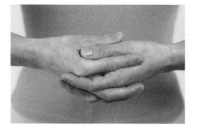

communiquer avec Dieu, alors que les hindous les emploient à des fins curatives. Il existe ainsi des mudras pour la relaxation, contre les maux de tête, pour stimuler la circulation, etc. Leur efficacité tient au fait que l'extrémité de chaque doigt possède 4 000 terminaisons nerveuses, reliées aux organes du corps et influant sur eux.

 ## VOYAGES IMAGINAIRES CONTRE LES BLOCAGES PSYCHIQUES

Exercice
◆ Asseyez-vous confortablement devant une table. Posez les coudes sur la table et prenez votre tête entre vos mains, les doigts sur vos tempes. Fermez les yeux.
◆ Entreprenez un voyage imaginaire : vous êtes allongé sur une plage, vous entendez le ressac, les palmiers bruissent dans le vent. Vous goûtez la chaleur des rayons du soleil sur votre peau et faites couler du sable entre vos doigts. Sentez comme la puissance du soleil fait circuler une énergie nouvelle dans tout votre corps.

◆ Au bout d'environ 5 min, ouvrez les yeux. Étirez-vous longuement.

  2 ou 3 fois par semaine

PETIT EN-CAS POUR GRANDS PENSEURS

Pour fournir un effort intellectuel soutenu, il faut bien nourrir son cerveau. Si une alimentation équilibrée suffit en général, on peut malgré tout parfois lui donner un coup de pouce en prenant des en-cas énergétiques du commerce (barres chocolatées, boissons et autre préparations spécifiques), qui apportent un supplément de glucides.

Toujours pour aider directement les cellules du cerveau, on peut tout simplement prendre une banane, qui contient beaucoup de sérotonine, un neurotransmetteur impliqué dans la transmission de l'influx nerveux entre les cellules du cerveau. Les céréales et leurs germes, les graines, les fruits à écale et autres fruits secs de ce type sont riches en nutriments précieux : ils fournissent du magnésium, du sélénium, des acides gras insaturés et des vitamines B, dont les cellules cérébrales ont besoin pour bien fonctionner.

SOUPE GLACÉE AUX AMANDES

6 cm (2½ po) de concombre
½ gousse d'ail nouveau
1 yogourt maigre
40 g (½ tasse) d'amandes en poudre
1 c. à thé d'huile d'olive
1 branche d'aneth hachée
Sel

◆ Pelez le concombre, râpez-le, poudrez-le d'un peu de sel et mettez-le dans une passoire.

Passez l'ail pelé au presse-ail.
◆ Battez le yogourt, incorporez-y en tournant les amandes, l'huile et l'ail, puis ajoutez le concombre pressé entre vos mains et l'aneth. Ajoutez quelques c. à soupe d'eau pour la consistance d'une soupe. Salez. Servez frais.

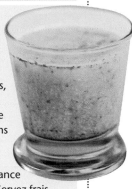

COCKTAIL DE FRUITS SECS

FRUITS SECS (abricots, bananes, figues, pommes, raisins, pêches, pruneaux...)

FRUITS À COQUE (noisettes, noix, noix du Brésil, noix de cajou, cacahuètes, noix de coco séchée, amandes...)

GRAINES (de lin, de tournesol, de sésame, pignons de pin, pistaches, pépins de citrouille...)

◆ Préparez un mélange de tous les ingrédients que vous aimez parmi la liste ci-dessus en respectant deux points essentiels :

◆ n'employez que des fruits non traités ;
◆ conservez le mélange dans un endroit sec, frais et sombre, par exemple dans une boîte en fer tapissée de papier sulfurisé ; picorez en cas de petite faim.

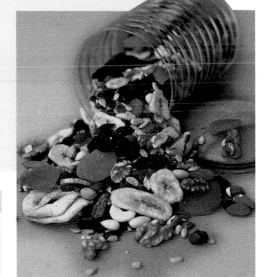

GOURMANDISES AUX FRUITS SECS

POUR ENVIRON 10 PIÈCES
75 g (½ tasse) de noisettes
75 g (½ tasse) d'amandes mondées
200 g (⅔ tasse) de miel liquide
25 g (1½ c. à soupe) de beurre
1 goutte d'essence de vanille

◆ Faites griller les noisettes à sec dans une poêle, frottez-les avec

un linge pour en retirer la peau. Concassez-les grossièrement avec les amandes.
◆ Faites chauffer le miel et le beurre dans une poêle, ajoutez la vanille, les amandes et les noisettes, et laissez caraméliser. Étalez le mélange sur du papier ciré, laissez refroidir et cassez en morceaux. Conservez au frais.

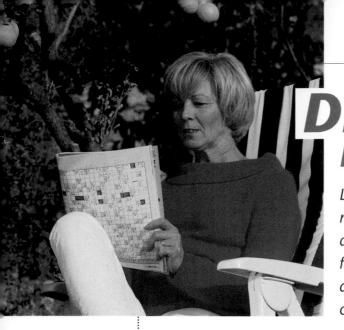

DÉVELOPPER SON INTELLECT PAR LE JEU

Le psychisme regroupe tout ce qui caractérise notre personnalité : capacités de perception, de concentration et de représentation, créativité et faculté de sortir des schémas de pensée habituels pour que le cerveau réagisse à d'autres stimuli. Toutes ces capacités se travaillent à n'importe quel âge.

L e cerveau se compose du diencéphale et de deux hémisphères cérébraux, reliés entre eux par ce qu'on appelle le corps calleux. Ces hémisphères remplissent différentes fonctions et chacun d'eux contrôle la partie du corps opposée. Le cortex, siège de la conscience, se compose de 10 à 15 milliards de neurones, encore appelés cellules grises, qui communiquent entre eux par l'intermédiaire de messages électriques et chimiques. Nous disposons dès la naissance de notre capital de neurones définitifs et, de la naissance à l'âge adulte, le poids de notre cerveau augmente au fur et à mesure que s'accroît le nombre de connexions entre nos cellules nerveuses.

Le vieillissement cérébral : un mythe

Le cerveau d'un adulte pèse en moyenne 1,3 kg. Entre 20 ans et 70 ans, il perd entre 200 et 300 g. Ce processus naturel, provoqué par la mort de cellules, ne conduit pas nécessairement à des troubles de l'esprit car, vu le nombre faramineux de neurones dont nous disposons, la destruction d'une partie d'entre eux a des conséquences infimes. La forme psychique dépend en revanche du réseau d'informations existant entre les cellules nerveuses, un réseau que l'on peut entretenir. Quel que soit l'âge, tout nouveau stimulus favorise la création de connexions. À mesure que l'on vieillit, il est toutefois essentiel de maintenir le fonctionnement de la pensée en lui apportant de nouvelles sensations. De la petite enfance à l'âge adulte, avec la scolarité et la formation professionnelle, le cerveau est entretenu par une activité intellectuelle quasi permanente. Mais à partir d'un certain âge, les stimuli sont moins fréquents et le cerveau peut s'installer dans une sorte de routine. Or on peut refuser cette routine et encore aiguiser ses sens, sa capacité de

Rationnel ou émotionnel ?

Pourquoi certaines personnes sont-elles fondamontalement rationnelles alors que d'autres ont plutôt tendance à envisager les choses sur le plan émotionnel ?

▶ La raison en est que les deux moitiés du cerveau, l'hémisphère droit et l'hémisphère gauche, commandent chacune un côté du corps et remplissent des fonctions différentes.

▶ L'hémisphère gauche est essentiellement le siège de la parole, de la lecture, du calcul, du raisonnement, de la logique, de la pensée analytique et de la notion du temps.

▶ L'hémisphère droit, quant à lui, gère des facultés comme la notion d'espace, l'intuition et la créativité, ainsi que la compréhension des associations. C'est également dans cet hémisphère que sont enregistrés les souvenirs et les opinions et que se forme la représentation visuelle.

représentation et sa créativité grâce à des exercices ludiques. Ce programme vous apprendra à entretenir votre faculté de réflexion tout en vous faisant connaître de nouvelles sensations.

Les femmes pensent différemment

Le cerveau des hommes et celui des femmes sont structurés de façon légèrement différente. Ce n'est donc pas un cliché de dire que les femmes sont mieux à même de comprendre les liens et les réactions émotionnels, s'expriment volontiers et ont une bonne écoute, alors que les hommes sont plus enclins à la pensée abstraite, ont une meilleure organisation spatiale et sont généralement plus doués pour les raisonnements mathématiques.

Chez la plupart des hommes, l'hémisphère cérébral gauche domine sur le droit, tandis que les femmes utilisent leurs deux hémisphères de la même façon. Le corps calleux, situé entre les deux hémisphères, est souvent mieux formé chez les femmes que chez les hommes, de sorte que les échanges d'informations entre la moitié droite et la moitié gauche sont plus rapides et intenses. De façon générale, il semblerait que les hommes sont plus spécialisés, alors que les femmes maîtrisent de nombreux domaines différents et utilisent leur cerveau de manière plus efficace.

Faire travailler les deux hémisphères

La capacité de réflexion augmentant lorsque les deux hémisphères cérébraux fonctionnent « en simultané », les hommes, tout particulièrement, doivent veiller à établir un équilibre entre les deux. Cela est notamment rendu possible par des exercices de coordination et des phases de relaxation. Si, de plus, vous stimulez l'irrigation et l'oxygénation de votre cerveau par des exercices physiques et entretenez les échanges d'informations entre vos cellules grises en optimisant votre apport en nutriments, vous pourrez entretenir votre forme psychique jusqu'à un âge avancé. Entraînez les facultés de votre cerveau en suivant le programme de trois semaines qui suit. Jouez aux échecs, voyagez et dansez..., cherchez-vous des hobbies, tout cela contribuera à rendre vos neurones plus performants.

Les facultés intellectuelles s'entretiennent au même titre que la musculation.

PROGRAMME DE 3 SEMAINES

GYMNASTIQUE CÉRÉBRALE

▶ Des **exercices de coordination** favorisent la concomitance des deux hémisphères cérébraux.
▶ **La neurobic permet de rompre avec la routine** et de stimuler le cerveau.
▶ **Le brainmoving améliore les performances intellectuelles** en assurant une bonne irrigation du cerveau.
▶ Des exercices cérébraux en tout genre **stimulent la matière grise**.

RELAXATION

Votre forme psychique dépend directement de votre dose d'optimisme et de votre attitude dans la vie:
▶renforcez votre attention en pratiquant **la respiration alternée du yoga;**
▶**concentrez-vous sur votre respiration** pour renforcer votre vigilance et **aboutir à une détente parfaite;**
▶jouez aux échecs pour stimuler votre pensée logique tout en vous relaxant.

ALIMENTATION

Le cerveau consomme près de 20 % de l'énergie totale fournie par l'alimentation.
▶ C'est par les aliments que l'organisme reçoit les vitamines et minéraux nécessaires aux échanges des **informations au niveau des cellules nerveuses**.
▶ **Buvez au moins 2 litres par jour.** Cela stimule l'échange de substances entre les cellules et le milieu extracellulaire, et évite les baisses de tonus dues à un déficit hydrique.

COORDINATION ET VIGUEUR INTELLECTUELLE

L'activité physique réduit le stress et, par conséquent, contribue à empêcher les blocages psychiques. Les exercices de coordination sont importants, car ils améliorent les performances intellectuelles. Les exercices croisés, par exemple, activent les deux hémisphères cérébraux et les aident à fonctionner en même temps. La branche de la kinésiologie éducative, appelée gymnastique cérébrale (*brain gym*) recourt à un ensemble de mouvements conçus pour instaurer un état de relaxation qui permette d'optimiser les performances. Elle s'emploie notamment pour corriger les problèmes de lecture, d'écriture ainsi que les difficultés de concentration. Insérez l'un de ces exercices dans votre programme quotidien.

Vous pouvez faire les exercices de coordination en vous accompagnant d'une musique rapide.

 ### COORDONNER LES MAINS ET LES PIEDS

Exercice

◆ Asseyez-vous le dos bien droit sur une chaise haute ou le rebord d'une table. Vos pieds ne doivent pas toucher le sol.

◆ Tendez les bras, écartez les doigts et joignez-les devant vous par les extrémités.

◆ D'un mouvement rapide, écartez les bras vers l'arrière, puis ramenez-les vers l'avant.

Les pointes de vos doigts se touchent à nouveau.

◆ Faites toucher maintenant vos doigts de pied. Pendant que vous ramenez les bras vers l'avant, écartez largement les jambes, et quand vous tirez les bras vers l'arrière, ramenez les pieds l'un contre l'autre.

☺ ☺ *10 fois*

 ### LA COORDINATION PAR LE DESSIN

Exercice

◆ Imaginez qu'un crayon à papier ou un stylo est posé sur le bout de votre nez. Avec ce crayon imaginaire, tracez des 8 dans l'air.

◆ Une fois que vous maîtrisez cet exercice, écrivez des mots simples ou des noms avec votre

crayon imaginaire. Vous pouvez également dessiner des personnages ou des animaux...

☺ ☺ *Faire 5 à 10 « dessins »*

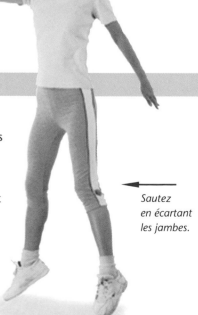

Balancez les bras vers l'avant et vers l'arrière. ⟶

Sautez en écartant les jambes. ⟵

 ### LE PANTIN ARTICULÉ

Exercice

◆ Pour vous assouplir, faites d'abord le saut du pantin. Tenez-vous debout, jambes serrées, bras tendus au-dessus de la tête, mains jointes. Sautez à pieds joints en abaissant les bras le long du corps et en écartant les jambes en même temps. Sautez une nouvelle fois en ramenant les bras vers le haut et en resserrant les jambes.

◆ Avec le même mouvement des jambes, balancez cette fois un bras vers l'avant et l'autre vers l'arrière, puis l'inverse, en changeant à chaque saut.

◆ En reprenant le mouvement latéral des bras du début, sautez maintenant en posant un pied devant l'autre.

 ☺ ☺ *10 fois*

CROISER LES BRAS ET LES JAMBES

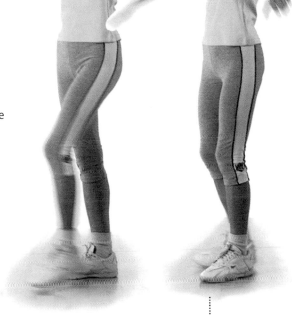

Exercice

◆ En rythme, croisez puis écartez les bras tendus à l'horizontale devant vous : croisez d'abord le bras droit au-dessus du gauche, puis l'inverse. Les paumes des mains sont dirigées vers le bas. Après avoir répété cet exercice autant de fois que vous le souhaitez, croisez les bras alternativement devant et derrière vous au niveau des fesses. En même temps que ce mouvement des bras, croisez aussi les jambes : sautez en croisant la jambe gauche devant la droite, puis l'inverse.

◆ Maintenant, répétez le mouvement en allant vers la droite, sans sauter : faites un pas à droite, croisez la jambe gauche devant la droite, faites un second pas à droite et ramenez les pieds joints.

Faites le mouvement en sens inverse, vers la gauche. Plus vous vous entraînerez, plus ce sera facile.

Pour plus de difficulté

◆ Avec le même mouvement des bras, croisez la jambe gauche devant la droite, puis ramenez la jambe droite à côté de la gauche, pieds joints. Croisez ensuite la jambe gauche derrière la droite, etc.

 Croiser 1 fois devant et 1 fois derrière À faire 10 fois

LE CHEF D'ORCHESTRE

Préparation

◆ Imaginez que vous dirigez un orchestre. Mettez votre musique préférée, attirez sur vous l'attention de vos musiciens et levez votre baguette en la tenant fermement.

Exercice

◆ Levez les deux bras vers l'avant à la hauteur des épaules, l'un étant un peu plus haut que l'autre.

◆ Avec les deux bras en même temps, tracez dans l'espace un 8 aplati. La main gauche

commence par le centre du 8, en allant vers le haut à gauche, et la main droite par le centre, mais vers le haut à droite.

◆ Une fois que chaque main a effectué sa boucle extérieure et est revenue au centre, croisez les bras pour que chaque main réalise la boucle intérieure, sur le côté opposé. Pour la deuxième partie de l'exercice, changez de sens : main gauche vers le bas à droite, etc.

 Pendant 5 à 10 min

JEUX D'ENFANT

Exercice 1

◆ Posez la main droite sur votre tête et la gauche sur votre ventre. Caressez doucement votre tête tout en caressant votre ventre d'un mouvement circulaire.

Exercice 2

◆ Avec la main gauche, caressez le pourtour de votre nombril de la droite vers la gauche et, avec la main droite, faites le même mouvement en sens inverse au niveau de la clavicule gauche. Inversez le sens pour la deuxième partie de l'exercice.

 2 à 3 min chacun

ROMPRE AVEC LA ROUTINE

On peut exercer sa « puissance psychique » jusqu'à un âge avancé : il n'est donc jamais trop tard pour entretenir ses facultés intellectuelles. Une méthode américaine, la neurobic, propose un entraînement spécifique pour le cerveau. Il ne s'agit pas de pratiquer des sports cérébraux compliqués et prenants, mais simplement d'organiser son quotidien de façon à ce qu'il offre sans cesse de nouveaux stimuli aux cellules grises.

La neurobic n'est pas destinée aux enfants, qui envisagent naturellement leur environnement en se servant de tous leurs sens, touchant par exemple les objets pour mieux se familiariser avec eux. Chez l'adulte, c'est la vision qui domine. La neurobic consiste à redécouvrir sa curiosité d'enfant et à mettre tous ses sens à l'écoute.

 REPENSER SA NOTION DE L'ESPACE

Exercice

◆ 1 fois par semaine, prenez un quart d'heure pour modifier l'agencement des objets sur votre bureau.

◆ Placez votre téléphone, votre perforeuse, vos crayons ou votre calendrier dans des endroits inhabituels pour vous.

◆ Avant chaque changement, votre cerveau doit penser à un nouvel emplacement et réagir en conséquence.

◆ Vous pouvez également déplacer des objets qui ne sont pas sur votre bureau, comme la poubelle, ou modifier le rangement de vos dossiers.

  1 fois par semaine

 TOUT À L'ENVERS !

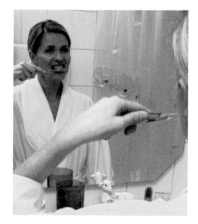

  Tous les matins

Exercice

◆ Brossez-vous les dents ou faites votre brushing sans utiliser la main habituelle (la gauche pour les droitiers, et vice versa). Vous activerez ainsi l'hémisphère cérébral que vous utilisez le moins. En effet, agir avec la main droite sollicite l'hémisphère gauche du cerveau, et vice versa. Après votre toilette, effectuée de la main gauche (la droite pour les gauchers), faites de même pour boire votre café, beurrer vos tartines, etc.

◆ Pour corser la difficulté, tentez d'écrire de l'autre main.

 RESSENTIR SANS VOIR : ENTRAÎNEMENT SENSORIEL

Exercices

◆ Rompez avec la routine et, dès le matin, faites travailler votre cerveau. Douchez-vous les yeux fermés et utilisez vos autres sens pour un tas d'activités routinières. En pensée, visualisez l'agencement de votre salle de bains. Attrapez le savon et le shampooing sans regarder et concentrez-vous sur le parfum de votre gel douche : vous serez étonné de l'intensité de son odeur en l'absence de tout stimulus visuel. Prenez la serviette sans ouvrir les yeux, palpez la matière avec vos doigts, respirez son odeur. Séchez-vous en gardant toujours les yeux fermés.

◆ Prenez différents objets dans vos mains. Tâtez leur forme et leur matière et sentez-les.

◆ Dans votre sac à main, par exemple, cherchez votre clef de voiture à tâtons. Ou bien actionnez dans votre voiture le contact, la radio ou la manette des essuie-glaces les yeux fermés.

◆ Utilisez vos télécommandes sans regarder les touches.

  1 exercice par jour

BRAINMOVING POUR LE CORPS ET L'ESPRIT

L'activité physique est véritablement bénéfique pour le corps: elle réduit entre autres les risques d'artériosclérose, contribuant ainsi à l'irrigation du cerveau et à son bon fonctionnement, quel que soit l'âge. Mais le brainmoving fait plus encore. Voici quelques exercices qui, par l'intermédiaire du mouvement physique, agissent sur la forme psychique et la stimulent. Ce sont notamment des exercices de coordination, des sports de ballon et la danse, qui, grâce à l'apprentissage de techniques et d'enchaînements de pas, mobilise les facultés de concentration et de réaction du cerveau. L'une des caractéristiques marquantes du brainmoving est son effet relaxant, qui diminue le stress et favorise la concentration.

 ## S'ENROULER VERS L'ARRIÈRE

Préparation
◆ Il vous faut un citron et une chaise.

Exercice
◆ Allongez-vous sur le dos. La chaise est derrière vous et le citron entre vos pieds. Levez lentement les jambes et déposez le citron sur la chaise. Reprenez-le entre vos pieds et revenez à votre position initiale. Veillez à respirer de façon régulière.
◆ Si vous êtes souple, vous pouvez vous passer de la chaise et déposer le citron sur le sol, derrière vous.

Pourquoi c'est bon
◆ La chandelle et le poirier favorisent l'irrigation sanguine du cerveau.

  1 ou 2 fois par semaine

 ## BÂILLER POUR S'OXYGÉNER

Exercice
◆ Bâillez volontairement et de bon cœur.
◆ Pendant que vous bâillez, massez doucement l'articulation de votre mâchoire.

Pourquoi c'est bon
◆ Bâiller n'est pas seulement un signe de fatigue. Lorsque l'on bâille, le cerveau reçoit une grande quantité d'oxygène qui favorise la concentration.
◆ Un bâillement accompagné d'un massage détend les muscles de la mastication et stimule par ailleurs les nombreux nerfs qui passent par l'articulation de la mâchoire et aboutissent au cerveau.

  1 ou 2 fois par semaine

Vous permettez?

La danse est un exercice de brainmoving très efficace. Relaxante et conviviale, elle sollicite le cerveau de façon ludique en l'obligeant à se concentrer sur les pas, à réagir aux impulsions du partenaire et à anticiper ses mouvements. Tourner sur soi-même, comme dans la valse, stimule le sens de l'équilibre situé dans l'oreille interne et active les cellules du cerveau.

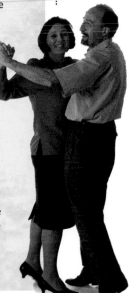

STIMULER SA MATIÈRE GRISE

Définir avec précision toutes les capacités du cerveau est du domaine de l'impossible. Ce qui est possible, en revanche, c'est de résumer ses principales fonctions en quatre notions : concentration, pensée logique, imagination et créativité.

Alors que la concentration et la pensée logique permettent à la plupart des gens d'analyser et de comprendre quelque chose, celui qui a de l'imagination est capable de sortir des schémas de pensée classiques. Et seule une personne créative peut faire preuve d'audace sans craindre de se ridiculiser. Toutes ces facultés peuvent être cultivées et stimulées de façon ludique en s'exerçant avec les exercices présentés ici.

Utilisez vos temps de pause pour faire votre gymnastique cérébrale !

Tout un poème

Choisissez un beau poème (ou une ballade) et apprenez-le par cœur. Cela entraîne la mémoire et la concentration. Récitez-le à quelqu'un dans votre entourage. L'exercice est encore plus efficace si vous composez vous-même le poème et trouvez l'occasion de le réciter devant plusieurs personnes, par exemple lors d'une réunion de famille.

 ## COMPLÉTER LES MOTS

Exercice

◆ Les mots de la liste ci-dessous ont tous la même terminaison. Reconstituez le plus grand nombre possible de mots complets. La solution se trouve p. 360.

◆ La 2e et la 3e semaine, choisissez vous-même une terminaison et trouvez 5 mots y correspondant.

  1 fois par semaine

– raire
– raire
– raire
– – raire
– – raire
– – raire

– erner
– erner
– – – erner
– – – erner
– – – erner
– – – – erner

 ## CONCENTRATION ET CRÉATIVITÉ

Exercices

◆ En voiture, de préférence sur l'autoroute, regardez les plaques minéralogiques des véhicules et essayez de trouver de quels États d'Amérique du Nord elles viennent. De retour chez vous, cherchez ces États sur une carte. Après quelque temps, vous en connaîtrez beaucoup.

◆ Avec votre compagnon de route, formez des termes ou des phrases amusants avec les lettres des plaques minéralogiques. Par exemple : DCM = « Doublez, cher monsieur » ; YCB = « Yukon, Colombie-Britannique ». Ce jeu fait passer le temps et stimule la créativité.

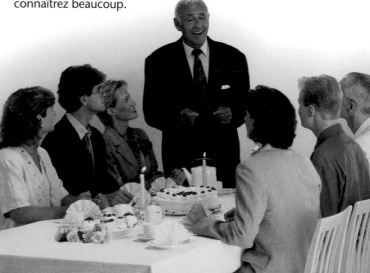

JEU D'ALLUMETTES POUR UNE PENSÉE LOGIQUE

Exercice

◆ Les jeux d'allumettes sont un excellent moyen d'organiser sa pensée et de chercher des solutions tout en s'amusant. Commencez par l'exercice suivant.

◆ Disposez 16 allumettes de façon à obtenir 5 carrés (voir illustration ci-contre). L'exercice consiste à enlever seulement 2 allumettes pour qu'il ne reste que 4 carrés. La solution se trouve à la page 360.

◆ Trouvez d'autres jeux, d'allumettes ou non, stimulants pour l'esprit, par exemple dans un magazine de sports cérébraux.

 1 ou 2 fois par semaine

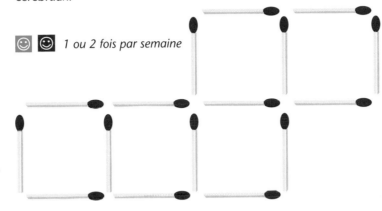

DEVENIR INVENTIF

Exercice

◆ Choisissez une chansonnette et chantez-la en remplaçant toutes les voyelles par un A, puis par un E, etc. Vous pouvez également inventer des phrases et y appliquer le même principe. Une troisième solution consiste à remplacer toutes les consonnes.

◆ Pour exercer votre imagination et votre créativité, inventez une phrase drôle dans laquelle Il y aura le plus de R possible.

◆ Lisez-la ensuite à quelqu'un en remplaçant tous les R par un L, par exemple, et demandez-lui de trouver la phrase initiale.

Pourquoi c'est bon

◆ Parler et écouter exerce la concentration.

 1 ou 2 fois par semaine

SALADE DE LETTRES POUR CONCENTRATION

Exercice

◆ Dans les mots ci-contre, deux lettres ont été inversées avec deux autres. Remettez-les dans l'ordre de façon à obtenir des mots qui ont un sens (solution p. 360).

◆ La 2e semaine, demandez à quelqu'un de choisir au moins 10 mots, d'inverser 3 lettres et d'écrire ces nouveaux mots. La 3e semaine, passez à 4 lettres pour augmenter encore la difficulté.

Conseil

◆ Cet exercice est encore meilleur pour la concentration si vous vous efforcez de trouver le plus grand nombre de mots dans un laps de temps le plus court possible.

 1 ou 2 fois par semaine

Carse-bous
Chossu-maeches
Foftre-corf
Murte-plope
Cân-à-l'oqe
Raur-pahleut
Noéneau-vu
Paf-ou-teu
Goure-rogge
Pu-na-vieds

LE REPOS FAIT LA FORCE

Une personne sereine et détendue affiche une attitude positive et optimiste, condition essentielle pour être en forme physiquement et psychologiquement. Cela ne signifie pas, bien entendu, qu'il faille devenir oisif car, après trois semaines de pur farniente, on perd énormément de ses aptitudes à accomplir des performances intellectuelles. En revanche, se détendre quand on en ressent le besoin crée une harmonie entre les deux hémisphères cérébraux, condition indispensable pour un travail intellectuel efficace.

Il s'agit donc d'intégrer des plages de détente dans son quotidien et de consacrer du temps à des activités qui sont à la fois apaisantes et stimulantes pour l'esprit.

La lecture instruit, détend et entraîne formidablement les capacités cérébrales. Ayez toujours un livre en cours avec vous et lisez quelques pages dès que vous en avez l'occasion.

YOGA : RESPIRATION ALTERNÉE

Exercice

◆ Asseyez-vous. Détendez-vous mais gardez le dos bien droit et posez l'index et le majeur de votre main droite sur le bout de votre nez.

◆ Avec l'annulaire, bouchez votre narine gauche et inspirez lentement, en 8 temps, par la narine droite. Tenez encore 4 temps, puis bouchez-vous la narine droite avec le pouce et expirez en 8 temps par la narine gauche. Tenez 4 temps.

Reprenez l'exercice en commençant cette fois par la narine gauche. Répétez plusieurs fois l'exercice en alternant les narines.

Pourquoi c'est bon

◆ Cet exercice respiratoire renforce l'attention, stimulant ainsi la vivacité intellectuelle.

  3 ou 4 fois par jour

DÉTENTE ET CONCENTRATION

Exercice

◆ Asseyez-vous confortablement en tailleur sur votre lit et fermez les yeux.

◆ Inspirez et expirez plusieurs fois par le ventre.

◆ Concentrez-vous sur votre respiration : en inspirant, pensez «OH» et, en expirant, pensez «AH».

◆ Vous pouvez prononcer ces deux mots en suivant le rythme de votre respiration.

Pourquoi c'est bon

◆ Cet exercice est fréquemment pratiqué par les bouddhistes tibétains pendant leurs séances de méditation. Il assure détente et concentration.

 5 à 10 min par jour

Échec au stress !

Quand avez-vous fait une partie d'échecs pour la dernière fois ? Ce jeu de rois relaxe énormément tout en stimulant la pensée logique.

▶ Jouer régulièrement aux échecs améliore la capacité de concentration, la pensée stratégique et la représentation spatiale. De plus, les échecs sont un jeu amusant qui favorise les échanges sociaux, ce qui est essentiel pour se sentir optimiste.

▶ Pendant vos heures de loisirs, jouez le plus souvent possible aux échecs avec une personne de votre entourage. Vous pouvez également apporter un jeu sur votre lieu de travail et demander à toute personne entrant dans votre bureau de jouer un seul coup : il n'y aura ni gagnant ni perdant.

▶ Le jeu de go japonais, lui aussi, est excellent pour la concentration et la pensée stratégique.

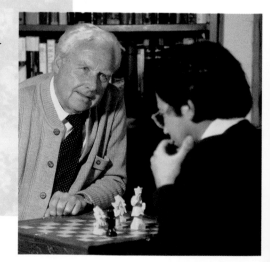

MANGEZ MALIN

Jour après jour, nous demandons à notre cerveau de fournir toujours plus d'efforts. Il a donc des besoins énergétiques élevés car, s'il ne représente que 2 à 3 % du poids du corps, il consomme 20 % de l'énergie apportée par notre alimentation. Ce que nous mangeons est donc très important : un apport optimal en nutriments vitaux est indispensable pour le bon fonctionnement de toutes nos facultés mentales. Sans compter que les échanges d'informations entre les neurones se font par l'intermédiaire de neurotransmetteurs dont le nombre et la composition sont tributaires de notre alimentation. Boire au moins 2 litres par jour est tout aussi essentiel car le liquide intervient dans tous les échanges de substances entre nos cellules et nos tissus ; il pallie également les baisses de tonus liées à une hydratation insuffisante.

GRATIN AU CÉLERI-RAVE

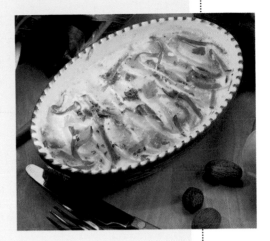

1 tranche de jambon en lanières
½ céleri-rave et ½ oignon
  coupés en très fines lamelles
3 branches de persil plat hachées
30 g (⅓ tasse) de gruyère râpé
100 ml de lait chaud
Sel

◆ Mélangez le jambon, le céleri, l'oignon, le persil et la moitié du gruyère. Salez et mettez dans un plat à gratin. Ajoutez le lait, parsemez avec le reste du gruyère et faites cuire 30 min au four à 200 °C (400 °F).

LES EXIGENCES ALIMENTAIRES DU CERVEAU

Nutriments	Effets	Se trouvent dans
Acides aminés essentiels	Renforcent les capacités de résistance et de performance.	Produits laitiers, viande et poisson, œufs
Glucides complexes	Fournissent de l'énergie, maintiennent la glycémie à un niveau constant.	Pain et produits céréaliers, pommes de terre, légumes secs
Acides gras polyinsaturés	Participent à la constitution des membranes des cellules.	Huiles végétales, poissons gras
Vitamines A, C, E (antioxydantes) et B	Améliorent la circulation, renforcent le système nerveux.	Fruits et légumes, produits laitiers, céréales complètes, levure, huiles végétales
Minéraux (calcium, magnésium, bore, potassium...)	Permettent les échanges cellulaires.	Céréales complètes, fruits secs, graines, produits laitiers, fruits et légumes

Vous êtes souvent fatigué et vous vous sentez surmené ? Consultez votre médecin : vous manquez peut-être de certains nutriments.

PÂTES AU SAUMON

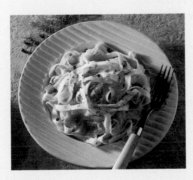

100 g de tagliatelles fraîches
3 branches d'aneth
50 g de saumon fumé
2 c. à soupe de crème à 15 % de matières grasses
Une dizaine de baies roses
Sel, poivre

◆ Faites cuire les pâtes pendant 2 à 3 min dans de l'eau bouillante salée.

◆ Rincez l'aneth et ciselez-le finement avec des ciseaux. Coupez le saumon en petits morceaux. Faites chauffer la crème avec les baies roses.
◆ Égouttez les pâtes, ajoutez le saumon, arrosez avec la crème et mélangez. Poivrez, puis parsemez d'aneth.
◆ Dégustez sans attendre.

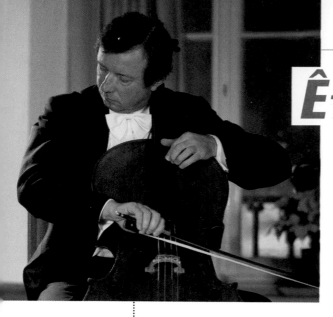

ÊTRE TOUT OUÏE

L'oreille est une porte d'accès sur l'univers des voix, des sons et des bruits. Ses mécanismes complexes transmettent au cerveau les sons – agréables et désagréables –, mais ils nous servent également à nous orienter dans l'espace et nous permettent de ne pas perdre l'équilibre. L'oreille est un organe particulièrement délicat qui mérite grand soin.

L'organe de l'audition est un système sophistiqué de fines membranes, de cavités, d'osselets et de cellules ciliées. Il perçoit les vibrations sonores de l'air, qui se propagent sous forme d'ondes. Captées par le pavillon, celles-ci se transforment dans l'oreille en influx nerveux enregistrés par le cerveau sous forme de sons. L'organe de l'ouïe se compose de l'oreille externe, de l'oreille moyenne et de l'oreille interne. La première est formée par le pavillon et le conduit auditif. Les glandes cutanées de ce conduit sécrètent le cérumen ; cette substance grasse, brun jaune, empêche la pénétration de corps étrangers comme les bactéries, la saleté et l'eau dans les zones sensibles de l'oreille interne, qui communique avec le cerveau.

Le conduit se termine par un tympan élastique, qui transforme les ondes sonores en vibrations et les transmet aux osselets de l'oreille moyenne. Au nombre de trois – marteau, enclume et étrier –, ces osselets tiennent leur nom de leur forme. Ils constituent une sorte de chaîne qui transporte les vibrations du tympan à l'oreille interne.

La cochlée et l'organe de l'équilibre

Dans l'oreille interne se trouve la cochlée, ou limaçon, qui contient l'organe de Corti, organe de l'audition à proprement parler. Le conduit de la cochlée, en forme de colimaçon, est rempli de liquide et contient environ 20 000 minuscules cellules ciliées. Par un processus chimique complexe, celles-ci transforment les vibrations en impulsions nerveuses qui parviennent au centre auditif du cerveau par le nerf auditif. C'est là que le cerveau capte les sons sous forme de paroles, de musique et de bruits divers.

L'oreille interne abrite par ailleurs l'organe de l'équilibre, le vestibule, composé de trois

Les aides auditives

Environ 20 % des habitants des pays industrialisés ont des problèmes d'audition. Les appareils auditifs permettent de sortir de l'isolement acoustique, et donc social, mais beaucoup refusent d'en porter.
▶ Aux premiers signes de troubles auditifs, consultez un médecin. Plus tôt ces troubles seront détectés, mieux ils seront traités.
▶ La Régie de l'assurance maladie du Québec (RAMQ) prend en charge une partie des frais des aides auditives. Outre les modèles dont le micro se place derrière l'oreille, il existe des appareils presque invisibles que l'on installe dans le pavillon. Les systèmes qui s'implantent derrière l'oreille – développés il y a quelques années – s'adressent aux personnes souffrant de troubles auditifs graves.
▶ Au Québec, les prothèses auditives sont vendues, posées, ajustées ou remplacées par un audioprothésiste. Elles permettent d'amplifier les sons, mais également de les filtrer.

canaux semi-circulaires perpendiculaires les uns aux autres et remplis de liquide lymphatique. À chaque mouvement de la tête, les cils des canaux sont courbés par le déplacement de ce lourd liquide et transmettent des impulsions nerveuses au cerveau. Lorsque l'équilibre est menacé, ces impulsions provoquent des réactions réflexes de l'appareil musculaire et des yeux, qui modifient la posture corporelle.

Les troubles auditifs et leurs causes

Le bruit est sans doute l'une des causes les plus fréquentes des troubles auditifs. L'intensité du son se mesure en décibels. Entre 85 et 90 dB – soit le niveau sonore d'un robot ménager ou d'un camion passant à proximité , le bruit peut endommager l'audition s'il est quotidien et prolongé. Un bruit permanent provoque une surexcitation continue qui lèse les cellules sensorielles. Un bruit violent, de type explosion, provoque une déficience auditive brutale momentanée qui, dans certains cas, risque de devenir permanente.

L'audition baisse plus ou moins avec l'âge – en moyenne à partir de 40 ans – et cela en raison de l'affaiblissement de la fonction des cellules ciliées.

Le bruit et le stress, mais également les médicaments, les infections virales et une irrigation sanguine insuffisante peuvent provoquer des troubles de l'audition. Il en va de même en cas de malposition des vertèbres cervicales et des mâchoires, mais également de cholestérolémie ou de lipidémie trop élevées. Ces facteurs peuvent déclencher une perte auditive soudaine, d'un côté ou des deux, et être à l'origine d'un acouphène. L'acouphène est un bruit (bourdonnement, sifflement, etc.) perçu seulement par la personne atteinte, en l'absence de tout stimulus externe. S'il est le plus souvent temporaire, il peut aussi s'installer de façon permanente. On peut alors avoir recours à des appareils qui couvrent ou masquent l'acouphène. Enfin, en cas de maux d'oreilles, il faut consulter rapidement un médecin pour éviter tout risque de baisse d'audition ou de surdité.

Ce programme indique comment prévenir les troubles auditifs en éliminant le stress, en stimulant l'irrigation du sang dans les oreilles et en s'entraînant à contrôler le sens de l'équilibre.

Le bruit, cause de tous les maux

▶ Jacques, 48 ans, souffrait en permanence d'anxiété, de maux de tête, de fatigue et de troubles du rythme cardiaque. Les médicaments ne le soulageaient qu'à court terme. Son médecin traitant ne savait plus que faire. Un jour qu'il se rendait chez Jacques, cloué au lit par une infection grippale, il remarqua le bruit incessant des véhicules passant devant la fenêtre et lui conseilla de poser un double vitrage. Quelques semaines après l'installation des nouvelles fenêtres, les symptômes de Jacques avaient presque totalement disparu.

PROGRAMME DE 2 SEMAINES

EXERCICE

Une cure pour les oreilles renforce la capacité auditive et le sens de l'équilibre :
▶ **des massages et des exercices de posture** amélioreront l'irrigation sanguine de l'oreille ;
▶ **des séances de yoga** aideront à contrôler la coordination de l'équilibre.

RELAXATION

Les tensions physiques et psychiques fatiguent l'audition.
▶ **Cherchez à entendre des bruits imperceptibles** de façon à utiliser votre perception de façon consciente.
▶ Éliminez les tensions et stimulez votre irrigation sanguine au moyen de **massages et de séances d'acupression.**

ALIMENTATION

▶ Absorbez aussi souvent que possible des aliments contenant beaucoup de **vitamine B6** : cela améliore la transmission des influx nerveux.
▶ Consommez des aliments riches en **magnésium** pour éviter les acouphènes.
▶ Prévenez les risques d'artériosclérose de l'oreille en **évitant les acides gras saturés.**

FAVORISER L'IRRIGATION SANGUINE DES OREILLES

Des bruits dans l'oreille qui ne cessent pas rapidement et s'accompagnent d'une perte auditive et de vertiges sont les symptômes d'un acouphène. Consultez un médecin sans attendre.

L'oreille interne est particulièrement sensible aux troubles de l'irrigation sanguine. Tous les sports d'endurance comme le jogging (p. 236-237) et le ski de fond, qui stimulent la respiration et la circulation sanguine, favorisent également l'irrigation de l'organe auditif.

Les activités sportives contribuent à éliminer le stress, qui, dans de nombreux cas, est une cause de déficience auditive ou d'acouphène. Les exercices axés sur la coordination des mouvements influent également sur le sens de l'équilibre, logé lui aussi dans l'oreille interne.

 ## GARDER L'ÉQUILIBRE

Exercice
◆ Asseyez-vous sur un tabouret de bar ou une table, jambes ballantes.
◆ Écartez les bras latéralement à hauteur des épaules. Portez le poids de votre corps vers la droite, jusqu'au point où vous sentez que vous allez basculer. Revenez lentement à votre position initiale, puis répétez l'exercice en portant votre poids vers la gauche, les bras toujours écartés.

Pourquoi c'est bon
◆ Cet exercice favorise le sens de l'équilibre et stimule l'irrigation de l'oreille interne.

☺ ☺ *2 ou 3 fois*
1 ou 2 fois par semaine

 ## MARCHER DROIT

Exercice 1
◆ Repérez une ligne droite sur le sol – par exemple, une rainure du parquet ou un joint du carrelage – ou tracez à la craie une ligne d'environ 2 m de longueur.
◆ Marchez sur cette ligne les yeux fermés. Après avoir parcouru la distance que vous vous êtes fixée, ouvrez les yeux et regardez si vous vous êtes écarté de la ligne.

◆ Répétez l'exercice en sens inverse.

Exercice 2
◆ Tenez-vous sur une jambe. Fermez les yeux et écartez les bras. Si vous chancelez, retrouvez l'équilibre avec les bras.
◆ Répétez l'exercice sur l'autre jambe.

Pourquoi c'est bon
◆ Ces exercices vous permettent de tester et de contrôler votre sens de l'équilibre

☺ ☺ *2 fois chacun*
1 ou 2 fois par semaine

Réguler la pression

Lorsque la pression extérieure se modifie brutalement, par exemple en montagne, dans un ascenseur ou dans un avion, les oreilles se mettent à bourdonner ou se bouchent complètement.
▶ L'ouïe réagit aux hausses et aux baisses de pression par une pression sourde dans l'oreille qui peut être douloureuse et fait nettement diminuer la capacité auditive : on a l'impression d'avoir du coton dans les oreilles.
▶ La trompe d'Eustache, qui relie l'oreille moyenne à l'arrière-gorge, a pour fonction d'équilibrer la pression entre la gorge et l'oreille moyenne. Il suffit pour cela de bâiller, d'expirer bouche fermée en se bouchant le nez ou de mâcher.
▶ En cas d'inflammation de l'oreille moyenne, la pression interne de l'oreille augmente. Il faut renoncer à tout voyage en avion quand on est victime de cette affection.

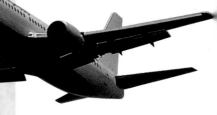

MASSER LE PAVILLON DE L'OREILLE

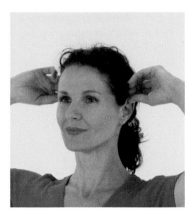

Exercice 1
◆ Asseyez-vous bien droit sur une chaise ou sur un tabouret.
◆ Tirez vos oreilles vers le haut par la pointe, comme si vous vouliez les allonger. Tenez la position environ 5 s, puis lâchez.

Exercice 2
◆ Enroulez les pavillons de vos oreilles du sommet jusqu'à mi-hauteur, puis en sens contraire. Répétez l'exercice plusieurs fois.

Pourquoi c'est bon
◆ Ces mouvements de traction et d'enroulement étirent le pavillon dans toutes les directions et activent l'irrigation sanguine de l'oreille.

  7 ou 8 fois
2 fois par semaine

YOGA: FAIRE LA PLANCHE POUR L'ÉQUILIBRE HORIZONTAL

Exercice
◆ Tenez-vous droit. Tendez vos bras au-dessus de la tête, paumes des mains l'une contre l'autre. Inspirez et expirez de façon régulière.
◆ En inspirant profondément, soulevez votre jambe gauche vers l'arrière selon un angle de 45 °. Fixez un point sur le mur pour maintenir votre équilibre.
◆ En expirant, penchez le buste en avant et soulevez votre jambe à 90 °: vos bras, votre buste et votre jambe gauche forment une ligne droite. Respirez profondément et régulièrement et tenez cette posture pendant 10 s.
◆ Faites l'exercice sur l'autre jambe.

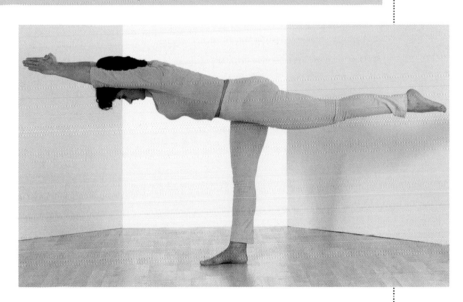

Pourquoi c'est bon
◆ Cet exercice entretient le sens de l'équilibre.

  1 ou 2 fois par semaine

POUR IRRIGUER L'OREILLE INTERNE

Exercice
◆ Asseyez-vous sur une chaise. En gardant le dos bien droit, penchez la tête le plus loin possible vers le bas. Veillez à ne pas avancer les épaules. Ramenez la tête à la verticale et recommencez.

Pourquoi c'est bon
◆ Cet exercice stimule l'irrigation de l'oreille interne.

  5 à 8 fois
2 fois par semaine

SE FIER À SES OREILLES

L e mécanisme de l'audition est extrêmement complexe et sujet à des dysfonctionnements. Il est notamment très sensible aux situations de stress. De nombreux troubles, comme l'acouphène, sont dus à des sursollicitations physiques ou psychiques.

Pour les prévenir, ménagez-vous des plages de repos dans la journée. Essayez surtout de vous épargner les sources de pollution sonore telles que la circulation automobile, les appareils ménagers et de bureautique bruyants, les sonneries de téléphone stridentes, la radio et les baladeurs.

Les exercices proposés sur cette page (vous devez en pratiquer au moins un par jour), vous permettent de vous reposer et d'éliminer les tensions qui sont néfastes pour votre audition. Les techniques comme l'auto-relaxation donnent des résultats étonnants, même contre l'acouphène. Mais, pour cela, il faut s'entraîner très régulièrement. Si vous souffrez de problèmes d'audition, inscrivez-vous sans attendre à un cours de relaxation.

À L'ÉCOUTE DU SILENCE

Préparation
◆ Débranchez le téléphone et éteignez tous les appareils qui sont sources de bruit (radio, télévision, pendule, réveil, etc.).

Exercice
◆ Habillé confortablement, allongez-vous sur le dos sur un tapis ou un matelas. Inspirez et expirez lentement jusqu'à ce que votre corps soit complètement apaisé.
◆ Écoutez attentivement le silence et prenez conscience du moindre bruit.

MASSAGE ÉPAULES/NUQUE

Préparation
◆ Choisissez une huile qui facilite les massages et hydrate la peau, de façon à éviter toute sensation de brûlure après le massage. Demandez à votre partenaire de réchauffer un peu d'huile entre ses mains avant de vous masser.

Exercice
◆ Asseyez-vous sur une chaise et détendez-vous. Votre partenaire masse tout d'abord l'arrière de votre tête, c'est-à-dire entre la base des cheveux et les épaules.
◆ Les poings fermés, il doit effectuer ensuite des mouvements circulaires entre votre colonne vertébrale et vos omoplates.
◆ Puis il procède de façon identique tout autour des omoplates.

ACUPRESSION ET RELAXATION

Exercice
◆ Posez le bout du majeur et de l'index sur le point d'acupression situé derrière l'oreille et à la base du crâne (voir ci-contre).
◆ Avec le majeur, appuyez légèrement sur ce point et maintenez la pression.
Si vous avez trouvé le point précis, vous devez ressentir une légère douleur.
◆ Lorsque la douleur diminue, relâchez la pression.

  1 ou 2 fois

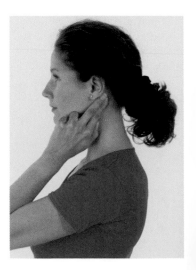

Infrarouges
Une trop forte tension des muscles dans la zone des épaules et de la nuque peut provoquer des problèmes d'audition. Les infrarouges et les massages sont particulièrement efficaces pour éliminer cette tension.

PROTÉGER SES OREILLES AVEC DES VITAMINES

Une alimentation qui favorise la circulation sanguine et entretient le système nerveux préserve aussi la capacité auditive. En cas de baisse auditive ou d'acouphène, certains médecins prescrivent une alimentation riche en vitamine B6 (pyridoxine) en plus des médicaments. L'avocat, les pommes de terre, les pois chiches, le poisson, l'ail, les lentilles, la ciboulette et les fruits à écale sont riches en vitamine B6. Une carence en magnésium peut occasionner des bruits dans l'oreille. Cette déficience peut être corrigée par l'absorption de noisettes, de cacahuètes, de petits pois et de céréales complètes.

MORUE AUX LENTILLES

60 g (1 portion) de lentilles vertes
1 branche de céleri
1 carotte
1 petit oignon
1 gousse d'ail
125 g de filet de morue
1 c. à soupe de crème à 15 % de matières grasses
1 c. à soupe d'aneth haché
1 quartier de citron
Sel, poivre

◆ Mettez les lentilles dans une casserole, recouvrez d'eau froide et portez doucement à ébullition.
◆ Coupez la côte de céleri en petits morceaux, laissez les feuilles entières. Pelez la carotte et l'oignon, coupez-les en dés. Coupez l'ail en deux. Ajoutez le tout aux lentilles. Couvrez et laissez frémir 35 min environ. Salez à mi-cuisson.
◆ Rincez le poisson et faites-le cuire de 5 à 7 min dans la partie perforée d'un cuit-vapeur.

◆ Égouttez les lentilles, mettez-les dans l'assiette, jetez les feuilles de céleri, ajoutez la crème. Déposez le poisson à côté, salez-le et poivrez-le. Parsemez d'aneth et décorez avec le citron.

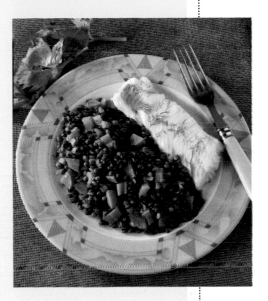

TARTINE À L'AVOCAT

½ avocat pelé et coupé en dés
50 g de crevettes décortiquées
1 gousse d'ail écrasée
1 c. à thé de jus de citron
2 c. à thé d'huile
Quelques gouttes de Tabasco
1 feuille de laitue
1 c. à thé de ciboulette
1 tranche de pain grillée
Sel, poivre

◆ Mélangez l'avocat avec les crevettes et l'ail. Faites une sauce avec le jus de citron, l'huile, le Tabasco et du sel. Versez-la sur l'avocat et laissez mariner.
◆ Posez la laitue et la préparation sur le pain. Poudrez de ciboulette.

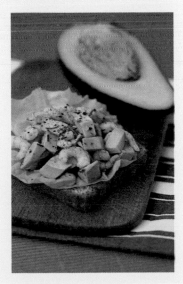

Acides gras

Les acides gras saturés accélèrent le phénomène d'athérome dans les vaisseaux sanguins de l'oreille, ce qui provoque des déficiences auditives.
▶Absorbez le minimum de graisses et évitez les acides gras saturés (viande grasse, charcuteries, beurre, fromage à pâte dure, biscuits salés et sucrés, viennoiseries).
▶Utilisez des corps gras riches en acides gras polyinsaturés (huiles de tournesol, de maïs et de soja, ou margarines végétales).

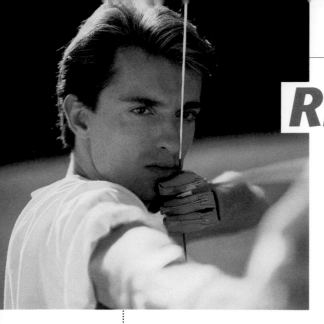

RENFORCER SON ACUITÉ VISUELLE

Nos yeux nous fournissent des informations sur le monde environnant de sorte que nous puissions nous y orienter. Miroir de l'âme, ils reflètent ce que nous sommes à l'intérieur. Nos yeux sont notre principal organe sensoriel et méritent, par conséquent, que nous leur accordions une attention toute particulière.

Être vivant qui s'oriente grâce à sa vue, l'homme perçoit environ 70 % de toutes ses impressions sensorielles externes par l'intermédiaire de ses yeux, qui fonctionnent en relation directe avec le cerveau. La lumière touche tout d'abord la cornée et le cristallin, qui se trouve juste derrière et forme sur la rétine une image inversée de l'objet observé. Dans la rétine se trouvent des millions de cellules nerveuses qui transforment les informations optiques en signaux électriques et les transmettent au cerveau. Celui-ci corrige l'impression visuelle en une image à l'endroit. Nous reconnaissons les couleurs et les formes. Inconsciemment, l'acuité visuelle influe donc sur les mouvements, les réactions et les performances intellectuelles. Presque tous les êtres humains naissent avec une acuité visuelle normale. Lorsqu'un problème survient, il peut être d'origine génétique ou lié à des habitudes individuelles qui se développent, en règle générale, pendant l'enfance.

Identifier et corriger les habitudes visuelles

Le jeune enfant dispose encore de sa spontanéité visuelle : il regarde où il veut. Dès l'école, ses yeux sont obligés de fonctionner contre leur tendance naturelle à regarder partout et doivent concentrer leur regard sur le tableau d'une salle de classe ou sur un livre, par exemple. Une telle surutilisation du champ visuel proche peut causer ou aggraver des troubles de la vue. De plus, elle provoque des tensions qui empêchent une perception sereine et détendue de l'environnement.

Attention à vos yeux !

Préservez vos yeux en observant quelques règles élémentaires.

▶ N'achetez jamais de lunettes sans vous faire conseiller par un spécialiste. Elles doivent être prescrites par un optométriste ou un ophtalmologiste et adaptées à votre vue.

▶ La lecture sollicite la vision de près. Toutes les 20 pages environ, regardez au loin pour reposer vos yeux.

▶ Trop regarder la télévision fatigue la vue et impose aux yeux une position statique. Placez-vous à 2 m au moins du poste et posez régulièrement votre regard ailleurs.

▶ Le travail sur ordinateur sollicite la vision de près et peut provoquer une tension des muscles oculaires. À cela s'ajoute le scintillement de l'écran. Préférez un écran ayant une bonne définition et compensez votre effort de vision par des exercices et des pauses régulières.

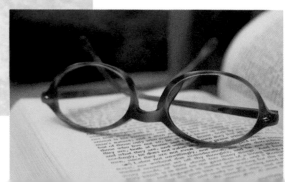

Les formes fréquentes de troubles visuels

Plus de 60 % des habitants des pays industrialisés occidentaux ont un problème de vue. Un jeune de moins de 21 ans sur cinq souffre de myopie. Chez le myope, l'œil a une forme trop allongée et la cornée et la rétine sont plus éloignées l'une de l'autre que chez le sujet non atteint : le point de convergence des rayons lumineux se situe en avant de la rétine et la vision de loin est donc brouillée.

Chez le presbyte, la distance entre la cornée et la rétine est si courte que le point de convergence des rayons lumineux se situe en arrière de la rétine. Plus l'objet est éloigné, plus il est facile à distinguer. La presbytie apparaît vers la quarantaine. Elle est due à une perte d'élasticité du cristallin, qui avec le temps perd sa capacité de mise au point en vision rapprochée. Les cellules du cristallin ne se renouvelant pas, il est donc primordial de les entretenir et l'alimentation, en privilégiant un accord satisfaisant en vitamines A, B2, C et E, joue un rôle important dans ce domaine.

Les maladies

La cataracte est également un phénomène dû au vieillissement : le cristallin s'opacifie et ne parvient plus à focaliser la lumière sur la rétine. Cette anomalie peut conduire à une perte totale de l'acuité visuelle, mais elle se corrige par une opération chirurgicale relativement bénigne aujourd'hui. Le glaucome se définit par une pression trop élevée du liquide situé dans la chambre antérieure de l'œil et conduit à une atteinte du nerf optique. Seul un dépistage précoce permet d'éviter la perte de la vue : à partir de 35 ans, il est indispensable de faire régulièrement mesurer sa tension oculaire par un spécialiste.

Le programme de deux semaines qui suit explique comment la rééducation orthoptique peut soulager les yeux fatigués. Au début du siècle dernier, un ophtalmologiste américain, William Bates, a développé une méthode de gymnastique oculaire particulière. Si elle ne remplace pas une visite chez le médecin, elle stimule la coordination entre les yeux et le centre visuel du cerveau, améliorant de cette façon l'acuité visuelle.

Des éléments de cette méthode vous sont proposés aux pages 290 à 292, sous les rubriques « Bonne accommodation, bonne vue », « Les yeux fermés », « Fusionner et voir triple » et « Palming ».

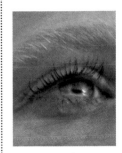

Les larmes jouent *un rôle important. Elles humidifient l'œil et le nettoient. Leur teneur en sel leur confère un léger effet antibactérien.*

PROGRAMME DE 2 SEMAINES

GYMNASTIQUE OCULAIRE

▶ En alternant rapidement vision de près et vision de loin et en pratiquant des exercices de perception, faites travailler **la coordination de vos deux yeux** et entretenez votre **acuité visuelle.**

▶ Certains exercices oculaires fortifient le muscle ciliaire et **améliorent l'accommodation** du cristallin de près comme de loin.

RELAXATION

Les troubles de la vision sont fréquents lorsque les yeux sont sursollicités.

▶ Accordez-leur des **phases de repos.**

▶ **La luminothérapie** stimule l'irrigation sanguine de la rétine et soulage l'hypersensibilité à la lumière.

ALIMENTATION

Certains nutriments sont très bons pour les yeux :

▶ **la vitamine A et le bêtacarotène** protègent les muqueuses de l'œil de la conjonctivite et interviennent dans la formation d'un pigment de la rétine ;

▶ **la vitamine B2** agit contre les inflammations oculaires ;

▶ **les vitamines C et E** sont efficaces contre l'opacification du cristallin et la dégénérescence maculaire.

LA VISION, UN TRAVAIL MUSCULAIRE

Dans chaque œil, six muscles permettent au globe oculaire de se mouvoir dans sa cavité et au regard de converger sur un même point. Ce sont les muscles extraoculaires. Un autre muscle essentiel est le muscle ciliaire, qui entoure le cristallin et lui permet de changer de focalisation selon la distance.

Comme tous les muscles, ceux des yeux peuvent s'entretenir : c'est l'objet de la première semaine du programme. N'oubliez pas que, en cas de trouble oculaire, aucun exercice ne remplace une visite chez le spécialiste, principe qui s'applique également au test visuel proposé à la page suivante : il vous permettra, en comparant vos résultats avec ceux d'autres personnes, de déceler si vous avez des problèmes de vue.

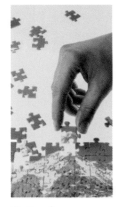

Faites des casse-tête ! Ce jeu fait travailler à la fois la concentration et les muscles oculaires.

 OUVRIR GRAND LES YEUX !

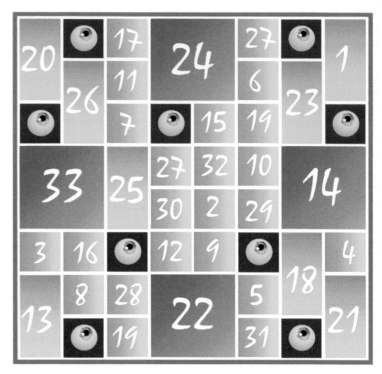

Exercice

◆ Avec le bout d'un doigt ou la pointe d'un crayon, retrouvez le plus rapidement possible les nombres de 1 à 33. De plus, 2 chiffres figurent en double ; lesquels ?

Variantes

◆ Faites le même exercice en sens inverse, de 33 à 1. Changez tous les jours de sens.
◆ Découpez des petits carrés en papier et écrivez des nombres dessus. Mélangez les carrés, puis remettez-les dans l'ordre numérique.

Pourquoi c'est bon

◆ En faisant converger les yeux rapidement sur différents points, cet exercice entraîne les muscles oculomoteurs, responsables de la coordination des deux yeux.
◆ Cet exercice est par ailleurs excellent pour le cerveau, qui contrôle les mouvements des muscles oculaires, car il améliore sa capacité de réaction.

  Tous les jours

Recouvrer une vue claire

L'opération de la cataracte, qui consiste à ôter de l'œil un cristallin opacifié, est devenue l'une des interventions chirurgicales les plus bénignes et courantes.
▶ Cette opération ne date pas d'hier. Au Moyen Âge, on pratiquait déjà ce qu'on appelait l'abaissement du cristallin, qui consistait à basculer dans l'œil le cristallin opacifié sans l'en extraire.
▶ Aujourd'hui, l'implantation d'une lentille synthétique est une opération

de routine. La première étape consiste à faire une incision de quelques millimètres sous la cornée. Le noyau du cristallin est ensuite détruit à l'aide d'ultrasons et ses fragments sont aspirés. L'emploi du laser permet d'éliminer les tissus extrêmement fins tout en minimisant la taille de l'incision. L'étape suivante consiste à mettre en place le cristallin artificiel, adapté au patient, à travers l'incision. La plaie cicatrise très rapidement et se voit à peine.

CERCLES OCULAIRES POUR L'ACUITÉ VISUELLE

Exercice

◆ Asseyez-vous confortablement après vous être assuré que vous ne serez pas dérangé. Fermez les yeux et respirez de façon régulière.

◆ En expirant, ouvrez les yeux et regardez vers le haut sans bouger la tête. Visualisez la façon dont, en expirant, vous concentrez votre énergie dans vos yeux et la direction de votre regard. En inspirant, refermez lentement les yeux.

◆ À l'expiration suivante, ouvrez à nouveau les yeux et regardez cette fois vers le bas.

◆ Chaque fois que vous ouvrez les yeux, changez la direction de votre regard : vers la droite, la gauche, en haut à droite, en haut à gauche, en bas à droite, en bas à gauche, etc.

◆ Pour finir, faites des cercles avec les yeux en respirant de façon régulière et toujours sans bouger la tête.

Pourquoi c'est bon

◆ Cet exercice détend la musculature des yeux, en particulier les muscles oculomoteurs, responsables de la coordination des 2 yeux.

  3 à 5 fois par jour

COMPARER SON ACUITÉ VISUELLE

Préparation

◆ Sur 3 grandes feuilles de papier, écrivez des lettres et des chiffres de tailles différentes. Fixez les feuilles au mur. Demandez à quelqu'un – si possible plusieurs personnes – de faire ce test visuel avec vous.

Exercice

◆ Placez-vous à environ 2 m de la première feuille, puis lisez les lettres et les chiffres à voix haute. Placez-vous devant la feuille suivante, fermez l'œil gauche et lisez avec le droit.

Lisez la troisième feuille avec l'œil gauche.

◆ Les autres participants procèdent à la même opération. Si, contrairement à l'un d'eux, vous n'avez pu reconnaître certaines lettres ou certains chiffres, allez faire un test visuel chez un optométriste.

Pourquoi c'est bon

◆ Cet exercice entraîne aussi à focaliser sur un point éloigné.

  1 fois

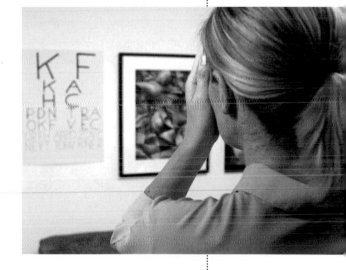

ÉLARGIR SON CHAMP DE VISION

Exercice

◆ Tenez-vous debout, les jambes légèrement écartées. Inspirez et expirez lentement plusieurs fois.

◆ Faites pivoter votre torse très lentement vers la gauche, puis vers la droite, en promenant votre regard sur les objets qui vous entourent. Observez attentivement chaque objet.

◆ Après environ 3 min, restez immobile dans votre position initiale et concentrez-vous totalement sur votre respiration. Fermez les yeux et visualisez en pensée les objets de la pièce. Essayez de décrire ce que vous avez vu.

Pourquoi c'est bon

◆ Cet exercice rompt avec les habitudes visuelles routinières qui limitent la perception. Il aide à prendre conscience de son environnement et à mieux le percevoir.

  Tous les jours

DÉBLOQUER, STIMULER ET AMÉLIORER

Focaliser son regard, que ce soit sur un écran d'ordinateur, un poste de télévision ou un livre, provoque fréquemment des tensions dans les muscles oculaires. Les exercices proposés pour la seconde semaine visent à relâcher ces tensions. Vous apprendrez ainsi à les soulager en regardant alternativement au loin et tout près.

Les deux yeux produisent chacun une image, que le cerveau coordonne pour n'en former qu'une. Lorsque l'on est fatigué ou stressé, cette faculté s'affaiblit et peut conduire à une vision trouble, une fatigue oculaire et des maux de tête. Les exercices de la page ci-contre renforcent la perception et améliorent la coordination des deux yeux.

 ## BONNE ACCOMMODATION, BONNE VUE

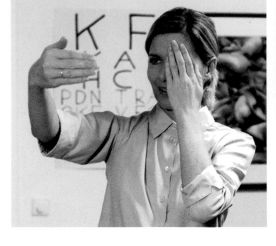

Exercice

◆ Couvrez votre œil gauche avec la main gauche. Tendez le bras droit et repliez votre main droite à une certaine distance de votre œil droit.

◆ Concentrez-vous sur un point de votre paume et rapprochez celle-ci de votre œil jusqu'à ce que votre vision se trouble. Ramenez lentement votre main à sa position initiale et fixez à nouveau le point que vous avez choisi sur votre paume.

◆ Répétez ces gestes 5 à 10 fois, puis changez de côté : obturez l'œil droit et faites l'exercice avec l'œil gauche. Pendant tout l'exercice, inspirez et expirez lentement et régulièrement.

◆ Terminez l'exercice par celui du palming, p. 292.

Pourquoi c'est bon

◆ Cet exercice entraîne la capacité d'accommodation des yeux, c'est-à-dire leur faculté à s'adapter en fonction de la distance des objets.

  1 fois par jour

Muscles décontractés, vision sereine

La tension du regard est toujours liée à une posture corporelle également tendue. Les muscles de la nuque et du dos jouent donc un rôle prépondérant. Si, par exemple, on travaille sur écran et que l'on est tendu, l'irrigation sanguine de la tête n'est pas optimale et les muscles oculaires se crispent eux aussi.

▶ Veillez à compenser régulièrement en vous levant de temps en temps. Placez-vous devant la fenêtre (ouverte,

si possible), bâillez et étirez-vous. Détendez les muscles de votre nuque en penchant doucement la tête vers la poitrine et en relâchant les épaules et le dos.

▶ Tenez-vous debout, jambes écartées, et penchez lentement le buste vers l'avant. Vous pouvez aussi le tourner vers la gauche et vers la droite.

▶ Sur ce thème, reportez-vous au programme «Travailler en souplesse», pages 62 à 69.

 ## REGARDER LOIN

Exercice

◆ Si vous lisez beaucoup, travaillez sur un écran ou faites des travaux de précision, vous devez absolument vous lever toutes les heures et regarder par la fenêtre.

◆ Concentrez-vous quelques secondes sur un objet éloigné, un arbre par exemple, un immeuble haut ou le clocher d'une église.

  Plusieurs fois par jour

LES YEUX FERMÉS

Exercice

◆ Fermez les yeux, puis posez vos paumes dessus, légèrement en coupe de façon à ne pas toucher vos paupières.

◆ Faites maintenant apparaître l'image de votre choix dans votre esprit. Au début, ce peut être un objet présent dans la pièce, comme un vase contenant des fleurs. Passez attentivement en revue chaque détail. Il est fréquent que l'on ne parvienne pas d'emblée à bien « voir » l'objet. Pour y arriver, ouvrez de temps en temps les yeux, puis fermez-les et « regardez » à nouveau l'objet en question.

◆ Faites ainsi le tour de la pièce pour visualiser plusieurs objets l'un après l'autre – ce peut être un meuble et tous ses détails.

◆ Avant de rouvrir les yeux, respirez profondément et régulièrement.

Pour plus de difficulté

◆ Laissez aller un peu plus votre imagination en visualisant, par exemple, un jardin fleuri ou un paysage de montagne.

◆ Si vous êtes myope, choisissez un vaste paysage; si vous êtes presbyte, concentrez-vous sur un épais tapis d'herbe se trouvant juste devant vous.

  1 fois par jour

Explorer tout son champ visuel améliore la vision.

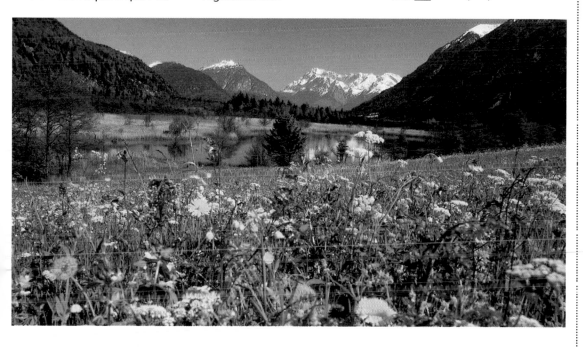

FUSIONNER ET VOIR TRIPLE

Exercice

◆ Asseyez-vous ou restez debout, et tenez-vous bien droit. Tendez les bras devant vous à la hauteur de vos yeux, les pouces vers le haut, distants de 2 cm environ.

◆ Regardez d'abord vos pouces, puis fixez un point situé derrière eux, par exemple sur le mur.

Après quelque temps, vous devez être capable de distinguer un troisième pouce entre les deux autres.

◆ À ce moment-là, accommodez alternativement sur un point proche, puis sur un point éloigné: vous allez constater que le troisième pouce, cette fois, disparaît.

◆ Terminez en faisant l'exercice de palming – le repos des yeux – décrit page suivante.

  1 fois par jour

SAVOIR REPOSER SES YEUX

Même des yeux en bonne santé peuvent souffrir de troubles s'ils sont trop sollicités. Tout au long de la journée, pensez à les reposer et évitez de lire, ou même de regarder la télévision, avec un éclairage insuffisant.

Pour soulager vos yeux, couvrez-les de vos paumes légèrement en coupe, sans toucher les paupières, ou laissez votre regard errer au loin (p. 290, Regarder loin). L'exercice du bain lumineux pour la rétine stimule l'irrigation sanguine de la rétine et atténue la sensibilité des yeux à la lumière vive. Le palming (les paumes sur les yeux), ci-contre en haut, est un bon exercice de relaxation des yeux.

L'euphraise officinale est une plante apaisante et curative, notamment en cas de conjonctivite et d'orgelet. Versez 1 à 2 c. à thé de cette plante dans 500 ml d'eau froide. Portez à ébullition et filtrez. Trempez un tampon d'ouate dans le liquide et appliquez-le encore chaud sur vos yeux.

 PALMING – LE REPOS DES YEUX

Exercice
◆ Asseyez-vous de façon détendue. Posez légèrement les mains en coupe (sans les crisper) sur vos yeux, sans toucher vos paupières. Les doigts reposent sur le front et les auriculaires se touchent.
◆ Fermez les yeux, respirez régulièrement et essayez de déconnecter complètement pendant au moins 2 à 3 min.

Conseil
◆ Faites cet exercice plusieurs fois par jour, surtout si vous travaillez sur ordinateur, par exemple.
◆ Faites aussi cet exercice debout pour soulager votre dos endolori par une station assise prolongée.

☺ ☺ *1 ou 2 fois par jour*

 BAIN LUMINEUX POUR LA RÉTINE

Exercice
◆ Tendez votre visage vers une lampe placée à environ 1 m de vous. Lorsqu'il fait beau, asseyez-vous dehors, fermez les yeux et offrez votre visage au soleil.
◆ Pendant 3 à 5 min, modifiez régulièrement la position de votre visage de façon que la lumière baigne chaque point de vos yeux fermés.

Variante
◆ Les bains de couleur sont également relaxants pour les yeux. Pendant 2 à 3 min, fixez un objet, un motif ou un dessin de couleur rouge ou bleue. Pour reposer vos yeux, regardez ensuite une surface grise.

☺ ☺ *1 ou 2 fois par jour*

 MAINS CHAUDES

Exercice
◆ Frottez la partie bombée de vos paumes (sous les pouces) l'une contre l'autre jusqu'à ce qu'elle soit chaude.
◆ Posez les mains sur vos yeux de façon à masquer complètement la lumière.
◆ Faites le vide dans votre esprit et restez ainsi 1 min, en inspirant et en expirant profondément.

 ☺ ☺ *1 ou 2 fois par jour*

La conjonctivite

La conjonctivite est une inflammation de la conjonctive. La poussière, le pollen et tous les corps étrangers, mais également la lumière vive, la fatigue oculaire et les infections virales augmentent l'irrigation sanguine de cette muqueuse qui tapisse l'intérieur des paupières. C'est une affection très douloureuse.
► Un linge froid et humide appliqué sur les paupières les fait dégonfler.
► Un cataplasme de pomme râpée ou de pomme de terre crue râpée, appliqué 30 min par jour sur l'œil fermé, soulage la douleur.
► La sauge est un anti-inflammatoire. Mettez 1 c. à soupe de sauge dans 250 ml d'eau bouillante. Laissez infuser 10 min, puis filtrez. Trempez un tampon d'ouate dans l'infusion, puis appliquez-le sur vos yeux.
► Des lunettes de soleil sombres protègent les yeux atteints d'une inflammation.
► Les lentilles de contact peuvent irriter la rétine.

PRÉSERVER SA VUE

Baisse de la vision, yeux fatigués, irrités ou rougis sont parfois dus à des déficits nutritionnels. La vitamine A (rétinol) et son précurseur le bêtacarotène maintiennent les muqueuses en bon état et les protègent, par exemple, contre la conjonctivite. De plus, ils sont impliqués dans la production d'un pigment rétinien, la rhodopsine. Un travail intensif sur écran augmente les besoins en vitamine A, et certaines affections comme la baisse de la vision crépusculaire sont souvent dues à un déficit en cette vitamine. La carotte est donc bénéfique pour les yeux, car elle contient beaucoup de bêtacarotène. Il en est de même de la mangue, du melon et des légumes verts. Mais ces aliments sont sans effet sur des affections comme la myopie et la presbytie.

CRÈME DE CAROTTES AUX NOIX

3 carottes
½ oignon coupé en morceaux
1 pincée de sucre
1 c. à soupe de crème légère
1 c. à thé de noix hachées
1 c. à soupe de cerfeuil ciselé
Sel

◆ Pelez les carottes et coupez-les en tronçons. Faites-les cuire 20 min avec l'oignon et le sucre dans 200 ml d'eau bouillante.
◆ Mixez le tout, puis incorporez la crème. Salez. Parsemez de noix et de cerfeuil et dégustez sans attendre.

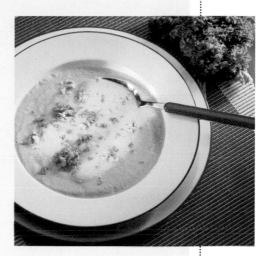

BON POUR LES YEUX

Nutriments	Effets	Se trouvent dans
Vitamine A, caroténoïdes	Soignent la vue, retardent la dégénérescence de la rétine.	Foie, poisson gras, œufs, beurre, fromage, légumes verts, chou vert, carotte, poivron, melon, mangue
Vitamine B2 (riboflavine)	Entretient la vue et agit contre les inflammations oculaires.	Céréales complètes, fromages bleus, produits laitiers, légumes verts, abats, petits pois, asperges, noix et fruits secs oléagineux
Vitamines C et E	Évitent l'opacification du cristallin et retardent la dégénérescence maculaire.	Huiles végétales, amandes, noix et fruits secs oléagineux, germes de blé, avocat, céréales complètes

MELON RAFRAÎCHI AUX BAIES D'ÉTÉ

1 petit melon
75 g (½ tasse) de bleuets ou de cassis
1 c. à soupe de sirop de bleuet ou de cassis
Gouttes de jus de citron
2 grappes de groseilles rouges

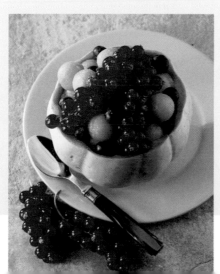

◆ Coupez le haut du melon et ôtez les graines avec une petite cuillère. Retirez la chair en petites boules, mettez-les dans un bol et placez l'écorce de melon au réfrigérateur. Ajoutez les bleuets ou le cassis lavés et égrappés dans le bol. Arrosez avec le jus de citron et le sirop. Mélangez. Laissez macérer au frais 1 h au moins.
◆ Pour servir, versez les fruits et leur jus dans l'écorce. Posez les grappes de groseilles à cheval sur l'écorce du melon.
◆ En hiver, vous pouvez faire une salade de mangue, abricots secs et bleuets surgelés.

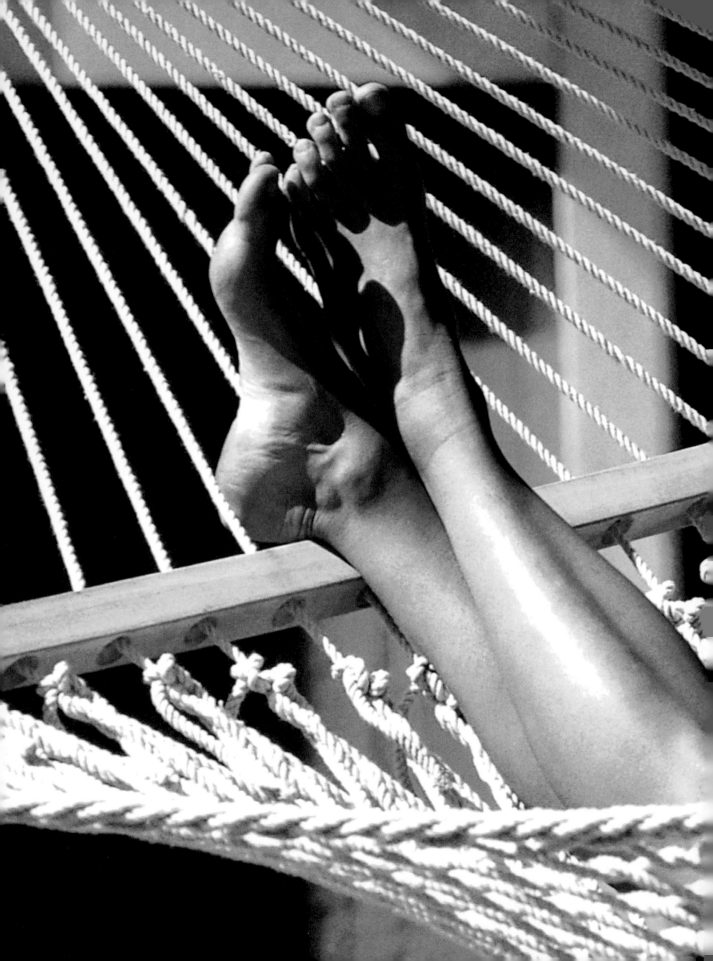

Restez calme et serein

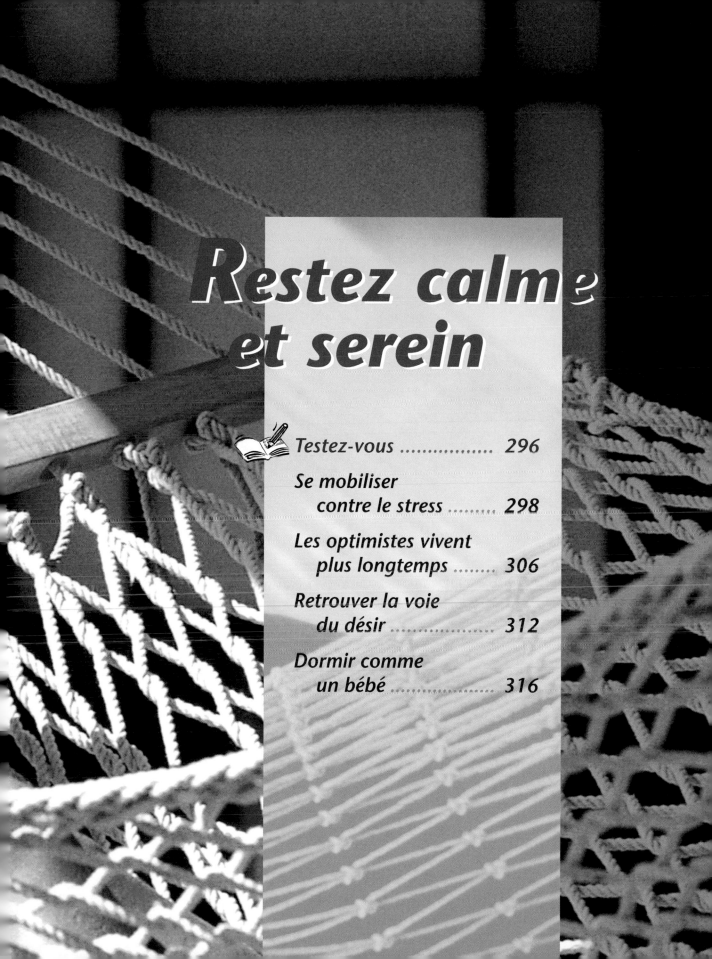

AVEZ-VOUS LES NERFS FRAGILES ?

L'agitation, le bruit et une sollicitation permanente sont notre lot quotidien. Ils mettent nos nerfs à rude épreuve et affectent notre sommeil, accentuant encore le stress ambiant. Difficile, alors, de rester calme et détendu. Répondez à ce questionnaire pour savoir où vous en êtes.

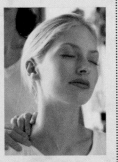

Les massages *ne soulagent pas seulement les muscles, ce sont aussi des caresses pour l'esprit.*

Répondez aux questions suivantes.

	OUI	NON
► Savez-vous vous détendre avant de commencer quelque chose d'important ?	☐	☐
► Votre vie privée compte-t-elle plus que votre travail ?	☐	☐
► Êtes-vous entouré de bons amis à qui vous pouvez vous confier ?	☐	☐
► Avez-vous la possibilité de déconnecter en fin de semaine ?	☐	☐
► Pratiquez-vous un sport au moins une fois par semaine ?	☐	☐
► Vous endormez-vous facilement et passez-vous de bonnes nuits ?	☐	☐
► Avez-vous de bonnes relations avec vos collègues de travail ?	☐	☐
► Votre poids et votre tension artérielle sont-ils dans la norme ?	☐	☐
► Êtes-vous patient et perdez-vous difficilement contenance ?	☐	☐
► Êtes-vous sexuellement épanoui ?	☐	☐
► Y a-t-il des projets qui vous emballent (week-end, hobby, sport...) ?	☐	☐
► Passez-vous au moins une demi-heure par jour à vous occuper de vous seul ?	☐	☐
► Habitez-vous dans un quartier calme ?	☐	☐
► Prenez-vous plaisir à manger ?	☐	☐
► Vos repas sont-ils variés, et surtout à base de produits frais ?	☐	☐
► Prenez-vous l'air au moins une demi-heure par jour ?	☐	☐
► Êtes-vous quelqu'un de créatif ?	☐	☐
► Parvenez-vous à vous détendre, voire à méditer ?	☐	☐
► Riez-vous souvent et volontiers ?	☐	☐
► Pouvez-vous déléguer et savez-vous dire non ?	☐	☐
► Réussissez-vous à défendre votre point de vue devant les autres ?	☐	☐

Résultat : le point sur votre système nerveux

☺ **Vous avez répondu** NON **à moins de 10 questions ?** **Vous êtes plutôt détendu au quotidien.** Et si vous sortez parfois de vos gonds ou, inversement, vous renfermez sur vous-même, vous réussissez à supprimer les tensions qui pourraient nuire à votre santé. Vous pouvez cependant tirer parti des pages qui suivent, en apprenant à évacuer le stress et à désamorcer les situations qui y mènent.

Nos recommandations
- Consacrez-vous une fin de semaine de détente (p. 300) et ramenez vos soucis à leur juste niveau.
- Dans le programme « Se mobiliser contre le stress » (p. 298-305), vous trouverez des exercices pour vous détendre rapidement ou faire provision d'une énergie nouvelle.
- Pour votre équilibre physique, pratiquez un sport d'endurance comme le jogging (p. 236-237).
- Dans le chapitre « Les optimistes vivent plus longtemps » (p. 306-311), vous apprendrez à voir la vie du bon côté.
- Découvrez, p. 304, les aliments propres à protéger votre système nerveux du stress et de pas mal de problèmes.

☺ **Vous avez répondu** NON **à 10 questions ou plus ?** **Vous êtes très tendu et probablement quelqu'un que l'on qualifie de nerveux.** Vous aspirez au repos mais ne parvenez pas à vous détendre et souffrez peut-être d'insomnies ou de troubles sexuels. Alors, pour une joie de vivre et une énergie retrouvées, il est grand temps de lutter activement contre les tensions internes.

Nos recommandations
- Si vous êtes surexcité, sans cesse en train de courir ou si vous ressentez des troubles psychologiques, reportez-vous vite au programme antistress des pages 298 à 305.
- Si vous souffrez de troubles du sommeil, vous trouverez p. 316-321 des conseils pour renouer avec le repos et découvrirez des recettes de tisanes qui ont fait leurs preuves.
- Bien que les troubles sexuels aient généralement des causes organiques, un stress permanent peut également conduire à une perte de la libido. Essayez les massages et les petits plus d'amoureux proposés p. 312 à 315.
- Lisez p. 306 et 307 comment des pensées positives peuvent vous aider à vous calmer.

C'est dans le repos que l'on trouve la force de contrôler ses nerfs.

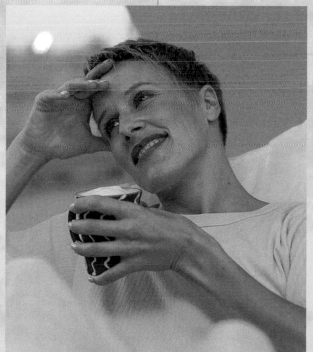

Se sentir parfaitement bien est la condition primordiale pour surmonter le stress. Pendant une demi-heure par jour, consacrez-vous uniquement à vous, en vous concentrant sur vos besoins.

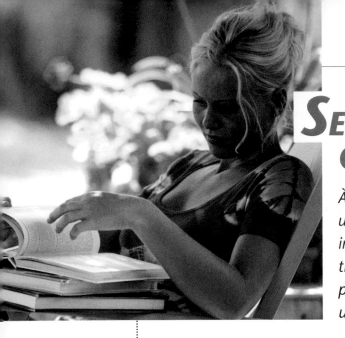

SE MOBILISER CONTRE LE STRESS

À petite dose, le stress est bon pour la santé : c'est un moteur qui active diverses fonctions du corps, incite à entreprendre et pousse à se surpasser. Mais trop d'agitation quotidienne, une surcharge de travail permanente ou des soucis constants provoquent un stress excessif, qui devient néfaste pour la santé.

On se met souvent volontairement dans une situation de stress pour trouver l'énergie permettant de maîtriser plus rapidement des travaux ou des situations désagréables. C'est une sorte de défi physique ou mental que l'on se lance. Les sportifs de haut niveau comme les gens qui n'accomplissent leurs tâches professionnelles que sous la pression connaissent bien cette forme de stress positif. La plupart d'entre eux éprouvent ensuite un intense sentiment de satisfaction – ils ont l'impression d'être à la hauteur de la situation et d'être capables d'accomplir des prouesses. Cela n'est toutefois possible que si leurs exigences en matière d'efficacité restent réalistes.

Définir les différents degrés du stress est quasiment impossible : ce qui inhibe l'un est pour l'autre le meilleur moyen d'agir. Il incombe à chacun de sentir quand le stress devient négatif pour lui.

Ce qui se passe avec le stress

Le corps ne fait pas la différence entre le stress positif (stress heureux ou eustress), tel que l'enthousiasme, et le stress négatif (le dystress) que cause une douleur, par exemple : il se met automatiquement en état d'alerte. Ainsi, le déclenchement d'une réaction de stress peut être provoqué par toutes sortes de situations d'agression physique : une plaie, une opération, une brûlure, le froid, le manque d'oxygène ou une baisse de la tension artérielle. Les causes psychologiques pouvant être aussi bien un ennui, une inquiétude, une crainte, une contrainte ou, au contraire, un grand bonheur.

Qu'il soit physique ou mental, positif ou négatif, physiquement, le stress se manifeste de la même façon. La respiration s'accélère pour fournir au corps un surcroît d'oxygène et le foie libère des quantités plus importantes de glucose, fournisseur énergétique important. Le

Le stress au quotidien : un mal évitable

Pour parler du stress, il ne faut pas seulement considérer son côté ponctuel. Le stress que l'on génère au quotidien est dû à une multitude de situations qui nous mettent sous pression.

▶ Il résulte de tous les problèmes auxquels chacun est confronté, qu'il s'agisse de l'accumulation des retards ou des problèmes professionnels, de l'incapacité à dire non ou de la critique de l'entourage.

▶ Définissez vos propres priorités. Demandez-vous : Que dois-je faire et quand ? Suis-je obligé de régler certaines choses en personne ? Puis-je déléguer ces tâches à d'autres ?

▶ Les problèmes relationnels – au sein du couple ou entre amis – sont souvent difficiles à régler et générateurs de stress. N'ayez pas peur d'accepter de l'aide.

▶ Lorsque les raisons du stress sont extérieures ou exceptionnelles, par exemple une longue période de surmenage, il faut savoir prendre du recul et s'accorder des moments de repos et de détente.

cœur bat plus vite mais l'irrigation de la peau et des organes internes diminue afin de mieux fournir en sang les muscles et le cerveau. Les surrénales déchargent de l'adrénaline, de la noradrénaline, du cortisol et d'autres hormones pour préparer les différents organes – au sens premier du terme – à s'effacer ou à lutter.

Le stress : une réaction primitive face au danger

Lorsque l'homme de la préhistoire se trouvait soudainement dans une situation dangereuse et qu'il lui fallait agir et réagir rapidement – soit en faisant face, soit en prenant la fuite –, l'état de stress dans lequel il se trouvait alors provoquait diverses modifications physiques qui lui permettaient de lutter pour survivre. Aujourd'hui, rares sont les occasions où les réactions physiques liées au stress nous permettent de sauver notre vie. Mais les facteurs de déclenchement du stress sont en revanche présents partout : ce sont les contrariétés quotidiennes, les conflits familiaux et professionnels, le bruit, et même parfois l'ennui et la routine. Lorsque la pression et les réactions physiques qui en résultent durent tant qu'elles ne vous quittent plus, le stress est alors uniquement négatif et nuit à la santé au lieu de lui être bénéfique.

Comment se traduit le stress

Le stress se manifeste de différentes façons. Il peut entraîner divers troubles du sommeil, des torticolis, des maux de tête et de dos, une sensibilité accrue aux infections, de l'hypertension, des problèmes digestifs et des ulcères d'estomac. Le stress peut aussi se traduire par des crises de colère et d'anxiété ainsi que par des troubles de la concentration.

Pour supprimer les effets néfastes du stress, vous devez d'abord en rechercher les facteurs déclenchants et déterminer de quel type de stress il s'agit selon la situation. On distingue en effet deux catégories de stress. Le stress de type A induit un comportement excessivement ambitieux, impatient et très perfectionniste. Le stress de type B permet de réagir plus calmement aux situations stressantes ; il aide à se détendre et à fixer des priorités dans l'existence. C'est au type B – positif – que ce programme peut vous aider à arriver. En une semaine seulement, vous apprendrez à contrôler, et pour longtemps, le stress négatif à l'aide de phases de repos, d'une alimentation choisie et d'exercices efficaces.

Un fou du travail

Alain, marié et père de deux enfants, acceptait toutes les contraintes que lui imposait sa carrière. Les heures supplémentaires étaient devenues monnaie courante et les fins de semaine de déplacement pour l'entreprise n'étaient pas rares. Sa vie de famille devenait inexistante, et son mariage en pâtissait. Un jour, son supérieur comprit qu'à cette cadence Alain ne resterait plus très longtemps efficace et il allégea son emploi du temps. Alain joue maintenant au volley-ball et passe plus de temps avec sa famille ; sa vie est plus équilibrée et il travaille plus sereinement.

PROGRAMME DE 7 JOURS

RELAXATION

L'objectif est de stabiliser son humeur.
► Commencez par **une fin de semaine de détente.**
► Le lundi, il faut renouer avec les préoccupations du quotidien ; mais **les boules qigong** et des exercices de **yoga digital** feront descendre rapidement votre taux d'adrénaline.

EXERCICE

Apprenez à canaliser le stress par le sport.
► En faisant un sport d'endurance tels **la marche ou le jogging,** vous atteindrez un bon équilibre physique.
► En combinant **effort et détente** dans des conditions appropriées, vous vous sentirez plus serein et plus solide nerveusement.

ALIMENTATION

Quand il est stressé, le corps a besoin d'un apport plus élevé en certains nutriments.
► **Vitamines B et magnésium** améliorent le fonctionnement du système nerveux, tandis que **la vitamine C** stimule le système immunitaire.
► Optez pour une **alimentation** qui maintient le **système nerveux en bon état.**

UNE FIN DE SEMAINE TOUTE À SOI

Commencez votre programme antistress une fin de semaine. Pensez d'abord et avant tout à vous et faites quelque chose dont vous avez réellement envie le samedi et le dimanche. Pendant ces deux jours, veillez à vous sentir en harmonie avec vous-même, c'est-à-dire à atteindre un équilibre entre les exigences de votre entourage et vos propres désirs.

Vous trouverez sur cette page quelques mouvements pour vous aider à faire chuter votre taux d'adrénaline en douceur et à vous détendre. Faites des exercices chaque jour et profitez à fond de votre programme de bien-être. Pendant deux jours, faites uniquement ce qui vous plaît.

Si j'avais pu...

La fin de semaine n'appartient qu'à vous, occupez-la selon vos désirs.
► Flânez en ville ou faites une longue promenade à la campagne ou en forêt.
► Rangez vos vieilles photos, classez vos livres dans votre bibliothèque ou visitez un musée des environs.
► Contactez des amis à qui vous n'avez plus parlé depuis longtemps par manque de temps.

 ÉTIREMENTS – LA JOURNÉE COMMENCE BIEN

Exercice
◆ Mettez-vous à genoux. Les genoux sont écartés dans l'axe des hanches. Asseyez-vous doucement sur vos talons et penchez-vous. Étirez-vous vers l'avant, en tirant lentement sur les bras, jusqu'à ce que vous sentiez l'extension. Ne cambrez pas trop le dos !

◆ Tenez la position quelques secondes, remettez-vous ensuite lentement à genoux et faites le dos rond.

 5 fois

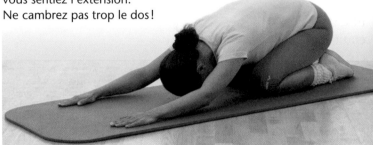

 UNE JOURNÉE DE RÊVE

Exercice
◆ Faites-vous plaisir en rêvant au moins un quart d'heure par jour. Représentez-vous comment cela pourrait être...
◆ ... si vous voyagiez dans un pays idyllique... si vous pouviez redécorer votre appartement...

◆ ... si vous rencontriez l'homme – ou la femme – idéal.

Pourquoi c'est bon
◆ De tels rêves n'ont pas seulement un effet de détente, ils conduisent souvent à prendre conscience de la réalité.

 MASSAGE CALMANT

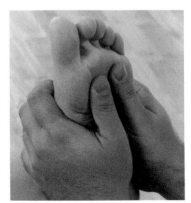

Préparation
◆ Asseyez-vous ou allongez-vous confortablement sur le canapé et demandez à votre partenaire de vous masser.

Exercice
◆ Massez les pieds, puis les jambes et enfin le ventre, avec les doigts et la paume, en décrivant des cercles. Terminez par les épaules vers les bras et massez du bout des doigts.

DES MOMENTS DE TRANQUILLITÉ

S i vous avez passé une fin de semaine calme et sans stress, vous commencez la nouvelle semaine de travail d'un bon pied. Voilà un très bon début, mais ce capital détente risque de fondre au fil des jours. Pour ne pas être épuisé à l'arrivée de la prochaine fin de semaine, il vous suffit d'intégrer à votre quotidien quelques exercices de détente. Choisissez tous les jours l'un de ces exercices.

Manipuler des boules qigong calme les nerfs et procure une énergie nouvelle. Faites un voyage imaginaire – dix minutes suffisent – et vous vous détendrez. Le yoga pour les mains chasse la nervosité, et par simple pression des doigts, vous apaiserez l'ensemble de votre système nerveux.

VOYAGE IMAGINAIRE

Préparation

◆ Repérez un endroit calme; asseyez-vous et isolez-vous du reste du monde. Le voyage imaginaire permet une courte phase de récupération.

Exercice

◆ Fermez les yeux et imaginez que vous êtes sur une plage, le corps baigné de soleil.

Laissez le sable glisser entre vos doigts... Ou allez à la montagne, asseyez-vous dans un beau champ en fleurs, les nuages glissant lentement au-dessus de vous... Choisissez en toute liberté le lieu où vous vous déplacez mais, dans tous les cas, voyagez loin de l'endroit où vous vous trouvez actuellement.

Le harcèlement moral, une forme de stress

Le harcèlement moral que font subir sur le long terme une ou plusieurs personnes à un individu ou à un groupe se rencontre fréquemment dans notre société et dans plusieurs entreprises.

▶ Il naît simplement de l'ennui des uns ou de la jalousie des autres. Les victimes du harcèlement sont dénigrées, on les évite, leurs décisions sont remises en question et des bruits se répandent sur leur compte. Ce harcèlement est une forme particulière de stress: il peut provoquer chez les individus concernés un état d'épuisement, des troubles du sommeil, des problèmes de circulation sanguine et des migraines.

▶ Si vous souffrez de harcèlement professionnel, cherchez d'abord une solution au sein de l'entreprise. Parlez-en avec des collègues et, si nécessaire, avec votre chef. Les membres du comité social sont également de bons interlocuteurs. Si la force vous manque pour lutter seul contre les ennuis, n'ayez pas peur d'accepter l'aide d'un psychologue.

DES BOULES ANTISTRESS

Préparation

◆ Vous avez besoin de 2 boules qigong. Des boutiques spécialisées et quelques magasins de jeux proposent différents modèles.

Exercice

◆ Prenez les 2 boules et faites-les rouler dans la paume de votre main.

◆ D'une part, leur son paisible va vous détendre, d'autre part les boules vont stimuler les points énergétiques de la main, appelés méridiens.

Pourquoi c'est bon

◆ Selon la médecine traditionnelle chinoise, les méridiens sont les voies le long desquelles l'énergie vitale circule à travers le corps.

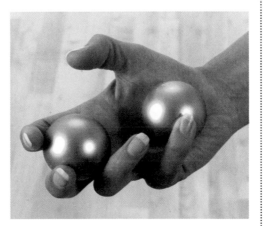

L'ACUPRESSION AU SERVICE DU SYSTÈME NERVEUX

Exercice 1
◆ Mettez la main en coupe. Exactement au milieu de la paume, au point le plus profond, se trouve une zone qui réagit à la pression du doigt et correspond au plexus solaire – un réseau de nerfs, de vaisseaux sanguins et de ganglions lymphatiques au-dessus du nombril. Avec le pouce de l'autre main, appuyez sur cette zone en posant les doigts sur le dos de la main en coupe. Déterminez la pression vous-même et maintenez-la 3 min.

Exercice 2
◆ Le point dit « du flegme divin » se trouve sur le côté extérieur du genou, à une largeur de 4 doigts sous le genou. Appuyez sur ce point légèrement puis plus fort pendant environ 3 min. Appuyez sur ce point le matin avec de l'huile de millepertuis (signal d'activité) et le soir avec de l'huile de chardon (signal de repos).

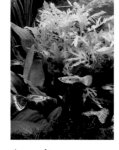

Aquarium
Au cours de recherches sur le stress, on a découvert que le doux murmure d'un aquarium ou d'une fontaine faisait chuter le taux d'adrénaline.

YOGA DIGITAL : DÉTENTE POUR LE CORPS

Exercice
◆ Asseyez-vous confortablement sur une chaise, les mains posées sur les cuisses, paumes vers le haut.
◆ Joignez maintenant chaque index au pouce de la même main. Restez pendant environ 1 min dans cette position et ralentissez

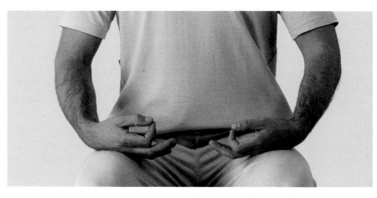

votre respiration durant le contact. Relâchez ensuite les doigts.

 1 min, plusieurs fois par jour

Pourquoi c'est bon
◆ Ce mudra (geste rituel des mains) de relaxation n'a pas pour seul effet de chasser la nervosité, il délivre des soucis du moment et procure une réelle détente musculaire.

En musique...

▶ La *Lettre à Élise,* de Beethoven, ou la *Petite Musique de nuit,* de Mozart, sont d'une efficacité rare pour soulager du stress et de la dépression.
▶ Si vous avez du mal à vous mettre en route, Rachmaninov ou un concerto pour piano de Tchaïkovski vous aideront. La toccata n° 1 et la fugue en *fa* mineur de Bach sont aussi efficaces lorsqu'on manque d'entrain ou d'énergie.
▶ Avec des écouteurs, vous pouvez vous détendre en musique pendant la pause du déjeuner.

SE SECOUER POUR CHASSER LE STRESS

Exercice
◆ Tenez-vous droit et fléchissez légèrement les genoux. Les épaules, les bras et la tête sont complètement détendus. Secouez maintenant votre corps tout entier. Remuez d'abord les pieds, puis les jambes, les mains et les bras. Secouez les épaules, et également la tête d'avant en arrière.

Pourquoi c'est bon
◆ D'après la représentation chinoise, le stress s'évacue ici par les pieds, dans le sol.

  5 min

SE DÉTENDRE AU QUOTIDIEN

Lorsque nous sommes confrontés à une situation de stress, toutes les forces du corps sont mobilisées – et cela les épuise. Mais cette situation n'a rien d'irrémédiable : des sports d'endurance comme la marche, la natation, le jogging ou le vélo permettent d'évacuer le stress et d'atteindre un bon équilibre physique.

Vous avez du mal à vous mettre au sport ? Dans une pièce bien ventilée, faites le plein d'énergie, et retrouvez votre calme en équilibrant détente et tension. Les exercices de cette page vont vous y aider. Choisissez-en un par jour : l'exercice de yoga contribue à maîtriser et à détendre les nerfs, et les exercices à faire avec votre partenaire vous donneront confiance en vous – surtout dans les moments de fébrilité.

 YOGA – TENDRE LES COUDES

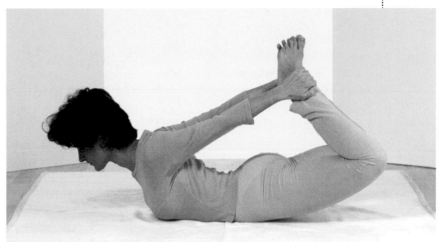

Exercice

◆ Allongez-vous à plat ventre, les bras tendus le long du corps. Fléchissez les jambes et attrapez vos chevilles. Vous pouvez aussi passer une ceinture autour de vos chevilles pour vous aider. Posez le menton sur le sol et respirez calmement.

◆ Redressez maintenant la partie supérieure du corps en inspirant, et en même temps décollez les cuisses du sol. Les débutants en yoga resteront durant 5 ou 6 inspirations dans cette position, les plus habitués peuvent tenir 1 min ou plus. Relâchez lentement.

Ne pratiquez pas cet exercice si vous avez des problèmes vertébraux ou dorsaux !

  1 fois

 SE LAISSER BERCER EN TOUTE CONFIANCE

Exercice 1

◆ Tenez-vous droit et fermez les yeux. Laissez votre partenaire vous basculer lentement d'avant en arrière et de droite à gauche.

◆ Ne résistez pas, votre partenaire vous tient bien et vous êtes en sécurité.

Exercice 2

◆ Votre partenaire essaie de vous pousser doucement vers l'avant. Vous résistez. Détendez-vous et recommencez.

Variante

◆ Formez un petit cercle avec 5 ou 6 personnes. Une septième se met au centre et les autres la poussent doucement de l'une à l'autre, dans toutes les directions.

  5 min

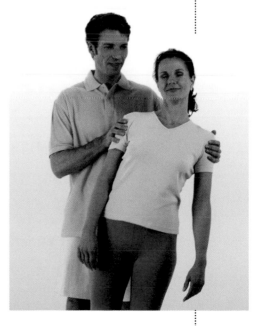

RENFORCER LE SYSTÈME NERVEUX

Le stress accélère l'utilisation par le métabolisme de certains éléments nutritifs essentiels, dont l'apport à l'organisme doit être accru. Les vitamines du groupe B – et plus spécialement la vitamine B1 (thiamine) – sont considérées comme les nutriments de prédilection des nerfs.

Par ailleurs, ceux-ci ont aussi besoin, pour fonctionner correctement, de vitamine C et de minéraux tels que le magnésium, le potassium, le calcium et le sodium.

Enfin, la sérotonine est une hormone qui agit comme un antidépresseur, car elle procure – malheureusement à court terme – une sensation agréable de bien-être. Un aliment tel que le chocolat augmente la production de sérotonine. Les ananas, les bananes et les fraises ont la même action.

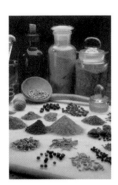

Des épices pour l'esprit
D'après l'enseignement indien de l'ayurveda, le rôle du repas est d'améliorer l'équilibre du corps et de l'esprit. Les personnes qui ont un tempérament plutôt vif doivent éviter toutes les épices piquantes, alors que les calmes s'en trouveront stimulées.

GÂTEAU AUX CAROTTES ET AUX NOISETTES

POUR 6-8 PARTS
7 œufs, jaunes et blancs séparés
250 g (1¼ tasse) de sucre
3 pincées de cannelle
1 pincée de girofle en poudre
150 g (1¾ tasse) de noisettes en poudre
225 g (1¼ tasse) de carottes râpées
50 g (½ tasse) de chapelure
50 g (½ tasse) de farine
1 c. à thé de levure chimique
1 pincée de sel
200 à 250 g (1½ à 1¾ tasse) de sucre glace
3 c. à soupe de jus de citron
½ tasse d'amandes grillées

◆ Tapissez un moule de 20 cm de papier sulfurisé. Préchauffez le four à 190 °C (375 °F).
◆ Mélangez les jaunes d'œufs avec 200 g (1 tasse) de sucre, la cannelle et le girofle. Ajoutez noisettes, carottes, chapelure, farine et levure. Battez les blancs en neige avec le sel et le reste de sucre. Incorporez le tout et faites cuire 50 min au four. Laissez reposer le gâteau 2 jours.
◆ Mélangez le sucre glace et le jus de citron, nappez-en le gâteau et appliquez les amandes tout autour. Décorez avec des carottes en pâte d'amande.

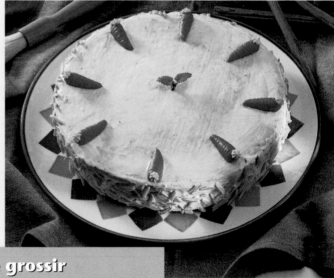

Le stress peut faire grossir

Celui qui est stressé en permanence n'est plus à même d'être à l'écoute de son corps. Il perd le plaisir de la bonne chère – involontairement, il choisit même des aliments qui font grossir.
▶ Les produits vendus en restauration rapide contiennent généralement beaucoup de matières grasses et de sucres et conduisent rapidement à un surpoids. Une barre de chocolat a un effet euphorisant à court terme et vous procure un regain d'énergie, mais ses

effets sur le métabolisme sont plutôt négatifs: elle entraîne un pic d'insuline et crée une envie de sucré réactionnelle. La faim ne tarde pas à réapparaître.
▶ La frustration succède fréquemment au stress – alors on se rabat volontiers sur la nourriture, sans se demander si ça fait du bien. Si on se bourre de sucreries ou de croustilles, on grossit. Évitez cette nourriture de compensation, et croquez plutôt une pomme ou un légume cru si vous avez une fringale.

Les aliments calmants et fortifiants
Choisissez des aliments bons pour le système nerveux.
◆ Les noix contiennent une grande quantité de **vitamines B**, bénéfiques pour les nerfs. Les champignons, les bananes, les céréales complètes et la levure en contiennent aussi pas mal.
◆ Lait, yogourts et fromage font les meilleurs apports de **calcium**.

◆ Les kiwis et les fraises, les agrumes et les bleuets, mais également les légumes comme le poivron, sont très riches en **vitamine C**. Celle-ci aide le corps à renforcer son système immunitaire, que le stress affaiblit fréquemment.

◆ **Le magnésium** se trouve dans les noix et les noisettes, mais également dans les légumes frais et secs et dans les produits céréaliers. Le magnésium est indispensable à la transmission de l'influx nerveux et au bon fonctionnement neuromusculaire.

◆ **L'iode** permet à notre thyroïde de fabriquer des hormones nécessaires au système nerveux. On en trouve dans le poisson frais, les fruits de mer (huîtres, crevettes...) et les algues. En Amérique du Nord, où on consomme trop peu d'iode alimentaire, opter pour le sel iodé est une bonne façon de remédier à ce problème.

◆ Le **thé vert** a un effet stimulant sur l'organisme, tout en étant moins excitant que le café.

◆ **Renoncez à la nicotine** Chaque cigarette consomme

de la vitamine C, réduisant d'autant la quantité disponible pour l'organisme.

◆ **Alcool** Prudence, le bien-être qu'il apporte est très temporaire. Préférez-lui les jus de fruits et de légumes. Si vous les coupez avec de l'eau minérale, veillez à ce que celle-ci contienne beaucoup de potassium, de calcium et de magnésium, des minéraux utiles pour les nerfs.

◆ Au souper, évitez de manger des plats trop gras : si votre système digestif est très sollicité durant la nuit, cela risque de perturber votre sommeil.

SAUMON MARINÉ AUX ÉPINARDS

1 filet de saumon avec la peau (170 g)
1 petit oignon
3 c. à soupe de vin blanc sec
1 c. à soupe de vinaigre de vin
1 clou de girofle
1 c. à thé de poivre mignonnette (poivre blanc et noir concassé)
1 c. à thé de sucre
200 g (1 tasse) d'épinards frais
Quelques grains de poivre vert
1 c. à soupe de crème à 35%
Sel iodé

◆ Salez le saumon et laissez-le reposer 30 min. Pelez l'oignon, coupez-le en anneaux, mettez-le dans une casserole avec le vin, le vinaigre, le clou de girofle, le poivre et le sucre. Portez à ébullition puis laissez refroidir.

◆ Versez ensuite la marinade sur le poisson et mettez-le 6 h au réfrigérateur.

◆ Égouttez le saumon et réservez la marinade.

◆ Triez les épinards et lavez-les à grande eau. Égouttez-les en les prenant avec la main et jetez-les dans une casserole à feu vif.

Laissez tomber les épinards en remuant de temps en temps.

◆ Faites chauffer une poêle à revêtement antiadhésif. Déposez-y le poisson, côté peau contre la poêle, et faites-le cuire à feu moyen, jusqu'à ce que le dessus ait légèrement pâli. Retirez le poisson. Filtrez la marinade au-dessus de la poêle et faites-la chauffer avec les anneaux d'oignon. Écrasez-y grossièrement le poivre vert et

incorporez la crème. Vérifiez l'assaisonnement. Servez avec les épinards.

Conseil
◆ Vous pouvez accompagner ce plat de 1 ou 2 petites pommes de terre vapeur.

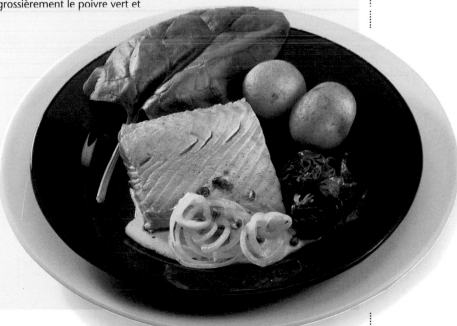

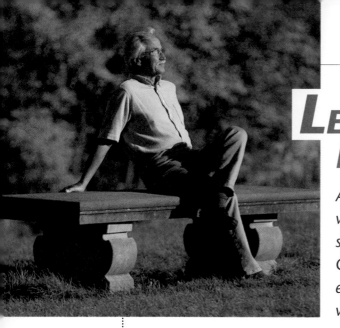

LES OPTIMISTES VIVENT PLUS LONGTEMPS

Avoir des pensées positives ne signifie pas forcément voir la vie en rose en toute circonstance ou faire systématiquement abstraction de tous ses soucis. Cela signifie plutôt tirer le meilleur de chaque situation et ressentir ainsi plus de satisfaction et de joie de vivre. Commencez dès aujourd'hui.

C'est dimanche après-midi et il pleut à verse. Vous êtes contrarié parce que vous aviez prévu d'aller faire une balade dans les bois, ou, au contraire, vous vous réjouissez parce que, pour une fois, vous aurez enfin le temps de lire un bon livre. Peu importe quelle réaction vous décidez d'adopter, dans tous les cas, il va continuer à pleuvoir. Mieux vaut accepter le mauvais temps et vous adapter.

Cet exemple a pour but d'illustrer le principe de la pensée positive. Il ne s'agit ni de se réfugier dans un optimisme béat en trouvant que tout ce qui arrive est beau et bon, ni de faire l'autruche, mais de reconnaître que la plupart des situations recèlent du positif. Les psychologues et les thérapeutes du monde entier en témoignent depuis des décennies: la pensée positive peut modifier le cours de l'existence! Cela n'a rien à voir avec la négation des problèmes, c'est une position optimiste pour enrichir sa vie.

Formules suggestives et désirs réalistes

Chacun peut apprendre la méthode: notez-vous des formules suggestives ou répétez-les plusieurs fois par jour. Une phrase tout simple comme «Je peux le faire» ou «Je peux y arriver» suffit. Mémorisez la phrase du psychologue Jens Corssen: «Comme la crainte conduit au malheur, le courage conduit au bonheur!»

En avant pour la nouveauté, quittez les sentiers battus, et peut-être les mauvaises habitudes. Vos désirs doivent toutefois être réalistes! Personne ne peut d'un seul coup parler une langue étrangère couramment seulement parce qu'il le désire et se le répète mille fois par jour!

Le principe consistant à faire du mieux possible et à voir les points positifs des situations les plus désagréables vous fera porter un regard plus optimiste sur la vie.

Vos insuffisances et vos faiblesses deviennent immédiatement secondaires si vous

Les mandalas: la représentation de la vie

Le mot mandala vient du sanskrit et signifie cercle, centre ou secret.
► Les mandalas sont des diagrammes en forme de cercles ou de polygones qui doivent donner un sens aux images mentales et servent de support à la méditation dans les religions indiennes.
► En peignant ou en observant un mandala, c'est son propre équilibre intérieur que l'on étudie. Il semble que chacun reconnaisse tout à fait intuitivement son reflet dans un mandala.
► Les mandalas procurent un accès à la méditation à ceux qui ne maîtrisent pas de technique de relaxation particulière. Tout en peignant, le corps se détend, et les difficultés et les ennuis passent au second plan.

essayez de montrer et de mettre en avant vos propres qualités positives. Cela implique que vous preniez le temps de vous remettre tranquillement en question. Sur ce chemin de la connaissance de soi, vous découvrirez automatiquement qu'il y a beaucoup plus de positif en vous et dans votre vie que vous ne le pensiez jusqu'ici.

Faire le bilan

Énumérez objectivement, pendant une demi-heure, tout ce que vous avez déjà fait dans votre vie. Commencez par votre enfance. En vous servant des faits marquants comme jalons – l'arrivée d'un petit frère, un maître ou une maîtresse dont l'image est restée gravée en vous, un accident qui vous est arrivé ou auquel vous avez assisté... –, passez en revue toutes vos petites ou grandes victoires : la première fois que vous avez su nager ou faire du vélo, présenté un exposé devant toute la classe ou remporté un prix... Allez jusqu'à la fin de vos études. Notez ensuite les succès que vous avez remportés durant votre vie professionnelle – un emploi obtenu, une formation menée à bien, un compliment reçu après un travail bien fait. Remémorez-vous régulièrement cette liste pour vous rappeler que vous avez déjà accompli une multitude de choses avec succès.

Des pensées positives payantes

Les scientifiques de la célèbre clinique Mayo, de Rochester, aux États-Unis, ont confirmé, dans une étude menée sur plus de 800 patients en trente ans, qu'il existait un lien entre pensées pessimistes et brève espérance de vie. Il est certain que les pessimistes se comportent plutôt passivement et recherchent pour cette raison moins le positif que les optimistes. De plus, les pessimistes sont souvent enclins – parce que « rien n'a de sens » – à négliger les conseils et ordonnances des médecins. Leur tendance plus prononcée à la dépression a un impact négatif sur leur espérance de vie. Les optimistes ont d'ailleurs un système immunitaire souvent plus puissant que celui des pessimistes. Pour toutes ces raisons, il importe de reconnaître à temps un pessimisme naissant pour lui opposer des pensées positives. Le programme de deux semaines qui suit va vous aider dans la réalisation de cette tâche. Toutefois, ne le considérez pas comme une simple thérapie limitée à quatorze jours mais comme votre entrée dans une vie optimiste.

À toujours penser négativement...

... On ne réussit rien. Il en était ainsi pour Henri. Il ne pouvait rien terminer. Quand il essayait de mener un projet à bien, il abandonnait dès le premier obstacle. Déçu de son attitude, furieux contre lui, il s'enfonçait de plus en plus dans cette image négative. Heureusement, Henri a rencontré un thérapeute qui lui a permis en quelques séances de ne plus se dire « Je n'arrive à rien », mais d'énumérer ce qu'il avait déjà réussi. Henri est maintenant rayonnant et va bientôt réaliser un grand projet.

PROGRAMME DE 2 SEMAINES

RELAXATION

Vous n'aurez pas le droit de vous reposer pendant les 14 prochains jours ! Avec les exercices mentaux suivants, vous apprendrez :
▶ à imposer **vos besoins** – en les **formulant positivement** ;
▶ **à résoudre des conflits** – **en imaginant des dialogues** et en galvanisant votre subconscient.

EXERCICE

Exprimez avec votre corps la conscience que vous avez de vous-même.
▶ Atteignez plus de stabilité par **le qigong**.
▶ Traversez la pièce **en faisant des pirouettes** sans le moindre complexe.

ALIMENTATION

▶ **Faites de vos repas** une fête et habituez-vous à considérer le fait de passer à table comme **un moment agréable**.
▶ Mettez-vous dans de bonnes dispositions d'esprit pour choisir avec soin vos aliments. Faites-vous plaisir en dégustant **des plats que vous aimez**.

CHACUN CULTIVE SA CHANCE

Notre comportement ou nos performances sont influencés par le subconscient, qui veille à la répétition des comportements acquis.

Si vous vous êtes brûlé la main sur la plaque de cuisson, la prochaine fois vous prendrez un torchon pour ne plus vous brûler les doigts, car l'information « Attention, ça brûle » est stockée dans votre subconscient.

De la même manière, si vous croyez ne pas pouvoir maîtriser une situation, cela se passe dans votre subconscient – avec pour résultat l'idée que vous n'y arriverez pas. Des pensées positives et une explication consciente des difficultés génèrent une harmonie intérieure qui vous rend fort dans les situations où il faut l'être.

La qualité des pensées détermine la qualité de la vie.

À L'ABRI DANS UNE BULLE DE SAVON

Exercice

◆ Dans les situations difficiles, si par exemple votre supérieur vous fait un reproche ou si vous avez peur de

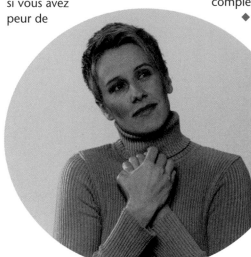

quelque chose, imaginez que vous rentrez dans une bulle de savon jusqu'à ce que vous ayez la sensation d'être complètement protégé.

◆ Emplissez maintenant cette bulle protectrice de beaucoup de lumière, de calme et de couleurs. Des neurologues ont montré que cette démarche avait un effet calmant et conduisait à une harmonie intérieure.

DIALOGUE INTÉRIEUR, CONFLITS RÉSOLUS

Exercice

◆ Si vous savez, par exemple, qu'une confrontation avec votre supérieur va avoir lieu, mieux

vaut anticiper la situation.

◆ Imaginez précisément la conversation : votre interlocuteur et vous assis l'un en face de l'autre. Formulez vos arguments dans votre tête, et laissez-le y répondre.

◆ Vous pouvez alors essayer de mener plus loin le dialogue intérieur, avec du papier et un crayon, de façon à formuler plus clairement et plus précisément vos arguments.

◆ Grâce à cette conversation que vous aurez imaginée, vous vous sentirez vraiment plus sûr de vous au moment de la véritable confrontation et serez plus sensible aux arguments qui vous seront opposés.

La kinésiologie pour résoudre les malaises

La kinésiologie est l'« apprentissage du flux d'énergie dans le muscle en mouvement ». Cette méthode fut développée dans les années 1960 par un chiropraticien américain, le Dr George Goodheart, qui découvrit qu'équilibrer le système musculaire permettait d'équiliber en même temps le système osseux et donc de rétablir la vitalité du patient. Il intégra aussi dans sa thérapie l'enseignement chinois du flux d'énergie dans le corps.

▶ **L'objectif** de la kinésiologie est dans un premier temps de rétablir l'équilibre en cas de problème de santé comme des douleurs dorsales, des muscles froissés ou des désordres du système immunitaire. En outre, la kinésiologie est efficace en cas de dépression ou d'angoisse, d'agitation et de stress avant les examens.

▶ **Méthode** En pratiquant des tests spécifiques sur les muscles, on cherche à établir si un déséquilibre existe dans le système énergétique du corps. Puis les blocages énergétiques existants sont résolus par le massage des zones réflexes, par exemple.

S'IMPOSER PAR UNE FORMULATION POSITIVE

Préparation

◆ Tous les soirs, consacrez au moins un quart d'heure à penser à ce qui vous est passé par la tête et à ce que vous avez dit au cours de la journée. Avez-vous eu des pensées négatives? Décidez à partir de maintenant de ne jamais donner suite à une pensée négative, mais de la remplacer par une pensée positive ou de la reformuler positivement.

Exemples

◆ Ne dites pas «Cela ne me plaît pas d'aller me promener», mais «Je préférerais lire».

◆ Ne dites pas «Il faut encore que je fasse tout tout seul», mais «Pourrais-tu cuisiner ce midi?».

◆ Ne dites pas «J'en ai assez! Le patron ne m'a toujours pas dit si j'allais être augmenté», mais «Une augmentation m'attend. J'ai donné suffisamment de temps à mon patron pour en décider, je suis donc sûr de pouvoir lui demander aujourd'hui ce qu'il en pense».

◆ Ne dites pas «Je suis totalement épuisé, mais je ne peux pas me reposer car je dois encore ranger», mais «C'est moi qui décide, le rangement peut attendre demain».

«C'est à moi de dire, à moi de décider quand...»

«Je préférerais aller au cinéma»

«Pourrais-tu faire les courses aujourd'hui?»

AFFRONTER LE CHANGEMENT

Dresser un bilan

◆ Au moment où surviennent des changements importants dans votre vie – comme un déménagement – qui entraînent beaucoup d'incertitudes, vous pouvez vous retrouver ballotté entre le pour et le contre.

◆ Prenez une feuille de papier et tirez un trait au milieu. Dans la partie gauche, écrivez un grand MOINS, et dans la partie droite, un gros PLUS. Énumérez maintenant ce que vous ressentez de négatif puis de positif dans ce changement.

Par exemple «Mes amis vont me manquer» / «Je vais faire la connaissance de nouvelles personnes intéressantes».
Les points les plus importants pour vous doivent figurer en tête de liste.

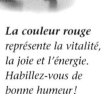

La couleur rouge représente la vitalité, la joie et l'énergie. Habillez-vous de bonne humeur!

VISER LE SUCCÈS

Galvanisez votre subconscient et oubliez vos craintes en affirmant haut et fort vos désirs et vos objectifs.

Exercice

◆ Formulez votre objectif: sur le plan professionnel, par exemple, fixez la date à laquelle vous voulez l'avoir atteint. En réexaminant cet objectif,

demandez-vous si vous pouvez l'atteindre ou si vous avez besoin d'aide. Est-il réaliste? Au besoin, modifiez-le. En tout cas, fixez-vous un but que vous pouvez atteindre.
◆ Quelles seront les conséquences si vous atteignez votre objectif? Demandez-vous quelle incidence cela aura sur vos relations avec vos amis

ou, plus important encore, dans votre famille.
◆ Visualisez très précisément cette nouvelle situation, et ce avec tous les détails.
◆ Regardez l'horizon. Votre objectif est-il encore loin?
◆ Comprenez bien que vous réfléchissez à votre avenir, et insistez sur ce point: «C'est mon objectif».

C'EST AINSI QUE L'ON RESTE FERME

Le subconscient s'exprime entre autres par le langage du corps. Traversez le monde la tête haute, et regardez les gens dans les yeux, même pour tenir des propos désagréables. Exposez votre point de vue à tout moment, et exprimez votre attitude positive intérieure en montrant de la fermeté. Prenez soin de votre équilibre et de votre attitude en vous entraînant avec le qigong et quelques pirouettes, et vous rayonnerez d'assurance.

Le qigong

Depuis plus de 2 500 ans, les exercices de qigong prennent une place particulière dans les courants religieux et la médecine chinoise. Depuis la fin des années 1980, la popularité du qigong est en constante augmentation dans le monde occidental. Les exercices de gymnastique agissent globalement sur le corps et l'esprit. Pratiquer régulièrement ces exercices permet de prévenir nombre de maladies, est bénéfique pour la santé cardio-vasculaire et renforce les systèmes immunitaire et nerveux. Au Québec, des écoles de tai-chi et des centres de médecine alternative offrent des cours de qigong. Avec le qigong, apprenez à améliorer votre attitude corporelle et «intérieure».

 POUSSER LE CIEL

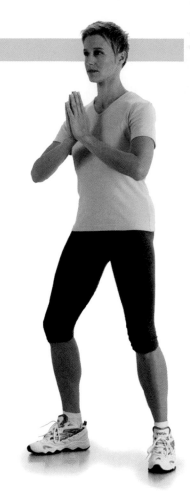

Exercice
◆ Tenez-vous droit, écartez les jambes et fléchissez légèrement les genoux.
◆ Joignez maintenant les mains à la hauteur du ventre et élevez-les à peu près à la hauteur de la poitrine. Continuez à monter les mains et posez les paumes sur votre tête. Levez les mains au-dessus de votre tête, dirigez les paumes vers le plafond, les pouces tournés vers l'avant.
◆ Tendez les bras et étirez-vous vers le plafond, le plus haut possible, en vous mettant sur la pointe des pieds. Pour finir, étirez les bras latéralement et faites-les redescendre lentement le long du corps. Posez les talons.

  2 fois par jour si possible

 UNE PIROUETTE POUR LA JOIE DE VIVRE

Exercice
◆ Tenez-vous droit, les jambes légèrement écartées.
◆ Étirez maintenant les bras sur les côtés et tournez sur vous-même dans le sens des aiguilles d'une montre. Déterminez vous-même la vitesse et le nombre de rotations. Pour ne pas avoir le tournis, fixez des yeux un point, sur le mur par exemple.

  1 ou 2 fois par jour

310

CHAQUE REPAS DOIT ÊTRE UNE FÊTE

Celui qui comprend ce que veut dire savourer peut – en exagérant un peu – se satisfaire de quelques miettes de pain.

Faites de chaque repas quelque chose de particulier : habituez-vous, même pour vous seul, à dresser la table, à utiliser une jolie serviette, à sortir la belle vaisselle du placard et, pourquoi pas, à allumer une bougie. Mettez-vous dans l'ambiance avec des aliments de qualité et appétissants. Il ne s'agit pas d'acheter des mets de luxe, mais seulement de bien choisir.

MOUSSE AU CHOCOLAT

30 g (1 carré) de chocolat noir
1 pincée de cannelle
1 c. à soupe de sucre
1 goutte de vanille
1 blanc d'œuf
Sel

◆ Cassez le chocolat en petits morceaux, mettez-les dans un bol avec 1 c. à soupe d'eau et faites-le fondre lentement au bain-marie.
◆ Incorporez au chocolat fondu la cannelle, le sucre et la vanille.
◆ Ajoutez 1 pincée de sel au blanc d'œuf et battez-le en neige ferme. Incorporez-le au chocolat, déposez la mousse dans une jolie coupe ou dans un ramequin et laissez-la 2 h au réfrigérateur.

CHILI CON CARNE

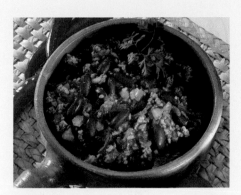

50 g (¼ tasse) de haricots rouges secs, sel
1 tomate moyenne (150 g) pelée
1 gousse d'ail, 1 petit oignon
2 c. à thé d'huile de canola
150 g d'agneau maigre haché
2 pincées de chili en poudre
1 c. à soupe de persil haché

◆ Faites tremper les haricots dans de l'eau froide toute la nuit. Égouttez-les, mettez-les dans une casserole d'eau froide, portez à ébullition et faites-les frémir 1 h 15. Salez après 1 h de cuisson.
◆ Coupez la tomate en quatre. Hachez l'oignon, pressez la gousse d'ail.
◆ Faites chauffer l'huile dans une casserole à fond épais, faites blondir l'oignon, ajoutez la viande hachée et l'ail et faites-les revenir en écrasant la viande à la fourchette.
◆ Ajoutez la tomate et le chili. Salez, couvrez et laissez cuire doucement pendant 30 min.
◆ Égouttez les haricots, ajoutez-les à la préparation et laissez mijoter encore 15 min. Parsemez de persil et servez.
◆ Pour gagner du temps, vous pouvez utiliser des haricots rouges au naturel, en boîte.

Des aliments qui remontent le moral ?

Beaucoup d'aliments sont bons pour le moral, car ils contiennent des composants qui stimulent dans l'organisme la sécrétion de certaines hormones dites hormones du bonheur.
◆ Les piments aident à libérer de l'endorphine, substance biologique qui a la faculté de déclencher une sensation de joie et, après un repas épicé, participe à créer une ambiance calme et détendue. Les matières grasses ont les mêmes effets. Le sentiment de plaisir après avoir dégusté des fraises à la crème Chantilly possède une explication d'ordre tout à fait scientifique !
◆ Le sucre aussi augmente la production de sérotonine. Le chocolat contient des matières grasses et du sucre : pas étonnant qu'il rende joyeux et nous mette dans une humeur vraiment positive ! Les pâtes entraînent également la production de sérotonine en bonne quantité.
◆ Le millepertuis agit en bloquant les récepteurs de la sérotonine dans le cerveau, ce qui évite sa « recapture » et la baisse du taux de cette hormone bonne pour le moral.
◆ Les pousses de soja contiennent des isoflavonoïdes, qui luttent, selon des recherches menées au Japon, contre les états dépressifs.

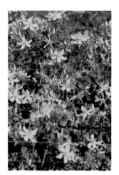

Antidépresseur
Si votre moral est à zéro, buvez 1 ou 2 tasses de tisane de millepertuis dans la journée et une autre juste avant le coucher. Cette plante est un véritable antidépresseur.

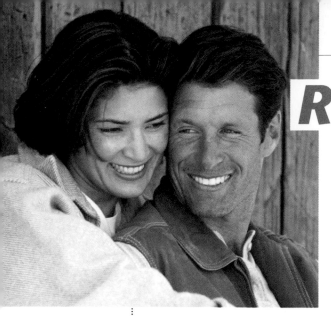

RETROUVER LA VOIE DU DÉSIR

Elle a envie d'un câlin, lui de lire. Il voudrait se faire dorloter, elle dormir. Où est la vie de couple ? Quand le désir s'estompe, c'est pour diverses raisons. Fatigue, stress ou soucis... Quoi qu'il en soit, il est temps d'agir car, à tout âge, l'amour physique demeure une formidable source de plaisir.

Avec l'âge, les capacités physiques diminuent. Mais le temps altère également les performances sexuelles et la libido. Ne vous laissez pas écraser par les images d'hommes éternellement puissants, de femmes irrésistiblement séduisantes et de passion dévorante que les magazines, la télévision et la publicité tentent de nous imposer. Tout être humain est sujet à des fluctuations – hormonales comprises – qui se répercutent sur sa sexualité.

Lorsque le corps et le psychisme sont surmenés, des blocages apparaissent. Sur le plan purement médical, il peut s'agir d'un dysfonctionnement de la thyroïde, d'un trouble circulatoire, des effets secondaires de certains médicaments ou de diverses affections : tous influent sur la vie amoureuse. De leur côté, les barrières psychiques comme la peur de l'échec, les exigences en matière de performances et tout simplement l'angoisse de perdre sa séduction avec l'âge sont aussi des causes de blocage. S'agissant de sexualité, les troubles vont également de pair avec des problèmes de communication. Parlez ouvertement avec votre partenaire de vos peurs et de vos désirs et ne raisonnez pas en termes de succès ou d'échec. Donnez-vous deux semaines pour vous redécouvrir mutuellement. Brisez la routine quotidienne et concentrez-vous totalement sur votre partenaire.

PROGRAMME DE 2 SEMAINES

RELAXATION

Instaurez une ambiance câline entre votre partenaire et vous :
► **massez-vous mutuellement** pour vous relaxer et éliminer les tensions de la façon la plus douce qui soit ;
► **accentuez les effets** de ces cajoleries en utilisant une **huile essentielle parfumée.**

EXERCICE

Baignez-vous avec votre partenaire et utilisez la résistance de l'eau pour votre bien-être :
► **pratiquez des jeux d'eau** qui stimulent la circulation sanguine ;
► laissez-vous aller, **faites-vous porter par votre partenaire**, mais aussi par les eaux ondoyantes.

ALIMENTATION

Renouez avec les plaisirs de la table.
► Profitez des **effets stimulants des épices et des herbes** aux vertus aphrodisiaques.
► Composez un menu alléchant et soignez la présentation des mets et de la table.

ÊTRE BIEN DANS SA PEAU

Qu'y a-t-il de plus beau que des gestes pleins de tendresse, des mains qui explorent doucement un corps nu ? Les tensions se défont, le stress et les contrariétés disparaissent. Avec votre partenaire, consacrez-vous à des séances de massage et redécouvrez le corps de l'autre dans ses moindres détails.

Aucune technique spécifique n'est requise : l'important est de sentir les réactions de l'autre et de discerner ce qui lui fait du bien. Oubliez totalement la notion de performance. Consacrez du temps à votre couple. Jouissez de ces petites caresses qui apaisent le corps et l'esprit, et goûtez au plaisir d'être à deux.

La pilule miracle

Le Viagra est le premier traitement oral efficace contre les problèmes d'érection, qu'il facilite en pompant plus de sang vers le pénis et en empêchant son reflux. S'il est efficace dans certaines conditions, il ne doit pas être considéré comme un remède universel à cause de ses éventuels effets secondaires. Viagra ou pas, il n'y a rien de plus important qu'une bonne compréhension et une communication ouverte entre les partenaires.

AVEC BEAUCOUP DE DOIGTÉ

Préparation

◆ Étendez une serviette épaisse sur le sol : vous vous allongerez dessus pour le massage. Un bain chaud est idéal en préliminaire pour détendre les muscles.

◆ Préparez un mélange d'huiles essentielles pour éveiller les sens : ajoutez 5 gouttes d'huile de rose, 5 gouttes d'huile de jasmin, 5 gouttes d'huile de bergamote et 10 gouttes d'huile de bois de santal à 50 ml d'huile de jojoba.

Exercice

◆ Allongez-vous sur le ventre. Relaxez-vous en respirant profondément et régulièrement. Votre partenaire s'agenouille près de vous et vous masse doucement, paumes à plat, en commençant par les épaules. L'huile ne se met pas directement sur la peau : il faut d'abord la réchauffer dans ses mains.

Conseil

◆ Préparez une ambiance douce : lumière tamisée, musique et bougie parfumée contribuent à détendre l'atmosphère.

Ylang ylang
Un massage avec l'huile essentielle de cette plante est délicieusement bon et agit sur tous les sens.

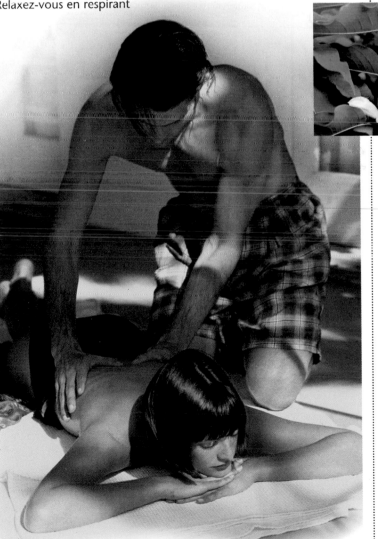

NAGER DANS LE BONHEUR

Une eau chaude qui porte le corps et masse la peau à chaque mouvement : cette méthode de relaxation bénéficie aussi bien au corps qu'à l'esprit. Quand êtes-vous allé nager pour la dernière fois avec votre partenaire ? Au cours de ces deux semaines, allez au moins trois ou quatre fois à la piscine.

Les jeux de ballon dans l'eau sont excellents pour la circulation et fortifient la musculature. Mais ce n'est pas tout : ils développent aussi la conscience que nous avons de notre corps. Plongez, faites-vous porter et laissez-vous dériver en apesanteur.

 ## RÉSISTER À SON PARTENAIRE

Exercice

◆ Allongez-vous sur le dos dans l'eau. Votre partenaire vous tient par les chevilles. Écartez les jambes, puis resserrez-les. Dans un premier temps, votre partenaire accompagne ces mouvements. Par la suite, il leur oppose une résistance.

Conseil

◆ Faites de petits mouvements avec les mains pour vous maintenir à la surface de l'eau.

  2 min sans résistance – 1 min de pause – 2 min avec résistance

 ## JEUX D'EAU À DEUX

Exercice

◆ Allongez-vous tous les deux l'un en face de l'autre dans l'eau, sur le dos. Les pieds doivent se toucher. Avec les bras, faites des mouvements dans l'eau pour vous maintenir à la surface. L'un de vous soulève un ballon avec les pieds et le passe à l'autre. Éloignez-vous légèrement l'un de l'autre et essayez de vous lancer le ballon.

Conseil

◆ Vous pouvez effectuer chez vous, sur le sol, cet exercice qui muscle la partie inférieure du corps.

 ## FAIRE CONFIANCE À L'AUTRE

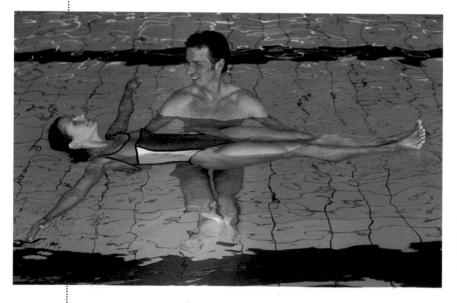

Exercice

◆ Allongez-vous dans l'eau sur le dos, bras écartés, et détendez-vous bien. Fermez les yeux et respirez lentement et profondément. C'est votre partenaire qui vous maintient à la surface.

◆ Pour ce faire, il passe ses bras sous votre corps et le bouge doucement d'avant en arrière, à un rythme régulier. Appréciez la sécurité qu'il vous procure et n'opposez aucune résistance aux mouvements qu'il vous fait faire. Recommencez l'exercice en inversant les rôles.

D'AMOUR ET D'EAU FRAÎCHE ?

Depuis Adam et Ève – et le péché originel –, plaisirs de la table et amour, érotisme et bonne chère sont associés dans toutes les cultures. Et certains aliments, notamment les truffes, les huîtres et les crustacés, sont depuis longtemps considérés comme aphrodisiaques.

Faites-vous un petit plaisir à deux. Ce menu contient des ingrédients auxquels on accorde des vertus stimulantes : asperges, noix de muscade, vanille, figues et poivre rose.

SOUPE D'ASPERGES AUX CREVETTES

POUR 2 PERSONNES
8 pointes d'asperge (250 g)
1 pincée de sucre
1 c. à soupe de jus de citron
1 échalote grise
1 c. à soupe de beurre de homard
100 ml de lait
1 jaune d'œuf
1 c. à soupe de crème à 15 % de matières grasses
150 g de crevettes décortiquées
Sel, poivre blanc

◆ Faites cuire les asperges 10 min dans de l'eau bouillante salée additionnée du sucre et du jus de citron. Égouttez-les en recueillant le liquide de cuisson et coupez-les en dés. Hachez finement l'échalote et faites-la fondre dans le beurre de homard. Ajoutez 400 ml du liquide de cuisson des asperges et portez à ébullition.
◆ Mélangez le lait avec le jaune d'œuf, incorporez-les à la soupe hors du feu. Remettez sur le feu et mélangez 2 min sans laisser bouillir. Ajoutez alors les crevettes, les dés d'asperge et la crème, laissez chauffer pendant 2 min, toujours sans bouillir, et poivrez.

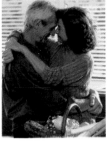

La préparation du repas est un préliminaire : le plaisir d'être ensemble commence dans la cuisine et se prolonge pendant tout le repas.

FIGUES AU YOGOURT

POUR 2 PERSONNES
½ gousse de vanille
2 yogourts brassés
1 c. à soupe de sucre granulé
1 ou 2 c. à thé de jus de citron
4 figues fraîches
Feuilles de menthe

◆ Fendez la gousse de vanille en deux et grattez les graines avec un couteau. Mélangez celles-ci avec le yogourt, le sucre et du jus de citron, selon votre goût. Réservez au réfrigérateur.
◆ Pelez les figues et coupez-les en quartiers.
◆ Versez le yogourt dans 2 assiettes à dessert et disposez les quartiers de figue dessus.
◆ Décorez avec quelques feuilles de menthe.

BLANCS DE POULET AUX ÉPICES

POUR 2 PERSONNES
2 blancs de poulet d'environ 150 g chacun
1 c. à soupe de poivre rose
1 c. à thé d'huile de canola
2 oignons verts
20 g (1½ c. à soupe) de beurre
1 c. à soupe de grains de poivre vert en saumure
1 c. à thé de miel d'acacia
Le jus de 1 citron
1 citron détaché en segments
2 c. à thé de mélisse (citronnelle) hachée
100 ml de mousseux
150 ml de fond de volaille
1 c. à thé de farine
Sel

◆ Salez la viande et enrobez-la de poivre rose écrasé. Faites-la dorer de chaque côté dans l'huile chaude, réservez.
◆ Coupez les oignons verts en rondelles et faites-les fondre avec la moitié du beurre. Ajoutez le poivre vert, le miel et le jus de citron. Portez à ébullition. Ajoutez les segments de citron et la mélisse hachée. Arrosez avec le mousseux et le fond de volaille.
◆ Mélangez le reste du beurre avec la farine. Incorporez-les à la sauce pour la faire épaissir et faites bouillir brièvement.
◆ Faites réchauffer les blancs de poulet dans la sauce.
◆ Servez avec une purée de céleri.

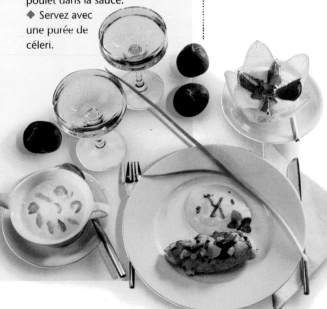

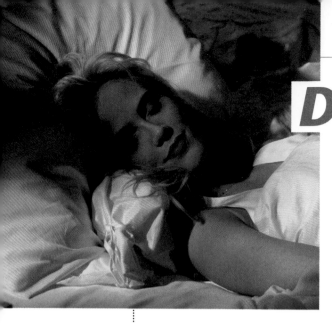

DORMIR COMME UN BÉBÉ

Une bonne nuit de repos est l'un des besoins fondamentaux de l'être humain. Cette phase de récupération est indispensable au cerveau et aux processus métaboliques. Si vous vous couchez trop souvent dans la crainte d'une insomnie, il est temps de faire quelque chose.

Si vous souffrez de troubles du sommeil pendant plus de trois semaines et si, malgré tous les remèdes dits de bonne femme, vous vous sentez épuisé, consultez un médecin.

Le sommeil est une fonction vitale car il permet à tout l'organisme de récupérer. Nous ne contrôlons pas vraiment le moment où le corps a besoin d'un sommeil réparateur, mais l'endormissement n'est pas pour autant un processus passif qui se déroule automatiquement. Il est déclenché et commandé par le cerveau et plus précisément par une glande, l'hypothalamus. Même si vous êtes épuisé au moment de vous mettre au lit, vous ne réussirez pas à vous endormir si votre cerveau n'est pas d'accord. C'est le principe de la plupart des troubles du sommeil : soit on n'arrive pas à s'endormir, soit on se réveille tôt le matin, avant d'avoir fini sa nuit.

L'alternance veille/sommeil est commandée par notre horloge interne, les rythmes circadiens, qui sont à peu près synchronisés avec l'alternance du jour et de la nuit. Cela se confirme lorsque l'on change de fuseau horaire : l'organisme doit alors s'adapter au décalage horaire.

Les phases du sommeil

Le sommeil n'est pas un état uniforme mais un processus extrêmement complexe qui réduit les fonctions de nombreux organes, dont les organes sensoriels. Pour dormir, il faut donc être protégé des stimuli de l'environnement.

Même lorsque notre conscience est « éteinte », notre cerveau n'est jamais inactif. Cela a été prouvé par des mesures sur l'électroencéphalogramme. Le cycle du sommeil se compose de deux phases : le sommeil lent et le sommeil paradoxal, qui se répètent en général quatre ou cinq fois au cours de la nuit. Le sommeil lent est divisé en quatre stades. L'endormissement (stade 1) correspond à une période très courte, suivie du stade 2, puis des stades 3 et 4, qui constituent le sommeil lent profond. Pour les scientifiques, la phase du sommeil paradoxal est la

Ronflements et apnées

Entre 10 et 30 % des adultes ronflent en dormant.
▶ La plupart du temps, cela ne gêne que la personne avec qui l'on dort, dont le sommeil est perturbé par les ronflements.
▶ Les apnées du sommeil sont des arrêts respiratoires qui provoquent un manque d'oxygène pouvant entraîner des dommages pour la santé. Les hommes y sont davantage sujets que les femmes. Il s'ensuit des baisses de performance professionnelle,

des troubles de la concentration, des sautes d'humeur et une extrême fatigue. Si elles ne sont pas traitées, ces apnées peuvent produire des effets graves ; hypertension artérielle, dépression et épuisement, avec les conséquences que cela implique.
▶ Perdre du poids et ne pas consommer d'alcool ni absorber de somnifères peut atténuer nettement les ronflements. Un petit constat : on ronfle moins lorsque l'on dort sur le côté.

plus intéressante : elle est accompagnée de mouvements oculaires rapides (d'où son appellation scientifique, phase REM, de l'anglais *rapid eye motion*) et de rêves d'une grande intensité. La plupart du temps, ces derniers sont une façon de traiter les événements de la journée. Nos souvenirs, qui peuvent remonter jusqu'à la petite enfance, et nos idées compulsives apparaissent plutôt dans la phase de sommeil profond.

Combien de temps faut-il dormir ?

Avec l'âge, le besoin de dormir diminue. Les nouveau-nés dorment environ seize heures par jour, les enfants en bas âge entre treize et quatorze heures, les enfants et les adolescents, entre huit et douze heures et les adultes entre sept et huit heures. Les personnes âgées, quant à elles, ne dorment pas plus de sept heures. Enfin, il suffit d'observer un peu son entourage pour remarquer que certaines personnes n'ont pas besoin de dormir autant que d'autres.

Les troubles du sommeil : un mal fréquent

Les troubles du rythme veille/sommeil sont en augmentation. On distingue, d'une part, les troubles du rythme circadien dus à un décalage horaire ou à un travail à horaire irrégulier, dans lesquels le sommeil est empêché par des influences extérieures. Le syndrome du retard de la phase de sommeil, ou DSP (*delayed sleep phase*), en fait partie. Les personnes qui en souffrent ne s'endorment pas avant 2 ou 3 heures du matin et ont ensuite des problèmes pour mener une journée d'études ou de travail normale. Les personnes plus âgées souffrent fréquemment du syndrome de l'avance de la phase de sommeil, ou ASP (*advanced sleep phase*) : elles ont besoin de dormir en début d'après-midi et dorment mal ou pas du tout la nuit. Quant à la seconde catégorie de troubles, l'insomnie (difficultés à s'endormir et réveils fréquents au cours de la nuit), peut être due au stress, à des problèmes professionnels ou encore à des conflits avec l'entourage. À court terme, c'est-à-dire durant deux à trois semaines, ces perturbations ne sont pas inquiétantes. Vous pouvez les éviter en vous préparant au sommeil et en éloignant toute source de lumière ou de bruit. Testez le programme de deux semaines qui suit pour trouver, ou retrouver, le sommeil réparateur.

Halte aux ronflements

Jean-Luc, 130 kg, appréciait les bonnes choses, entre autres la bière et le vin, qu'il buvait au souper et en regardant la télévision. Toutes les nuits, il réveillait sa femme avec ses ronflements. Celle-ci finit par s'apercevoir que la respiration de son mari s'interrompait fréquemment pendant son sommeil. Le médecin expliqua à Jean-Luc ce qu'étaient les apnées du sommeil et lui conseilla de maigrir et de ne plus boire d'alcool le soir. Aujourd'hui, Jean-Luc ne ronfle que quand il est enrhumé.

PROGRAMME DE 2 SEMAINES

RELAXATION

Les quelques heures précédant le coucher, relaxez-vous.
► Un **massage du front** élimine les tensions.
► **Respirez** le plus profondément possible **à travers une paille** de façon à renforcer votre apport en oxygène.

ALIMENTATION

Les plats gras et difficiles à digérer alourdissent l'estomac et gênent l'endormissement.
► Préparez-vous à dormir en buvant un **grand verre de lait**, par exemple, ou en consommant une **tisane apaisante**.
► Certains aliments, indiqués dans ce programme, aident à **dormir du sommeil du juste**.

EXERCICE

On dort bien mieux si l'on s'est livré à une activité physique suffisante dans la journée.
► La petite promenade digestive du soir aide à **faire le vide dans son esprit**.
► **Éliminez vos obsessions quotidiennes** de façon que rien ne vienne perturber votre sommeil.

RECHERCHER LA CAUSE D'UN MAUVAIS SOMMEIL

Soucis familiaux, problèmes professionnels, perte d'un être cher ou approche d'un examen sont autant de sujets de «cogitation» lorsque l'on vient de se mettre au lit qui peuvent empêcher de s'endormir. Ce qui perturbe le sommeil proprement dit, en revanche, n'est pas toujours facile à identifier et se révèle par conséquent plus difficile à éliminer. Sans compter que la peur, voire l'angoisse de mal dormir ne fait qu'aggraver les choses.

Pour évaluer la situation, tenez un livre de sommeil (voir cidessous). Avant de vous coucher, pratiquez la position du lotus pour vous détendre et, enfin, essayez d'adopter des horaires de sommeil réguliers.

 POSITION DU LOTUS

Exercice
◆ Asseyez-vous par terre. Posez le pied gauche sur votre cuisse droite et le pied droit sur votre cuisse gauche, genoux touchant le sol. Au début, vous pouvez vous asseoir en tailleur.
◆ Dos bien droit, posez les mains sur vos genoux.
◆ Respirez profondément en gonflant le ventre. En expirant, imaginez que tous vos problèmes quittent votre corps avec votre souffle.

Pourquoi c'est bon
◆ La position du lotus permet une respiration très profonde, active la circulation sanguine et recentre les énergies corporelles.

  Chaque jour avant de se coucher

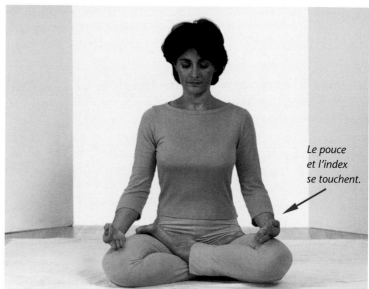

Le pouce et l'index se touchent.

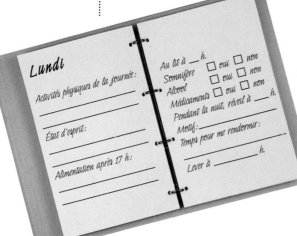

Lundi

Activités physiques de la journée:

État d'esprit:

Alimentation après 17 h:

Au lit à ___ h.
Somnifère ☐ oui ☐ non
Alcool ☐ oui ☐ non
Médicaments ☐ oui ☐ non
Pendant la nuit, réveil à ___ h.
Motif:
Temps pour me rendormir:
Lever à ___ h.

 LIVRE DE SOMMEIL ET ENTRAÎNEMENT

Livre de sommeil
◆ Chaque jour, notez vos activités physiques de la journée, votre état d'esprit, ce que vous avez mangé le soir, les médicaments que vous avez pris ou ce qui vous a réveillé la nuit précédente (bruit, etc.).

Entraînement
◆ Les 3 premiers jours, restez au lit 5 h par nuit au minimum, que vous dormiez ou non. La fourchette idéale se situe entre 23 h et 4 h du matin, période pendant laquelle l'activité du corps est réduite.
◆ Par tranches de 15 min, prolongez la durée pendant laquelle vous restez au lit jusqu'à ce que vous ayez atteint 5 h de sommeil réel. La durée de sommeil optimale varie selon les individus.

LES RÈGLES D'OR POUR BIEN DORMIR

Pendant le sommeil, l'organisme est sans défense contre les stimuli extérieurs, et sa résistance diminue de moitié. Instaurez les conditions idéales pour un sommeil paisible et réparateur : température comprise entre 15 et 17 °C (59 et 63 °F), humidité de l'air d'environ 50 %, obscurité complète et lit dans la pièce la plus calme du logement.

Certes, il est loin le temps béni du nounours et de l'histoire du soir. Mais il existe heureusement d'autres rituels d'endormissement – bain tiède additionné de plantes, lait chaud, exercices proposés dans cette page – qui sont excellents pour ne plus penser aux soucis du quotidien et déclenchent le processus du sommeil par l'intermédiaire du subconscient.

 ## AUTOMASSAGE RELAXANT

Exercice

◆ Posez 3 doigts sur votre front, à mi-chemin entre la bosse centrale (entre les sourcils) et la racine des cheveux.

◆ Fermez les yeux et froncez légèrement le front. En appuyant à peine, faites rouler vos yeux dans leurs orbites.

◆ Exercez une légère pression entre vos sourcils puis, avec les majeurs, massez vos tempes de chaque côté des sourcils.

 2 ou 3 fois par semaine

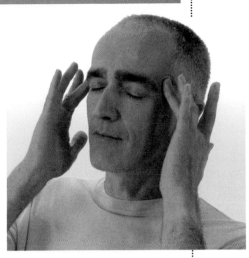

RESPIRER À TRAVERS UNE PAILLE

Exercice

◆ Assis, tête bien droite, inspirez et expirez profondément et régulièrement à travers une paille.

◆ L'air passant dans le conduit étroit de la paille, vous êtes obligé d'inspirer plus profondément que d'habitude, ce qui accroît l'oxygénation de votre organisme.

◆ Expirez le plus lentement possible pour obtenir un effet apaisant.

  *À faire 2 fois
2 ou 3 fois par semaine*

Musique de rêve

Les stimuli acoustiques influent directement sur le système neurovégétatif. Les sons naturels comme le clapotis de l'eau, le bruissement du vent ou le crépitement du feu agissent sur le subconscient, favorisent la dégradation des hormones du stress et produisent un effet relaxant. On trouve dans le commerce de la musique douce, dont nombre d'œuvres mélodieuses basées sur les bruits de la nature : la musicothérapie facilite l'endormissement et le sommeil réparateur.

 ## ÇA FAIT DORMIR

Applications

◆ Plongez un gant dans de l'eau à 18-22 °C (64-72 °F) et frottez-vous vigoureusement l'ensemble du corps de façon qu'il soit couvert d'une fine pellicule d'eau. Ne vous séchez pas et mettez-vous immédiatement au lit.

◆ Avoir froid aux pieds empêche de dormir. Plongez les pieds dans de l'eau à 38-40 °C (100-104 °F) additionnée de fleur de foin ou de romarin. Au bout de 10 à 15 min, douchez-vous les pieds à l'eau froide.

◆ Un bain tiède (entre 34 et 36 °C/93 et 97 °F) additionné d'aiguilles de sapin ou d'herbes comme la mélisse, la lavande et la valériane apporte une relaxation optimale avant d'aller se coucher. Mettez les herbes dans la baignoire pendant que l'eau coule. Prenez garde toutefois : ne restez pas plus de 10 min dans le bain.

MANGER LÉGER POUR BIEN DORMIR

Les mauvaises habitudes alimentaires pèsent sur l'estomac. Si, le soir, vous mangez trop copieusement ou consommez des plats difficiles à digérer, il ne faudra pas vous étonner d'avoir du mal à vous endormir ou de mal dormir. Une fois que vous vous serez bien mis cette règle en tête, vous aurez fait la moitié du chemin. Il vous suffira ensuite de prendre quelques bonnes habitudes. Prenez votre dernier repas de la journée au moins 3 h avant d'aller au lit et renoncez à tout stimulant comme le café, le thé ou l'alcool. Si vous ne dormez pas bien, buvez peu avant de vous coucher. Et, en tout état de cause, évitez les somnifères : on en devient vite dépendant.

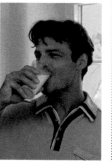

Le lait chaud est le remède le plus connu pour bien récupérer pendant le sommeil. On peut y ajouter un peu de miel.

TISANES APAISANTES

Valériane/mélisse
10 g de racines de valériane,
10 g de feuilles de mélisse
◆ Arrosez 2 c. à thé de ce mélange avec 1 litre d'eau bouillante. Laissez infuser 10 min, puis filtrez. 2 ou 3 tasses par jour, sans sucrer.

Houblon/mélisse
20 g de cônes de houblon,
20 g de feuilles de mélisse
◆ Versez 250 ml d'eau tiède sur 2 c. à thé bombées de ce mélange. Couvrez, laissez infuser 5 h, puis filtrez. 30 min avant le coucher, sucrez la tisane avec du miel et buvez-la à température ambiante.

Millepertuis
2 c. à thé de millepertuis
◆ Arrosez le millepertuis avec 1 litre d'eau froide. Faites chauffer, laissez bouillir 3 min et filtrez. 2 ou 3 tasses par jour, sans sucrer.

Pour un bon sommeil

◆ N'allez jamais au lit le ventre vide ni l'estomac plein. La faim empêche autant de dormir que les lourdeurs d'estomac.

◆ Le lait et les produits laitiers facilitent l'endormissement, sans doute parce qu'ils contiennent une protéine spécifique. Le miel, dans du lait ou non, est réputé apaiser et favoriser le sommeil.

◆ Des fruits comme le raisin, les cerises ou les prunes bien mûres pourraient aider à s'endormir. Le sucre qu'ils contiennent permet aux cellules du cerveau de prélever dans le sang une plus grande quantité de tryptophane. Cet acide aminé se transforme en sérotonine, dont l'effet est apaisant.

◆ Substances stimulant le métabolisme de la sérotonine : la vitamine C des fruits frais ; la vitamine B6 des produits du soja, des bananes, des épinards et des avocats ; le manganèse des épinards, légumineuses et pommes de terre avec leur peau.

◆ Les aromates et épices – anis, basilic, fenouil, clous de girofle, gingembre, muscade, persil et sauge –, pris à petites doses, ont un effet calmant.

◆ Évitez les aliments protéiques en grande quantité. La viande de poulet et le poisson sont faciles à digérer mais contiennent de la tyrosine, un acide aminé qui favorise l'éveil.

◆ Les céréales complètes, le riz, le levure de bière, les fruits à coque, les fruits secs et la pâte d'amandes contiennent du magnésium, un minéral qui combat la nervosité excessive et autres réactions physiques dues au stress.

◆ Les infusions de camomille, de tilleul et de valériane aident à s'endormir.

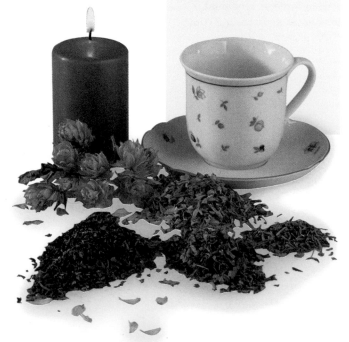

ACTIF LE JOUR, CALME LA NUIT

Pour bien récupérer pendant son sommeil, il est essentiel d'avoir eu une activité physique suffisante au cours de la journée et, par conséquent, de s'être suffisamment oxygéné. Faites du vélo ou du jogging, allez à la piscine ou pratiquez tout autre sport de plein air au moins deux fois par semaine. En revanche, un travail physique intense ou un sport d'endurance juste avant d'aller se coucher ne sont pas recommandés car l'effort stimule la circulation sanguine. Préférez une agréable promenade du soir et ne laissez pas vos soucis entrer dans votre chambre : factures à payer, difficultés au bureau, programme du lendemain n'y ont pas droit de cité.

Si vous ne trouvez pas le sommeil, inutile de vous retourner dans votre lit pendant des heures ; occupez-vous l'esprit une demi-heure en lisant, par exemple, en écoutant la radio ou en regardant la télévision.

 ## LE BALANCIER

Exercice
◆ Allongez-vous sur un support qui ne soit pas trop moelleux.
◆ Repliez les jambes sur votre buste, les mains sur les genoux et les cuisses sur le ventre.
◆ Balancez-vous de gauche à droite pendant 1 min.
◆ Étendez à nouveau les jambes, bras écartés posés sur le sol. Inspirez et expirez 5 fois par le nez.

◆ En expirant, levez légèrement le bras droit. Inspirez et expirez 2 fois, puis baissez à nouveau le bras. Faites l'exercice 2 fois, puis reprenez avec le bras gauche.

 Tous les jours avant de se coucher

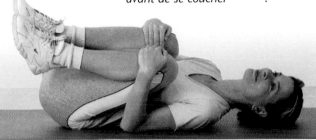

 ## FAIRE LE VIDE DANS SON ESPRIT

Exercice
◆ Avant d'aller au lit, sortez une dernière fois et faites le tour du pâté de maisons en marchant d'un bon pas.
◆ Pendant cette promenade, ne ressassez pas les problèmes de la journée, mais pensez aux choses positives qui vous sont arrivées.

  3 ou 4 fois par semaine, en alternant avec l'exercice suivant

Tout en douceur

► Choisissez votre matelas en fonction de sa capacité d'aération, de votre niveau de transpiration nocturne, de sa fermeté par rapport à votre poids et, bien entendu, de son confort. Faites-vous conseiller dans un bon magasin de literie.
► Le matin, au réveil, levez-vous lentement. Tournez-vous sur le côté, genoux l'un contre l'autre, puis asseyez-vous sur le bord du lit. Posez les deux pieds en même temps sur le sol et mettez-vous debout en prenant appui sur vos mains.

Une nuit sans sommeil passée calmement équivaut à quatre heures de sommeil normal.

ÉLIMINER LES OBSESSIONS

Exercice
◆ Asseyez-vous, dos bien droit, et mettez vos mains derrière la tête.
◆ Poussez légèrement votre tête vers l'avant et sentez votre nuque s'allonger. Avec les mains, « évacuez » par le sommet de la tête tout

ce qui vous oppresse et pourrait vous empêcher de dormir du sommeil du juste.

  3 ou 4 fois par semaine, en alternant avec l'exercice précédent

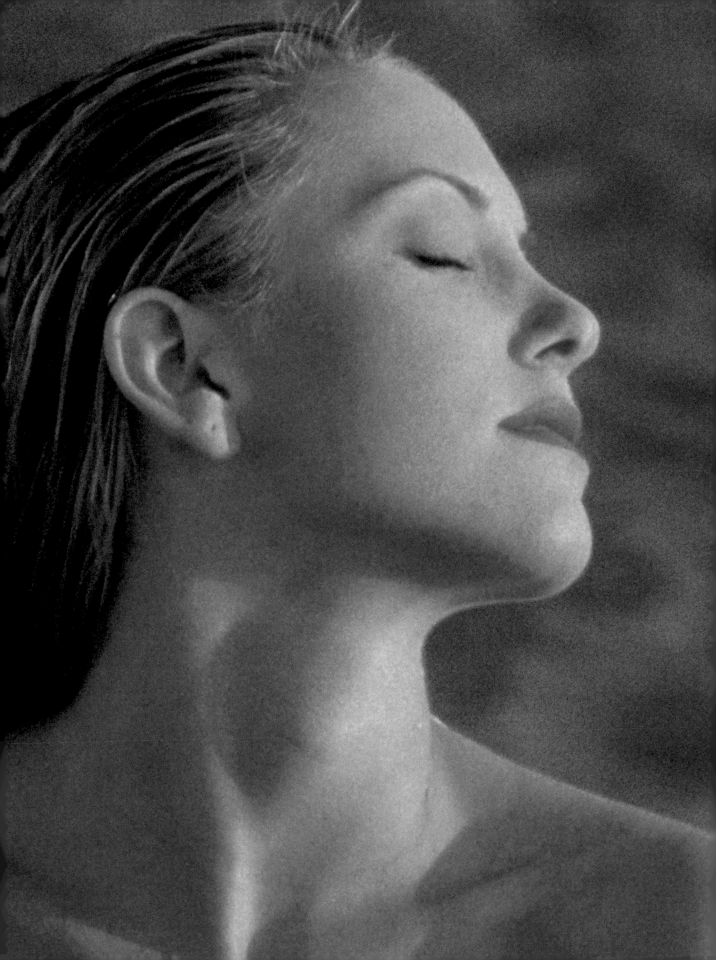

Être bien dans sa peau

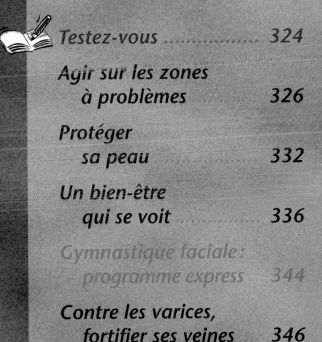

PRENEZ-VOUS SUFFISAMMENT SOIN DE VOUS ?

Être beau et soigné : aucun problème pour celui qui sait s'y prendre. Respirer la joie de vivre, avoir une allure rayonnante ne peut venir que de l'intérieur ; pour les ridules et les bourrelets, une aide extérieure est nécessaire. Faites ce test pour déterminer les mesures à prendre.

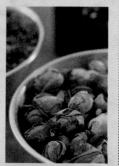

Les parfums agissent sur le centre du bien-être de notre cerveau par l'intermédiaire des nerfs olfactifs.

Répondez aux questions suivantes.

	OUI	NON
▶ Vos cuisses ont-elles un aspect «peau d'orange» ?	☐	☐
▶ Employez-vous la même crème pour le visage en été et en hiver ?	☐	☐
▶ Avez-vous facilement des courbatures dans les jambes ?	☐	☐
▶ Votre silhouette est-elle en forme de pomme (ventre et fesses accentués) plutôt qu'en forme de poire (hanches fortes) ?	☐	☐
▶ Votre peau a-t-elle tendance à présenter des impuretés ?	☐	☐
▶ Votre dernière séance de gymnastique remonte-t-elle au lycée ?	☐	☐
▶ Pensez-vous que jeûner est réservé aux maniaques de la santé ?	☐	☐
▶ Essayez-vous de passer inaperçu lorsque vous entrez dans une pièce ?	☐	☐
▶ Restez-vous longtemps en position debout pendant la journée ?	☐	☐
▶ Trouvez-vous que prendre un bol d'air soit superflu ?	☐	☐
▶ Êtes-vous fumeur ?	☐	☐
▶ La peau de votre visage est-elle plutôt sèche ?	☐	☐
▶ Êtes-vous obligé de vous laver les cheveux plus d'une fois par semaine ?	☐	☐
▶ L'air ambiant est-il très sec chez vous, surtout en période chaude ?	☐	☐
▶ Consacrez-vous peu de temps et d'argent à votre corps ?	☐	☐
▶ Vous est-il désagréable de vous regarder dans une glace ?	☐	☐
▶ Vous couchez-vous rarement avant minuit ?	☐	☐
▶ Manquez-vous de temps pour des activités créatives ?	☐	☐
▶ Aimeriez-vous avoir un peu moins de rides ?	☐	☐
▶ Des membres de votre famille souffrent-ils de varices ?	☐	☐

Résultat : COMMENT VOUS VOUS CONSIDÉREZ

☺ Vous avez répondu NON à plus de 16 questions ? Sauf exception, vous soignez votre apparence et êtes plutôt satisfait de votre physique. Cependant, ne négligez pas le teint parfois terne ni la cellulite que vous avez peut-être et entretenez votre forme. Cherchez ce qui vous ferait encore plus de bien.

Nos recommandations

● *Intégrez dans votre programme personnel certains éléments et conseils du programme « Un bien-être qui se voit » (p. 336-343).*
● *Les intempéries, l'air sec du chauffage et les écarts de température irritent la peau. Prenez-en soin grâce à la rubrique « Protéger sa peau » (p. 332-335).*
● *Vous aimeriez conserver votre silhouette ? Les exercices proposés aux pages 328-329 fortifient la musculature du ventre et des jambes.*

☺ Vous avez répondu NON à 16 questions ou moins ? Vous avez tendance à vous négliger et devriez consacrer plus d'attention à certaines zones à problèmes. Si vous avez répondu OUI à plus de 16 questions, cet ouvrage vous aidera à vous reprendre en main.

Nos recommandations

● *Agissez sur les zones à problèmes : attaquez-vous à votre cellulite (p. 328-331).*
● *Commencez votre lutte contre les rides et le teint terne avec des exercices de gymnastique faciale (p. 344-345).*
● *L'exercice des Cinq Tibétains (p. 338-339) est une véritable fontaine de jouvence. Il raffermit le corps et est source de bien-être.*
● *Vous apprendrez à connaître, p. 343, les aliments « produits de beauté ». Car la vitalité vient de l'intérieur !*
● *Accordez-vous régulièrement un week-end bien-être (p. 342) pour faire le plein de joie de vivre et d'assurance.*
● *Faites-vous plaisir avec des bains, des huiles et des parfums (p. 340-341).*

Les problèmes de varices ne sont pas anodins. Si, au début, elles ne sont gênantes que d'un point de vue esthétique, il faut absolument empêcher qu'elles ne s'aggravent.

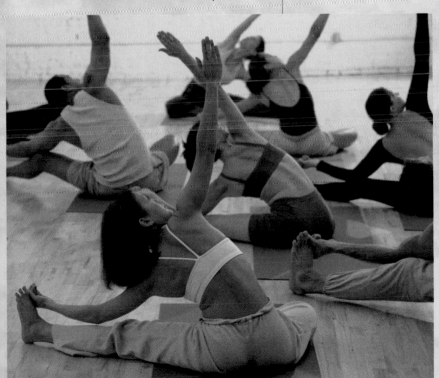

Mise en forme
Pour affiner ses jambes et lutter contre les bourrelets et la cellulite, une seule règle : faire régulièrement de la gymnastique.

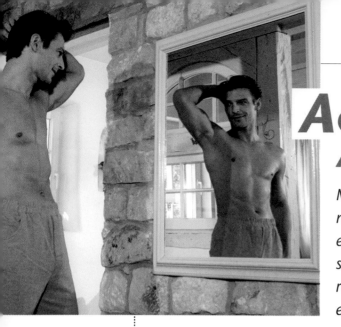

AGIR SUR LES ZONES À PROBLÈMES

Même s'ils ne souffrent pas de surcharge pondérale, nombre d'individus n'aiment pas leur silhouette et ne remarquent que leurs défauts lorsqu'ils se regardent dans une glace. La cellulite et les bourrelets résistent mal à un entraînement physique adapté et à une alimentation légère en graisses et en sucres.

Rares sont les femmes – et de plus en plus les hommes – qui sont satisfaites de leur silhouette. En effet, la plupart des gens se plaignent de bourrelets et de plis disgracieux qui se forment sur le ventre, les fesses, les hanches et les cuisses, même juste après un régime. Culotte de cheval pour les femmes et bedaine pour les hommes, tels sont les termes populaires qualifiant les excès de graisse dans les cuisses et l'abdomen.

On distingue deux types d'accumulations graisseuses, lesquels donnent deux types de silhouettes.

Chez le type A, la répartition est relativement centrale et donne une silhouette en forme de pomme modelée par la graisse concentrée autour de la taille. C'est la fameuse bedaine, qui touche davantage les hommes que les femmes. Cette répartition de la masse graisseuse n'est pas inoffensive pour la santé car elle corres-

pond à des taux excessifs de cholestérol et de sucre dans le sang ainsi qu'à une tension artérielle élevée.

Chez le type B, l'excès de calories se fixe principalement dans les hanches, les jambes et les fesses. Ce type de silhouette en poire, plus fréquent chez les femmes, se révèle davantage un problème d'esthétique que de santé. Mais ce défaut plastique influe sur le moral.

Une question de tissu adipeux

Par nature, les femmes possèdent moins de cellules musculaires que les hommes. Génétiquement, elles ont tendance à stocker rapidement les graisses, une réserve dans laquelle elles iront puiser en période de grossesse ou d'allaitement. Par ailleurs, le métabolisme masculin réagit aussitôt de façon positive en cas de changement d'alimentation (un régime, notamment) accompagné d'activité physique : le corps perd rapidement

La cellulite : un problème féminin ?

La cellulite concerne davantage les femmes. À partir de 20 ans, environ 80 % d'entre elles en sont atteintes, alors que les hommes sont à peine touchés. La prédisposition à la cellulite se transmet de mère en fille et induit une structure cutanée particulière.
▶ Le syndrome, appelé à l'origine *Cellulitis,* est une inflammation du tissu cellulaire entourant les organes profonds ou tapissant les couches profondes de la peau : lorsqu'elle est située à ce niveau, la cellulite peut être douloureuse.

▶ La cellulite se forme dans le tissu adipeux lorsque de grosses cellules de graisse remontent des couches inférieures de la peau vers l'épiderme à travers le tissu conjonctif.
▶ Par référence à l'aspect grumeleux qu'elle prend au niveau des cuisses, des hanches et des fesses, la cellulite est souvent appelée peau d'orange.
▶ Une alimentation adaptée peut agir sur le métabolisme en améliorant la circulation du liquide lymphatique et en réduisant la cellulite.

du poids – plus rapidement que chez la femme, car les cellules adipeuses de l'homme sont plus petites et ne peuvent emmagasiner autant de graisse.

Que faire contre la cellulite et les bourrelets ?

La cellulite se forme dans les couches profondes de la peau. C'est pourquoi, lorsqu'elle est installée depuis un certain temps, l'application superficielle de crèmes et de pommades ne sert plus à rien. En institut de beauté, le traitement de la cellulite consiste principalement en des massages légers et des drainages lymphatiques manuels. Ces opérations activent la circulation sanguine et suppriment la rétention d'eau dans les tissus. Pour obtenir des résultats durables, il faut au moins dix séances.

Certains spécialistes peuvent agir sur les bourrelets. L'électrolipolyse consiste à introduire sous la peau, jusqu'aux bourrelets de graisse, de très fines aiguilles reliées à des électrodes à courant faible. Effectué sous anesthésie locale, ce traitement stimule l'irrigation sanguine des tissus et le métabolisme des cellules adipeuses. La cellulite ne disparaît pas totalement et les cellules ne sont pas détruites.

La liposuccion consiste à aspirer les excès de graisse. Effectuée quant à elle sous anesthésie générale, elle permet d'atteindre presque toutes les zones à problèmes. Lorsqu'il s'agit d'aspirer de grandes quantités de graisse, le chirurgien plastique doit ensuite suturer les incisions. Cette opération n'est pas bénigne et n'a d'utilité que si l'on pratique un sport par la suite et si l'on opte pour un régime alimentaire pauvre en graisses. Faute de quoi, les cellules adipeuses ne manquent pas de se remplir à nouveau de graisse.

La méthode la plus efficace pour lutter contre la peau d'orange et les bourrelets disgracieux est de combiner une alimentation pauvre en graisses et en sucres, des soins cutanés, des massages, du sport et, si nécessaire, de perdre du poids. Ce programme de deux semaines vous montre de quelle manière, sans faire d'efforts excessifs, vous pouvez chaque jour stimuler votre circulation, prévenir la rétention d'eau et activer les fonctions naturelles de toutes vos cellules. Les exercices de gymnastique raffermissent le tissu conjonctif et fortifient les muscles des fesses, du ventre et des jambes. En quatorze jours, les résultats commenceront à être visibles.

Une peau lisse et ferme

Alice, 35 ans, était enfin parvenue à ses fins : en modifiant ses habitudes alimentaires, elle avait atteint son poids idéal. Mais elle n'était pas très satisfaite de sa silhouette. Car, malgré les kilos perdus, elle avait toujours de la cellulite au niveau des cuisses et du ventre. Elle a donc commencé un programme sportif destiné non seulement à augmenter son endurance mais, en plus, à accroître la formation de ses cellules musculaires, et dans lequel la gymnastique aquatique tenait une grande place. Au bout de quelques mois, la peau d'Alice s'est nettement raffermie.

PROGRAMME DE 2 SEMAINES

EXERCICE

▶ Des **exercices ciblés** remplacent petit à petit les cellules adipeuses par des cellules musculaires et raffermissent **le ventre, les jambes et les fesses.**
▶ Grâce à la résistance de l'eau, **la gymnastique aquatique** fortifie le corps et agit efficacement sur les **zones à problèmes.**

ALIMENTATION

▶ Renforcez le traitement des zones à problèmes en absorbant **de la vitamine C, du zinc et du potassium :** ces nutriments stimulent le métabolisme et favorisent l'élimination des graisses.
▶ Luttez contre la paresse intestinale en absorbant **des fibres,** pour stimuler le drainage de l'organisme.

RELAXATION

Stimulez votre circulation et éliminez vos toxines.
▶ **Des enveloppements aux algues et des bains d'eau de mer** activent les fonctions cellulaires.
▶ **L'acupression** peut agir contre la peau d'orange.
▶ **Des massages glacés** par pincements régénèrent et raffermissent la peau.

FORTIFIER LE VENTRE, LES JAMBES ET LES FESSES

Il est indispensable de s'échauffer un peu avant les exercices : course sur place, saut à la corde, sautillements, etc. Deux minutes d'échauffement suffisent.

L'aspect plus ou moins ferme de différentes parties du corps dépend de l'état du tissu conjonctif, qui relie les différents tissus et organes du corps. C'est le manque d'exercice qui provoque son relâchement, et il est donc toujours possible d'agir en intégrant autant d'activité physique que possible dans son emploi du temps quotidien : allez au bureau à bicyclette ou nagez régulièrement.

Les zones à problèmes peuvent être traitées de façon ciblée pour augmenter la masse musculaire et réduire la graisse. Les exercices que nous vous proposons ici fortifient les muscles des jambes, des fesses et du ventre et contribuent à l'élimination des toxines.

GYM AQUATIQUE POUR JAMBES ET FESSES

Échauffement

◆ Allez à la piscine une fois par semaine. Avant de passer aux exercices, faites plusieurs longueurs ou courez 5 min dans le petit bain, vers l'avant, latéralement et à reculons.

Exercices

◆ Tenez-vous d'une seule main au bord du bassin et faites des cercles avec chaque jambe, vers la droite puis vers la gauche.
◆ Écartez une jambe sur le côté, puis ramenez-la. Faites de même avec l'autre jambe.

◆ Pliez une jambe devant vous, tendez-la vers l'avant, puis vers l'arrière. Répétez l'exercice avec l'autre jambe.

Conseil

◆ Du fait de sa résistance au mouvement, l'eau est très efficace pour exercer différents groupes musculaires et s'attaquer aux zones à problèmes.

☺ ☺ *Semaine 1 :*
8 fois chaque exercice.
Semaine 2 :
16 fois chaque exercice.

BALLON POUR JAMBES ET VENTRE

Préparation

◆ Il vous faut un gros ballon de gymnastique.

Exercice

◆ Allongez-vous sur le dos et levez les jambes à angle droit. Le ballon est placé sous vos mollets.
◆ Passez les jambes à gauche du ballon, sans toucher le sol. Votre

dos doit être bien plaqué au sol et bouger le moins possible.
◆ Revenez à la position de départ, puis répétez l'exercice vers la droite.

☺ ☺ *Semaine 1 :*
8 fois de chaque côté.
Semaine 2 : 16 fois de chaque côté, tous les jours.

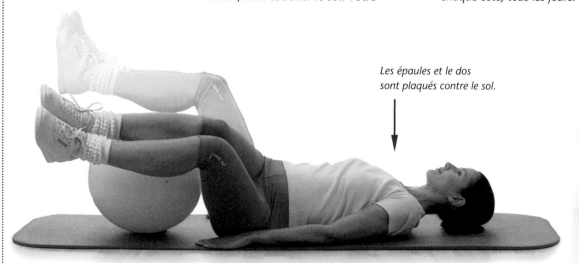

Les épaules et le dos sont plaqués contre le sol.

LEVER DE JAMBE POUR CUISSES ET FESSES

Échauffement

◆ Tenez-vous bien droit, les jambes écartées de la largeur des hanches. Avec la jambe droite, faites un grand pas vers l'avant : le mollet et la cuisse doivent être à angle droit. Forcez légèrement l'étirement, bras ballants. Répétez l'exercice avec la jambe gauche en avant.

Exercice 1

◆ Allongez-vous sur le côté gauche, jambe gauche pliée et jambe droite tendue. Posez le coude au sol et la tête sur la paume de la main.
◆ Soulevez la jambe droite et tenez un court instant en expirant. Baissez lentement la jambe, sans lâcher. Inspirez. Faites l'exercice avec la jambe gauche.

Exercice 2

◆ Prenez une chaise munie d'un coussin plat.
◆ Agenouillez-vous devant la chaise, dossier à votre gauche, et posez votre torse sur l'assise. Agrippez les pieds de la chaise avec vos deux mains et rapprochez les cuisses le plus possible de la chaise.
◆ Pliez la jambe gauche et levez-la ; la droite est bien serrée contre la chaise. Votre cuisse gauche et vos fesses forment une ligne droite. Faites l'exercice avec la jambe droite.

  Semaine 1 :
8 fois chaque exercice.
Semaine 2 : 16 à
20 fois chaque exercice,
tous les jours.

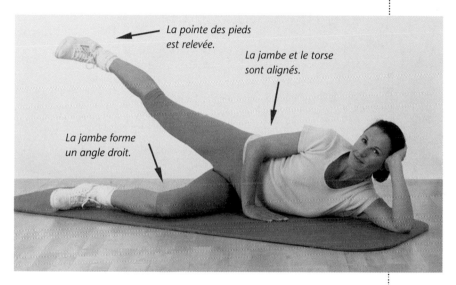

La pointe des pieds est relevée.

La jambe et le torse sont alignés.

La jambe forme un angle droit.

TRAVAIL DES MUSCLES ABDOMINAUX OBLIQUES

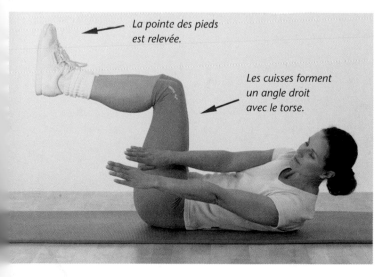

La pointe des pieds est relevée.

Les cuisses forment un angle droit avec le torse.

Exercice

◆ Allongez-vous sur le dos. Pliez les genoux. Les cuisses sont à la verticale et les tibias parallèles au sol.
◆ Soulevez la tête et passez vos bras tendus à gauche de vos cuisses en inspirant. Expirez en revenant dans la position initiale. Faites l'exercice de l'autre côté.

  Semaine 1 :
4 fois de chaque côté.
Semaine 2 :
8 fois de chaque côté,
tous les jours.

ÉLIMINER RAPIDEMENT LA GRAISSE

Pour obtenir de bons résultats aux endroits qui en ont besoin, il faut en éliminer les graisses en stimulant votre métabolisme. À cet effet, certains minéraux et vitamines sont particulièrement efficaces, surtout le zinc et la vitamine C. Ces deux nutriments activent les enzymes qui favorisent la dégradation des graisses dans les cellules.

En outre, veillez à absorber suffisamment de potassium. Ce minéral assure le drainage des tissus et mobilise le métabolisme à l'intérieur des cellules.

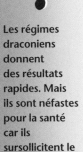

Les régimes draconiens donnent des résultats rapides. Mais ils sont néfastes pour la santé car ils sursollicitent le tissu conjonctif des zones à problèmes.

ASSIETTE VERTE

125 g (2 tasses) de petites feuilles tendres de bette
½ pomme de terre moyenne (75 g) à chair farineuse
1 blanc de poireau
1 gousse d'ail
10 g (2 c. à thé) de beurre
Noix muscade
1 c. à soupe de crème
1 branche d'origan hachée
Sel, poivre

◆ Lavez les feuilles de bette et hachez-les.

Pelez la pomme de terre, lavez-la et coupez-la en dés de 1 cm. Nettoyez le blanc de poireau et coupez-le en rondelles. Pressez l'ail.

◆ Faites fondre le poireau avec le beurre. Ajoutez l'ail et les bettes, laissez-les fondre 5 min. Ajoutez la pomme de terre et 500 ml d'eau. Portez à ébullition, salez, couvrez et faites cuire pendant 10 à 15 min.

◆ Prélevez 1 ou 2 louches de préparation, passez-la au mixeur et remettez-la dans le récipient. Poivrez, assaisonnez de noix muscade. Incorporez la crème et l'origan et dégustez.

Ce qu'il est préférable de manger

◆ Consommez des aliments contenant beaucoup de potassium : pommes de terre, carottes, champignons, oignons, abricots.

◆ Il faut à l'organisme au moins 2 litres de liquide par jour pour éliminer efficacement les toxines. Les boissons idéales sont l'eau minérale et les jus de légumes et de fruits.

◆ Le magnésium présent par exemple dans les noix et autres fruits à coque et les fruits secs intervient dans le processus de combustion des graisses au niveau cellulaire.

◆ Renforcez l'apport de fibres, en particulier celles qu'apportent les légumes frais et les céréales complètes, afin de stimuler le fonctionnement intestinal et d'assurer une bonne élimination.

STIMULER LE DRAINAGE ET LA DÉGRADATION DES GRAISSES

Certains aliments stimulent le drainage des tissus et la dégradation des graisses; d'autres les bloquent.

Aliments favorables

◆ Les aliments riches en fibres : les fruits tels que pomme, pamplemousse, groseille, les légumes tels qu'artichaut, brocoli, endive, haricot vert, concombre, pomme de terre, radis noir, poivron, betterave, céleri, tomate, asperge et bette ◆ Les noix et autres fruits à coque ◆ Les produits céréaliers complets tels que riz et pain complet ◆ Les produits laitiers fermentés (yogourt, laits fermentés...) et le lait enrichi en probiotiques ◆ La viande maigre telle que poulet, dinde et veau ◆ Le poisson – surtout de mer – et les crustacés.

Aliments défavorables

◆ Les produits à base de farine blanche (pain, gâteaux) ◆ Le sucre et aliments concentrés en sucre, les boissons sucrées ◆ Les aliments gras, les charcuteries, les fromages, les pâtisseries, les biscuits, les glaces ◆ Les frites et les préparations cuisinées type lasagnes, quiches, etc.

STIMULER LA CIRCULATION

Associez la gymnastique à des gestes qui, d'une part, ont un effet relaxant et, d'autre part, stimulent la circulation sanguine et facilitent l'élimination des toxines. Le sel marin détend l'organisme, active les vertus cellulaires et restaure les fonctions protectrices naturelles de la peau : mieux irriguée, celle-ci se régénère et se raffermit. On obtient le même résultat avec des massages par pincements et des enveloppements aux algues. Enfin, voici un truc tout simple : sur la plante du pied se trouve un point d'acupression très utile contre la peau d'orange (voir photographie ci-contre). Massez ce point par mouvements circulaires fermes pendant une à deux minutes.

 ## BAIN AU SEL DE LA MER MORTE

Préparation
◆ Il vous faut du sel de la mer Morte (dans certains magasins de produits naturels ou sur Internet). L'eau de la mer Morte, la plus concentrée en sels, contient des minéraux et des oligoéléments précieux.

Application
◆ Mettez 250 à 500 g de sel dans une baignoire remplie d'eau à 36 °C (97 °F) environ.

◆ Baignez-vous pendant 15 à 20 min dans cette eau salée, puis rincez-vous soigneusement sous la douche. Reposez-vous pendant 1 h.

Conseil
◆ Ne prenez pas ce bain juste avant de dormir, car le sel et l'eau chaude ont un effet stimulant.

  1 ou 2 fois par semaine

 ## ENVELOPPEMENT AUX ALGUES

Préparation
◆ Procurez-vous du suc d'algues dans un magasin de produits naturels ou sur Internet.

Application
◆ Appliquez le suc d'algues sur les zones à problèmes (cuisses, ventre, fesses...). Enveloppez ces zones dans de l'aluminium ménager ou du film alimentaire transparent, en serrant bien. Laissez agir 30 min.
◆ Rincez à l'eau tiède et reposez-vous pendant 1 h.

En vacances
◆ Outre les algues et le sel marin, la thalassothérapie recourt au sable et à la boue.

  1 ou 2 fois par semaine

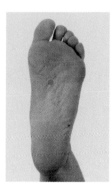

L'acupression est très utile contre la peau d'orange. Sur la plante du pied se trouve un point précis qu'il faut masser pour activer le drainage de la cuisse.

 ## MASSAGE GLACÉ PAR PINCEMENTS

Application
◆ Massez les zones à problèmes avec un jet d'eau froide ou des glaçons en effectuant de petits mouvements circulaires. Appliquez ensuite une huile de massage.
◆ Prenez chaque zone de peau entre le pouce et l'index, soulevez, pincez légèrement, puis relâchez. Répétez l'opération plusieurs fois.
◆ Vous pouvez masser avec une pommade maison : 5 c. à soupe de sel de mer mélangées avec 8 gouttes d'huile de citron et 10 ml de crème à 15 % – jusqu'à ce que la peau rosisse.

Conseil
◆ Les rouleaux de massage en bois sont très pratiques.
◆ Ce massage est déconseillé aux personnes souffrant de varicosités.

  Tous les jours après la douche ou au moins 3 ou 4 fois par semaine

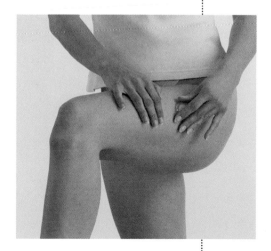

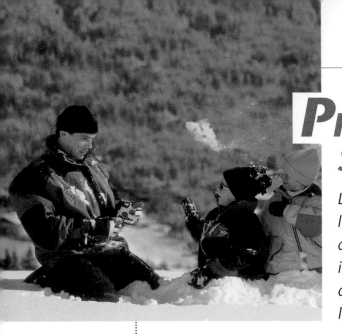

PROTÉGER SA PEAU

La sécheresse du vent, les changements de temps, l'excès de soleil et le chauffage central sont les ennemis de la peau. Mieux notre enveloppe corporelle est irriguée, moins elle est vulnérable. Des soins efficaces, de l'intérieur comme de l'extérieur, empêchent la peau de se déshydrater.

Mesurant jusqu'à 2 m² de superficie, la peau est le plus volumineux de nos organes, et ses fonctions sont primordiales. La peau régule la température du corps et, grâce à ses innombrables terminaisons nerveuses, sert d'organe sensoriel. Elle protège l'organisme au moyen de pigments qui combattent les rayons UV nocifs et, grâce à sa couche externe élaborée, protège également contre les intempéries et les agents pathogènes. Enfin, elle participe à notre respiration et, par sa coloration, va même jusqu'à traduire nos sentiments : nous rougissons de colère et pâlissons de peur. Lorsque l'acidité ou la teneur en graisse de la peau sont perturbées apparaissent des irritations cutanées. En hiver, la peau est particulièrement menacée : d'une part par le manque d'humidité dans les pièces chauffées et, d'autre part, par le déficit d'oxygène dont elle souffre parce que nous sortons moins. Elle se dessèche et perd une partie de sa résistance naturelle. Or, été comme hiver, la peau a besoin d'humidité pour rester lisse et ferme. C'est pourquoi le meilleur service à rendre à une peau particulièrement altérée ou mature, c'est de l'hydrater. Cela dit, l'humidité doit être combinée à des graisses pour que le film lipidique naturel soit maintenu. Donnez à votre peau ce dont elle a besoin, elle vous en remerciera.

PROGRAMME DE 7 JOURS

EXERCICE

Les activités sportives dynamisent l'épiderme.
▶ Les **sports d'endurance** favorisent l'irrigation sanguine de la peau.
▶ **Frictionner son corps** à l'aide d'une serviette a pour effet de **lustrer la peau,** mais également d'en augmenter l'irrigation sanguine et l'oxygénation.

ALIMENTATION

Préservez la santé et l'élasticité de votre peau.
▶ Contre le vieillissement et les méfaits du soleil, absorbez **des aliments riches en vitamines** protectrices de la peau : elles stimulent la régénération cellulaire.
▶ **Les minéraux** favorisent la circulation sanguine et fortifient le tissu cutané.

RELAXATION

▶ Votre peau, elle aussi, a besoin de périodes de repos. **Dormir suffisamment** est essentiel pour qu'elle puisse éliminer ses impuretés et régénérer son collagène.
▶ **Les soins du visage et les bains** lissent la peau, la purifient et lui fournissent les nutriments nécessaires.

RÉSISTER AU VENT ET AU FROID

Les sports d'endurance comme la bicyclette, le jogging, la marche et la natation stimulent la circulation sanguine, ainsi que l'oxygénation de la peau et l'élimination de ses impuretés. Le résultat est visible.

En hiver, pratiquez le plus souvent possible des activités de plein air : promenades dans la forêt enneigée, patinage sur glace, marche dans la neige et ski. En plus des exercices proposés sur cette page, allez respirer l'air frais au moins deux fois par semaine pendant une heure (ou plus, bien sûr !).

L'exercice ci-contre prépare au ski et, par ailleurs, fortifie la musculature et stimule la circulation. En faisant régulièrement du sport, non seulement vous éviterez de « faire du gras » en hiver, mais vous renforcerez du même coup vos défenses immunitaires.

 ## PRÉPARATION AU SKI

Exercice

◆ Sautez sur place à pieds joints pendant environ 30 s. Genoux pliés, faites 10 sauts successifs en tournant alternativement les hanches et les jambes vers la gauche puis vers la droite. Le torse doit rester bien droit.
◆ Fléchissez les genoux et penchez le torse vers l'avant,

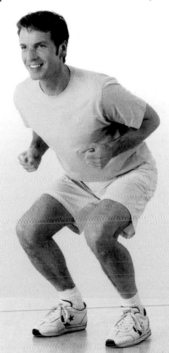

le dos bien droit. Placez les bras comme si vous teniez des bâtons de ski. Faites de petits sauts en tournant les fesses alternativement à gauche et à droite.
◆ Redressez-vous, jambes écartées, les bras toujours dans la même position. Sautez sur la jambe gauche pliée, la droite étant légèrement levée, puis changez de jambe.

Conseil

◆ S'il fait vraiment mauvais, vous pouvez faire cet exercice à l'intérieur. Sinon, profitez du balcon, de la terrasse ou du jardin. Cet exercice activant la circulation sanguine, faites-le même si vous ne skiez pas.

  10 min par jour

 ## LUSTRER SA PEAU

◆ Chaque matin, après la douche, frictionnez-vous vigoureusement tout le corps avec une serviette.
◆ Roulez la serviette, puis utilisez-la pour vous masser les pieds, de la pointe vers le talon, dessus et dessous.
◆ Utilisez une lotion pour le corps pour compenser

la perte d'humidité causée par la douche. Il est nécessaire de bien faire pénétrer les crèmes épaisses pour que leurs principes actifs soient efficaces et que le sang circule bien.

  Tous les matins

Contre le froid

▶ Avant d'affronter le froid, pincez-vous doucement la peau du visage, puis appliquez une crème de protection grasse. Cela favorise la circulation et évite à la peau de se dessécher.
▶ En hiver, on néglige souvent les effets des rayons UV. Portez des lunettes de soleil et choisissez une crème solaire à fort indice de protection.
▶ Les lèvres sont très sensibles au froid. Protégez-les avec une pommade spéciale.

Le sport réveille les peaux fatiguées !

DES VITAMINES ET DES MINÉRAUX POUR LA PEAU

L es mannequins et les vedettes du spectacle le savent mieux que quiconque : boire beaucoup, surtout de l'eau minérale, préserve la santé et l'élasticité de la peau. Un certain nombre de vitamines y contribuent également : les vitamines A et E assouplissent la peau et la rendent plus résistante, la vitamine C la purifie et la raffermit et la vitamine D stimule le métabolisme. Certains minéraux – le fer, le calcium et le magnésium – assurent une bonne circulation et, de ce fait, fortifient l'épiderme.

Les confiseries, les mets riches en sucre ou en matières grasses, l'alcool, le café et la nicotine, en revanche, sont à limiter : ils peuvent provoquer des irritations cutanées.

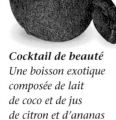

Cocktail de beauté
Une boisson exotique composée de lait de coco et de jus de citron et d'ananas apporte à la peau des vitamines et des minéraux.

FLAN DE COURGETTES

3 petites courgettes (250 g)
2 c. à soupe de boulgour
1 petite gousse d'ail
1 œuf
1 c. à soupe de crème
30 g (3 c. à soupe) de parmesan râpé
Sel, poivre

◆ Pelez les courgettes et passez-les sur une grosse râpe. Mettez-les dans une passoire, poudrez-les de sel, laissez-les dégorger 15 min. Versez 4 c. à soupe d'eau bouillante salée sur le boulgour et laissez-le gonfler. Pelez l'ail et passez-le au presse-ail.

◆ Battez l'œuf avec la crème, du sel et du poivre.

◆ Pressez les courgettes entre vos mains ou dans un linge pour en extraire le plus d'eau possible. Incorporez-y le boulgour, l'ail, le parmesan et l'œuf.

◆ Versez la préparation dans un petit plat à gratin, mettez au four et laissez cuire de 30 à 40 min à 170 °C (350 °F). Servez chaud ou froid.

Préserver sa peau

Une mauvaise alimentation se voit sur la peau.

◆ Mangez des pommes. Elles contiennent de la pectine, laquelle favorise la capacité de la peau à absorber l'humidité.

◆ Le jus de citron (2 c. à soupe dans un verre d'eau, à boire chaque matin) active le métabolisme, apporte de la vitamine C et purifie la peau.

◆ La vitamine A, vitamine de la peau par excellence, contribue à sa fermeté et son élasticité. De plus, elle freine la production de sébum. On la trouve dans le foie, le jaune d'œuf, les fromages, le beurre, les poissons gras et, sous forme de provitamine A, dans la carotte, le melon, la mangue, l'abricot et les légumes verts bien colorés. Un verre de jus de carotte par jour aide à avoir un joli teint.

◆ Les personnes souffrant d'acné doivent absorber des aliments contenant du sélénium : champignons, asperges, ail, etc.

◆ Les phytostérols et les flavonoïdes, apportés par le raisin noir, les baies et les agrumes, rendent la peau ferme et agissent contre la formation des rides.

◆ Les fruits à coque contiennent du magnésium, du fer et du calcium et font de parfaits en-cas entre les repas.

◆ Évitez la nicotine, qui freine les échanges et accentue l'accumulation des toxines, ce qui donne un teint brouillé.

◆ Limitez votre consommation d'alcool, qui dilate les vaisseaux de l'épiderme et provoque l'apparition de couperose sur le visage.

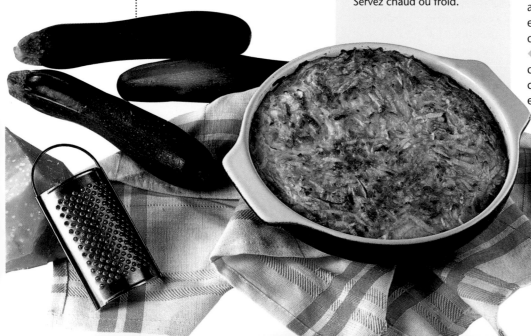

FAITES DU BIEN À VOTRE PEAU

Pendant que nous dormons, notre épiderme se purifie ; le collagène, une protéine qui constitue l'essentiel du tissu conjonctif, se forme et les cellules se renouvellent. Pour offrir à votre peau une véritable cure de beauté, couchez-vous au moins deux fois par semaine vers 22 heures ou veillez à dormir au moins huit heures par nuit.

Pour soigner votre peau de façon efficace et visible, il faut d'abord connaître son type. On distingue les peaux sèches, grasses, normales et mixtes. Si vous ne savez pas à quelle catégorie appartient votre peau, faites-la examiner par une esthéticienne.

Les peaux matures ou abîmées par le soleil, le vent et les écarts de température, hiver comme été, ont avant tout besoin d'être hydratées. Faites-vous régulièrement des soins du visage régénérants – d'ailleurs, pourquoi ne pas vous offrir un soin complet en institut de beauté tous les trois mois ? Enfin, glissez-vous dans la peau de la reine Cléopâtre en prenant des bains au babeurre (voir ci-contre).

 ## SOINS POUR VISAGES À PEAU SÈCHE

Préparation
◆ Procurez-vous dans le commerce un masque désincrustant à la pomme et un exfoliant à base de son d'amande ou de blé. Il vous faut également un masque aux algues ou un avocat bien mûr écrasé à la fourchette.

Les masques
◆ Humectez-vous le visage. Appliquez l'exfoliant par petits mouvements circulaires pour éliminer les peaux mortes. Rincez soigneusement.

◆ Appliquez le masque à la pomme par petits mouvements circulaires en massant légèrement. Laissez agir le temps indiqué sur l'emballage, puis rincez soigneusement.
◆ Pour parfaire le traitement et lutter contre les ridules, appliquez le masque à l'avocat ou aux algues. Laissez agir environ 10 min et rincez à nouveau avec grand soin.

  2 fois par semaine

 ## BAIN À LA CLÉOPÂTRE

Préparation
◆ Il vous faut environ 2 litres de babeurre.

Bain au babeurre
◆ Versez le babeurre dans la baignoire, ajoutez de l'eau à 38 °C (100 °F) et mêlez bien.
◆ Restez entre 15 et 20 min dans le bain.
◆ Ne vous rincez pas afin de conserver le film qui s'est

déposé sur votre peau. Tamponnez simplement votre corps à l'aide d'une serviette.

  2 ou 3 fois par semaine

Le hammam

L'hiver, le bain de vapeur est un véritable bienfait pour la peau… et pour le moral. L'humidité s'élevant à près de 90 %, la peau est enveloppée d'un fin nuage de vapeur et ne peut se dessécher, même si elle transpire. Bien irriguée et nettoyée en profondeur, elle prend une souplesse soyeuse. Après votre séance de hammam, détendez-vous dans la salle de repos. Le hammam est aussi très efficace pour les muqueuses irritées.

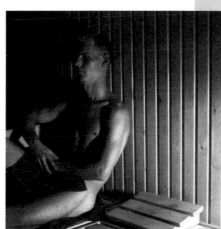

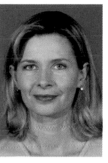

Les couleurs ont un effet sur la peau. Utilisé en chromothérapie, le bleu lutte contre la couperose et les peaux grasses. Quant au vert, il mobilise les défenses immunitaires et agit sur l'ensemble du processus de régénération des tissus.

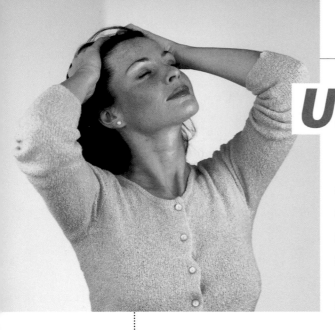

UN BIEN-ÊTRE QUI SE VOIT

Corps et esprit en harmonie, bonne humeur et optimisme débordant : ainsi pourrait-on décrire les manifestations du bien-être. Lorsque l'on est en accord avec soi-même, on rayonne de vitalité et on exprime sa véritable personnalité. Il existe de nombreux moyens pour atteindre cet idéal.

Point de bien-être sans attitude positive. Pour cela, deux conditions sont essentielles : la connaissance et l'estime de soi. Pour atteindre ces deux objectifs, les possibilités sont multiples. Pensez d'abord à vos besoins personnels et, au cours de la journée, prenez le temps de vous faire plaisir, c'est une grande source de satisfaction. Qui sait apprécier la vie n'a pas besoin d'en parler : cela se voit. Si, par ailleurs, vous êtes capable de penser ou de réagir positivement dans les situations difficiles, plus rien ne vous barre la route de la sérénité et de la joie de vivre. Reportez-vous au programme « Les optimistes vivent plus longtemps », p. 306-311.

Mieux savourer la vie en vingt et un jours

Trois semaines suffisent – les spécialistes l'affirment – pour se débarrasser de ses mauvaises habitudes. Jouir de la vie est un art qui s'apprend relativement vite : c'est évidemment la première condition pour faire connaissance avec le bien-être. Impliquez votre partenaire, mais aussi votre famille et vos amis dans cette aventure, car les relations sociales sont un élément incontournable de l'harmonie intérieure.

La vitalité vient de l'intérieur

Depuis des millénaires, les Asiatiques pratiquent des techniques de relaxation efficaces. Dans les pays occidentaux, les adeptes d'enseignements ancestraux d'Extrême-Orient tels le yoga, l'ayurveda et le qigong sont de plus en plus nombreux. Associées aux découvertes les plus récentes en matière de nutrition et de médecine, ces doctrines ont ouvert de nouvelles voies dans la quête du bien-être. Les exercices appelés les Cinq Tibétains, proposés dans le programme qui suit, en témoignent : alliant exercice

Soigné de la tête aux pieds

▶ Avoir les cheveux propres met de bonne humeur. Ne lésinez pas sur la qualité des produits.

▶ Évitez les expériences hasardeuses : n'essayez pas de faire vous-même votre nouvelle coupe ou de changer votre couleur de cheveux. Permanente et coloration sont avant tout l'affaire des coiffeurs !

▶ Arborez un sourire radieux et des dents bien blanches : brossez-vous scrupuleusement les dents et allez régulièrement chez le dentiste.

▶ Soignez vos ongles des mains et des pieds. Il n'y a rien de plus laid que des cuticules écorchées et des ongles trop courts ou trop longs. Entretenez la santé et la souplesse de vos ongles grâce à un mélange d'huile d'olive et de jus de citron.

▶ Vos mains sont votre carte de visite et doivent être agréables à serrer. Un soir par semaine, enduisez-les d'une crème à la camomille et enfilez des gants en laine. Le lendemain matin, vos mains auront retrouvé leur douceur.

physique et relaxation, ils concourent à l'harmonie intérieure. D'autre part, les méthodes asiatiques montrent que, pour profiter pleinement de la vie, il est essentiel de chasser de son esprit les pensées axées sur les objectifs professionnels et la performance personnelle. Prendre soin de soi et, en premier lieu, de son corps constitue la première étape vers le bien-être.

Renforcer la connaissance de soi

Les individus satisfaits de leur apparence extérieure ont généralement confiance en eux. Faites quelque chose pour vous: un massage, une nouvelle coupe de cheveux, un maquillage différent, etc. Redécouvrez les petits plaisirs de la vie: prenez le temps de savourer un bon repas ou de passer une soirée entre amis à jouer aux cartes. Se remettre à la marche, à la natation ou à tout autre sport procure une intense satisfaction. Et la joie que l'on ressent lorsque l'on a su modifier son comportement alimentaire et perdu quelques kilos superflus est immense. On se sent nettement mieux dans sa peau.

L'éternelle devise: se détendre et jouir de la vie

Apprenez à vous motiver et prenez du temps rien que pour vous, tout particulièrement lorsque vous avez le sentiment que la grisaille du quotidien vous bouche l'horizon.

Après une journée difficile marquée par le stress, accordez-vous un quart d'heure, voire une demi-heure, pour vous relaxer: prenez un bain, buvez un jus de fruits frais, plongez-vous dans un bon livre ou écoutez votre musique préférée. Consacrez une fin de semaine à votre programme personnel de bien-être et, le lundi, redémarrez la semaine détendu et plein d'énergie.

L'estime de soi

Le bien-être, c'est se sentir en harmonie avec soi-même et trouver le moyen de s'accepter tel que l'on est ou, à défaut, de faire quelque chose pour y parvenir.

Première étape sur cette voie – la plus facile peut-être: revoir vos habitudes alimentaires et vous préparer de bons petits plats diététiques. Plus rien ne pourra alors se mettre en travers de votre chemin, et votre état de bien-être sera visible: une personne soignée de la tête aux pieds et satisfaite d'elle-même est rayonnante.

Avec ce programme, accordez-vous vingt et un jours de bien-être et apprenez à entretenir ensuite votre forme physique et psychique.

PROGRAMME DE 3 SEMAINES

EXERCICE

Les exercices appelés **les Cinq Tibétains** sont, dit-on, le secret de l'éternelle jeunesse!
▶ Ils fortifient le tissu conjonctif et **raffermissent la peau.**
▶ Par ailleurs, ils aident à **libérer l'énergie** en réserve et à accéder au bien-être.

RELAXATION

L'espace d'une fin de semaine, mettez tous vos sens en éveil.
▶ **Videz votre esprit** de tout ce qui l'encombre, profitez de l'instant présent et détendez-vous en suivant un programme de bien-être pendant toute une journée.
▶ **Laissez libre cours à votre créativité** en appréciant les choses, en les sentant et en les savourant…

ALIMENTATION

Donnez à votre corps tout ce dont il a besoin pour fonctionner de façon optimale, vous n'aurez qu'à vous en féliciter.
▶ **Le zinc, le silicium et la cystine** font briller les cheveux et fortifient les ongles.
▶ **Les protéines végétales** activent le processus de régénération de l'organisme.

VOYAGE QUOTIDIEN AU TIBET

 LES CINQ TIBÉTAINS

Les Occidentaux adoptent de plus en plus les méthodes médicinales venues de l'Orient. Elles ont toutes en commun l'unité entre le corps, l'esprit et l'âme.

Les Cinq Tibétains sont pratiqués depuis des siècles par les moines des hautes vallées de l'Himalaya pour conserver santé et vitalité. Ils raffermissent la peau, fortifient les principaux groupes musculaires et consolident le tissu conjonctif. En outre, ils sont censés donner accès à l'énergie vitale inutilisée et amener à un état de bien-être à tous les niveaux. Faites chaque jour les Cinq Tibétains, le matin dès votre lever ou le soir avant de vous coucher. Avec un peu de pratique, il ne vous faudra pas plus de cinq à dix minutes pour les effectuer. Toutefois, ils sont déconseillés aux personnes ayant des problèmes de disques intervertébraux.

Si vous êtes intéressé par d'autres méthodes comme le tai-chi ou le qigong, les cours ne manquent pas : prenez contact pour une séance d'essai.

Faites chaque exercice 3 fois et, au fil des trois semaines, passez progressivement à 21 fois. Entre les exercices, tenez-vous bien droit en inspirant profondément par le nez et en expirant par la bouche, deux fois de suite.

!

Pour être efficaces, les exercices doivent être exécutés dans l'ordre. Commencez toujours par le premier rite pour finir par le cinquième.

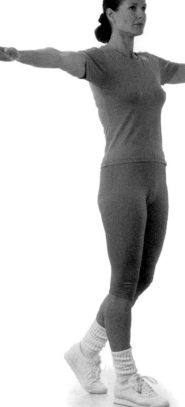

Rite 1
◆ Tenez-vous bien droit, jambes légèrement écartées d'avant en arrière. Levez les bras sur les côtés, à hauteur des épaules, paumes vers le sol. Laissez la tension couler de vos bras vers vos avant-bras et jusqu'à la pointe de vos doigts. Tenez cette position pendant 5 à 7 s.
◆ À tout petits pas, pivotez sur votre axe dans le sens des aiguilles d'une montre. Au début, répétez l'exercice 3 à 5 fois. Respirez de façon régulière et maintenez la position pendant tout l'exercice.

Rite 2
◆ Allongez-vous sur le dos, bras tendus le long du corps.
◆ Levez les jambes à la verticale, puis soulevez la tête en tendant le menton vers la poitrine. Inspirez.
◆ Baissez la tête et les jambes en même temps et lentement. Expirez.

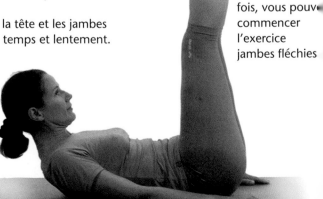

Conseil
◆ Les première fois, vous pouve commencer l'exercice jambes fléchies

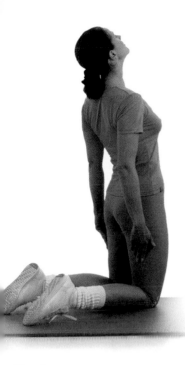

Rite 4

◆ Asseyez-vous sur le sol, jambes tendues, pointe des pieds vers le haut. Posez les mains près de vos fesses et penchez le menton vers la poitrine.

◆ En inspirant, soulevez les hanches du sol et pliez les genoux de façon à ce que vos plantes de pieds soient bien plaquées au sol. Votre corps, de la tête aux genoux, forme une ligne horizontale. Laissez aller doucement la tête en arrière, sans forcer.

◆ Revenez lentement à la position initiale et expirez.

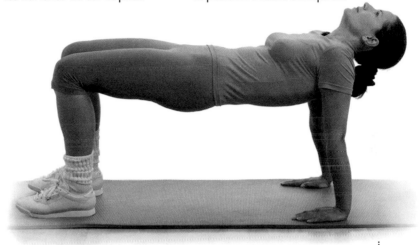

Rite 3

◆ Mettez-vous à genoux, torse bien droit. Posez les mains sur l'arrière des cuisses, sous les fesses. Votre colonne vertébrale est bien droite.

◆ Inclinez la tête vers l'avant. Inspirez par le nez et cambrez-vous en arrière à partir de la taille. Inclinez la tête le plus loin possible vers l'arrière en vous servant de vos mains comme appui. Expirez et revenez à la position initiale.

Rite 5

◆ Commencez l'exercice paumes des mains et pieds au sol, comme pour faire des pompes. Les mains sont espacées de 30 à 50 cm, les pieds aussi.

◆ Tirez la tête doucement vers l'arrière en bombant le torse.

◆ En inspirant, soulevez les fesses et penchez le menton vers le buste. Votre corps est en forme de A.

◆ Revenez à la position de départ en expirant.

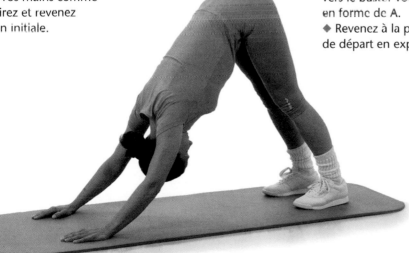

ESSENCES ET PARFUMS CURATIFS

Il y a six mille ans, les prêtres égyptiens ébouillantaient déjà des fleurs, des feuilles, des écorces ou des résines pour obtenir des huiles essentielles destinées à des baumes odorants, des encens et autres remèdes bienfaisants. Aujourd'hui, à ces mêmes fins, on distille environ 300 espèces végétales de par le monde. On retrouve ces essences dans toutes sortes de produits : des huiles pour parfum d'ambiance, des produits dentaires, des solutions pour inhalation, des huiles de massage, des pommades pour sportifs, des parfums et des crèmes pour le visage. Les parfums pénètrent dans le corps par le nez et la peau et stimulent directement la membrane cellulaire. Selon le type d'huile, les effets sont apaisants ou dynamisants.

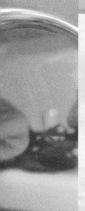

Versez de 6 à 10 gouttes d'huile essentielle dans une grande quantité d'eau de façon qu'on puisse faire chauffer le mélange lentement. S'il chauffe trop fort, il va s'évaporer et se décomposer avant de répandre ses senteurs.

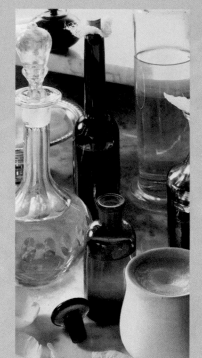

Scientifiquement prouvé

◆ Les huiles d'arbre à thé et de bergamote ont des effets antiseptiques, notamment sur les mycoses cutanées.
◆ Les inhalations au thym ou à l'eucalyptus agissent sur les sécrétions des bronches et facilitent l'expectoration.
◆ La menthe poivrée soulage les troubles intestinaux et, en usage externe, agit sur les affections dermatologiques.
◆ L'effet apaisant du néroli, du tilleul et de la lavande est précieux contre les états nerveux et favorise le sommeil.
◆ Le système immunitaire peut être renforcé par stimulation. C'est pourquoi, dans certaines cliniques, on masse les malades avec des huiles essentielles.

 ## LES BIENFAITS DE L'AROMATHÉRAPIE

Bain antifatigue

◆ Mettez 2 gouttes d'huile essentielle de basilic, 4 gouttes d'huile de géranium et 2 gouttes d'huile d'hysope dans une coupelle. Incorporez 2 à 3 c. à soupe de crème ou de jaune d'œuf et mélangez bien le tout. Versez dans l'eau du bain.

Inhalation contre le rhume

◆ Versez 2 gouttes d'huile essentielle de basilic, 8 gouttes d'huile d'eucalyptus et 2 gouttes d'huile de menthe poivrée dans une casserole d'eau bouillante. Couvrez-vous la tête avec une serviette et inhalez la vapeur pendant 10 min, yeux fermés.

Fermeté du visage

◆ Mélangez 15 ml (1 c. à soupe) d'huile essentielle de jojoba, 5 ml (1 c. à thé) d'huile de noyau d'abricot, 5 gouttes d'huile essentielle de néroli et 1 goutte d'huile d'ylang-ylang. Versez dans un flacon et secouez bien. Faites chauffer à 40 °C (104 °F). Massez-vous le visage avec cette lotion, puis rincez.

Huiles et humeurs

Les huiles essentielles agissent sur le cerveau par l'intermédiaire des récepteurs olfactifs. Rayonnant à partir du centre olfactif du cerveau, les odeurs stimulent les zones cérébrales proches, qui produisent des hormones et contrôlent les sensations. Les huiles essentielles ne doivent jamais être absorbées sans avis médical.
▶ Sur votre lieu de travail, le parfum tonifiant et stimulant de la bergamote, du citron et de la citronnelle maintient l'esprit éveillé et dynamique.

▶ Chez vous, neutralisez les odeurs de cuisine et purifiez l'air avec de l'eucalyptus, de l'arbre à thé, du géranium et de la citronnelle.
▶ Dans votre chambre, la lavande, l'ylang-ylang, l'orange, la mélisse et le bois de santal créent une ambiance agréable et apaisante.
▶ Extrêmement concentrées, les huiles essentielles doivent d'abord être diluées dans une huile végétale comme l'huile de soja ou de tournesol lorsqu'elles sont employées pour les massages.

▶ *Huile de bergamote*

Légèrement sucré et citronné,
son parfum agit sur l'humeur.
En application externe
et fortement diluée,
l'huile de bergamote
est efficace contre l'acné et
l'eczéma. La bergamote est
également employée en tisane
et comme épice. Attention,
son usage entraîne des effets
photosensibilisants.

▶ *Huile de bois de santal*

Son parfum est excellent
contre les états dépressifs.
Que ce soit en inhalation
ou en friction, cette huile
est efficace contre les toux
sèches, les maux de gorge
et la bronchite.
En cosmétique, le bois
de santal est utilisé
aussi bien pour les peaux
sèches que grasses.
Sur avis médical seulement.

▶ *Huile de géranium*

Comme pour bien des huiles
de fleurs, son parfum agit
sur les états dépressifs.
En traitement cutané,
le géranium est employé à
la fois pour les peaux sèches
et les peaux grasses car
il équilibre la production de
sébum. L'huile de géranium
présente des propriétés
hémostatiques et s'emploie
pour soigner les plaies.

▶ *Huile de menthe poivrée*

Comme pour le romarin
et le basilic, le parfum de
la menthe rafraîchit l'esprit.
3 gouttes versées dans
le bain stimulent les défenses
immunitaires du corps.
Une inhalation à l'huile
de menthe poivrée libère
les voies respiratoires.
Diluée, cette huile s'emploie
en massage contre
les crampes et les maux
d'estomac et d'intestins.

▶ *Huile de lavande*

Un bain à l'huile
de lavande soulage
les douleurs
musculaires dues
aux tensions et
aux crampes.
En massage ou dans
un bain pas trop chaud,
l'huile de lavande agit
également sur les
problèmes circulatoires.

▶ *Huile d'orange*

Un bain à l'huile d'orange
réchauffe de l'intérieur
lorsqu'il fait froid dehors
et met de bonne humeur.
Pour éviter les irritations
cutanées, il est recommandé
de ne pas dépasser la dose
de 4 gouttes par bain.

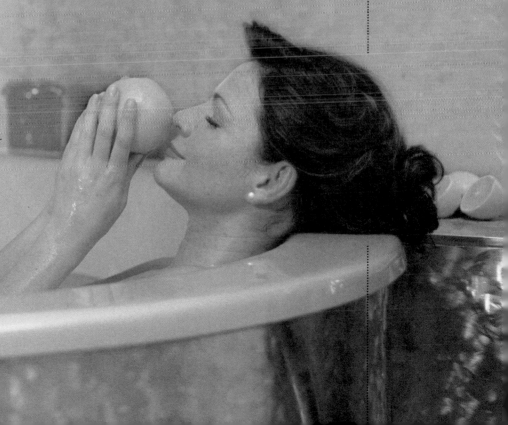

UNE FIN DE SEMAINE CONSACRÉE À VOS SENS

CRÉATIVITÉ ET DÉTENTE

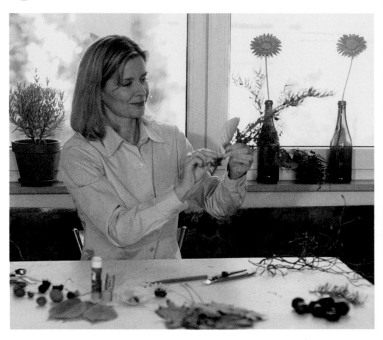

La beauté vient de l'harmonie entre le corps et l'esprit. Nerfs détendus, muscles fermes, rayonnement positif : tous ces états interagissent et concourent au bien-être. Après une dure semaine, accordez-vous une fin de semaine rien que pour vous. Prenez du temps pour des activités créatives et relaxantes et, tous vos sens en éveil, profitez de votre environnement. Déconnectez complètement et adonnez-vous aux menus plaisirs de la vie : allez au sauna ou au hammam, chez le coiffeur ou l'esthéticienne et prenez un bon bain suivi de soins de beauté. Tous ces petits riens vous permettront de vous sentir bien dans votre peau, pour le plus grand plaisir de tout votre entourage.

◆ La fin de semaine, promenez-vous en ouvrant grand les yeux pour admirer l'environnement et faites attention à tout ce que vous négligez le reste de la semaine. Au printemps, ce seront les châtons sur les branches ou, sur le bord du chemin, les cailloux qui ont une forme particulière. En automne, ce seront l'or des mélèzes, le jaune doré des bouleaux, le rouge et le pourpre des érables, ou l'herbe sèche des chemins. Ramassez différents objets qui vous plaisent et rapportez-les chez vous.

◆ Laissez libre cours à votre créativité. Mettez des cailloux dans un récipient en verre où vous ficherez des branches ou des fleurs ; inventez une coupe d'automne avec du feuillage, des quenouilles, des pommes et des branches sèches aux formes ou aux couleurs attrayantes ; composez un bouquet avec des fleurs séchées et des épis de céréales... Les exemples abondent. Laissez courir votre imagination et, avec vos mains, donnez-lui forme.

Se sentir bien du matin au soir

Réservez-vous toute une journée pour satisfaire vos envies. Vous trouverez ci-après quelques idées, mais rien ne vous empêche d'avoir les vôtres.

▶ Le matin, prenez le temps de soigner votre peau, puis prenez un bon petit déjeuner qui durera aussi longtemps qu'il vous plaira.

▶ Ensuite, sortez prendre l'air. Redécouvrez vos endroits préférés, marchez dans un parc, faites une longue promenade, seul ou à deux, et appréciez votre temps libre.

▶ À midi, prenez un repas léger dans un bon restaurant ou rentrez chez vous et prenez le temps de cuisiner votre plat favori. L'après-midi, offrez-vous une séance de cinéma ou visitez un musée que vous avez envie de voir depuis longtemps.

▶ De retour à la maison, enfilez ce vieux chandail que vous aimez tant. Régalez-vous d'une activité un peu plus intellectuelle : une émission littéraire ou politique, par exemple, ou un reportage dans un pays lointain.

LA BEAUTÉ DE L'INTÉRIEUR

Manger un bon plat qui, en plus, fait du bien à la peau et aux cheveux ? Rien de plus facile. Une multitude d'aliments renferment des vitamines, des minéraux et d'autres substances excellents pour la beauté de votre peau, vos cheveux et vos ongles.

Les légumes frais sont riches en protéines végétales et activent les processus de régénération de l'organisme. Les phytostérols et les flavonoïdes, présents en majorité dans la peau des légumes, entrent également dans la fabrication de produits de soins pour la peau et les cheveux.

La recette au millet ci-contre fournit, entre autres, du zinc, du silicium et de la biotine à la peau, aux cheveux et aux ongles. Quant aux fibres apportées par l'asperge, elles favorisent le drainage des tissus.

MILLET AUX LÉGUMES

- 150 ml de bouillon de légumes
- 2 pincées de curcuma
- 80 g (1 portion) de millet
- 4 pointes d'asperge (150 g)
- 1 carotte (100 g)
- 50 g (½ tasse) de pois gourmands
- 1 oignon blanc nouveau
- 5 g (1 c. à thé) de beurre
- 1 c. à soupe de persil haché
- 1 c. à thé d'estragon haché
- 1 c. à soupe de cerfeuil

◆ Faites bouillir le bouillon de légumes, ajoutez le curcuma et le millet, laissez cuire 25 min à couvert.
◆ Nettoyez les légumes, coupez-les en morceaux et faites-les cuire 10 min dans le compartiment perforé d'un cuit-vapeur.
◆ Tassez le millet dans un moule en couronne graissé.
◆ Faites fondre le beurre à feu doux, passez-y les légumes, puis égouttez-les. Ajoutez les herbes hachées. Démoulez le millet sur une assiette et ajoutez les légumes.

Cuisine beauté

Nombre d'aliments contiennent des micronutriments qui embellissent et revitalisent la peau et les cheveux.

◆ **Zinc** Il est abondant dans les abats, la viande, les volailles, les produits laitiers, les fromages, les champignons, les produits aux céréales complètes, la levure de bière et les amandes. Le zinc empêche que les cheveux et les ongles soient secs et cassants et se dédoublent.

◆ **Le silicium** stimule la croissance des ongles et protège les articulations. On le trouve dans les céréales complètes, notamment dans le millet.

◆ **Acide pantothénique ou vitamine B5** Un déficit en acide pantothénique peut provoquer le grisonnement précoce des cheveux. On en trouve en grande quantité dans le foie de veau, le poisson et les viandes.

◆ **Quercétine** Présente notamment dans les pommes, elle fortifie le tissu conjonctif.

◆ **Cystine** On la trouve dans la viande, les fromages maigres et le soja. Elle est nécessaire à la santé et au brillant des cheveux.

Pour votre beauté, mangez sain !

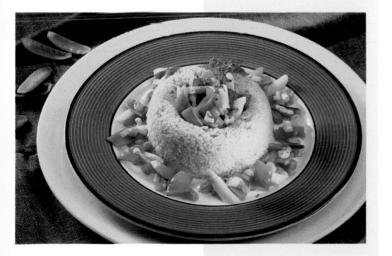

Dormir en beauté

Beaucoup d'Américaines ont adopté cette recette : peu avant le coucher, manger 30 g de poulet ou de poisson cuit et boire le jus d'un citron. Cet apport en protéines et en vitamines améliorerait la production de collagène et, par conséquent, le processus de rajeunissement du tissu conjonctif pendant la nuit.

AÉROBIC FACIALE CONTRE LES RIDES

Le visage compte plus de quarante muscles qui nous permettent de rire, de froncer les sourcils, d'avoir l'air triste et de faire des grimaces. Plus ces muscles sont élastiques, plus le visage est lisse. On peut les entraîner en les contractant et en les relâchant et, ainsi, avoir un visage épanoui. Vous avez sans doute remarqué que nombre de personnes d'un certain âge, dont les actrices, font plus jeunes qu'elles ne le sont en réalité : c'est souvent parce qu'elles ont appris à utiliser et contrôler tous les muscles de leur visage. L'expression aérobic faciale peut paraître incongrue au premier abord : elle désigne tout simplement différents exercices qui préviennent la formation des rides et atténuent celles qui sont déjà formées.

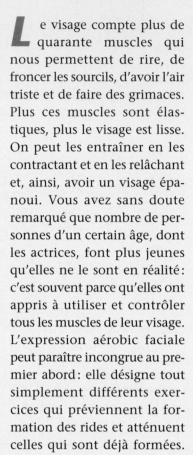

Lorsque vous bâillez, tous les muscles de votre visage se contractent puis se relâchent.

 SE DÉ-RIDER

Exercice

◆ Souriez à vos pensées, à vos organes et à l'ensemble de votre corps. Si vous trouvez cela drôle, riez tout seul.

◆ Lorsque vous souriez, accentuez la mimique de votre bouche et maintenez ce « rictus » le plus longtemps possible, sans excéder 30 s.

Conseil

◆ Les scientifiques ont découvert qu'une mimique optimiste agit directement sur le cerveau et les sensations. Lorsque l'on rit, on se sent tout de suite mieux. Non seulement sourire réduit les rides, mais cela élimine le stress.

 3 ou 4 fois par jour

 LISSER SON FRONT

Exercice 1

◆ Placez les mains sur votre visage, bouts des doigts posés sur le front, et pressez légèrement. Étirez les sourcils vers le haut en plissant le front. Maintenez cette position 7 s environ, puis relâchez.

◆ Posez les doigts à la racine des cheveux et tirez la peau de votre visage vers l'arrière en essayant de froncer les sourcils.

Maintenez cette position pendant 7 s également.

Exercice 2

◆ Observez-vous dans une glace et repérez la ride horizontale la plus profonde de votre front.

◆ Posez une main à plat sur cette ride et appuyez avec précaution. Posez l'autre main sur la première et accentuez la pression.

◆ Tirez les mains vers le haut de façon à entraîner la peau de votre front. Fermez les yeux et tenez cette position pendant environ 15 s.

◆ Ouvrez les yeux et caressez-vous doucement le front avec les mains.

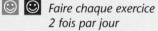 *Faire chaque exercice 2 fois par jour*

Le cou attire les regards

Le visage, et tous ses défauts éventuels, est la première chose que l'on voit chez quelqu'un. L'hiver, le cou et ses plis sont le plus souvent cachés par les vêtements. Mais, au printemps et en été, ils sont exposés à tous les vents. Raisons organiques mises à part, c'est bien souvent notre comportement qui provoque l'apparition des plis du cou.

▶ L'une des causes est le fait de dormir avec un oreiller. Préférez un coussin très plat.

▶ Lorsque vous lisez ou écrivez, asseyez-vous bien droit et tenez votre tête droite. Évitez de baisser le menton vers la poitrine pour éviter la formation de plis.

▶ Si, en l'espace de 3 à 4 semaines, vous constatez que votre cou a gonflé, il peut s'agir d'un dysfonctionnement, voire d'une inflammation, de la glande thyroïde, pouvant avoir des conséquences graves. Consultez immédiatement votre médecin.

CONTRE LE RELÂCHEMENT DES MUSCLES DU MENTON

Exercice 1

◆ Asseyez-vous bien droit sur un tabouret. Étirez la tête vers le haut, puis poussez-la un peu vers l'avant. Rentrez-la ensuite légèrement dans le cou.

◆ Recouvrez votre lèvre supérieure avec votre lèvre inférieure, comme si vous cherchiez à toucher votre nez avec le menton. Tenez la position 15 s. Rabaissez votre lèvre inférieure et remettez votre tête dans sa position naturelle. Détendez-vous.

Exercice 2

◆ Asseyez-vous bien droit et rentrez légèrement la tête dans le cou. Recouvrez votre lèvre supérieure avec votre lèvre inférieure. Tournez la tête vers la droite, tenez 7 s, puis remettez-la dans sa position initiale. Détendez-vous. Répétez l'exercice vers la gauche.

  Faire chaque exercice 1 ou 2 fois par jour

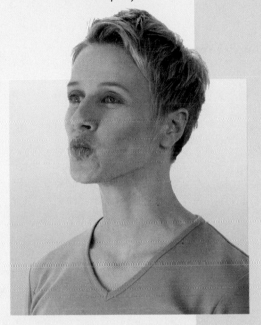

 DYNAMISER LES JOUES

Exercices

◆ Ouvrez grand la bouche, tirez la langue le plus loin possible et tenez cette position 7 à 10 s.

◆ Rentrez la langue. Formez un O avec la bouche, puis fermez-la « en cul de poule ». Tenez cette position quelques secondes.

◆ Fermez la bouche et serrez légèrement les dents.

◆ Lèvres serrées, souriez le plus largement possible.

◆ Gonflez vos joues comme si vous vouliez jouer de la trompette. Tenez cette position environ 10 s. Détendez les muscles de vos joues.

  Faire chaque exercice 1 ou 2 fois par jour

 ESTOMPER LES PATTES D'OIE

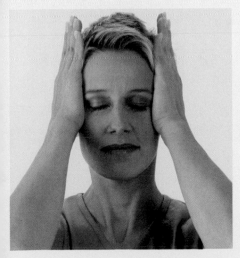

Exercice

◆ Asseyez-vous devant une table et posez vos coudes dessus. Vous pouvez aussi réaliser cet exercice debout devant un miroir.

◆ Détendez votre visage et posez les paumes sur vos pommettes.

◆ Appuyez fortement avec le bord des mains, puis intensifiez la pression en comptant jusqu'à 10. Relâchez.

Conseil

◆ Les compresses aux feuilles de noyer et de bouleau produisent un effet lissant. Arrosez d'eau bouillante une poignée de feuilles mélangées, laissez infuser 20 min, puis filtrez. Faites tremper des tampons d'ouate dans l'infusion. Posez-les sur vos yeux fermés et laissez agir pendant 10 min.

  5 à 10 fois par jour

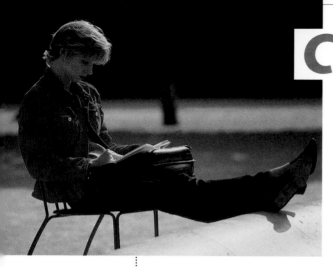

CONTRE LES VARICES, FORTIFIER SES VEINES

Les varicosités et les varices sont la conséquence d'une insuffisance du système veineux. Au-delà du problème esthétique qu'elles présentent, elles peuvent dégénérer en complications sérieuses. Apprenez ce que vous pouvez faire contre les varices et comment soulager les douleurs qui les accompagnent.

Dans les pays industrialisés, une femme sur deux et un homme sur quatre en moyenne souffrent de varices. Celles-ci apparaissent lorsque les fibres du tissu conjonctif des parois veineuses sont affaiblies et distendues : les valvules des veines ne se referment plus correctement. Or la fonction des valvules est d'empêcher que le sang qui remonte vers le cœur ne redescende vers les différentes parties du corps.

L'origine des varices est le plus souvent une faiblesse héréditaire du tissu conjonctif. Mais la surcharge pondérale et le manque d'exercice constituent des facteurs de risque. Les modifications hormonales au cours de la grossesse ou chez les femmes sous pilule augmentent le risque de dilatation et de distension des veines. Les premiers symptômes sont les jambes lourdes et fatiguées, les picotements, la sensation de chaleur dans les jambes, les chevilles gonflées, ainsi que les crampes dans les mollets. On peut estomper ces douleurs en massant doucement les jambes du bas vers le haut, en direction du cœur : cela facilite le retour veineux.

Les varices douloureuses se soignent par sclérose ou ablation. Ce programme montre comment prévenir l'apparition des varices ou soulager les douleurs qu'elles provoquent par le biais de l'activité physique, d'exercices et de frictions.

> **!**
>
> Si vous avez des varices, consultez un médecin. Des caillots risquent de se former et provoquer thrombose ou embolie, ce qui peut entraîner la mort.

PROGRAMME DE 7 JOURS

EXERCICE

Aidez votre cœur à travailler au moyen d'exercices :
- qui renforcent la musculature des mollets et, ainsi, **soulagent le travail des veines** ;
- qui contribuent efficacement à **empêcher le sang de refluer vers les jambes**.

ALIMENTATION

Combattez les varices grâce à :
- **des aliments qui drainent les tissus** et améliorent la circulation sanguine ;
- des aliments **riches en nutriments (flavonoïdes)** qui renforcent les parois des vaisseaux ;
- **du zinc**, qui contribue à épaissir les parois veineuses.

RELAXATION

Les exercices soulagent les douleurs dues aux varices et peuvent empêcher leur aggravation :
- **surélévation des jambes** pour décongestionner les veines ;
- **frictions au vinaigre** pour rafraîchir les jambes douloureuses et améliorer la circulation sanguine.

METTRE SES MOLLETS EN MARCHE

L a puissance du cœur ne suffit pas toujours à faire remonter correctement le sang des jambes jusqu'à lui : les muscles du mollet doivent l'aider. La marche, par exemple, comprime les veines de telle façon que la lymphe et le sang ne peuvent stagner et circulent correctement. Le sport renforce ce travail veineux, alors que le manque d'exercice et les stations debout prolongées augmentent nettement les risques de varices.

Les exercices qui suivent servent à décongestionner les veines, à stimuler la circulation et à fortifier les muscles. Si, par ailleurs, vous faites de longues promenades et préférez l'escalier à l'ascenseur et le vélo à la voiture, vous limiterez nettement les risques de varices ou réussirez à bien les soulager.

 ## SOULAGER SES VEINES

Exercice 1
◆ Mettez-vous sur la pointe des pieds. Basculez en arrière sur les talons, puis revenez sur la pointe des pieds.

Exercice 2
◆ Mettez-vous debout, jambes serrées. Marchez sur place, sur la pointe des pieds. Cet exercice est encore plus efficace si vous vous appuyez sur le dossier d'une chaise.

Conseil
◆ Basculer de la pointe des pieds sur les talons peut se faire à n'importe quel moment. Par exemple, au supermarché, lorsqu'on fait la queue devant les caisses.

  Faire chaque exercice 12 fois de suite, plusieurs fois par jour

 ## Du bon et du mauvais

▶ Les **talons hauts** sapent le travail de pompe des muscles des mollets. Portez plutôt des chaussures plates.

▶ Les **vêtements serrés**, en particulier les pantalons, font stagner le sang. Portez de préférence des pantalons et des jupes amples.

▶ Les **longues stations assises ou debout** favorisent la stagnation du sang dans les jambes. Si votre profession vous oblige à une station assise prolongée, levez-vous toutes les heures et marchez ou pratiquez les exercices ci-dessus.

▶ **Croiser les jambes** empêche le sang de remonter vers le cœur et porter de lourdes charges fait redescendre le sang dans les veines.

▶ Les **collants de contention** peuvent être portés à titre préventif par toute personne qui, pour des raisons professionnelles ou de surpoids, ou encore par hérédité, est prédisposée à avoir des varices. Ces collants sont vendus en différents coloris et modèles qui n'ont plus rien à voir avec la version « hôpital » d'autrefois.

 ## À TOUTES JAMBES

Exercice 1
◆ Allongez-vous sur le dos. Pliez la jambe gauche et attrapez votre talon avec les deux mains. Tendez la jambe et massez-la de haut en bas, vers la cuisse. Répétez l'exercice avec la jambe droite.

Exercice 2
◆ Allongez-vous sur le dos. Levez les jambes ou posez-les sur une chaise. Croisez les pieds en serrant bien les bords extérieurs l'un contre l'autre.

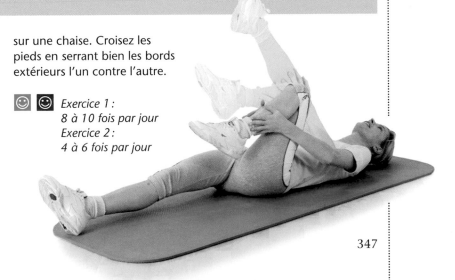 *Exercice 1 : 8 à 10 fois par jour Exercice 2 : 4 à 6 fois par jour*

LA NATURE AU SERVICE DES VEINES

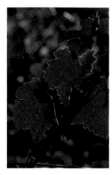

Les feuilles de la vigne rouge sont traditionnellement utilisées contre les troubles veineux. Elles contiennent des flavonoïdes aux effets anti-inflammatoires, qui stabilisent les vaisseaux. Leurs principes actifs tonifient et raffermissent les veines fatiguées.

Les personnes souffrant de surpoids présentent souvent des troubles veineux. Pour perdre du poids, reportez-vous au programme « À bas les kilos superflus » (p. 190-205). Les aliments qui drainent les tissus et améliorent la circulation sanguine apportent un soulagement en cas d'insuffisance veineuse. Les substances végétales comme les flavonoïdes – dont la rutine – maintiennent l'élasticité des veines et ont un pouvoir curatif. Enfin, absorbez beaucoup de vitamine C, de quercétine et de zinc, qui consolident les parois des vaisseaux sanguins. Ces substances sont apportées par les fruits frais (en particulier les agrumes et les baies) et les légumes.

Les renforts des parois vasculaires

Fruits, légumes et nombre de plantes médicinales contiennent des substances qui préviennent ou soulagent les varices.

◆ Le sarrasin renferme de la rutine, une substance qui renforce les parois vasculaires.

◆ Les tubercules, les légumineuses, les choux, mais aussi l'oignon, la pomme de terre, le maïs, l'épinard et les produits au soja contiennent du zinc, qui contribue à la formation du tissu conjonctif et renforce les parois vasculaires.

◆ Le poivron stimule la circulation sanguine et fluidifie le sang qui stagne dans les zones variqueuses.

◆ Évitez les aliments contenant des glucides raffinés, comme les gâteaux et les tartes.

◆ Absorbez au moins 2 litres de liquide par jour.

RISOTTO AUX CHAMPIGNONS

1 échalote
1 c. à soupe d'huile d'olive
50 g (¼ tasse) de riz rond
150 ml de bouillon de légumes chaud
150 g (2 tasses) de champignons de couche
2 c. à soupe de parmesan râpé
Sel, poivre

◆ Épluchez l'échalote et hachez-la. Faites chauffer l'huile et faites-y fondre l'échalote. Ajoutez le riz, remuez pour bien l'enrober, puis versez progressivement le bouillon bouillant, en remuant. Laissez cuire 20 min.

◆ Coupez les champignons en lamelles et faites-les sauter rapidement dans une poêle antiadhésive. Salez et poivrez.

◆ Juste avant que le riz ne soit complètement cuit, ajoutez les champignons et le parmesan.

CUISSE DE PINTADE AUX ABRICOTS SECS

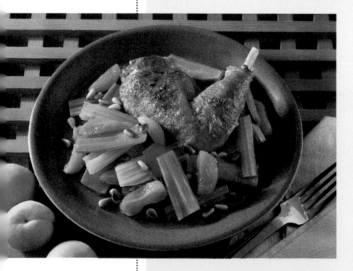

1 cuisse de pintade
1 échalote
1 côte de céleri
2 petites carottes
1 gousse d'ail
1 c. à thé d'huile d'olive
100 ml de vin blanc
1 bâton de cannelle de 2 cm
1 pincée de piment
½ feuille de laurier
40 g (¼ tasse) d'abricots secs
1 c. à soupe de pignons de pin
1 branche de thym frais
Sel, poivre

◆ Salez et poivrez la cuisse de pintade. Nettoyez les légumes et coupez-les en lamelles ; écrasez la gousse d'ail.

◆ Faites dorer la volaille dans l'huile chaude, ajoutez l'ail et les légumes et faites revenir le tout. Versez le vin et grattez le récipient avec une cuillère en bois. Ajoutez la cannelle, le piment et le laurier. Couvrez et faites cuire 10 min.

◆ Coupez les abricots en morceaux, ajoutez-les et laissez cuire encore 15 min. Faites griller les pignons à sec dans une poêle.

◆ Ôtez la cannelle et le laurier. Effeuillez le thym sur la pintade, rectifiez l'assaisonnement de la sauce et parsemez de pignons.

JEUX DE JAMBES

U ne fois qu'ils se sont installés, les troubles veineux sont généralement impossibles à éliminer : il est d'autant plus important d'agir en amont. Contre les sensations de pesanteur dans les jambes ou les crampes nocturnes, reportez-vous aux pages 226 et 227 et, pour prévenir les varices sur le long terme, faites régulièrement les exercices décrits sur cette page.

Les frictions au vinaigre rafraîchissent les jambes, favorisent la circulation sanguine et atténuent les sensations de fatigue et de lourdeur dans les jambes. Pour améliorer la circulation, il est important de surélever ses jambes le plus souvent possible. Quand vous n'avez pas le temps de faire les pieds au mur comme indiqué ci-contre, installez-vous dans un canapé, placez les jambes sur l'accoudoir ou sur des coussins et buvez une infusion au mélilot : cette plante facilite elle aussi la circulation sanguine.

SURÉLÉVATION ET DÉCONGESTION

Exercice
◆ Allongez-vous sur le dos devant un mur, bras légèrement écartés du corps.
◆ Posez les pieds sur le mur. Appuyez fortement vos orteils contre le mur, comme pour l'enfoncer, puis relâchez.

Conseil
◆ Il est important de surélever les jambes le plus souvent possible, sans les fléchir pour ne pas entraver la circulation. Lorsque vous êtes assis, installez vos jambes confortablement sur une chaise garnie d'un coussin, si possible, pour éviter de comprimer vos veines. Cela s'applique également lorsque vous vous reposez sur un canapé : placez un coussin sous la partie comprise entre le pied et le genou.

☺ ☺ *À faire 10 fois, plusieurs fois par jour si possible*

Plaquez la colonne vertébrale et les épaules au sol.

Évitez les longues expositions au soleil ainsi que le sauna et les bains très chauds. La chaleur dilate les vaisseaux, ce qui est totalement proscrit en cas de varices.

FRICTION AU VINAIGRE POUR JAMBES FATIGUÉES

Préparation
◆ Il vous faut un peu de vinaigre de vin ordinaire.

Application
◆ Frictionnez-vous les jambes avec le vinaigre.
◆ Attention : il ne s'agit pas de masser, mais simplement de frictionner.

◆ Commencez la friction par la face extérieure de la jambe droite, puis continuez vers l'intérieur. Procédez de la même façon pour la jambe gauche.

☺ ☺ *2 ou 3 fois par semaine*

Conseil
◆ La tisane de mélilot est très bonne pour la circulation. On se procure le mélilot dans les magasins de produits naturels.
◆ Versez 1 litre d'eau en ébullition sur 1 ou 2 c. à soupe de fleurs séchées et laissez infuser 5 à 10 min. Buvez 2 ou 3 tasses par jour.

349

Allergies
Association d'information sur l'allergie et l'asthme (AIAA)
172, chemin Andover
Beaconsfield QC H9W 2Z8
Tél.: (514) 694-0679
Téléc.: (514) 694-9814
www.aaia.ca

Association pulmonaire
855, rue Sainte-Catherine Est, bureau 222
Montréal QC H2L 4N4
Tél.: (514) 287-7400
1 800 295-8111
Téléc.: (514) 287-1978
www.pq.poumon.ca

Réseau québécois de l'Asthme et de la maladie pulmonaire obstructive chronique (MPOC)
2860, chemin des Quatre-Bourgeois
Sainte-Foy QC G1V 1Y3
Tél.: (418) 650-9500

Auditifs (problèmes)
Ordre des audioprothésistes du Québec
11305, rue Notre-Dame Est
Montréal-Est QC H1B 2W4
Tél.: (514) 640-5117
1 866 676-5117
Téléc.: (514) 640-5291
www.ordreaudio.qc.ca

Cardio-vasculaires (maladies)
Fondation des maladies du cœur du Québec
1434, rue Sainte-Catherine Ouest, bureau 500
Montréal QC H3G 1R4
Tél.: (514) 871-1551
1 800 567-8563
Téléc.: (514) 871-9385
www.fmcoeur.qc.ca

Dépression
Association Bénévole Amitié
3465, chemin de la Côte-des-Neiges, bureau 201
Montréal QC H3H 1T7
Tél.: (514) 931-5757
Téléc.: (514) 931-1440
www.assobenevoleamitie.cam.org

Association canadienne pour la santé mentale – Division du Québec
911, rue Jean-Talon Est, bureau 326
Montréal QC H2R 1V5
Tél.: (514) 849-3291
Téléc.: (514) 849-8372
www.acsm.qc.ca

Diabète
Diabète Québec
8550, boulevard Pie-IX, bureau 300
Montréal QC H1Z 4G2
Tél.: (514) 259-3422
1 800 361-3504
Téléc.: (514) 259-9286
www.diabete.qc.ca

Fondation pour enfants diabétiques
785, rue Plymouth, bureau 210
Ville-Mont-Royal QC H4P 1B3
Tél.: (514) 731-9683
Téléc.: (514) 731-2683
www.diabete-enfants.ca

Dos (problèmes de)
Association paritaire pour la santé et la sécurité du travail du secteur affaires sociales (ASSTSAS)
5100, rue Sherbrooke Est, bureau 950
Montréal QC H1V 3R9
Tél.: (514) 253-6871
1 800 361-4528
Téléc.: (514) 253-1443
www.asstsas.qc.ca

Ordre professionnel de la physiothérapie du Québec
7101, rue Jean-Talon Est, bureau 1120
Anjou QC H1M 3N7
Tél.: (514) 351-2770
1 800 361-2001
Téléc.: (514) 351-2658
www.oppq.qc.ca

Société d'arthrite
380, rue Saint-Antoine Ouest, bureau 3280
Montréal QC H2Y 3X7
Tél.: (514) 846-8840
1 800 321-1433
Téléc.: (514) 846-8999
www.arthrite.ca

Douleur
Association pour les bénéficiaires des cliniques de la douleur (ABCDouleur)
Pavillon Jeanne-Mance, local 7-202
Hôtel-Dieu du CHUM
3840, rue Saint-Urbain
Montréal QC H2W 1T8
Tél.: (514) 890-8114
Téléc.: (514) 412-7248
www.abcdouleur.com

Association des chiropraticiens du Québec (ACQ)
7960, boul. Métropolitain Est
Montréal QC H1K 1A1
Tél.: (514) 355-0557
1 866 292-4476
Téléc.: (514) 355-0070
www.chiropratique.com

Feldenkrais (méthode)
Association FeldenkraisMD Québec (AFQ)
C.P. 185, succursale R
Montréal QC H2S 3K9
Tél.: (514) 807-3296
Téléc.: (514) 807-3299
www.feldenkraisqc.info

Gymnastique
La Fédération de gymnastique du Québec
4545, avenue Pierre-de-Coubertin
C.P. 1000, succursale M
Montréal QC H1V 3R2
Tél.: (514) 252-3043
Téléc.: (514) 252-3169
www.gymnastique.qc.ca

Incontinence
Clinique d'incontinence
Hôpital d'Ottawa
Campus Riverside: 4e étage
1967, promenade Riverside
Ottawa ON K1H 7W9
Tél.: (613) 738-8534
www.ottawahospital.on.ca

Fédération québécoise des sociétés Alzheimer
5165, rue Sherbrooke Ouest, bureau 211
Montréal QC H4A 1T6
Tél.: (514) 369-7891
1 888 636-6473
Téléc.: (514) 369-7900
www.alzheimerquebec.ca

Fondation d'aide aux personnes incontinentes (Canada)
B.P. 30, succursale Victoria
Westmount QC H3Z 2V4
Tél.: (514) 488-8379
(514) 488-9999
1 800 265-9575
www.continence-fdn.ca

Insomnie
Centre d'étude du sommeil
Hôpital du Sacré-Cœur
5400, boulevard Gouin Ouest
Montréal QC H4J 1C5
Numéro général de l'HSCM:
(514) 338-2222
www.crhsc.umontreal.ca/sommeil.html

Société canadienne du sommeil (SCS)
École de psychologie
Université Laval
Sainte-Foy QC G1K 7P4
www.css.to

Médecines douces
Corporation des praticiens en médecines douces du Québec (CPMDQ)
87-B, boulevard Brunswick
Dollard-des-Ormeaux QC H9B 2J5
Tél.: (514) 990-6658
1 800 624-6627
Téléc.: (514) 822-0881
www.cpmdq.com

Passeport Santé.net
Ce site Internet de la Fondation Chagnon (Prévention et santé) couvre de façon très exhaustive l'ensemble des médecines alternatives, en termes de solutions à des maux.
www.passeportsante.net

Ménopause
Centre Ménopause Québec
Université Laval, Québec
www.scom.ulaval.ca

Réseau canadien pour la santé des femmes
Bureau 203
419, avenue Graham
Winnipeg MB R3C 0M3
Tél.: (204) 942-5500
1 888 818-9172
Téléc.: (204) 989-2355
www.cwhn.ca

Musicothérapie
Association de
musicothérapie du Canada
(AMC)
1175 Bloor Street West
Toronto ON M6H 1M9
Tél.: (416) 535-0200
1 888 689-9545
Téléc.: (416) 535-8166

Nutrition et diététique
Groupe Harmonie Santé
1385, chemin des Patriotes
Otterburn Park QC J3H 4K7
Tél.: (450) 464-1218
(514) 990-7128
1 877 HARMONIE
www.harmoniesante.com

Ordre professionnel des
diététistes du Québec
2155, rue Guy, bureau 1220
Montréal QC H3H 2R9
Tél.: (514) 393-3733
1 888 393-8528
Téléc.: (514) 393-3582
www.opdq.org

Ostéoporose
Ostéoporose Canada
1200, avenue Germain-
des-Prés, bureau 100
Sainte-Foy QC G1V 3M7
Tél.: (418) 651-8661
1 800 977-1778
Téléc.: (418) 650-2916
www.osteoporosecanada.ca

Kino-Québec
Portail du gouvernement du
Québec qui fait la promotion
de l'activité physique
www.kino-quebec.qc.ca

Phytothérapie
Association des naturo-
pathes et naturothérapeutes
spécialisés en phytothérapie
du Québec
3805, rue Bélair
Montréal QC H2A 2C1
Tél.: (514) 722-8888
Téléc.: (514) 722-5164
www.aqp-annspq.org

Syndical professionnel des
naturopathes du Québec
Tél.: (514) 990-6658
1 800 624-6627
www.cpmdq.com

Relaxation
Institut de relaxation
holistique du Québec
C.P. 303
Stoneham QC G0A 4P0
Tél.: (418) 848-0315
Téléc.: (418) 848-0316
www.alchymed.com

Rhumatismales
(maladies)
Chaire de recherche en
arthrose
Faculté de médecine
Université de Montréal
www.med.umontreal.ca

Société d'arthrite
380, rue Saint-Antoine Ouest,
bureau 3280
Montréal QC H2Y 3X7
Tél.: (514) 846-8840
1 800 321-1433
Téléc.: (514) 846-8999
www.arthrite.ca

Sophrologie
Association des
professionnels en
sophrologie du Québec
www.geocities.com

Tabagisme
Association pulmonaire du
Québec
855, rue Sainte-Catherine Est,
bureau 222
Montréal QC H2L 4N4
Tél.: (514) 287-7400
1 888 768-6669, poste 232 25
Téléc.: (514) 287-1978
www.pq.poumon.ca

Centre Vivre mieux sans
fumer
274, carré des Forêts
Saint-Luc QC J2W 2E4
Tél.: (514) 849-3804
Téléc.: (514) 349-4023
www.info-tabac.ca

Clinique d'aide aux fumeurs
de l'Hôpital Laval
2725, chemin Sainte-Foy
Sainte-Foy QC G1V 4G5
Tél.: (418) 656-4594
www.info-tabac.ca

Conseil québécois sur le
tabac et la santé
5310, rue Saint-Denis
Montréal QC H2J 2M3
Tél.: (514) 948-5317
Téléc.: (514) 948-4582
www.cqts.qc.ca/

Habitudes de vie/Santé
du cœur, Direction de
la santé publique de
Montréal-Centre
4835, avenue Christophe-
Colomb, niveau 1
Montréal QC H2J 3G8
Tél.: (514) 528-2400
Téléc.: (514) 528-2512

Programmes de
renoncement au tabagisme
Santé Canada
www.hc-sc.gc.ca

Tai-chi-chuan
Académie Shaolin Gong Fu
du Québec
3542, boulevard de la
Concorde Est, bureau 112
Laval QC H7E 2C5
Tél.: (450) 661-8908
1 888 661-8908
www.shaolinquebec.com

Thalassothérapie
Aqua-Mer
868, boulevard Perron
Carleton-sur-Mer QC
G0C 1J0
Tél.: (418) 364-7055
Téléc.: (418) 364-7351
www.aquamer.ca

Fédération internationale
de thalassothérapie mer
et santé
8, rue d'Isly, 75008 Paris
Tél.: 011 33 1 44 70 07 57

Thermalisme
Chaîne thermale du soleil
32, avenue de l'Opéra
75002 Paris
Tél.: 011 33 1 47 42 67 91

Troisième âge
Fédération internationale
des associations de
personnes âgées
24, rue d'Anjou, 75008 Paris
Tél.: 011 33 1 44 56 84 67
Téléc.: 011 33 1 44 56 84 84
www.aines-ruraux.com

Fonds pour la santé
de la population –
Volet troisième âge
Agence de santé publique
du Canada
www.phac-aspc.gc.ca

Portail des aînés du Québec
www.aines.qc.ca

Université du troisième âge
Faculté d'éducation
Université de Sherbrooke
Bureau A1 – 222
2500, boulevard de
l'Université
Sherbrooke QC J1K 2R1
Tél.: (819) 821-7630
www.usherbrooke.ca

Vie associative
Fédération des centres
d'action bénévole du
Québec (FCABQ)
2100, avenue Marlowe,
bureau 236
Montréal QC H4A 3L5
Tél.: (514) 843-6312
1 800 715-7515
Téléc.: (514) 843-6485
www.fcabq.org

Oxfam Québec
2330, rue Notre-Dame Ouest,
bureau 200
Montréal QC H3J 2Y2
Tél.: (514) 937-1614
Téléc.: (514) 937-9452
www.oxfam.qc.ca

Vision (troubles de la)
Association des
optométristes du Québec
(AOQ)
www.aoqnet.qc.ca

Ordre des optométristes
du Québec (OOQ)
1265, rue Berri, bureau 700
Montréal QC H2L 4X4
Tél.: (514) 499-0524
Téléc.: (514) 499-1051
www.ooq.org

Yoga
Centre de yoga Québec
1355, 3e avenue
Vieux Limoilou QC G1L 2Y1
Tél.: (418) 525-9642
(418) 525-YOGA
www.yoga-quebec.net/

SOLUTIONS DES JEUX/CRÉDITS PHOTOS

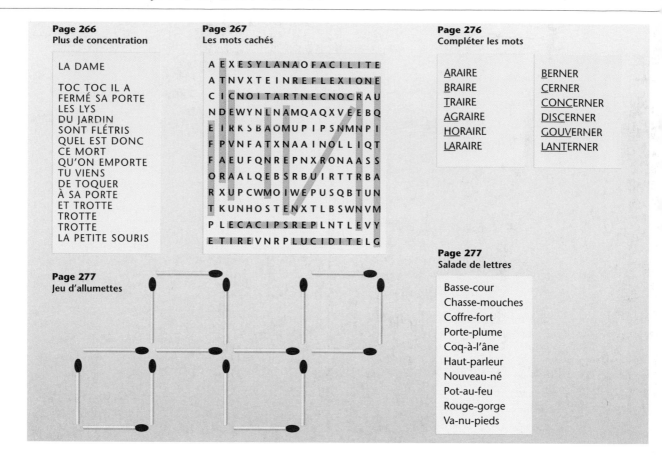

Page 266
Plus de concentration

LA DAME

TOC TOC IL A
FERMÉ SA PORTE
LES LYS
DU JARDIN
SONT FLÉTRIS
QUEL EST DONC
CE MORT
QU'ON EMPORTE
TU VIENS
DE TOQUER
À SA PORTE
ET TROTTE
TROTTE
TROTTE
LA PETITE SOURIS

Page 267
Les mots cachés

Page 276
Compléter les mots

ARAIRE
BRAIRE
TRAIRE
AGRAIRE
HORAIRE
LARAIRE

BERNER
CERNER
CONCERNER
DISCERNER
GOUVERNER
LANTERNER

Page 277
Salade de lettres

Basse-cour
Chasse-mouches
Coffre-fort
Porte-plume
Coq-à-l'âne
Haut-parleur
Nouveau-né
Pot-au-feu
Rouge-gorge
Va-nu-pieds

Page 277
Jeu d'allumettes

CRÉDITS PHOTOS

Abréviations : b = *bas,* d = *droite,* g = *gauche,* h = *haut,* m = *milieu.*

Couverture (grande image): Corbis (en bas, de gauche à droite): LA PHOTOTHÈQUE CULINAIRE/Jean-Jacques Magis; Hampp Verlag; Hampp Verlag; Hampp Verlag.
Verso: h Hampp Verlag; bg Hampp Verlag; bd RD Germany.

Bilderberg: 52 (Wolfgang Kunz); DB AG: 123 (Mantel); Dt. Olivenölgesellschaft: 117h, 262h; Getty/First Light: 7 (3e à partir du haut), 142, 240, 294; Hampp Verlag: 204hg, 340g; Heinz von Heydenaber: 149b; Helga Lade: 19 (BAV), 30bd (BAV), 134bg (BAV), 221m (BAV), 244m (Peter Michael), 244 (BAV), 292 (Grossmann), 313b (NDS), 348h (KaKi); IFA-Bilderteam: 6 (Aigner), 48 (TPL), 86 (Hasenkopf), 233 (Aberham), 346 (Lescourret); John Foxx: 287, 335b; Jump: 96h (Kristiane Vey); Käflein, Achim: 21d, 27h, 28b, 34, 47h, 53b, 59, 69, 73, 74, 81, 94, 95b, 103, 110g+b, 116b, 117b, 118, 124, 133b, 136, 140d, 155, 157b, 163, 172-174, 179h, 180-181, 188b, 193h, 194-203, 209, 217, 218h+m, 224, 231h, 238, 246, 247h, 250h, 251, 258b, 259, 279h, 293h, 304, 305, 311h, 315b, 330, 343; Kölln Flocken: 110hd; LA PHOTOTHÈQUE CULINAIRE/Jean-Jacques Magis: 133h, 157b, 179b, 193b, 198b, 210, 211, 247b, 279b, 285h, 293b, 334b, 348b; Masterfile: 54; Mauritius: 6 (Thonig), 53h (K. Paysan), 119h, 212h, 280 (Hubatka), 126 (Thonig), 213h (Poelmann), 218b (Sipa Image), 222 (J. Müller), 234b (Curtis), 278h (Hackenberg), 286h (Ascher), 286b (Grafica), 291 (J. Beck), 302g (IPS); Okapia: 72g (PR Science Sc./W&D. McIntyre); PhotoDisc: 18, 184, 214, 298, 312; PhotoPress: 104 (Kuh); Premium: 6, 8, 9, 11 (A. Rohmer/ Stock Image), 24 m, 132 (N. Wolf/Stock Image), 29h (J.-M. Foujols), 225h (P. Gueritot), 315h (A. Rossi/ Stock Image); Reader's Digest: 7h, 29bg, 84, 226g, 228, 276, 340hm; Reinhard-Tierfoto: 157h, 313md; Report: 250b (Carina/Peter Pfander); Silvestris: 3 (Siegfried Kerscher), 116hd (Jürgen Pfeiffer), 164 (Siegfried Kerscher), 165 (Keren Su), 170 (Otto Stadler), 176 (Leonhard Lenz), 234hg (Herbert Kehrer); StockFood: 145 (Maximilian Stock), 216 (Stephan Clauss); SUPERBILD: 47b (Diaphor); SuperStock: 7 (2e à partir du haut + bas), 150, 260 (Gerard Fritz), 322; The Reader's Digest Association Inc./GID: 108hg; The Stock Market: 40 (Norbert Schäfer), 235 (Tom Stewart); Weser, Jutta: 120h, 140h, 144, 149h, 189d, 239m, 258h, 269, 285b, 311d, 320b, 334h; ZEFA: 70 (Keller), 130 (Masterfile), 252 (Wartenberg), 316 (G. Baden).

Autres photos: Klaus Mellenthin (Stylisme, coiffure, maquillage: Mareike Wübbenhorst; Assistant: Stefan Lutter, Anni Lorenci).